U0211014

消化道肿瘤
临床诊治策略

程向东　李德川　应杰儿　主编

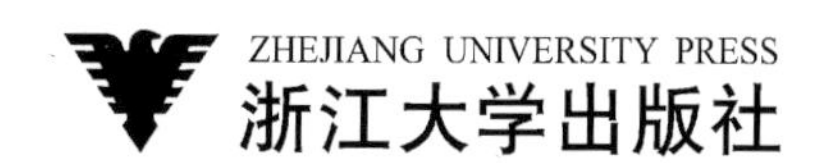

图书在版编目（CIP）数据

消化道肿瘤临床诊治策略 / 程向东，李德川，应杰儿主编. —杭州 ：浙江大学出版社，2020.4

ISBN 978-7-308-19929-2

Ⅰ. ①消… Ⅱ. ①程… ②李… ③应… Ⅲ. ①消化系肿瘤—诊疗 Ⅳ. ①R735

中国版本图书馆CIP数据核字(2020)第006902号

消化道肿瘤临床诊治策略

程向东 李德川 应杰儿 主编

责任编辑 殷晓彤
责任校对 张凌静
封面设计 周 灵
出版发行 浙江大学出版社
(杭州市天目山路148号 邮政编码310007)
(网址:http: / /www. zjupress. com)
排 版 杭州朝曦图文设计有限公司
印 刷 浙江省邮电印刷股份有限公司
开 本 889mm×1194mm 1/16
印 张 26
字 数 586千
版 印 次 2020年4月第1版 2020年4月第1次印刷
书 号 ISBN 978-7-308-19929-2
定 价 288.00元

《消化道肿瘤临床诊治策略》
编委会

主　编： 程向东　李德川　应杰儿

副主编： 朱　远　钟海均　王　实　杜灵彬　鞠海星
姚庆华　杜义安　朱玉萍　应　倩

编　委：（按拼音字母顺序排）

陈　磊　陈淑君　程骏驰　董锐增　冯婷婷
付志璇　高一丁　韩　哲　何　琼　黄　新
蒋　来　金望迅　李　波　李辉章　李晶晶
刘鲁迎　刘　勇　刘　卓　卢　珂　罗加林
吕汪霞　马德宁　阮荣蔚　沈金闻　史　钟
宋灵兰　孙权权　童莹慧　王　兵　王　刚
王悠清　韦　青　吴　伟　徐　琦　杨立涛
杨双燕　杨云山　余新民　俞鹏飞　袁梅琴
袁　幸　张　雷　周　宁　朱　陈　朱　秀

前　言

消化道肿瘤的发病率、死亡率在全球均居前列。全球约50%的消化道恶性肿瘤发生在中国，每年发病人数超过200万，死亡人数有160万，并呈逐年上升趋势，其防控形势严峻。近年来，深入开展早期筛查、早诊早治，重视循化医学证据、规范化诊治和个体化治疗策略，引入新理念、新技术、新药物，消化道肿瘤诊治策略快速发展。因此，迫切地需要从事消化道肿瘤防治的医务人员适应学科发展，更好地把握国内外消化道肿瘤的先进防治理念，进一步提高临床实践能力，让更多的患者获益。为了方便同行案头查阅，中国科学院大学附属肿瘤医院的专家们将该领域的诊疗进展集结成册出版。

随着全社会对肿瘤一级预防的重视程度增加，健康生活方式大力推广肿瘤发病的上升趋势在减缓，但我国消化道肿瘤的早诊早治率依然较低。在全国各级组织机构的倡导下，成立了一系列消化道肿瘤筛查中心，构建了覆盖全国的筛查体系，从检验、内镜、影像到微创手术全面覆盖肿瘤的早诊早治。

手术是治疗消化道肿瘤的主要方法之一。在循证医学和规范化诊疗指导下，消化道肿瘤的手术方式（如胃癌的D2淋巴结清扫术、中低位直肠癌的全直肠系膜切除术）已逐渐趋于标准化，并有了一系列指南和共识。近年来，消化道肿瘤外科最主要的变化在于微创理念和快速康复（enhanced recovery after surgery，ERAS）理念的引入。以腹腔镜技术为代表的微创手术在许多情况下已取代传统的开腹胃肠手术，胃肠外科已经进入了微创时代。微创理念和ERAS理念是从不同角度尽量减轻患者的应激反应，以期达到提早康复的目的，这在外科发展史上具有里程碑式的意义。而在以达芬奇机器人为代表的外科手术机器人成功投入临床应用后，外科理念再次被革新，外科手术进入机器人时代。随着信息技术在医疗领域的迅猛发展，人工智能在消化道肿瘤的外科治疗上也一定会有所作为。

在药物治疗方面，我们经历了口服氟尿嘧啶类药物、伊立替康脂质体、白蛋白结合型紫杉醇等新型细胞毒药物的应用，又迎来了各种单抗和小分子靶向药物等靶向治疗在消化道肿瘤治疗中的全面开花。4%～5%的MMR蛋白缺失（mismatch repair deficiency，dMMR）[高度微卫星不稳定（microsatellite instability-high，MSI-H）]的转移性结直肠癌患者在接受PD-1单抗治疗后达到了40%的客观有效率，从而揭开了免疫治疗在结直肠癌治疗领域的序幕，也使得消化道肿瘤成为迄今国际上第一个拥有免疫治疗生物标志物的实体瘤。免疫治疗在消化道肿瘤上有令人眼前一亮的结果，在食管癌、肝癌中已经看到优于现有标准治疗的一些结果。然而，胃肠道肿瘤的药物治疗研究依然存在瓶颈，最大的问题是消化道肿瘤的异质性多，组织病理学或分子病理学的作用更加重要。近年来，随着液体活检技术的迅速发展，检测对象从组织拓展至血液，包括循环肿瘤DNA（deoxyribo nucleic acid，脱氧核糖核酸）、循环肿瘤细胞等，近期又拓展至外泌体等，检材的突破使得动态监测肿瘤演变及治疗效果等成为可能，未来非常值得期待。

放射治疗在过去的十几年中经历了一系列技术革命，相继出现了三维适形放疗（3-dimentional conformal radition therapy，3DCRT）、调强放疗（intensity modulated radiation therapy，IMRT）、质子放疗等技术。这些技术的主要进步是靶区剂量分布适形性提高。适形调强放疗有效地提高了靶区三维空间剂量照射的适形性，且实现了对可见肿瘤放疗剂量的提升。图像引导放疗技术（image guide radiation therapy，IGRT）的出现，解决了呼吸运动对胸腹部肿瘤的影响，对补偿呼吸运动影响的肿瘤放疗取得了很好的疗效，特别是近年来提出的四维放疗（four dimensional radiation therapy，4DRT）技术，进一步丰富了IGRT的实现方式。随着人工智能的发展以及大数据时代的到来，4DRT在放疗设备或制定治疗计划方面一定会有更广阔的应用前景。

本书从消化道肿瘤着手，从预防到治疗，从现状到进展，参考大量循证医学证据，使本书内容既与基础理论和临床实践紧密结合，又紧扣最新的技术与理念。本书的编者为中国科学院大学附属肿瘤医院的消化道肿瘤领域的知名专家，以及具有丰富临床经验的中青年专家，这为本书扎实的理论知识与高度的使用价值提供了保障。

作为本书主编，衷心感谢参与本书编写以及在编写过程中给予宝贵意见和无私帮助的各位专家和同道；衷心感谢在本书编写、统稿、校稿过程中给予全力支持的浙江大学出版社的编辑团队。由于肿瘤学研究发展迅速，且编写时间有限，虽经反复评阅校正，书中仍可能存在错误、疏漏等不足之处，恳求同行专家和广大读者批评指正。

2020年2月

目　录

上篇　总　论

第一章　外科领域新进展 / 3

第一节　快速康复理念的发展与实践 / 3
第二节　腹腔镜手术在消化道肿瘤中的应用 / 8
第三节　达芬奇机器人及人工智能的发展应用 / 11
参考文献 / 12

第二章　放疗的进展 / 16

第一节　肿瘤放射治疗技术现状及发展 / 16
第二节　放射治疗与免疫治疗 / 19
第三节　腹部肿瘤放射治疗的常见并发症及其处理 / 23
参考文献 / 31

第三章　内科治疗 / 35

第一节　消化道肿瘤药物的发展 / 35
第二节　精准治疗现状及研究方向 / 46
第三节　肿瘤治疗药物常见的不良反应及防治 / 54
参考文献 / 66

第四章　营养支持策略 / 73

第一节　营养不良的原因以及治疗策略 / 73
第二节　营养制剂的选择 / 82
参考文献 / 90

下篇　各　论

第五章　食管癌和胃癌 / 97

第一节　流行病学 / 97
第二节　病因学及预防 / 103
第三节　影像学 / 108
第四节　临床病理特征 / 122
第五节　早诊早治 / 132
第六节　AJCC 第 8 版 TNM 分期更新 / 150
第七节　局部进展期胃癌围手术期治疗策略 / 153
第八节　局部晚期食管鳞癌围手术期治疗策略 / 164
第九节　食管结合部腺癌的诊治特点 / 171
第十节　晚期胃癌的转化治疗 / 178
第十一节　晚期胃癌的内科治疗 / 183
第十二节　胃癌免疫治疗 / 194
参考文献 / 200

第六章　肝　癌 / 225

第一节　流行病学 / 225
第二节　病因学与预防 / 234
第三节　AJCC 第 8 版 TNM 分期更新 / 237
第四节　原发性肝癌局部治疗进展 / 238
第五节　原发性肝癌内科治疗进展 / 246
参考文献 / 255

第七章　胰腺癌 / 264

第一节　流行病学 / 264
第二节　AJCC 第 8 版 TNM 分期更新 / 267
第三节　局部进展期胰腺癌的探索方向 / 269
第四节　胰腺癌内科治疗 / 272
参考文献 / 278

第八章　结直肠癌 / 281

第一节　流行病学 / 281
第二节　病因学与预防 / 284
第三节　影像学 / 291
第四节　临床病理特征 / 302
第五节　早诊早治 / 307
第六节　AJCC第8版TNM分期更新 / 318
第七节　结直肠癌的外科治疗进展 / 320
第八节　局部进展期直肠癌的放疗方案及其进展 / 326
第九节　不同部位转移性结直肠癌的多学科协作诊疗 / 331
第十节　结肠癌的辅助化疗进展 / 345
第十一节　肿瘤原发部位对结直肠癌患者预后及药物选择的影响 / 353
第十二节　结直肠癌的免疫治疗 / 357
参考文献 / 361

第九章　神经内分泌肿瘤与胃肠道间质瘤 / 381

第一节　胃肠胰神经内分泌肿瘤的药物进展与多学科协作诊疗 / 381
第二节　胃肠道间质瘤的诊治思路 / 385
参考文献 / 392

缩略词表 / 395

索引 / 406

上　篇

总　论

第一章　外科领域新进展

第一节　快速康复理念的发展与实践

快速康复(enhanced recovery after surgery,ERAS)概念由丹麦哥本哈根大学Kehlet教授于1997年提出,其核心内容是通过多模式干预(包括优化疼痛管理、早期肠内营养、早期下床活动等)减少手术应激,促进器官功能恢复,预防术后并发症,从而缩短住院时间,节省住院费用。可见,快速康复外科的内涵是减少应激,维护和恢复患者的生理功能,加速患者身体康复。完善的围手术期处理是实现ERAS的主要措施,减少并发症、降低再住院率是ERAS的重要指标,住院时间缩短和医疗费用降低是ERAS的表现而不是主要目标。研究表明,相比传统外科手术管理,ERAS可使手术并发症的发生率降低10%~20%以上,使平均住院时间减少2~3天。

一、快速康复外科的发展历程

2000年,ERAS研究组成立,目的是在有科学依据支持的基础上推出一系列指南,通过多模式干预,提高外科患者康复的总体质量,降低并发症发生率,同时建立审核系统,发现贯彻执行过程中的挑战,提高患者依从性。ERAS研究组致力于在循证医学基础上归纳最优的围手术期实践。随着微创外科、麻醉和镇痛技术及药物治疗的不断发展,ERAS取得了长足的进步,在多个学科领域得到了广泛应用,并有相应的指南和共识(见图1-1-1)。

二、快速康复的团队组成及其任务

顺利实施ERAS需要多学科协作诊疗团队的相互协作,包括外科医生、麻醉医师、管理人员、护理及辅助人员等(见图1-1-2)。通过团队协作,将围手术期处理步骤具体化、个体化,有利于患者的康复。

三、快速康复的基本流程

ERAS基本流程的革新是一项符合病理生理学基础的技术革新,涵盖了整个围手术期(见图1-1-3)。术前准备是ERAS基本流程的前奏,包括患者对治疗步骤的了解,患者自身营养状况、体质状况的改善,不良嗜好的戒除,以及对并存疾病的判断及预康复。术中的ERAS基本流程包括

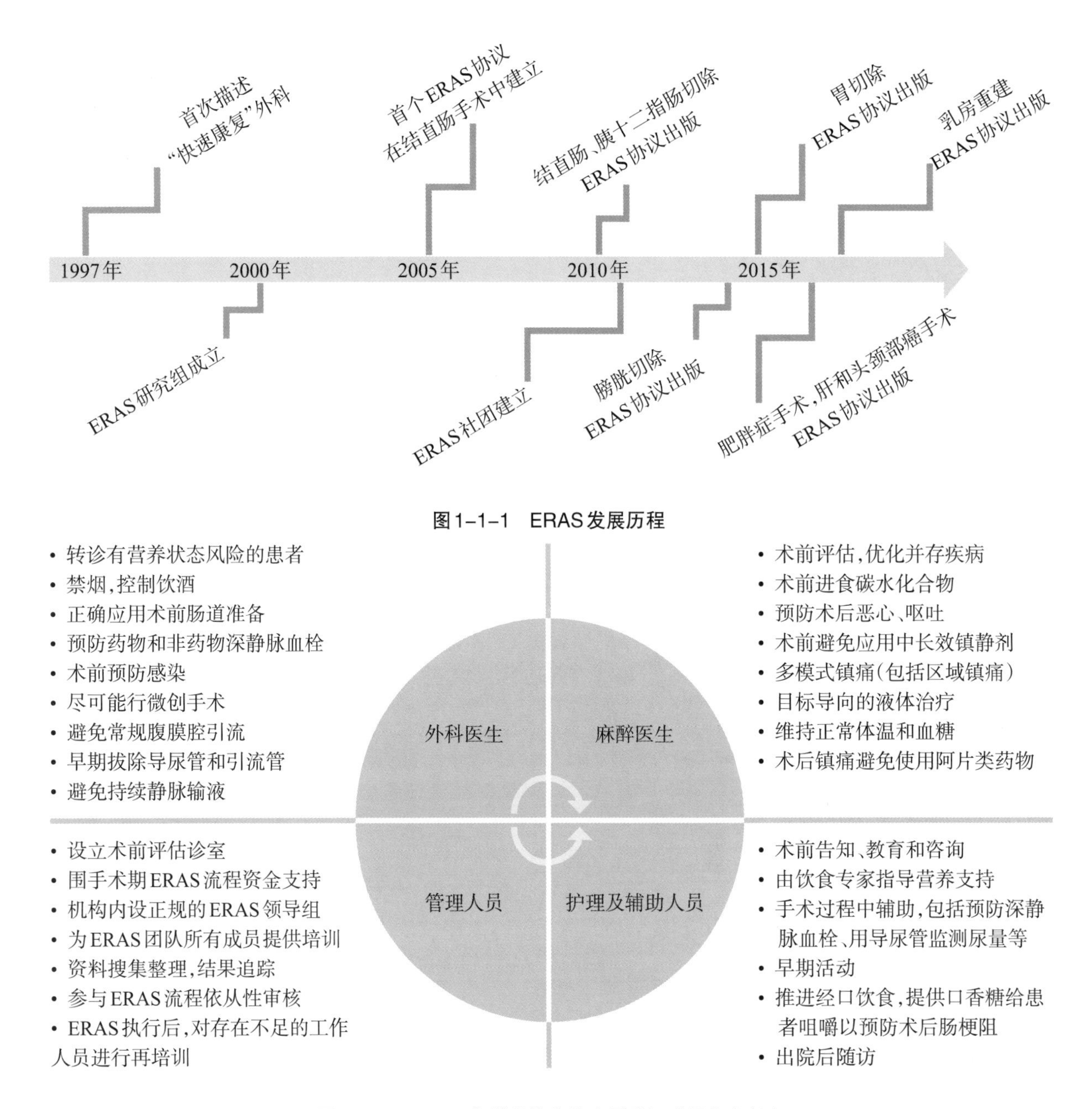

图1-1-1 ERAS发展历程

图1-1-2 ERAS多学科协作诊疗团队组成及各自任务

完善的操作技术、采用微创手术、区域麻醉、避免液体过负荷及避免低体温等。术后有效的止痛措施是实现早期活动和早期进食的基础。早期肠内营养有助于滋养肠黏膜，维护肠屏障，预防肠内毒素、细菌移位，并能促进肠蠕动，改善门脉系统循环，调整代谢功能和免疫功能。

四、消化道肿瘤手术快速康复共识

对于不同部位的腹部手术，ERAS基本流程及内容相似。ERAS研究组分别于2005年和2015年出版了结直肠癌和胃癌的ERAS共识。下面以胃癌手术为例，详细说明ERAS流程及主要内容，结直肠癌手术的ERAS流程内容与胃癌手术的ERAS流程内容基本相同。

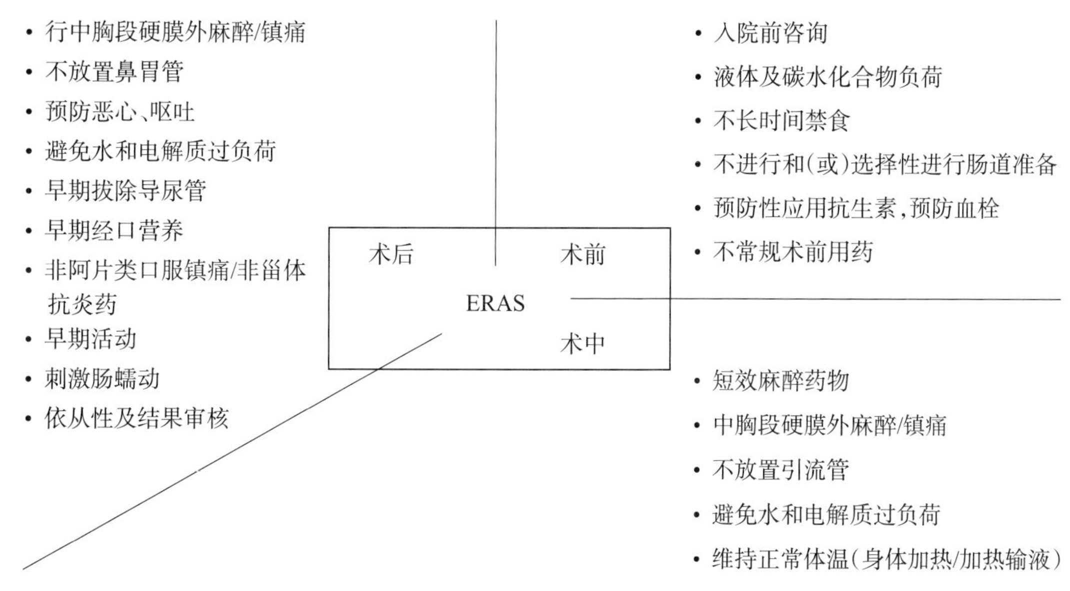

图1-1-3　ERAS的基本流程

(一)术前管理

1. 健康教育

术前进行健康教育可以减少患者对手术的焦虑和恐惧,并能使患者及其家属详细了解术后恢复过程和每日康复目标,有助于进食、活动和疼痛控制等,可以促进患者恢复。

2. 术前营养

常规术前营养支持并无必要,但是对营养不良的患者应予以口服或肠内营养补充。围手术期予以5～7d免疫营养可能降低开腹手术感染并发症的发生率。

3. 术前优化

对于酒精成瘾者(乙醇摄入量＞60g/d),应于术前1个月戒酒;对于每日吸烟者(吸烟量≥2支/d,持续时间≥1年),应于术前1个月戒烟。

4. 肠道准备

不常规行肠道准备。机械性肠道准备(mechanical bowel preparation,MBP)并无益处。

5. 禁　食

一般患者可进食固体食物至麻醉诱导前6h,可进食清流质至麻醉诱导前2h。非糖尿病患者在麻醉诱导前2h仍可进食含碳水化合物的饮料,可减少饥饿、口渴及等待的焦虑,降低术后胰岛素抵抗。

6. 麻醉前用药

一般不常规使用长效或短效镇静剂;如有必要,麻醉师可以谨慎地滴定短效静脉麻醉药物,以便安全地施行硬膜外或脊髓镇痛,因为短效静脉麻醉药物不会显著影响恢复。

(二)术中管理

1. 标准麻醉方案

应使用允许快速觉醒的标准麻醉方案。麻醉过程中推荐使用短效诱导剂(如异丙酚、右美托咪定等)、短效阿片类制剂(舒芬太尼、瑞芬太尼等)和短效肌松药。麻醉剂量应根据脑电双频指数(bispectral index,BIS)调整,避免麻醉过深。建议术中采用低潮气量通气。麻醉师应监测血流动力学变化,并控制液体治疗和镇痛,以减少代谢应激反应。对开放手术的麻醉,应考虑使用局部麻醉剂和低剂量阿片类物质行中胸段硬膜外阻滞。

2. 手术方式

对于早期胃癌(T_1),推荐腹腔镜辅助手术;对于进展期胃癌(T_2～T_4),是否采取腹腔镜辅助手术尚需更多的临床证据支持。

3. 预防感染

应用抗生素预防手术部位感染,首剂应在切皮前应用;术中重复剂量的应用应根据抗生素半衰期及手术持续时间来定。

4. 术中检测体温

正常体温的保持对维持机体内稳态是非常重要的,所以术中温度监测是必需的。为避免出现低体温(体温＜36℃),应使用合适的加温装置维持正常体温,如充气保温毯、加热床垫或循环水服装系统,并且静脉输注的液体也应先加热。但也需避免体温过高。

5. 胃肠减压

可以不常规留置鼻胃管或鼻肠管进行胃肠减压。术中留置的鼻胃管应在麻醉复苏前拔除。

6. 引流管放置

目前,没有证据表明留置腹腔引流管可以降低术后并发症的发生率。Cochrane分析也没有明确证据支持应在术后常规留置腹腔引流管。因此,不推荐放置腹腔引流管,以避免发生相关并发症。

(三)术后管理

1. 早期进食

全胃切除患者术后第1天可饮水和饮食,根据耐受情况逐渐加量;对于显著营养不良或术后第6天仍不能达到60%营养需求的患者,应给予个体化营养支持。

2. 预防深静脉血栓

应用低分子肝素可降低深静脉血栓形成的风险。可在术前2～12h应用低分子肝素,直至可以活动或持续至出院后4周。对深静脉血栓高危者,可加用机械措施,如穿弹力袜或使用间歇下肢气压泵。

3. 多模式镇痛

术后的止痛方案能良好地缓解疼痛,允许早期活动,早期恢复肠功能和进食,不引起并发症。应根据手术类型及切口的不同,选择合适的镇痛方案。术后镇痛的基石仍然是区域镇痛或局部麻醉技术结合的多模式镇痛,能避免肠胃外阿片样物质及其副作用。开腹手术采用低剂量局麻药及阿片类药物进行胸段硬膜止痛(thoracic epidural analgesia,TEA);对于突发痛,可采用低剂量阿片类药物滴注止痛。腹腔镜辅助手术采用低剂量长效阿片类药物进行脊髓麻醉技术止痛。膜外止痛(epidural analgesia,EDA)优于阿片类药物静脉止痛。

4. 预防恶心、呕吐

术后恶心呕吐风险因素包括女性、非吸烟者、有术后恶心呕吐史和术后使用阿片累药物等，对于有2个及以上危险因素者应给予预防恶心呕吐措施，一般首选5-羟色胺拮抗剂。

5. 控制血糖

术后胰岛素抵抗和高血糖与并发症和死亡有关。对于血糖控制水平，目前没有统一标准。在控制血糖的同时，应避免发生低血糖。

6. 平衡液体

围手术期过多盐水负荷或过低血容量均可增加术后并发症的发生风险。对高危患者，需要精心的、个体化的、有目的的液体治疗（美国麻醉师协会分级Ⅲ级）。并且在液体使用种类上，平衡液优于生理盐水。ERAS提倡目标导向液体治疗（goal-directed fluid therapy，GDFT），其可在保证组织灌注的同时避免液体过负荷，有利于减少手术并发症，促进患者康复。

7. 导尿管

对于一般患者，术后1～2d拔除导尿管；对于导尿管需留置4d以上者，耻骨上膀胱造瘘优于导尿管。

8. 预防术后腹胀

硬膜外止痛的效果优于阿片类药物静脉止痛，应避免术中或术后液体过负荷而损害胃肠功能。目前，尚无高级别证据支持药物刺激可恢复胃肠蠕动的观点。口服缓泻剂可能促进早期胃肠运输功能恢复，咀嚼口香糖对恢复胃肠功能是安全有效的。腹腔镜辅助手术者的胃肠功能恢复较开腹手术者更快。

9. 术后早期活动

患者应在术后第1天早晨就积极活动。鼓励其达到每天的活动目标，并且活动时应当充分止痛。

（四）审　核

全面审核对确定ERAS临床结果、成功执行以及持续应用是必需的。通过反馈和审核，可以提高患者的依从性，改善临床效果。

五、快速康复在消化道肿瘤手术中的实践

ERAS的有效性和安全性已经得到证实。在临床上，应用ERAS最成功的是结直肠切除术。日本是治疗结直肠癌效果最好的国家之一。Shida等比较了引入ERAS后的获益，在引入ERAS后，结直肠癌患者术后住院天数的中位数减少3d，1周内出院比例从1%剧增至77%；根据Clavien-Dindo分类的2级和3级并发症发生率（ERAS 9.3% vs. 9.5%）、再住院率（ERAS 6.6% vs. 8.3%）均无统计学差异，但术中液体输注量明显下降。在引入ERAS的同时采取腹腔镜手术，可以更进一步缩短住院时间，降低并发症的发生率，提高患者对ERAS的依从性。Mingjie等研究了在腹腔镜胃癌根治术中引入ERAS的安全性和可行性，研究结果同样认可了ERAS的优势，表现为患者恢复进食正常饮食时间、第一次排便时间和住院时间缩短，并发症无明显增加。

第二节　腹腔镜手术在消化道肿瘤中的应用

微创理念在消化道肿瘤治疗中的推进，应归功于腹腔镜技术的开展及随后的设备创新，许多优质的手术器械使手术创伤大为减少。超声刀、能量平台等进行组织解剖分离的器械在许多场合下能达到无血的效果，使结扎止血步骤显著减少，手术时间也大为缩短。胃肠吻合器的应用，使原来难度很大的高位食管空肠吻合和低位直肠吻合变得简单快捷、安全可靠。历经20余年，腹腔镜手术的临床应用逐步成熟，相关并发症的发生率逐年降低，安全性、有效性得到了全面的认可。实践证明，采用腹腔镜实施胃肠肿瘤手术具有创伤小、疼痛轻、术后恢复快、住院时间短等优点。此外，腹腔镜的操作技术还在不断创新，从多孔腹腔镜到单孔腹腔镜、自然孔道内镜，再发展到机器人手术。目前，采用机器人操作系统在胃肠肿瘤手术中的应用已在国内得到逐步推广。此外，腹腔镜在图像传输方面也实现了三维视觉效果，进一步提高了操作的准确度。

一、腹腔镜结直肠癌手术

1990年，Jacobs等首次报道了腹腔镜下乙状结肠癌切除术；1992年，Kokerling成功完成了腹腔镜下腹会阴联合直肠癌根治术。腹腔镜结直肠癌手术得到了迅速发展。相较于传统开腹手术，腹腔镜结直肠癌手术具有创伤小，术中出血量小，对患者免疫功能的影响小，术后患者肠道功能恢复快，患者能较早地进食和恢复活动，并且不增加围手术期并发症，切口疼痛轻，住院时间短的特点。在骶前解剖分离时，腹腔镜的放大作用有助于识别和保护骶前神经，降低发生尿潴留和性功能障碍的风险。大量临床研究肯定了腹腔镜结直肠癌手术的安全性和可行性，并且不影响对肿瘤的根治及近期、远期疗效。

多中心结直肠癌腹腔镜或开腹切除（colorectal cancer laparoscopic or open resection，COLOR）试验研究评估了腹腔镜切除术与开腹切除术治疗右侧或左侧结肠癌患者的安全性和益处。该研究将1248例结肠癌患者随机分为腹腔镜手术组（627例）和开腹手术组（621例）。剔除远处转移、良性病变等病例后，最终纳入分析的腹腔镜手术组有536例，开腹手术组有546例。研究结果显示，尽管腹腔镜手术比开腹手术时间延长了30min，但是腹腔镜手术出血比开腹手术少。在清扫的淋巴结数目、手术并发症及死亡率上，两组差异无统计学意义。腹腔镜手术组患者肠功能恢复更快（平均缩短1d），麻醉药使用量更少，住院时间更短（平均住院时间缩短1.1d）。中位随访53个月，腹腔镜手术组和开腹手术组3年无病生存率分别为74.2%和76.2%，3年总体生存率分别为81.8%和84.2%，两组无病生存率和总体生存率差异均无统计学意义。多中心手术治疗临床效果（clinical outcomes of surgical therapy，COST）临床试验结论与此相似，腹腔镜手术组和开腹手术组3年复发率相似（16% vs. 18%）；两组手术伤口复发率均低于1%；3年总体生存率也非常相似（86% vs. 85%），根据肿瘤分期调整后，组间复发或总体生存时间差异无统计学意义。腹腔镜手术组患者的围手术期恢复比开腹手术组快，反映在住院时间更短及麻醉药、口服镇痛药的使用更少。两组间手术并发症发生率、术后30d死亡率、出院并发症发生率、再住院率和再手术率等均非常相似。

COLOR试验和COST试验证实了结肠癌腹腔镜手术的安全性、可行性及疗效，但这两个大型临床试验均排除了直肠癌患者。因此，直肠癌腹腔镜手术的安全性、可行性及疗效尚需进一步的临床试验证据。

英国医学研究委员会发起的传统手术对比腹腔镜辅助手术治疗结直肠癌的比较研究(The United Kingdom Medical Research Council Conventional versus Laparoscopic-Assisted Surgery in Colorectal Cancer，UK MRC CLASICC)是在英国进行的一项多中心随机对照试验研究，共入组794例结直肠癌患者，按约2∶1分组，526例接受腹腔镜手术，268例接受传统开腹手术。结果表明，腹腔镜手术组和开腹手术组3年总体生存率分别为68.4%和66.7%，3年无复发生存率分别为66.3%和67.7%，局部复发率分别为7.8%和7.0%，远处转移率分别为13.3%和13.9%，切口种植发生率分别为2.5%和0.6%，差异均无统计学意义。COLOR Ⅱ试验比较了直肠癌腹腔镜手术与开腹手术的结果，共纳入1044例患者，腹腔镜手术组有699例，开腹手术组有345例。两组的3年局部复发率均为5.0%，腹腔镜手术组和开腹手术组3年无病生存率分别为74.8%和70.8%，腹腔镜手术组和开腹手术组3年总生存率分别为86.7%和83.6%，差异均无统计学意义。

从循证医学的角度，这些结果都为腹腔镜结直肠癌手术的开展提供了切实可信的临床证据，肯定了结直肠癌腹腔镜手术的安全性、可行性和疗效。腹腔镜结直肠癌手术虽然不能完全取代开放手术(在腹腔镜手术过程中有一定的中转开腹率，其在COLOR试验中为17%，而COST和CLASICC试验中分别为21%和25%)，但其优势显而易见。随着更多的随机临床对照试验结果的发布，腹腔镜结直肠癌手术远期疗效将得到更为广泛的认同。

二、腹腔镜胃癌根治术

1994年，Kitano报道了首例腹腔镜胃癌根治术。随后，腹腔镜胃癌手术在临床上逐步得到广泛应用。但是，对于胃癌的微创治疗，国内外一直存在争议，而争议的要点就在于微创手术的安全性和有效性。

KLASS-01比较了早期胃癌腹腔镜远端胃切除术(laparoscopic distal gastrectomy，LADG)和开放性远端胃切除术(open distal gastrectomy，ODG)的安全性，2006年2月1日—2010年8月31日，共有1416例患者被随机分配到LADG组(705例)和ODG组(711例)，有对1384例患者进行了改良意向分析(intention-to-treat analysis，ITT)和对1256个符合协议(per protocol，PP)分析(分别为644例和612例)。在PP分析中，LADG组有6例(0.9%)需要转开腹手术。两组比较，LADG组手术时间更长，患者的失血量更少，住院时间更短，平均检出淋巴结数目更少。淋巴结数少于15个的患者，在LADG组有4例，在ODG组有3例。两组总体并发症发生率分别为13.0%和19.9%，LADG组显著低于ODG组。LADG组患者切口并发症发生率明显低于ODG组，分别为3.1%和7.7%，两组间主要腹内并发症(包括腹腔积液/脓肿、吻合口瘘、出血等)发生率分别为7.6%和10.3%，差异无统计学意义；两组手术死亡率分别为0.6%和0.3%，再手术率分别为1.2%和1.5%。

早期胃癌腹腔镜手术的优点已被大量临床试验所证实。因此，日本胃癌协会于2004年首次将早期胃癌腹腔镜手术作为胃癌根治术的标准术式之一。

我国也于2007年在中华医学会《腹腔镜胃癌手术操作指南》中首次将腹腔镜手术作为治疗早期胃癌的主要方法。目前，腹腔镜手术在治疗早期胃癌中已得到广泛应用。腹腔镜手术在治疗进展期胃癌中的应用在我国也得到了重视。国内学者的临床研究也证实了腹腔镜手术的安全性，相比于开腹手术，腹腔镜手术能够减少出血、加快术后恢复和缩短住院时间。中国腹腔镜胃肠外科研究组（Chinese Laparoscopic Gastrointestinal Surgery Study Group，CLASS）的回顾性研究提示，腹腔镜辅助进展期胃癌手术具有可行性和安全性，患者预后与开腹手术相似，手术死亡率为0.1%，并发症发生率为10.2%，3年总体生存率为75.3%，无复发生存率为69%。为进一步证实腹腔镜辅助手术治疗进展期胃癌的安全性，CLASS启动了CLASS-01多中心临床试验，于2012年9月—2014年12月，将1056例临床分期为$T_{2\sim4a}N_{0\sim3}M_0$的胃癌患者随机分为腹腔镜淋巴结清扫组（528例）和开腹D2淋巴结清扫组（528例）。腹腔镜淋巴结清扫组除手术时比开腹D2淋巴结清扫组长外，其术中出血量少于开腹手术，排气时间、下床活动时间、术后住院时间、进食流质时间均短于开腹手术组。腹腔镜手术组和开腹手术组术中并发症发生率分别为4.8%和3.5%，术后并发症发生率分别为15.2%和12.9%，手术死亡率分别为0.4%和0，吻合口瘘发生率分别为1.9%和0.6%，差异均无统计学意义。

D2淋巴结清扫术和手术质量控制的标准化：KLASS-02-QC（Standardization of D2 Lymphadenectomy and Surgical Quality Control: KLASS-02-QC，KLASS-02）临床研究的短期结果显示，腹腔镜胃癌根治术总体并发症发生率较开腹手术更低（16.4%比24.3%），麻醉药使用时间更短，术后恢复更快。日本JLSSG-0901临床试验结果同样证明了进展期胃癌腹腔镜手术的安全性和可行性，其胰瘘或吻合口瘘的发生率为4.7%，3级及以上并发症的发生率为5.8%。进展期胃癌腹腔镜手术的很多问题需要临床试验的长期结果来进一步阐明。韩国COACT-1001试验已报道了长期结果，进展期胃癌腹腔镜手术和开腹手术3年生存率分别为80.1%和81.9%，差异无统计学意义。腹腔镜手术除手术时间较开腹手术明显延长外，术后并发症发生率、术后应激反应指标（白介素-6、白介素-10、肿瘤细胞坏死因子等）均无明显差异。目前，腹腔镜胃癌根治术的多个临床研究正在进行，期待其结果能够为腹腔镜胃癌根治术的合理应用提供更充分的循证医学依据。我们相信，在不久的将来，进展期胃癌的微创手术将会成为标准治疗的选择之一。

三、三维成像技术

三维成像（three-dimensional imaging，3D）技术在20世纪90年代就已被应用于腹腔镜手术系统，以弥补传统腹腔镜二维图像在空间定位和辨认解剖结构方面的不足，但当时的3D腹腔镜设备存在分辨率低、易致术者视疲劳等缺陷，未能得到推广应用。随着技术的发展，上述缺陷得到了大幅度改善，3D腹腔镜又开始受到重视。3D腹腔镜手术视野有三维立体感，在腹腔镜下离断标本或判断距离时，对切缘或操作距离的把握更为精确，是对传统腹腔镜技术的进一步发展和补充。在需要完成一些精细定向操作（如腹腔镜下手工缝合操作、吻合操作以及消化道重建）时，立体视野的优势更为明显，对手术过程中缝合时持针器械的换手操作、持针器打结时的判断都有非常重要的帮助。其更好的空间定位性及高清晰分辨率，在一些重要血管的分离和淋巴结清扫过程中，能达到更加良好的效果，能辅助术者更精确地辨认组织结构的前后层次、腔隙结构，大大降低发生血管壁损伤的风险。即使操作者无腹腔镜手术经验，也可轻松掌握，学习曲线更短。在胃、结直肠和胰腺手术等方面，手术适应证与传统腹腔镜手术相当。但目前还缺乏比较3D腹腔镜和传统腹腔镜优劣的多中心临床研究。Lu等的一项单中心随机对照试验比较了3D腹腔镜和传统腹腔镜在胃癌根治术中的短期结果，共有228例患者被随机分为3D腹腔镜组（115例）和传统腹腔镜组（113例），并且其中7例接受了探查手术的患者被排除，最终分析了221例患者（3D腹腔镜组109例，传统腹腔镜组112例）。两组患者在手术时间、淋巴结清扫个数、第1次活动时间、排气时间、液体饮食时间、术后住院时间、术后并发症发生率方面的差异均无统计学意义。术后住院期间，无患者死亡。但3D腹腔镜组的术中出血量明显少于传统腹腔镜组。Kanaji等的研究显示，3D腹腔镜在腹腔内淋巴清扫以及在狭小的空间里进行缝合的消化道重建上具有优势。3D腹腔镜手术治疗消化道肿瘤的更多优势还有待更多的临床试验数据来确定。

第三节　达芬奇机器人及人工智能的发展应用

目前，常见的手术机器人系统有伊索（AESOP）、宙斯（ZEUS）和达芬奇（da Vinci），临床上最常用的是达芬奇机器人。达芬奇机器人手术操作系统包括操作平台、手术机械臂系统及图像处理系统。达芬奇机器人的技术优势在于手术操作更为精准：三维视野和高清放大图像有利于精准识别；镜头运动由主刀医师控制，视野调整更为便捷；仿真机械臂可实现7个方向540°自由活动，特别是机械臂头端的万向关节设计，灵活性超越人手的极限；其计算机系统能智能滤除术者的不自主颤动，确保操作的稳定性和精确度。机器人系统的优势及人工智能的进步，使其可能成为未来微创外科的发展趋势。目前，手术机器人在国外已得到了较为广泛的应用。截至2017年6月底，达芬奇机器人全球装机总量已达4023台。仅2016年当年，达芬奇机器人手术全球总量即超过70万例，同比2015年增长15%。而在我国，机器人手术尚处于起步阶段。截至2017年6月底，我国大陆已装机65台，仅2016年即新增装机19台。2016年全年，机器人手术总量为17979例，其中结直肠癌手术已实施1857例，占全部机器人手术的10.3%，相较2015年增长达52.7%。与传统腹腔镜相比，达芬奇机器人更易于操作，可明显降低手术难度，缩短学习曲线。机器人辅助手术可以克服常规腹腔镜手术的一些局限性，使远程手术成为可能，但远程操作仍处于发展早期，尚存在一些不足，如缺乏触觉及力反馈、维护成本高、术前安装调试时间长等。

机器人系统已用于消化道肿瘤的外科手术，但目前多为小样本、回顾性研究。自Hashizume等首次将达芬奇机器人手术系统应用于胃癌根治术以来，胃癌手术进入了更精准、更微创的时代。滕达等回顾性分析了达芬奇机器人与腹腔镜远端胃癌根治术的近期疗效，结果显示两组患者在手术切口长度、排气时间、开始进流食天数、术后住院天数、淋巴结清扫数、术后总体并发症发生率方面的差异均无统计学意义。机器人手术组手术时间较腹腔镜手术组明显延长，但术中出血量较腹腔镜手术组明显减少，机器人手术组围手术期费用较腹腔镜手术组明显增加。最近一项Meta分析结果与以上研究结果相似，在术后排气时间、并发症发生率、手术死亡率、肿瘤复发、淋巴结清扫数目方面，腹腔镜胃癌根治术与机器人胃癌根治术无明显差异。前瞻性研究结果显示，在胃癌根治术方面，机器人手术较传统腹腔镜手术并无明显优势，机器人手术耗时更长、费用更高，而在手术并发症、中转开腹率、住院时间、出血量等方面无明显差异。但亚组分析显示，机器人辅助手术在行D2淋巴结清扫时，在出血量上较腹腔镜手术具有优势。机器人在辅助结直肠癌手术上的优劣势与胃癌手术相似。与传统腹腔镜相比，机器人辅助手术出血量更少，但手术时间有所延长，中转开腹率下降，两者在淋巴结清扫数目、住院时间、再入院率和围手术期并发症发生率上差异无统计学意义。Jayne等报道了一项包括471例直肠癌根治术患者的随机对照研究结果，传统腹腔镜和机器人辅助手术在中转开腹率、环周切缘阳性率、术中和术后并发症发生率、30d死亡率、膀胱功能障碍和性功能障碍等方面的差异均无统计学意义，机器人辅助手术平均手术时间延长37.5min，平均手术费用增加1132美元。研究者认为，机器人辅助手术较传统腹腔镜在直肠癌根治上并无绝对优势。因此，机器人手术和传统腹腔镜手术均可达到根治肿瘤的目的，但机器人手术克服了传统腹腔镜手术的部分不足，具有操作更灵活、更精细的优势。

胃肠外科进入了微创时代。以达芬奇机器人为代表的外科手术机器人成功投入临床应用，外科理念被再一次革新，外科手术进入机器人时代，但机器人手术只是将操作医生的手部动作信号传递给机械臂，转化为机械手在患者体内完成手术过程，不具备自我学习和自我提高完善等人工智能的复杂过程。随着信息技术在医疗领域的迅猛发展，人工智能在消化道肿瘤的外科治疗上一定会有所作为。

外科已经进入了一个崭新的时代。微创外科、人工智能和ERAS是当前外科的三大发展方向。三者的迅速发展、相互促进以及日趋完美的结合，必将给消化道肿瘤患者的外科治疗带来更广阔的发展空间，同时也给外科医师提出了新的挑战。

参考文献

[1]Kehlet H. Fast-track colorectal surgery[J]. Lancet, 2008, 371(9615): 791-793.

[2]Greco M, Capretti G, Beretta L, et al. Enhanced recovery program in colorectal surgery: a meta-analysis of randomized controlled trials[J]. World J Surg, 2014, 38(6): 1531-1541.

[3]Ljungqvist O, Scott M, Fearon KC. Enhanced recovery after surgery: a review[J]. JAMA Surg, 2017, 152(3): 292-298.

[4]Tanious MK, Ljungqvist O, Urman RD. Enhanced recovery after surgery: history, evolution, guidelines, and future directions[J]. Int Anesthesiol Clin, 2017, 55(4): 1-11.

[5]Varadhan KK, Neal KR, Dejong CH, et al. The enhanced recovery after surgery (ERAS) pathway

for patients undergoing major elective open colorectal surgery: a meta-analysis of randomized controlled trials[J]. Clin Nutr, 2010, 29(4): 434-440.

[6] Scott MJ, Baldini G, Fearon KC, et al. Enhanced recovery after surgery (ERAS) for gastrointestinal surgery, part 1: pathophysiological considerations[J]. Acta Anaesthesiol Scand, 2015, 59(10): 1212-1231.

[7] Feldheiser A, Aziz O, Baldini G, et al. Enhanced recovery after surgery (ERAS) for gastrointestinal surgery, part 2: consensus statement for anaesthesia practice[J]. Acta Anaesthesiol Scand, 2016, 60(3): 289-334.

[8] Mortensen K, Nilsson M, Slim K, et al. Consensus guidelines for enhanced recovery after gastrectomy: Enhanced Recovery After Surgery (ERAS®) Society recommendations[J]. Br J Surg, 2014, 101(10): 1209-1229.

[9] Gustafsson UO, Scott MJ, Schwenk W, et al. Guidelines for perioperative care in elective colonic surgery: Enhanced Recovery After Surgery (ERAS®) Society recommendations[J]. World J Surg, 2013, 37(2): 259-284.

[10] Nygren J, Thacker J, Carli F, et al. Guidelines for perioperative care in elective rectal/pelvic surgery: Enhanced Recovery After Surgery (ERAS®) Society recommendations[J]. Clin Nutr, 2012, 31(6): 801-816.

[11] Shida D, Tagawa K, Inada K, et al. Enhanced recovery after surgery (ERAS) protocols for colorectal cancer in Japan[J]. BMC Surg, 2015, 15: 90.

[12] ERAS Compliance Group. The impact of enhanced recovery protocol compliance on elective colorectal cancer resection: results from an international registry[J]. Ann Surg, 2015, 261(6): 1153-1159.

[13] Mingjie X, Luyao Z, Ze T, et al. Laparoscopic radical gastrectomy for resectable advanced gastric cancer within enhanced recovery programs: a prospective randomized controlled trial[J]. J Laparoendosc Adv Surg Tech A, 2017, 27(9): 959-964.

[14] Veldkamp R, Kuhry E, Hop WC, et al. Laparoscopic surgery versus open surgery for colon cancer: short-term outcomes of a randomised trial[J]. Lancet Oncol, 2005, 6(7): 477-484.

[15] Colon Cancer Laparoscopic or Open Resection Study Group, Buunen M, Veldkamp R, et al. Survival after laparoscopic surgery versus open surgery for colon cancer: long-term outcome of a randomised clinical trial[J]. Lancet Oncol, 2009, 10(1): 44-52.

[16] Clinical Outcomes of Surgical Therapy Study Group, Nelson H, Sargent DJ, et al. A comparison of laparoscopically assisted and open colectomy for colon cancer[J]. N Engl J Med, 2004, 350 (20): 2050-2059.

[17] Jayne DG, Guillou PJ, Thorpe H, et al. Randomized trial of laparoscopic-assisted resection of colorectal carcinoma: 3-year results of the UK MRC CLASICC Trial Group[J]. J Clin Oncol,

2007, 25(21): 3061-3068.

[18]Bonjer HJ, Deijen CL, Abis GA, et al. A randomized trial of laparoscopic versus open surgery for rectal cancer[J]. N Engl J Med, 2015, 372(14): 1324-1332.

[19] Kim W, Kim HH, Han SU, et al. Decreased morbidity of laparoscopic distal gastrectomy compared with open distal gastrectomy for stage I gastric cancer: short-term outcomes from a multicenter randomized controlled trial (KLASS-01)[J]. Ann Surg, 2016, 263(1): 28-35.

[20] Hu Y, Ying M, Huang C, et al. Oncologic outcomes of laparoscopy-assisted gastrectomy for advanced gastric cancer: a large-scale multicenter retrospective cohort study from China[J]. Surg Endosc, 2014, 28(7): 2048-2056.

[21] Xu Y, Hua J, Li J, et al. Laparoscopic versus open gastrectomy for gastric cancer with serous invasion: long-term outcomes[J]. J Surg Res, 2017, 215: 190-195.

[22] Hu Y, Huang C, Sun Y, et al. Morbidity and mortality of laparoscopic versus open d2 distal gastrectomy for advanced gastric cancer: a randomized controlled trial[J]. J Clin Oncol, 2016, 34 (12): 1350-1357.

[23] Lee HJ, Hyung WJ, Yang HK, et al. Morbidity of laparoscopic distal gastrectomy with D2 lymphadenectomy compared with open distal gastrectomy for locally advanced gastric cancer: short term outcomes from multicenter randomized controlled trial (KLASS-02)[J]. J Clin Oncol, 2016, 34: abstr 4062.

[24]Inaki N, Etoh T, Ohyama T, et al. A multi-institutional, prospective, phase Ⅱ feasibility study of laparoscopy-assisted distal gastrectomy with d2 lymph node dissection for locally advanced gastric cancer (JLSSG0901)[J]. World J Surg, 2015, 39(11): 2734-2741.

[25]Park YK, Yoon HM, Kim YW, et al. Laparoscopy-assisted versus open d2 distal gastrectomy for advanced gastric cancer: results from a randomized phase Ⅱ multicenter clinical trial (COACT 1001)[J]. Ann Surg, 2018, 267(4): 638-645.

[26]中华医学会外科学分会腹腔镜与内镜外科学组. 3D腹腔镜手术技术专家共识(2015)[J]. 中国实用外科杂志,2015,35(9):967-969.

[27]Lu J, Zheng CH, Zheng HL, et al. Randomized, controlled trial comparing clinical outcomes of 3D and 2D laparoscopic surgery for gastric cancer: an interim report[J]. Surg Endosc, 2017, 31 (7): 2939-2945.

[28] Kanaji S, Suzuki S, Harada H, et al. Comparison of two-and three-dimensional display for performance of laparoscopic total gastrectomy for gastric cancer[J]. Langenbecks Arch Surg, 2017, 402(3): 493-500.

[29]滕达,李松岩,胡时栋,等. 达芬奇机器人与腹腔镜远端胃癌根治术的近期疗效比较[J]. 解放军医学院学报,2017,38(12):1095-1097.

[30] Chen K, Pan Y, Zhang B, et al. Robotic versus laparoscopic gastrectomy for gastric cancer: a

systematic review and updated meta-analysis[J]. BMC Surg, 2017, 17(1): 93-106.

[31] Kim HI, Han SU, Yang HK, et al. Multicenter prospective comparative study of robotic versus laparoscopic gastrectomy for gastric adenocarcinoma[J]. Ann Surg, 2016, 263(1): 103-109.

[32] Park JM, Kim HI, Han SU, et al. Who may benefit from robotic gastrectomy? A subgroup analysis of multicenter prospective comparative study data on robotic versus laparoscopic gastrectomy[J]. Eur J Surg Oncol, 2016, 42(12): 1944-1949.

[33] Trinh BB, Jackson NR, Hauch AT, et al. Robotic versus laparoscopic colorectal surgery[J]. JSLS, 2014, 18(4): 1-11.

[34] Jayne D, Pigazzi A, Marshall H, et al. Effect of robotic-assisted vs conventional laparoscopic surgery on risk of conversion to open laparotomy among patients undergoing resection for rectal cancer: The ROLARR Randomized Clinical Trial[J]. JAMA, 2017, 318(16): 1569-1580.

第二章　放疗的进展

第一节　肿瘤放射治疗技术现状及发展

在过去的十几年中，放射治疗（简称放疗）经历了一系列的技术革命，相继出现了三维适形放疗（three dimensional conformal RT，3DCRT）、适形调强放疗（intensity modulated radiation therapy，IMRT）、质子放疗等技术，这些技术的主要进步是靶区剂量分布适形性的提高。但是，由于肿瘤受照射后大小的变化、患者呼吸引起的脏器运动、患者体型变化等因素的影响，并且在放疗实施过程中肿瘤及其周围正常组织会发生形状和位置的变化，这种不确定性在一定程度上阻碍了3DCRT和IMRT技术的发展。图像引导放疗（image guided radiation therapy，IGRT）技术的出现补偿了呼吸运动的影响，使肿瘤放疗取得了很好的疗效，特别是近年来提出的四维放疗（four dimensional radiation therapy，4DRT）技术，进一步丰富了IGRT的实现方式。随着人工智能的发展及大数据时代的到来，在放疗设备或治疗计划制定方面，4DRT技术一定会有更广阔的应用前景。

一、肿瘤放疗技术的现状

目前，由于各种放疗技术各具优势，并且有经济市场发展因素等，所以不同的放疗技术还处于并存的状态。而IMRT和IGRT的部分技术代表了放疗领域的现状。

（一）适形调强放疗

适形调强放疗技术包括3DCRT和IMRT技术。

3DCRT技术通过定位技术，在直线加速器前面附加特制铅块或利用多叶准直器来对靶区实施共面或非共面照射，各射野的束轴视角（beam eye view，BEV）方向与靶区的形状一致，使剂量在靶区上的辐射分布更加准确，而对周围正常组织的照射又可降到较低程度。与以往的常规放疗相比，三维适形放疗设备的突出优势是使用多叶准直器。多叶准直器产生的辐射野可以根据肿瘤在空间任何角度方向（一般指机架旋转360°范围内）上的几何投影形状而改变，使辐射野的几何形状与肿瘤投影相匹配。

IMRT技术是在3DCRT技术的基础上发展起来的。IMRT与3DCRT技术相比，其优势体现在：①利用计算机断层摄影（computed tomography，CT）或磁共振（magnetic resonance imaging，

MRI)三维重建定位,提高了摆位和照射的精确度;②逆向计划的实施确保了剂量分布参数不仅从正面计算,而且利用了逆向算法来验证和审核,实现了射野强度分布的最优化;③可以配置射野内的各线束的权重,保证了剂量分布形状与靶区的实际三维分布形状相一致。IMRT的上述优势,让我们可以针对不同的靶区,制定个体化的剂量分布计划,缩短总放疗时间,提高局部控制率。

(二)呼吸限制和呼吸门控技术

呼吸运动会引起肺、乳腺、肝、胃等胸部器官和腹部器官的形变和移位,所以人们首先采用了呼吸限制的方法来减少呼吸运动对肿瘤运动的影响。呼吸限制在一定程度上暂停了靶区的运动,可以有效地调整计划靶区(planning target volume,PTV)与临床靶区(clinical target volume,CTV)间的安全边界。近年来出现的呼吸限制技术主要有主动呼吸限制技术(active breathing control,ABC)和深度吸气屏气技术(deep inspiration breath hold,DIBH)。这些技术的优势是操作简单、省时,但需要患者肺功能好且积极配合医生练习屏气,所以呼吸限制有其局限性。

基于呼吸限制的局限性,人们提出了呼吸门控技术。呼吸门控技术是指通过某种检测设备对呼吸运动进行检测,在呼吸周期的特定时相内打开和关闭射线束,从而在特定时相内近似定位肿瘤的状态,使患者可以在相对自然的呼吸下接受治疗。但是,呼吸门控技术也有不足之处,同呼吸限制技术一样都是需要在呼吸周期的某一个时段内对肿瘤实施照射,导致每次治疗时间延长,也会有一定的误差。

因此,呼吸限制和呼吸门控技术的局限性在一定程度上阻碍了它们的推广和发展。

(三)自适应放射治疗

传统放疗是在正式实施治疗之前的2~3周时间内制定放疗计划,然后根据计划实施放疗,期望达到准确的适形剂量分布。显然,这种方法有很大缺陷,因为我们不能保证治疗时肿瘤的形状与运动状态与制定计划时相同,而且一些对放疗敏感的肿瘤,在照射2~3周后就会出现明显缩小,并且每次实施治疗时需要重新摆位,会产生新的摆位误差。

自适应放疗技术可减少分次治疗间的摆位误差和靶区运动。自适应放疗基本过程是:在每个分次治疗时对靶区进行CT扫描摄片,然后系统在离线状态测量每次摆位误差,最后通过存储的摆位数据,综合分析并调整PTV和CTV间的安全边界,确定放疗计划,根据计划进行后续的分次治疗。但是,自适应放疗技术不适合随机误差较大且需分次治疗次数较多的肿瘤治疗。目前最新的自适应放疗技术可以充分利用单次放疗前的摆位和剂量分布数据来重新实施摆位或剂量调整,代表了自适应放疗领域新的发展方向。

(四)四维放射治疗

在呼吸运动引起肿瘤移位的研究中发现,在单次治疗中肿瘤的最大移位可达3cm,所以计划中的CT数据尽量准确描述肿瘤的实际运动。但是,传统的CT图像往往忽略了呼吸作用的影响,因而所获得的图像与实际治疗情况相比经常会出现扩大或扭曲。在当前的放疗技术中,虽然我们可以利用呼吸门控技术进行调整,但有时其作用并不明显。4DRT技术较好地解决了运动肿瘤的准确定位问题。4DRT技术除应用CT扫描的三维成像和加速器三维方向照射系统外,还引入了时间因素，相应的CT可以按时序扫描。

为了模拟肿瘤随呼吸的运动，我们需要从四维图像中获取实际内靶区信息。4DCT对呼吸运动的完整周期进行扫描，可以反映胸部器官和靶区随呼吸运动的“轨迹”，据此我们可以制定包括运动产生的移位在内的内靶区（internal target volume，ITV）。4DCT数据的获取与呼吸运动周期可以实现同步。目前，4DRT在靶区定位和图像获取技术方面已经成熟，但在计划和实施阶段还存在一些问题尚待解决和完善。因此，4DRT的开展还有待后两者的发展和成熟。

二、放疗技术的发展方向

目前，放疗技术的发展方向有以下3个：①从离线校正向在线校正发展；②从模糊显像向高清显像发展；③从单一显像向集成显像发展。随着精确放疗技术的不断前进，多维放疗与适形调强放疗的结合将会成为未来几年放疗领域发展的一个新方向。

（一）图像引导下的适形调强放疗

由于目前放疗系统在治疗实施阶段还存在靶区适形性的问题，图像引导下的适形调强放疗指明了4DRT的发展方向。图像引导下的适形调强放疗技术在新型的加速器上集成了千伏级X射线容积成像设备，即千伏级锥形束CT。该设备的特点是采用锥形X射线随机架旋转来进行数据采集，通过锥形束算法最终获得三维影像。通过该设备获得的肿瘤图像与4DCT序列的三维图像进行比较，根据计划实施实时照射。

（二）预测跟踪技术下的适形调强放疗

通过近年来在图像引导放疗领域的研究，我们已经可以使用诊断用X射线图像去探测置入靶区内的不透X线标记物来实现实时肿瘤定位和追踪，但是通过呼吸门控或波束追踪（beam tracking）技术进行放疗计划设计时，我们需要适当考虑治疗系统延迟，包括图像获取、图像处理、传输延迟、发动机感应、机械阻尼等。经临床验证，采用呼吸运动预测技术克服系统延迟，对补偿呼吸运动有明显优势，预测跟踪技术下的适形调强放疗有助于提高4DRT中靶区计划实施的精确性。

（三）物理适形与生物适形技术相结合的多维生物适形调强放疗

近年来，生物适形技术如正电子发射断层扫描（positron emission computed tomography，PET）、单光子发射断层扫描（single photon emission computed tomography，SPECT）、磁共振波谱影像等功能性影像技术有了很大发展。由这些技术所获得的影像可以反映肿瘤和正常器官组织的生理及功能信息。PET/CT技术是生物适形技术的一个代表，它将PET与CT两种影像诊断技术相结合。经临床验证，PET/CT技术可以补偿单一CT或PET不能直接评价功能代谢信息或低分辨率显像问题，一次性显像便可获得组织形态和功能信息，可大大提高放疗的精确性。物理适形与生物适形技术相结合的多维生物适形调强放疗，将开创生物治疗的新时代。

（四）人工智能技术在放射治疗中的应用

人工智能技术已渗透到医学的各个方面。利用人工智能技术编制的辅助诊治系统，一般称为“医疗专家系统”。“医疗专家系统”借助计算机辅助诊断和辅助决策，在计算机上建立数学模型，对患者的信息进行处理后，提出诊断意见和治疗方案。其核心由知识库和推理机构成。在临床诊治中存在许多不确定性因素，而人工智能技术能够较好地解决这种不确定因素导致的问题（如不同医生给出不同的诊疗方案），使“医疗专家系统”更接近专家医生诊治的思维过程，获得较好的结果。有的“医疗专家系统”还具备自学功能，能在诊治疾病的过程中获取知识，不断优化系统的诊治水平。

人工智能在医学方面的应用有医院信息系统、医学情报检索系统、药物代谢动力学软件包、疾病预测预报系统、计算机辅助教学、最佳放射治疗计划软件和计算机医学图像处理与图像识别等。在放射治疗过程中应用最多的就是与放射治疗计划相关的一些软件，如靶区和危及器官自动勾画、自动计划等，自动勾画减少了不同医生勾画导致的误差，既能使患者得到同质化的治疗，又能提高工作效率；影像相关的配准、分割和剂量优化等技术是进行自动化放疗的核心技术；高性能计算平台是临床大量开展人工智能自动化放疗的设备保证；高质量的大数据是提高人工智能能力的基础。

计算机人工智能在医学方面的应用拥有光明的前景。

三、总　结

适形调强放疗有效地提高了靶区三维空间剂量照射的适形性，且实现了对可见肿瘤放疗剂量的提升。但是，受呼吸运动对胸腹部肿瘤的影响，在设计治疗计划时，通常采取扩大安全边界的办法，来确保肿瘤不漏照，这样势必会影响靶区的适形性且造成实际剂量分布与计划不一致。继而出现各种IGRT技术，开始逐步解决由于呼吸运动等因素影响肿瘤状态的问题。在线校正和自适应放疗技术在一定程度上解决了摆位误差和分次治疗间的靶区移位问题；呼吸限制技术和呼吸门控技术可使靶区暂时停止运动或在较小范围内运动；4DCT技术实现了跟踪呼吸引起的靶区运动并按计划好的4DCT序列来实施放射；人工智能技术的兴起，使靶区及危及器官的勾画更加精准，通过在线自适应计划，可以使实施剂量与计划剂量更加吻合。

随着放疗技术的发展，未来的放疗领域将会是各种技术的联合使用。图像引导下的适形调强放疗、预测跟踪技术支持下的适形调强放疗、多维生物适形调强放疗及人工智能应用下的放疗技术预示着未来肿瘤放疗向高精化、实时化的方向发展。

第二节　放射治疗与免疫治疗

无论是根治性、辅助性还是姑息性放射治疗，放射治疗作为传统的肿瘤治疗方式之一，在约70%肿瘤患者的治疗过程中，都肩负着重任。然而随着肿瘤医学的进步和发展，肿瘤免疫治疗成为了近几年肿瘤治疗领域的新方向。全球数以百计正在进行的免疫联合疗法临床试验，试图通过免疫治疗与其他治疗模式搭配组合，找寻到一种更高效的肿瘤治疗方案。

一、免疫系统与恶性肿瘤的发生、发展及治疗

(一)免疫系统与恶性肿瘤的发生、发展

恶性肿瘤的发生、发展与免疫系统息息相关。在基因突变、电离辐射、致瘤性病毒等致癌因素诱导下,出现一小部分转化细胞,起初免疫系统会发挥免疫监视作用,通过固有免疫应答、适应性免疫应答发现并杀伤这些新生的肿瘤细胞,即所谓的清除阶段。如果肿瘤细胞被完全清除,机体将不会发生癌症。然而,极少数变异的肿瘤细胞仍有可能存活下来,如果适应性免疫应答能限制这些残存肿瘤细胞的过度生长,并使它们处于"休眠"状态,即进入平衡阶段,则这一亚临床肿瘤阶段可以持续数年甚至数十年。这些遗传学不稳定性肿瘤细胞持续处于免疫选择的压力下,最终通过突变获得了对免疫系统的抗性,进入逃脱阶段。此时,虽然免疫系统仍在对抗肿瘤细胞,但肿瘤细胞往往通过多种机制成功逃脱免疫系统的攻击,最终成为临床上可检测到的癌症。

(二)靶向免疫调节检查点的肿瘤免疫治疗

免疫调节检查点对免疫系统起到负性调节作用,可维持免疫自稳,避免发生自身免疫性疾病。但肿瘤往往通过多种途径异常激活免疫调节检查点的通路,从而抑制抗肿瘤免疫应答。目前,一些针对免疫调节检查点的肿瘤靶向免疫治疗已进入临床应用阶段。其中,"Ipilimumab"作为免疫调节检查点受体细胞毒性T淋巴细胞相关抗原-4(cytotoxic T lymphocyte-associated antigen-4,CTLA-4)抗体,已被美国食品药品监督管理局(Food and Drug Administration,FDA)批准用于治疗转移性恶性黑色素瘤。而免疫调节检查点程序性死亡蛋白-1(programmed death 1,PD-1)在T细胞、B细胞、NK细胞等淋巴细胞有表达,与PD-1受体(programmed death-ligand 1,PD-L1)结合后,激活PD-1/PD-L1通路,通过抑制淋巴细胞增殖,行使免疫功能,并诱导细胞凋亡。在治疗多种类型的癌症过程中,免疫检查点抑制剂(immune checkpoint inhibitors,ICI)也表现出了惊人的疗效。而事实上,早期存在的免疫应答(有效地肿瘤淋巴细胞浸润)是患者对ICI产生免疫应答的先决条件。在浸润型肿瘤中(被称为"热"肿瘤),ICI能够恢复抗肿瘤T细胞的活性。相反,"冷"肿瘤缺乏淋巴细胞浸润,免疫疗法对此类肿瘤不能发挥作用。

二、放疗引发肿瘤免疫效应的机制

(一)引发远隔效应

过去,放疗被认为是一种局部的治疗手段,其对肿瘤的杀伤作用是电离辐射对DNA的直接或间接损伤作用。同时,由于淋巴细胞对射线非常敏感,放疗还被认为具有抑制免疫作用。而近年来,放疗的"远隔效应"(abscopal effect)逐渐被认识。放疗不仅能够改善接受放疗部位的肿瘤局部区域的控制效果,还能对放疗野外的肿瘤远处转移灶产生作用,使转移灶部分或完全缓解(complete response,CR)。

电离辐射诱导肿瘤细胞发生免疫原性细胞应激或死亡,在其质膜上暴露钙网织蛋白(calreticulin,CRT),释放三磷酸腺苷(adenosine triphosphate,ATP)和高迁移率族蛋白B1(high mobility group box 1 protein,HMGB1),三者分别与白细胞分化抗原91(cluster of differentiation

91,CD91)、P2X嘌呤受体7(P2X purinoceptor 7,P2RX7)和Toll样受体4(toll-like receptor 4,TLR-4)结合,促进树突细胞(dendritic cell,DC)进入肿瘤内吞噬肿瘤抗原,优化T细胞抗原呈递。TLR-4激活髓样分化因子88通路(myeloid differentiation factor 88,MyD88),使转录因子Kappa-B(nuclear factor kappa-B,NF-κB)发生核易位而被激活,上调主要组织相容性复合体(major histocompatibility complex,MHC)分子和共刺激配体;此外,TLR-4还可通过旁路途径激活释放补体成分3a(complement component 3a,C3a)、补体成分5a(complement component 5a,C5a),这些过程引起强烈的炎症细胞因子应答,上调共刺激信号,促进DC成熟,促进细胞毒性T淋巴细胞细胞(cytotoxic T lymphocyte,CTL)交叉致敏,上调特定趋化因子受体,促进DC向淋巴结引流区域迁移。

当DC迁移至淋巴结后,T细胞通过T细胞受体(T cell receptor,TCR)识别MHC分子呈递的肿瘤抗原肽。成熟DC上表达的共刺激配体白细胞分化抗原80(cluster of differentiation 80,CD80)(B7-1)和白细胞分化抗原86(cluster of differentiation 86,CD86)(B7-2)与T细胞上的共刺激受体白细胞分化抗原28(cluster of differentiation 28,CD28)结合,触发包括白细胞介素-2(interleukin-2,IL-2)在内的细胞因子的产生,而IL-2对T细胞增殖至关重要;CD80和CD86又能与共抑制受体CTLA-4结合,下调T细胞活化。其他共刺激配体表达在成熟的DC中上调,包括与T细胞上的淋巴细胞功能相关抗原-1(lymphocyte function associated antigen-1,LFA-1)结合的细胞间黏附分子-1(intercellular cell adhesion molecule-1,ICAM-1)和与白细胞分化抗原40(cluster of differentiation40,CD40)结合的白细胞分化抗原40配体(cluster of differentiation 40 ligand,CD40L),继而进一步活化CD4+辅助T细胞和CD8+细胞毒性T淋巴细胞。

经过活化的T细胞离开淋巴结,在全身循环,它们既可以回到照射野内的肿瘤床,也可以迁移到照射野外的转移灶,使转移灶部分或完全消退,即放疗的"远隔效应"。

(二)影响肿瘤微环境

肿瘤可以通过很多途径抑制宿主的抗肿瘤免疫应答。当肿瘤缺乏适当的炎症介质时,则无法进行有效的抗原呈递和产生肿瘤反应性T细胞;若T细胞募集趋化因子减少,则无法将T细胞聚集到肿瘤;肿瘤血管还可以通过表达T细胞免疫,抑制配体或诱导凋亡的死亡配体,进一步建立对肿瘤反应性T细胞的屏障,产生缺乏炎症细胞的肿瘤。在肿瘤和基质来源的免疫抑制性因子[如转化生长因子-β(transforming growth factor-β,TGF-β),白细胞介素-10(interleukin-10,IL-10),前列腺素E2(prostaglandin E2,PGE2)]的影响下,T细胞免疫球蛋白黏蛋白结构域相关分子-3[(T immunoglobulin domain and mucin domain-3,TIM-3),程序性细胞死亡受体配体1和(或)程序性细胞死亡受体配体2]和免疫抑制分子(如吲哚胺2,3-双加氧化酶1或PGE2),限制效应T细胞的活化。而即使是那些顺利进入肿瘤基质的T细胞仍有可能会遇到抑制性免疫细胞,如活化的2型巨噬细胞(macrophages 2,M2)、髓系衍生抑制性细胞,以及调节性T细胞,继而发生缺失、耗竭或凋亡。当T细胞最终与靶肿瘤细胞相遇时,由于MHC或特异性肿瘤相关抗原的下调,以及肿瘤细胞表面免疫抑制性蛋白(如程序性死亡受体1)表达增加,也无法进行有效的抗肿瘤免疫应答。

放疗可以诱导炎症介质、干扰素(interferon,IFN)和T细胞趋化因子的表达,从而促进肿瘤中的炎性反应;放疗还可以促使肿瘤巨噬细胞向表达诱生型一氧化氮合酶(inducible nitric oxide synthase,iNOS)的1型巨噬细胞(macrophages 1,M1)转化,增加肿瘤内皮细胞上ICAM-1和血管内皮细胞黏附分子1(vascular cell adhesion molecule 1,VCAM-1)的表达,使T细胞进入肿瘤。放疗诱导的肿瘤细胞主要组织相容性复合体-Ⅰ(major histocompatibility complex,MHC-Ⅰ)上调,可以被进入肿瘤的T细胞有效识别,随后释放效应细胞因子,杀死肿瘤靶细胞。

三、放疗与免疫治疗联合应用的效应

(一)与树突细胞联合应用

当分次放疗与DC联合应用时,DC介导的放疗所致的远位效应,可诱导免疫原性肿瘤细胞死亡。同时,可产生以自身肿瘤细胞为基础的疫苗,当与靶向免疫治疗因子联合应用时,放疗可引起抗肿瘤免疫反应。

(二)与Toll样受体7/8激动剂联合应用

免疫治疗剂Toll样受体7/8激动剂可增强免疫反应。3M-011(854A,一种Toll样受体7/8激动剂)作为放疗的一种佐剂,可促进DC的抗原提呈活性;当与放疗联合应用时,可以诱导荷瘤小鼠的局部和全身免疫反应。通过体内试验和体外实验观察到,在肿瘤放疗中,NK细胞和CD8+T细胞可介导细胞毒效应,DC显示关键的免疫效应。因此,Toll样受体7/8激动剂在放疗后相关肿瘤抗原的免疫反应中,可能具有潜在的佐剂作用。

(三)与检查点阻断剂联合应用

调节性T细胞密集于实体肿瘤,通过抑制抗肿瘤免疫反应可促进肿瘤治疗的发展。当影像引导的立体定向放疗与PD-1检查点阻断剂联合应用于荷瘤(B16-OVA黑色素瘤或乳腺癌)动物模型时,可诱导内源性抗原特异性免疫。对荷瘤动物进行立体定向放疗,可导致抗原特异性T细胞和B细胞介导的免疫反应;当与PD-1阻断剂治疗联合应用时,通过耗竭Treg细胞,可使免疫刺激效应明显增强,增加抗原特异性CD8+T细胞,增强淋巴结的抗原交叉提呈作用,T细胞进入肿瘤,改善局部肿瘤控制效果。

(四)与干扰素-γ因子联合应用

干扰素-γ(interforon-γ,IFN-γ)因子是一种炎性细胞因子,对肿瘤细胞具有直接细胞毒和抗增殖效应,还可刺激免疫系统适应反应;对抗肿瘤抗原,具有抑制肿瘤生长的作用。研究证实,IFN-γ因子对放疗是必要的细胞因子。Colon38结肠腺癌移植瘤小鼠,局部接受15Gy照射,可使肿瘤缩小。在铬51(Chromium-51,Cr)释放的实验中,通过照射肿瘤所获得的T细胞显示出较大的溶解肿瘤细胞的能力,这一过程也依赖IFN-γ因子。

(五)与热休克蛋白70-多肽复合物联合应用

热休克蛋白70(heat shock protein70,Hsp70)是一种信号分子,能够激活DC和NK细胞,可上调肿瘤细胞分子表达。由DC和照射富集的肿瘤细胞融合而提取的热休克蛋白70-多肽复合物(heat shock protein70-polypeptide complexes,Hsp70. PC-F),Hsp70. PC-F产生的伴侣疫苗用于治疗有肺转移灶的小鼠。使用Hsp70. PC-F伴侣疫苗，小鼠产生的T细胞介导的免疫反应，可明显增加CD4＋和CD8＋T细胞增殖；同时，可诱导效应性T细胞能够靶向辐射抵抗的肿瘤细胞。更重要的是，通过放疗联合Hsp70. PC-F伴侣疫苗，可抑制原发肿瘤的生长，使肿瘤细胞转移到肺部的数量明显减少。

四、联合免疫治疗时放疗剂量和分割方式的选择

放疗时，体内辐射效应的大小主要与分次照射次数、每次照射剂量和照射总剂量相关。目前，促进免疫效应的最佳放疗模式尚未阐明。有研究证实，肿瘤患者进行每次2Gy的常规分次放疗，免疫功能均受到抑制。常规剂量分次放疗是因淋巴细胞耗竭导致的免疫抑制，而局部单次高剂量放疗能够增强免疫反应，从而使肿瘤细胞免疫原性死亡，这可能与诱导核因子κB(NF-κB)发生磷酸化改变并维持和调节免疫功能有关。

免疫治疗将肿瘤治疗带入了一个全新的领域，联合放疗来增强免疫治疗的疗效是该领域的一个方向。越来越多的创新性研究在探寻这样的联合治疗能否为患者带来真正的疗效，我们也期待这个深受关注的具有极大潜力的联合治疗模式可以将肿瘤治疗带入一个新的时代。

第三节　腹部肿瘤放射治疗的常见并发症及其处理

一、放射性肠炎

放射性肠炎(radiation enteritis，RE)是盆腔肿瘤放疗后的常见并发症，90%～95%的患者在盆腔放疗过程中都会出现不同程度的急性放射性肠炎(acute radiation enteritis，ARE)，约50%的患者在放疗后数月甚至数年，ARE演变为慢性放射性肠炎(chronic radiation enteritis，CRE)。RE的发生与放射剂量、分割剂量、放疗间隔时间、放射范围及部位密切相关。RE的临床表现为恶心、呕吐、腹痛、腹胀等梗阻症状，或为以肠穿孔、肠瘘为主要表现的放射性小肠炎，或为以血样或黏液便及排便习惯改变为主要表现的放射性结直肠炎；长期存在CRE的患者还可伴有营养吸收不良，甚至出现恶病质，严重影响患者生活质量。RE患者肠黏膜损伤、肠黏膜通透性增加、肠道菌群失调等，发生肠道细菌感染的风险增加，甚至可发生脓毒血症、全身性炎性反应以及全身多器官功能障碍等严重病变。

(一)放射性肠炎的病理改变、临床表现及发生机制

RE的病理改变主要为肠道上皮细胞、血管内皮细胞受到射线损伤，造成肠道局部黏膜的炎性水肿、坏死以及后续的纤维化，可分为急性、亚急性、慢性病变3个阶段。①急性病变在照射期或照射后2个月内发生，射线可导致上皮细胞增殖和成熟异常，变性脱落，隐窝细胞有丝分裂减少，小肠黏膜变薄、绒毛缩短，毛细血管扩张、水肿，炎性细胞浸润。急性期患者主要临床表现为食欲减退、恶心、呕吐、腹泻，因消化道出血、细菌感染、内毒素血症及体液电解质丢失等导致的一

些临床表现也很常见。②亚急性病变约发生在照射后2～12个月，病理表现为黏膜下小动脉内皮细胞肿胀，形成闭塞性脉管炎，黏膜下层纤维增生，平滑肌透明变性。③慢性病变通常在放疗结束后6～24个月出现，也可在数年后出现，病理表现为损伤肠段的血管硬化、进行性的肠壁纤维化，常表现为受累肠黏膜发生糜烂、溃疡，肠壁增厚，肠腔狭窄，肠系膜缩短、僵硬，肠壁穿孔或形成瘘管。临床表现为反复发作的便血、腹痛、肛门坠痛、脂肪消化不良、腹泻与便秘交替等，可出现因肠管粘连而形成的腹腔包块。轻者症状常可耐受；重者症状持续很长时间，并伴有慢性出血，最后可发展为肠梗阻、肠穿孔、直肠狭窄或形成瘘管等。

黏膜急性损伤的机制是黏膜前体细胞（如小肠隐窝细胞）的耗减以及功能性绒毛细胞更新的缺乏。在ARE发生初期，黏膜上皮和隐窝细胞的缺失使黏膜屏障崩溃。多个证据表明，RE本质是一种炎症，或是合并渐进性的细胞因子反应导致的坏死、血管闭塞和纤维化。五阶段学说很好地体现了RE的炎症本质。该学说认为，电离辐射所致肠道黏膜炎症表现为5个相互重叠的阶段，即起始阶段、信号产生阶段、信号传递和放大阶段、溃疡形成阶段和愈合阶段。在这个过程中，NF-κB的激活是最为关键的步骤，其激活后释放了几乎所有的促炎细胞因子、趋化因子及黏附分子，造成持续的黏膜损伤。炎症细胞不断被募集，并释放大量的自由基如活性氧，诱导产生环氧化酶-2（cyclooxygenase-2，COX-2）和基质金属蛋白酶（matrix metalloproteinase，MMP），同时释放大量趋化因子和促炎因子等，从而导致炎症信号在细胞内或细胞间被不断放大。整个过程中，有超过200个黏膜炎相关基因转录上调，上调的基因最终导致一系列促炎因子（包括TNF-α、IL-1β、IL-6、IL-8）的产生。Ong等对大鼠采用分次分割照射腹部后发现，空肠和结肠黏膜的IL-1β、IL-6和肿瘤坏死因子（tumor necrosis factor，TNF）的mRNA表达明显升高，且升高的程度与肠道黏膜炎症的病理学严重程度是一致的。Linard等在大鼠的RE模型中观察到，给予大鼠全腹单次10Gy照射后，IL-1β、TNF-α、IL-6及IL-8水平逐渐升高，分别在放疗后24h、6h、24h和72h达峰值。Indaram等观察到，在接受盆腔放疗出现放射所致的直肠乙状结肠炎的患者中，炎性因子IL-1β、IL-2、IL-6及IL-8明显升高。Christensen等发现，在42例接受盆腔放疗的前列腺癌患者中，放疗过程中患者IL-2升高的水平与急性胃肠道毒性大小相关。这些研究均提示，炎症因子在放射所致的肠道黏膜炎症中发挥着重要作用，明确了RE是一种炎症的本质。

同时，肠道正常组织对射线的耐受性较肿瘤组织差，射线的能量效应引起组织细胞内的水产生氧自由基。而氧自由基可以破坏DNA的螺旋结构，阻断DNA的转录和复制过程，导致细胞死亡以及肠屏障功能的异常。肠道屏障是个复合屏障，由肠上皮细胞层、黏液层、肠道正常菌群、肠道免疫系统等组成，包括机械屏障、化学屏障、生物屏障和免疫屏障等，放疗导致肠黏膜损伤、通透性增加、肠道菌群失调、肠道局部免疫功能受损，从而导致RE的发生。

（二）放射性肠炎的发生与放射剂量的关系

RE的发生率与放射剂量呈剂量依赖性，当放射剂量为45Gy时，约5%的患者出现RE症状；当剂量达65Gy时，RE的发生率高达50%。接受放疗的患者5年内，有5%发生明显放射性损伤临床症状的放射剂量为最小耐受剂量，有50%出现放射性损伤临床症状则为最大耐受剂量。胃肠道最小耐受剂量到最大耐受剂量的放射剂量，在食管为60～75Gy，在小肠和结肠为45～65Gy，在直肠为55～80Gy。这些剂量与常见腹盆腔原发或继发恶性肿瘤的治疗剂量十分接近。因此，肿瘤细胞杀灭剂量与正常组织的最大耐受剂量之间的安全范围很小，放疗极易对肠道正常组织和肠道菌群造成损伤，导致RE的发生。此外，分割剂量越大，放疗间隔时间越短，放射范围越大，放射部位越靠近胃肠道，RE发生率越高；反之，RE发生率越低。

（三）放射性肠炎的内科治疗

1. 营养支持

营养支持治疗在RE治疗中具有重要的作用，肠内、肠外营养支持的治疗价值已得到广泛认可。RE患者早期有较严重的腹泻，甚至伴有消化道出血，因此禁食并给予肠外营养是合理的选择。但是长期禁食给予肠外营养可引起肠黏膜萎缩、肠壁通透性增加，故在患者腹胀、频繁稀便等症状得到控制后，应及时由肠外营养向肠内营养过渡，最终实现以肠内营养形式为患者提供能量。因为肠内营养符合肠道生理功能，有利于受损肠黏膜和肠上皮细胞的修复，保持肠黏膜的屏障作用，维持正常肠道菌群，降低肠道感染的发生率。

2. 谷氨酰胺

谷氨酰胺是胃肠黏膜细胞的重要呼吸能源，在维持胃肠黏膜正常结构功能、提高肠道免疫力等方面发挥着重要作用。体内谷氨酰胺含量减少可导致肠黏膜萎缩，肠道功能减退。实验表明，服用谷氨酰胺的大鼠小肠绒毛的数量和厚度远高于未服用大鼠。但Membrive Conejo等最新的研究发现，在放疗期间预防性使用谷氨酰胺并不能有效降低RE患者腹泻的发生率。

3. 生长激素

生长激素通过影响细胞分裂周期、增加细胞数量、促进细胞增殖，促进肠绒毛的生长和修复。所以生长激素有促进肿瘤细胞再生的作用，在选择时需慎重。只有当RE对患者的生存威胁超过肿瘤复发影响时，才可给予生长激素治疗。Alexandrides等通过动物实验研究证明，生长激素具有促进肠道黏膜功能恢复、降低细菌移位率的作用，但目前尚无应用于临床的相关文献报道。

4. 生长抑素

早期给予患者生长抑素，如奥曲肽等，可减少消化液的分泌及丢失，减轻消化液对创面的侵蚀作用，控制腹泻和消化道出血，保持内环境稳态，减轻肠道负担，可为患者完成连续放疗提供较好保障。大鼠实验证实，使用奥曲肽组的放射性照射大鼠与没有使用奥曲肽组的放射性照射大鼠相比，其肠道损伤指标水平显著降低。该实验进一步证明了奥曲肽有减轻肠道损伤、抗炎等作用。

5. 黏膜保护剂

硫糖铝作为常用的肠黏膜保护剂，被广泛用于治疗RE。Seo研究证实，以10%硫糖铝混悬液20mL保留灌肠（2次/d），观察至16周能有效缓解RE导致的便血症状。但有Meta分析表明，放疗期间使用硫糖铝并不能降低RE的发生率，甚至可能加重腹泻和消化道出血，故在放疗期间不推荐使用硫糖铝。硫糖铝对RE患者的治疗价值有待进一步研究。双八面蒙脱石散制剂能够覆盖消化道黏膜，可与黏膜蛋白结合，增强黏膜屏障功能，防止胃蛋白酶、胆盐，各种病毒、细菌及其毒素对消化道黏膜的侵害，维护黏膜生理功能，促进肠上皮组织恢复。以蒙脱石散（思密达）保留灌肠治疗RE为例，其有利于受损黏膜的修复，对局部有止血作用，且直肠内用药作用快，效果更可靠。

6. 氨基水杨酸类药物

氨基水杨酸盐是一种富含5-氨基水杨酸的化合物，5-氨基水杨酸在肠道内发挥局部黏膜抗炎作用。

临床上，主要有两种氨基水杨酸盐类药物用于治疗RE。

(1)柳氮磺胺吡啶：经机体吸收后，在肠道微生物作用下分解成5-氨基水杨酸和磺胺吡啶。多项临床研究证实，患者在放疗期间口服柳氮磺胺吡啶能降低RE的发生率。故目前癌症支持治疗多学科协会和国际口腔肿瘤学会联合大会(Multinational Association of Supportive Care in Cancer & International Society of Oral Oncology,MASCC & ISOO)建议，在接受盆腔放疗期间，口服柳氮磺胺吡啶(2次/d)，以降低RE的发生率。

(2)巴柳氮：经口服后，在结肠微生物的作用下释放出5-氨基水杨酸和4-氨基苯甲酰-β-丙氨酸。在Jahraus等的研究中，前列腺癌患者在放疗前5d至放疗结束后2周分别每日口服巴柳氮或安慰剂。结果表明，巴柳氮组患者RE发生率显著低于安慰剂组患者。研究认为，巴柳氮能有效降低放疗患者RE的发生率。

上述两种药物对急性放射性肠道损伤均有预防作用，但是否对CRE有效尚缺乏相关研究。另一种药物美沙拉嗪含有氨基水杨酸盐类药物成分中的活性物质5-氨基水杨酸，但多项研究表明，美沙拉嗪在放疗中不仅不会起到预防放射性肠道损伤的作用，反而会引起更严重的副反应。故目前美沙拉嗪禁止用作放疗保护剂。

7. 肠道益生菌

放射性肠炎损伤了宿主的肠上皮细胞，使肠道有益菌不能稳定于上皮细胞表面或黏蛋白层上，也使肠蠕动减慢、淤滞、微绒毛受损，肠道清除能力降低，提供过路菌接触、黏附、定植于肠黏膜的机会。放射线也可直接杀灭、抑制、扰乱肠道正常菌群，从而导致了肠道菌群紊乱。益生菌可维持肠道菌群平衡，恢复肠道正常酸碱度，缓解腹泻等症状。Visich等的随机临床试验显示，益生菌制剂可有效降低肿瘤患者放疗期间的腹泻和肠炎的发生率。肠道益生菌服用简单、疗效确切、价格低廉，在治疗RE方面具有良好前景。

8. 放射防护剂

氨磷汀是一种抗辐射细胞保护剂，其辐射防护机制是清除放射所致的自由基，提供修复DNA损伤所需的氢。因其在正常组织细胞中的浓度较肿瘤细胞高，故可起到保护正常组织的作用而不影响疗效。在进行盆腔放疗时，局部直肠给药能减轻患者的恶心、呕吐、疲劳、血压过低和过敏反应等不良反应。Fuccio等认为，氨磷汀经直肠给药可提高患者放疗后的生活质量，有效降低了放疗所致的毒副作用。氨磷汀对ARE的预防作用已比较明确，但对于CRE的效果目前尚不明确，仍需大样本随机对照研究证据。

9. 高压氧治疗

高压氧对软组织放射性损伤具有较好的疗效。高压氧通过刺激放射损伤区域的血管再生，增加损伤肠道的供氧，起到保护正常组织、促进损伤组织恢复的作用。有报道表明，对常规内科治疗无效的顽固性放射性直肠炎伴腹痛、腹泻或直肠出血患者，高压氧有良好的治疗效果。Girnius等用高压氧治疗9例放疗导致的顽固性出血性直肠炎患者，结果7例治愈，2例好转。Fink等研究显示，14例RE患者在2.4个绝对大气压的高压氧舱内，接受90min 100%纯氧气吸入治疗，治疗20次后，10例治愈或好转，有效率为71%。

（四）放射性肠炎的内镜及手术治疗

1. 内镜治疗

内镜多用于治疗以出血为主要症状的RE。内镜下可直接向出血处喷洒药物，常用药物有4%甲醛、云南白药。近年来，通过内镜下氩激光电灼止血也常用于出血性RE患者。氩气是一种性能稳定、无毒无味、对人体无害的惰性气体。在高频高压的作用下氩气被电离，产生均匀而密集的氩离子弧。这种氩离子弧具有极好的导电性，可连续传递电流到达组织，产生凝固效应，从而起到止血的作用。与常规电刀相比，氩气刀可以均匀地、非接触性地、大面积地止血。氩气刀的组织损伤深度限制在3mm内，因此不易导致肠穿孔。Wolfsen等单中心研究发现，氩气刀治疗消化道出血的成功率比普通电刀高。但Ben-Soussan等研究发现，使用氩气刀治疗RE也有可能导致肠穿孔而需要手术。内镜治疗治疗RE患者的出血症状具有安全、有效、经济、简单的优点，但对严重出血患者疗效不佳。

2. 手术治疗

约1/3的CRE患者在病程中需要手术治疗，手术主要用于解除RE的并发症，如严重溃疡、穿孔、出血、狭窄、梗阻及肠瘘。常用的手术方式包括肠切除术及Ⅰ期肠肠吻合术、短路吻合术和结肠造口术等。Meissner回顾40余篇相关文献后发现，若条件允许，切除病变肠管是最理想的手术方案，但缺点是吻合口瘘发生率为17%，相关病死率高达14%。吻合口部位的选择和切除肠段的长度是手术成功的关键。但由于放射性损害使肠管变得脆弱，组织愈合和抗感染能力差，放射损伤区可发生严重腹腔粘连；若术式不当，则还会出现吻合口瘘和短肠综合征等并发症，且术后病死率较高，可达9.2%。Regimbeau等对109例接受手术治疗的CRE患者进行了平均40个月的随访研究，结果发现手术病死率为5%(6/109)，手术并发症发生率为30%(33/109)，肠切除术较保守手术患者病死率高，分别为5%(6/109)和0，但差异无统计学意义。对于术后没有肿瘤复发的患者，1年和5年总体生存率分别为85%(93/109)和69%(75/109)，其中保守手术和肠切除患者术后5年生存率分别是51%(56/109)和71%(77/109)。目前认为，若患者能够耐受，应尽量争取切除病变肠管，行Ⅰ期肠肠吻合术，此术式对患者的远期生存状态明显比短路手术好。Amiot等对107例CRE患者进行长时间随访发现，CRE患者广泛病变肠管切除后，近2/3(73/109)的患者能够脱离肠外营养支持。

（五）干细胞移植

胃肠道黏膜上皮细胞不断自我更新以维持细胞增殖、衰老和凋亡的动态平衡，而这种动态平衡需要干细胞来调节。由此可见，肠道干细胞在维持肠道结构与功能的完整，以及损伤后的修复中扮演重要的角色。有研究者尝试用小鼠边缘群细胞修复存在放射性损伤的肠道，结果发现边缘群细胞不仅能够修复损伤的肠黏膜,而且能够分化成皮肤细胞,修复损伤的皮肤,该研究证实了边缘群细胞的可塑性。

近年来,随着对RE的逐渐重视,在放疗技术方面,通过IMRT的推广及"腹部压板装置(belly boards)"改变体位来减少受照肠道的剂量及体积,有效地减轻了肠道辐射损伤。同时,在放疗期间预防性使用药物来避免肠道损伤也取得一定疗效。但对于该病尚无疗效显著地治疗方案,仍需探索并制定有效可靠的标准化治疗方案,而对于如何降低发病率、减轻症状、降低严重并发症发生率等更是缺少有效研究,亟待进一步深入研究。

二、放射性肝损伤

放射性肝损伤(radiation induced liver injury,RILI)又称放射性肝病(radiation hepatitis),是肝组织受到一定剂量的射线照射,导致肝细胞发生一系列生理、病理变化,引起的肝组织损伤,其损伤轻重取决于肝脏受照体积、受照剂量及肝功能状态等综合因素。随着肝脏肿瘤患者放射治疗的增多,RILI在临床工作中越来越常见,RILI患者会在放疗后出现非肝脏肿瘤相关的乏力、腹痛、肝肿大、黄疸以及血清碱性磷酸酶(alkaline phosphatase,ALP)升高,部分患者的血清转氨酶还会明显升高,这些症状不但给患者带来极大痛苦,严重者还会直接导致治疗失败。

(一)放射性肝损伤的发病机制与病理改变

肝组织属于晚反应组织,也是放射敏感器官。在受照射后数周至数月放射性肝组织才出现损伤。

射线对肝组织造成的损伤表现在两方面:一方面,射线直接对肝细胞DNA造成不可逆损伤,干扰其新陈代谢,引起肝细胞死亡。另一方面,射线电离肝组织内水分子形成自由基,自由基进一步引起肝组织损伤,导致肝细胞生物膜正常结构及功能丧失,最终出现细胞坏死。同时,在大量细胞因子的作用下,激活肝星状细胞分泌细胞外基质,并在坏死区沉积形成肝纤维化。

RILI病理改变主要表现为肝静脉闭塞,具体可分为四期:①急性放射性肝炎期,多发生在照射后1个月内,此期肝内小血管尤其是小静脉及肝窦扩张、充血及出血,电镜下可见肝窦血浆渗出,窦周隙水肿。汇管区炎细胞浸润,肝细胞大片水肿、变形、坏死。②肝纤维化前期,一般发生在照射后1～3个月。肉眼可见汇管区肝窦及中央静脉周围成纤维细胞增多并呈条索状排列,肝细胞点状坏死,胶原纤维在汇管区增多并向肝小叶内肝索间和肝小叶间延伸,窦壁网状纤维增多、变密、增粗,枯否式细胞增多;电镜下可见肝窦壁增厚,基膜样物质出现。③肝纤维化期,常见于照射后半年,以肝窦毛细血管化为特征。肉眼可见肝脏体积变小,肝细胞出现片状变性及坏死,窦壁及小血管增厚;电镜下可见肝细胞内及Disse隙内肝窦内大量成片和成束的胶原纤维。④肝硬化期,多发生于照射后9～12个月,网状纤维、层粘连蛋白、Ⅲ型和Ⅳ型胶原蛋白明显增加,肝细胞大面积坏死,电镜下可见内皮细胞蜕变脱落、肝窦出血,红细胞进入Disse隙内窦壁厚。

(二)放射性肝损伤影响因素

1. 肝脏受照射剂量与体积

Lyman模型是目前国际公认的分析RILI发生风险的主要方法之一,是根据剂量体积直方图提供的数据计算出肝癌放疗过程发生RILI的概率。一般受照剂量越高、受照体积越大，发生RILI的概率越高；受照体积越大，肝脏最大耐受照射剂量越小。有报道称，常规分割放疗全肝受照剂量＜30Gy，无一例出现RILI；剂量＞35Gy时，RILI发生率＞40%。受照体积为全肝1/2时，最大受照剂量可达55Gy；受照体积为全肝1/4时，最大受照剂量可提高至65Gy。Dwson等发现，正常肝受到照射的平均剂量(meandose to normal liver，MDTNL)每增加1Gy，RILI发生率会增加4%；MDTNL为43Gy时，RILI发生率为50%。采用3DCRT时，Michigan大学指导原则为：无肿瘤肝脏V50＜33%、V50为33%～66%和V50＞66%时，病灶区照射总剂量分别可达66～72.6Gy、48～52.8Gy和36Gy，RILI发生率分别为13.6%、11.3%和26%。也有报道指出，5%的原发性肝癌患者发生RILI的MDTNL为32Gy(1.5Gy，2次/d的等效剂量)；50%的原发性肝癌患者发生RILI的MDTNL为39.8Gy。梁世雄报道，Child-Pugh分级为A级的原发性肝癌患者MDTNL为23Gy时，RILI的发生率为1.6%，可耐受最大受照体积V5＜86%、V20＜49%、V40＜20%，若患者合并肝硬化需适当降低放疗剂量。

2. 分割剂量

肝脏属于更新较慢的晚反应组织，其剂量效应曲线弯度更大，α/β值较低(1～5Gy)，具备较强的修复亚致死性损伤的能力，但增殖能力较弱，因而对分割剂量更敏感，单次分割剂量越大，肝脏耐受剂量越小，放射损伤程度越重。无HBV感染，肝功能Child-Pugh分级为A级的成年人，全肝照射单次剂量为1Gy时，最大耐受剂量为36Gy；单次剂量为2Gy时，全肝最大耐受剂量为30Gy；单次剂量为3Gy时，最大耐受剂量为18～20Gy。

3. 其他因素

(1)HBV感染及肝功能分级：HBV感染并不直接损伤肝细胞，而是通过诱发宿主免疫应答发生旁路免疫效应损伤肝细胞。当肝脏受到放射线照射时，受照区域出现肝组织损伤，后续需通过未受照射的肝组织再生增殖实现代偿。患者存在HBV感染、肝硬化时，肝脏再生增殖能力差，影响了代偿性增生，接受照射后可诱导HBV活动，加重肝炎和肝硬化病情，降低肝脏再生储备能力，易诱发RILI。放疗期间可口服抗病毒药物，以减少HBV活动，降低RILI的发生率。目前，对HBV感染是否是诱发RILI的独立因素，文献报道说法不一。马虹等对5篇HBV感染与放射性肝损害有关文章中416患者进行Meta分析后认为，HBV感染并非是影响RILI发生的主要因素，而肝功能分级才是影响RILI发生的独立预后因素，给予同等剂量同等受照体积的照射时，肝功能Child-Pugh分级为B级较Child-Pugh分级为A级的患者RILI发生率高47%，建议Child-Pugh分级为A级的患者MDTNL为23Gy、V30＜28%、V40＜20%，一般Child-Pugh分级为B级的肝癌患者不建议放疗。

(2)合并化疗：放疗后出现肝脏损伤，导致肝脏清除降解化疗药物的能力下降，药物代谢缓慢，药物对肝脏的化疗毒性增加，同时化疗药物可抑制肝脏放射性损伤的修复，加重肝脏损伤。

(3)年龄：儿童肝脏处于生长发育期，对射线更加敏感，因此更易出现RILI。

(4)手术：手术切除后的残余肝脏对射线敏感性更高，手术后残余肝细胞进入分裂周期，对射线更为敏感。

(三)放射性肝损伤预防与治疗

1. 预　防

全面评估放射治疗前患者状态、预测RILI的发生风险是防止RILI发生的关键步骤。相关研究表明,肿瘤分期较晚、肿瘤体积较大、存在门静脉癌栓、Child-Pugh分级为B级或者伴有急性肝脏毒性均为RILI的高危因素。目前临床上对RILI的发生还没有预测性的检查,各种预测性研究是近年来研究的热点。Liang SX等提出V20是Child-Pugh分级为A级原发性肝癌患者大分割适形放疗后预测RILI发生的一个独立指标。Hong IY等认为,吲哚菁绿保留试验(indocyanine green retention test after 15min, ICG-R15)能够预测肝癌放疗过程中射线对肝脏的毒性。Matthew HS等对60名需要放疗的患者进行的前瞻性研究提出,ICG-R15可以评估患者肝脏功能,预测肝脏对射线的耐量。虽然放射治疗过程中,应用3DCRT、IMRT和立体定向体部放疗(stereotacticbody radiotherapy, SBRT)等新技术能够最大限度地保护正常肝脏组织,在一定程度上可降低RILI的发生率,但在治疗过程中,每周及治疗后每1～2个月对患者进行体格检查、血常规、生化等指标的监测是非常必要的。

放疗前肝功能不全、营养状况不良者应尽量给予药物纠正,避免使用肝毒性药物。有文献报道,在放疗期间静滴门冬氨酸鸟氨酸(7.5g/d)能明显降低RILI的发生率。门冬氨酸鸟氨酸是合成尿素和谷氨酰胺的必备底物,参与三羧酸循环和核酸合成;门冬氨酸参与细胞内核酸的合成、肝细胞的再生和修复,还可通过补充人体各种组织细胞所需的氨基酸,通过鸟氨酸循环、三羧酸循环、联合转氨基等复杂的生化酶促反应,为肝细胞提供能量、核苷酸及细胞信号转导调控因子,激活肝脏解毒中的两个关键酶,并增加肝细胞生物代谢的底物,全面增强肝脏各种生物功能,降低射线对肝细胞的损伤。

2. 西医治疗

轻度RILI患者可予高蛋白、高热量、高维生素、低脂饮食,并服用保肝药物;重度RILI者应卧床休息,减少蛋白质摄入,以防蛋白质分解产生过多的氨进入血液而诱发肝昏迷。可给予10%葡萄糖溶液500mL加入门冬氨钾镁液10～20mL或复方甘草酸单铵注射液40～80mL静滴,促肝细胞生长素80～100mg静滴,还原型谷胱甘肽或肝水解钛等静滴,4～6周为1个疗程。伴腹水者应限制水钠摄入,并口服利尿剂,必要时行腹腔穿刺,注意维持水电解质平衡,可行少量多次输注血浆、白蛋白、新鲜血液等支持治疗。金璋报道,静滴复方甘草酸苷注射液(150mg/d,连用4周),同时口服甘草酸二胺胶囊,治疗Ⅰ～Ⅱ级放射性肝损伤的总有效率达77.4%。复方甘草酸苷注射液是以β体甘草酸为主要成分,以甘氨酸、半胱氨酸为辅助成分组成的肝细胞保护剂,对肝脏的缺血再灌注损伤有很好的保护作用,可改善肝脏微循环,增强肝细胞线粒体功能,促进肝细胞发挥解毒作用,能有效降低RILI患者的转氨酶和胆红素水平。有动物实验证实,采用骨髓间充质干细胞移植可治疗RILI。RILI在急性肝炎期向肝纤维化期转化的过程中可伴随肝星状细胞的激活,活化的肝星状细胞可转化为纤维样母细胞,分泌大量的细胞外基质,导致细胞外基质堆积,这是发生肝纤维化的中心环节。移植的骨髓间充质干细胞受到趋化因子的影响并经过生物循环"归巢"至相应损伤部位,在损伤微环境中被诱导扩增,参与组织再生或修复,同时也可通过旁分泌机制诱导活化的肝星状细胞凋亡，明显减少肝脏胶原的沉积，阻止RILI由急性肝炎期向肝纤维化期的进展。

3. 中医药治疗

中医药在治疗RILI方面的研究越来越多。大量文献表明，丹参素、番茄红素、表儿茶酸、人参提取物和积雪草苷等中草药成分能够通过消除氧自由基、抗氧化、修复射线导致的DNA损伤等途径减轻放射性损伤。中医学认为，射线是热毒之邪，可损人体正气，耗伤人体阴血，气滞则血瘀，血瘀则血行不畅，即组织间微循环障碍，干细胞供血减少，细胞代谢紊乱，出现肝细胞变性坏死导致RILI。赵增虎报道，采用益气活血中药与口服熊去氧胆酸、静滴复方丹参可防治RILI。使用益气活血药的目的在于行气活血，气为血之帅，气行则血行，血行则细胞代谢恢复正常，减轻放射损伤；益气活血药还有扩张血管、增加血流量、改善微循环、降低血液黏稠度、减轻血管内皮细胞水肿、抑制纤维组织增生、减轻血管闭塞、抗自由基损伤等作用，可减少肝静脉闭塞症的发生。

（四）总　结

RILI的形成与肝脏受照体积、受照剂量患者肝功能状态、是否合并肝硬化、患者年龄及近期是否进行肝脏切除等多种因素有关。RILI重在预防，需更多的基础实验和临床试验进行探索、研究，以指导临床采取合理、科学的规范的预防和治疗措施，降低肝脏肿瘤放疗患者RILI的发生率，使现代放疗技术给患者带来更多益处。

参考文献

[1] Demaria S, Coleman CN, Formenti SC. Radiotherapy: changing the game in immunotherapy[J]. Trends Cancer, 2016, 2(6): 286-294.

[2] Herrera FG, Bourhis J, Coukos G. Radiotherapy combination opportunities leveraging immunity for the next oncology practice[J]. CA Cancer J Clin, 2016.

[3] Hughes PE, Caenepeel S, Wu LC. Targeted Therapy and checkpoint immunothe-rapy combinations for the treatment of cancer[J]. Trends Immunol, 2016, 37(7): 462-476.

[4] 张玉宇，李戈，刘百龙. 肿瘤放射治疗的免疫效应[J]. 中华放射医学与防护杂志，2016，36(6)：470-474.

[5] 蔡尚，田野，徐波. 放射治疗联合阻断PD-1/PD-L1通路肿瘤免疫治疗的新进展[J]. 中华放射医学与防护杂志，2016，36(3)：235-240.

[6] Abayomi JC, Kirwan J, Hackett AF. Coping mechanisms used by women in an attempt to avoid symptoms of chronic radiation enteritis[J]. J Hum Nutr Diet, 2009, 22(4): 310-316.

[7] Amiot A, Joly F, Lefevre JH, et al. Long-term outcome after extensive intestinal resection for chronic radiation enteritis[J]. Dig Liver Dis, 2013, 45(2): 110-114.

[8] Du XL, Tao J, Sheng XG, et al. Intensity-modulated radiation therapy for advanced cervical

cancer: a comparison of dosimetric and clinical outcomes with conventional radiotherapy [J]. Gynecol Oncol, 2012, 125(1): 151-157.

[9] Kim YS, Kim J, Park SJ. High-throughput 16S rRNA gene sequencing reveals alterations of mouse intestinal microbiota after radiotherapy[J]. Anaerobe, 2015, 33: 1-7.

[10] Bowen JM, Keefe DM. New pathways for alimentary mucositis[J]. J Oncol, 2008, 892-907.

[11] Ong ZY, Gibson RJ, Bowen JM, et al. Pro-inflammatory cytokines play a key role in the development of radiotherapy-induced gastrointestinal mucositis[J]. Radiat Oncol, 2010, 5(1): 22.

[12] Indaram AVK, Visvalingam V, Locke M, et al. Mucosal cytokine production in radiation-induced proctosigmoiditis compared with inflammatory bowel disease[J]. Am J Gastroenterol, 2000, 95 (5): 1221-1225.

[13] Christensen E, Pintilie M, Evans KR, et al. Longitudinal cytokine expression during IMRT for prostate cancer and acute treatment toxicity[J]. Clin Cancer Res, 2009, 15(17): 5576-5583.

[14] Leedon SA. Repair of DNA damage produced by ionizing radiation: a minireview [J]. Semin Radiat Oncol, 1996, 6(4): 295-305.

[15] 石玮, 华海清, 王兴华. 放疗对肠屏障功能的影响及研究进展[J]. 临床肿瘤学杂志, 2009, 14 (1): 89-92.

[16] Alexandrides T, Spiliotis J, Mylonas P, et al. Effects of growth hormone and insulin-like growth factor-I on radiation enteritis. A comparative study[J]. Eur Surg Res, 1998, 30(5): 305-311.

[17] Gibson RJ, Keefe DM, Lalla RV, et al. Systematic review of agents for the management of gastrointestinal mucositis in cancer patients[J]. Support Care Cancer, 2013, 21(1): 313-326.

[18] Fuccio L, Frazzoni L, Guido A. Prevention of pelvic radiation disease [J]. World J Gastrointest Pharmacol Ther, 2015, 6(1): 1-9.

[19] Visich KL, Yeo TP. The prophylactic use of probiotics in the preventi-on of radiationtherapy-induced diarrhea[J]. Clin J Oncol Nurs, 2010, 14(4): 467-473.

[20] Hampson NB, Corman JM. Rate of delivery of hyperbaric oxygen treatments does not affect response in soft tissue radionecrosis[J]. Undersea Hyperb Med, 2007, 34(5): 329-334.

[21] Fink D, Chetty N, Lehm JP, et al. Hyperbaric oxygen therapy for delayed radiation injuries in gynecological cancers[J]. Int J Gynecol Cancer, 2006, 16(2): 638-642.

[22] Meissner K. Late radiogenic small bowel damage: guidelines for the general surgeon [J]. Dig Surg, 1999, 16(3): 169-174.

[23] Tsai MS, Liang JT. Surgery is justified in patients with bowel obstruction due to radiation therapy [J]. J Gastrointest Surg, 2006, 10(4): 575-582.

[24] Amiot A, Joly F, Lefevre JH, et al. Long-term outcome after extensive intestinal resection for chronic radiation enteritis[J]. Dig Liver Dis, 2013, 45(2): 110-114.

[25] Christiansen H, Sheikh N, Sa Ⅱ eB, et al. X-iradiation in rat liver: consequent upregulation of

hepcidin and downregulation of hemojuvelin and ferroportin-1 gene exprresion[J]. Radiology, 2007, 242(1): 189-197.

[26]Reed GB Jr, Cox AJ Jr. The human liver after radiation injury. A form of veno-occlusive disease [J]. Am J Pathol, 1966, 48(4): 597-611.

[27]殷蔚伯,余子豪,徐国镇,等.肿瘤放射治疗学[M]. 北京:中国协和医科大学出版社,2008.

[28]Garra BS, Shawker TH, Chang R, et al. The ultrasound appearance of radiation-induced hepatic injury. Correlation with computed tomography and magnetic resonance imaging [J]. J Ultrasound Med, 1988, 7(11): 605-609.

[29]马虹,张盛,丁乾.HBV感染与放射性肝损害关系的Meta分析[J]. 实用预防医学,2012,19(7):998-1000.

[30]Liang SX, Zhu XD, Zhu J, et al. Radiation-induced liver disease in three-dimensional conformal radiation therapy for primary liver carcinoma: the risk factors and hepatic radiation tolerance[J]. Radiation Oncol Biol Phys, 2006, 65(2): 426-434.

[31]Liang SX, Huang XB, Zhu XD, et a1. Dosimetric predictor identification for radiation-induced liver disease after hypofractionated conformal radiotherapy for primary liver carcinoma patients with Child-Pugh grade A cirrhosis[J]. Radiotherapy and Oncology, 2011, 98(2): 265-269.

[32]Hong IY, Woong SK, IK JL, et al. The significance of ICG-R15 in predicting hepatic toxicity in patients receiving radiotherapy for hepatocellular carcinoma[J]. Liver Int, 2012, 32(7): 1165-1171.

[33]Matthew HS, Yue C, Wang HS, et a1. Estimating functional liver reserve following hepatic irradiation: adaptive normal tissue response models[J]. Radiother Oncol, 2014, 111(3): 418-423.

[34]Fuss M, Salter BJ, Herman TS, et a1. External beam radiation therapy for hepatocellular carcinoma: potential of intensity-modulated and image-guided radiation therapy [J]. Gastroenterology, 2004, 127(5 Suppl 1): 206-217.

[35]傅志超,程惠华,李冬石,等.门冬氨酸鸟氨酸在原发性肝癌放疗时放射型肝损伤的保护作用[J]. 临床军医杂志,2009,37(2):220-222.

[36]金璋,陈增边,曹辉,等.复方甘草酸苷注射液治疗放射性肝病的临床研究[J]. 中国临床药理学杂志,2010,26(3):183-185.

[37]红卫政,马艳,温洁,等.骨髓间充质干细胞移植急性放射性肝损伤大鼠α-平滑肌肌动蛋白的表达[J]. 中国组织工程研究与临床康复,2010,14(36):6744-6750.

[38]Guo J, Zhang YJ, Zeng LH, et al. Salvianic acid A protects L-02 cells against γ-irradiation-induced apoptosis via the scavenging of reactive oxygen species [J]. Environ Ttoxicol Pharmacol, 2013, 35(1): 117-130.

[39]Eydan DM, Ursel B, Bilgici B, et al. Protective effect of lycopene against radiation-induced hepatic toxicity in rats[J]. J Intern Med Res, 2011, 39: 1239-1252.

[40]Mahuya S, Dipesh KD, Krishnendu M, et al. Epicatechin ameliorates ionising radiation-induced oxidative stress in mouse liver[J]. Free Radical Res, 2012, 46(7): 842-849.
[41]Jang SS, Kim HG, Han JM, et al. Modulation of radiation-induced alterations in oxidative stress and cytokine expression in lung tissue by Panax ginseng extract[J]. PLoS One, 2014, 9(5): e97599.
[42]Joy J, Alarifi S, Alsuhaibani E, et al. Protection of DNA from ionizing radiation-induced lesions by asiaticoside[J]. Phytother Res, 2015, 29(2): 201-209.
[43]赵增虎,王炳胜,刘秀芳,等.益气活血中药防治放射性肝损伤42例临床观察[J].中国中医急症,2008,17(10):1371-1372.

第三章 内科治疗

第一节 消化道肿瘤药物的发展

内科治疗、外科治疗和放射治疗是消化道肿瘤综合治疗的主要手段，是临床肿瘤学的核心要素。消化道肿瘤的药物治疗是内科治疗的基础，涉及的领域广泛，包括使用细胞毒药物、分子靶向药物、生物和免疫药物进行抗肿瘤治疗。虽然现代肿瘤内科学只有70余年的发展时间，却是临床肿瘤学中发展最迅速的学科，尤其是近30年来，随着对肿瘤分子生物学和遗传学研究的不断深入、肿瘤转化性研究的兴起和临床研究的进步，抗消化道肿瘤的新药和新理念不断进入临床，显著提高了消化道肿瘤的治疗效果，也提升了内科药物治疗在消化道肿瘤综合治疗中的地位。目前，临床上应用的抗消化道肿瘤药物已经超过100种，另有大量的药物正处于临床研究阶段，每几年就会有新药被批准用于临床消化道肿瘤的治疗。

一、细胞毒药物的发展

1942年，Glimen和Philips在美国耶鲁大学进行了世界上第一个用氮芥(nitrogenmustard，NH2)治疗淋巴瘤的临床试验，并取得了惊人的疗效，该研究结果发表在1946年的《科学》(*Science*)杂志上，使人类相信化学药物可以有效地治疗癌症，开启了细胞毒药物抗肿瘤治疗的先河。尽管目前分子靶向药物、免疫靶向药物等新型药物在不断开发，但细胞毒药物仍然是抗肿瘤治疗的基石。

根据抗肿瘤作用的生化机制，细胞毒药物可分为破坏DNA结构和功能、影响核酸生物合成、作用于DNA复制拓扑异构酶、影响蛋白质合成和功能等几种类型。

(一)破坏DNA结构和功能的药物

1. 顺 铂

顺铂可以与DNA结合，引起交叉联结，从而破坏DNA的功能，并可以抑制细胞有丝分裂，是一种细胞非特异性药物。顺铂的抗瘤谱较广，可用于头颈部鳞癌、卵巢癌、胚胎性癌、精原性细胞瘤、肺癌、甲状腺癌、淋巴肉瘤及网状细胞肉瘤等。在消化道肿瘤的多个瘤种治疗中，顺铂也拥有着重要的地位。顺铂与其他药物联用可以使晚期转移性胃癌患者生存获益；腹腔灌注顺铂，一方面可以有效地控制胃癌腹膜转移患者的腹腔积液，另一方面可以有效降低局部进展期胃癌患者腹膜转移的复发率。顺铂也是胆道系统肿瘤化疗的主要组成药物之一。

2. 奥沙利铂

奥沙利铂为新型第3代铂类化疗药物，与其他铂类药物相同，均以DNA为作用部位，铂原子与DNA链形成链内和链间交联，阻断DNA复制和转录。奥沙利铂和DNA结合较快，对RNA亦有一定作用。体内和体外试验均表明，奥沙利铂与顺铂、卡铂等无交叉耐药，此外其骨髓抑制轻微，因此更适合与其他抗肿瘤药物联合使用。欧洲的国际多中心MOSAIC研究第一次证明，在结直肠癌患者中，奥沙利铂＋5-Fu化疗（即FOLFOX方案）6个月辅助化疗优于5-Fu＋亚叶酸钙方案。NSABP-C07研究进一步肯定了奥沙利铂在辅助化疗中的作用。目前，美国国立综合癌症网络（National Comprehensive Cancer Network，NCCN）推荐奥沙利铂联合氟尿嘧啶类药物的FOLFOX或CapeOX方案用于除ⅡA期（无高危因素）以外的根治术后Ⅱ～Ⅲ期结肠癌的辅助治疗。N9741 Ⅲ期研究比较了FOLFOX方案、伊立替康＋5-Fu＋LV（IFL方案）及奥沙利铂＋伊立替康（IROX方案）一线治疗晚期转移性结直肠癌患者，结果显示FOLFOX方案在有效率、无疾病进展生存时间（progress-free survival，PFS）和总生存时间（overall survival，OS）方面均优于后两种方案。NO16966 Ⅲ期研究比较了2034例转移性结直肠癌患者采用CapeOX方案和FOLFOX方案的疗效，结果发现两组患者的中位PFS相似（8.0个月 vs. 8.5个月），表明在晚期结直肠癌的一线治疗中，CapeOX方案不劣于FOLFOX方案。在韩国的CLASSIC研究中，奥沙利铂在胃癌辅助化疗中的作用也得到了证实。在2014年美国临床肿瘤学会（American Society of Clinical Oncology，ASCO）年会上，俄国学者发表的研究显示，在晚期转移性胃癌患者的一线治疗中，奥沙利铂＋卡培他滨与顺铂＋卡培他滨对治疗的客观反应率（overall response rate，ORR）分别为37%和17.5%，中位PFS分别为7.4个月和5.4个月，MST分别为11.8个月和9.3个月，因此认为，在转移性胃癌患者中，奥沙利铂的疗效不劣于顺铂。

（二）影响核酸生物合成的药物

1. 氟尿嘧啶

氟尿嘧啶（fluorouracil，5-Fu）是尿嘧啶5位上的氢被氟取代的衍生物，其进入细胞后可转化为单磷酸脱氧氟尿嘧啶，后者可抑制胸苷酸合成酶的活性，进而阻止脱氧尿苷酸转变为脱氧胸苷酸，干扰脱氧核糖核酸（deoxyribonucleic acid，DNA）的合成，起到抑制肿瘤细胞生长的作用。20世纪50年代以来，5-Fu一直作为结直肠癌、胃癌、食管癌、胰腺癌、肝癌等消化系统肿瘤治疗的基本化疗药物而广泛应用于临床。Buyse等对25项随机对照研究将近1000例结直肠癌患者进行回顾性分析发现，含5-Fu的辅助化疗比单纯手术治疗略有生存优势。NSABPC-04研究对接受5-Fu＋亚叶酸钙与5-Fu＋左亚叶酸钙（LEV）辅助化疗1年的结肠癌患者进行分析发现，5-Fu＋LV组的5年DFS（disease-free survival，DFS优于5-Fu＋LEV组（65% vs. 60%，$P=0.04$）。基于此研究结果，5-Fu＋LV方案成为标准的辅助化疗方案。5-Fu用于晚期结直肠癌治疗的时间已经超过50年。其单药应用方案疗效有限，有效率仅为10%～15%。一项纳入18项临床试验3300例患者的荟萃分析显示，5-Fu＋LV可将有效率提高至21%（$P<0.0001$）。此外，多项研究探讨了5-Fu不同给药方法和剂量对疗效和毒性的影响。相关荟萃分析显示，5-Fu静脉滴注的有效率显著高于静

脉推注（22% vs. 14%，$P<0.0002$），且消化道不良反应发生率也更低。因此，NCCN推荐5-Fu＋LV静脉持续滴注作为5-Fu的标准给药方法。对于转移性胃癌患者，5-Fu＋顺铂（FP方案）和5-Fu＋表阿霉素（ECF方案）均显示出了积极的抗肿瘤作用。在新辅助治疗局部晚期胃腺癌的研究以及晚期胃癌一线治疗的临床研究中，5-Fu＋多西他赛＋铂类的三药联用方案均显示出了不错的抗肿瘤作用，从而奠定了5-Fu在胃癌化疗中的基石地位。

2. 替加氟

替加氟为氟尿嘧啶的衍生物，在体内经肝脏活化逐渐转变为氟尿嘧啶，从而发挥抗肿瘤作用，是抗嘧啶类的细胞周期特异性药物，也是一种需经肝药酶代谢的氟化嘧啶衍生药物，为5-Fu的无活性前体，其抗肿瘤机制与5-Fu相似，其代谢产物主要包括双喃氟啶（双呋氟尿嘧啶、双呋喃氟尿嘧啶、FD-1）和喃氟啶（呋喃氟尿嘧啶、呋氟尿嘧啶、替加氟）。一项多中心Ⅱ期临床试验给予晚期胃癌患者多西紫杉醇、顺铂、替加氟和亚叶酸钙治疗。结果显示，在40例患者中，有1例CR、22例部分缓解（part response，PR）和11例疾病稳定（stable disease，SD），疾病控制率（disease control rate，DCR）达85%；中位PFS和OS分别为6.8个月和13.9个月。

3. 替吉奥

替吉奥是由日本最先研制的口服抗肿瘤药，是一种由替加氟、吉美嘧啶、奥替拉西钾，按照1∶0.4∶1比例组成的第3代氟尿嘧啶衍生物复方口服制剂，其抗肿瘤作用较5-Fu强，且能在最大程度上减轻胃肠道反应，从而极大提高患者的生活质量，延长患者的生存时间。一项研究评价了替吉奥＋顺铂（CS方案组）与5-Fu＋顺铂（CF方案组）的临床疗效，该研究共纳入236例晚期胃癌患者。结果显示，CS组和CF组患者的PFS分别为5.13个月和5.51个月，中位生存时间（median survival time，MST）分别为10.03个月和10.46个月。结果表明，替吉奥的疗效与5-Fu相近，且口服剂型更方便。Ⅲ期临床随机对照研究ACTS-GC共入组1059例D2淋巴结清扫术后Ⅱ、Ⅲ期的胃癌患者，并随机分为替吉奥辅助化疗1年组（529例）和单纯观察组（530例）。结果显示，两组患者的3年生存率分别为80.5%和70.1%（$P=0.002$），替吉奥辅助化疗1年组患者的死亡风险降低了32%（HR＝0.68，$P=0.003$）。结果说明替吉奥辅助化疗有益于延长患者的生存时间，奠定了替吉奥在胃癌术后辅助化疗中的地位。但是目前的循证医学证据并不支持替吉奥在结直肠癌中的应用。JCOG-0910研究是比较替吉奥和卡培他滨辅助治疗Ⅲ期结直肠癌的随机Ⅲ期临床研究，研究结果显示，在改善结直肠癌患者的DFS方面，替吉奥辅助治疗效果劣于卡培他滨。

4. 卡培他滨

卡培他滨是另一种口服的氟尿嘧啶类药物，可被肿瘤组织中较高表达的胸苷磷酸化酶（thymidine phosphorylase，TP）转变为5-Fu。其利用肿瘤组织中TP活性比正常组织高的特性，达到选择性肿瘤内激活的目的，从而最大限度发挥肿瘤杀伤作用，同时降低对正常人体细胞的损害。同时，2次/d的给药模式可模拟持续5-Fu灌注，为药物作用部位提供稳态的血药浓度。X-ACT研究纳入了1987例术后Ⅲ期结肠癌患者，随机分为卡培他滨组与5-Fu＋LV组，结果显示，卡培他滨组的DFS与5-Fu＋LV组相当，且不良反应更低（$P<0.001$）。因此，卡培他滨单药

方案也可作为结肠癌术后辅助治疗的标准方案之一。Van Cutsem等综合分析了两项比较卡培他滨单药与5-Fu＋LV静脉推注方案用于治疗晚期结直肠癌的Ⅲ期临床研究，发现卡培他滨单药治疗具有更高的有效率（25.7% vs. 16.7%，P＜0.0002），但在疾病进展时间（time to progression，TTP）和OS方面，两组差异无统计学意义。目前，有研究显示，卡培他滨单药治疗晚期胃癌的疗效相当于甚至超过5-Fu持续静脉滴注。一项针对66例初治的复发或转移性晚期胃癌患者的Ⅱ期临床试验，采用卡培他滨＋顺铂方案化疗，直到疾病进展（progress disease，PD）或患者出现不能耐受的不良反应。结果显示，23例（34.8%）稳定，中位PFS和OS分别为6.5个月和10.5个月。CLASSIC研究则奠定了卡培他滨联合奥沙利铂方案作为Ⅱ期或Ⅲ期胃癌患者标准术后辅助化疗的地位。但是，卡培他滨存在手足综合征、肝损伤等不良反应，在某种程度上限制了其大剂量的使用。

（三）作用于DNA复制拓扑异构酶抑制剂

1. 伊立替康

伊立替康是一种天然喜树碱的半合成衍生物，通过抑制拓扑异构酶发挥细胞毒作用。其能选择地作用于拓扑异构酶Ⅰ，对DNA空间构型、复制、重组、转录及细胞有丝分裂等过程均具有十分重要的干预作用，使DNA单链及双链断裂，从而诱导癌细胞凋亡。CALGB-89803研究比较了IFL方案与5-Fu＋LV治疗Ⅲ期结肠癌的疗效。结果显示，IFL方案组患者的OS（P＝0.74）或DFS（P＝0.84）均没有提高，且IFL方案组患者发生中性粒细胞减少、发热性中性粒细胞减少和死亡的风险更大。FOLFIRI方案一线治疗晚期结直肠癌疗效与FOLFOX相当的证据来自CORRECT交叉研究。在这项研究中，患者开始治疗时用FOLFIRI或FOLFOX方案，当病情进展时换用另一方案。结果显示，这两种方案作为一线治疗时其缓解率（56% vs. 54%）和TTP（8.5个月 vs. 8.0个月，P＝0.26）相似。Colucci等的Ⅲ期临床研究进一步支持了这个结论，该研究比较了FOLFOX和FOLFIRI方案治疗初治的转移性结直肠癌的疗效和不良反应。两组患者在缓解率、PFS和OS方面差异均没有统计学意义。基于上述证据，NCCN推荐FOLFIRI方案用于晚期或转移性结直肠癌的姑息化疗。此外，PETACC-3研究和FFCD-9802研究发现，FOLFIRI方案用于结肠癌辅助化疗并不优于5-Fu＋LV方案。因此，含伊立替康的方案不适用于结直肠癌的辅助化疗。指南推荐伊立替康单药用于晚期胃癌的二线治疗。WJOG-4007研究显示，伊立替康用于胃癌二线治疗中可能获得8.4个月的OS，2.3个月的PFS和13.6%的ORR。

（四）影响蛋白质合成和功能的药物

1. 紫杉醇

紫杉醇是抗微管药物，对处于G2期和M期的细胞作用敏感，有放射增敏作用。静脉滴注时消除半衰期为5.3～17.4h，血浆蛋白结合率为90%，主要经肝脏代谢。用于卵巢癌、乳腺癌、非小细胞肺癌的治疗，对食管癌、胃癌等也有一定的疗效。不良反应有过敏反应、骨髓抑制、神经毒性、心血管毒性等。使用前应预防给药防止过敏，在治疗过程中应观察是否有过敏发生。

2. 多西紫杉醇

多西紫杉醇具有加强微管蛋白聚合和抑制微管解聚的作用，导致形成稳定的非功能性微管束,从而破坏肿瘤细胞的有丝分裂。临床前研究表明,多西紫杉醇与环磷酰胺、依托泊苷、5-Fu联用有协同作用,但与顺铂、阿霉素联用未显示协同作用。V325研究表明,在FP方案基础上增加多西紫杉醇(DCF方案)可明显提高疗效,但应用此方案患者的中性粒细胞减少发生率高达82%。多西紫杉醇中国晚期胃癌注册研究结果显示,与FP方案相比,剂量调整后的DCF方案(mDCF方案)同样可显著提高既往未接受过化疗的转移性或复发性胃癌患者的疗效。但2018年ASCO上日本报道的Ⅲ期临床研究(JCOG-1013)并未证实在CS方案基础上加入多西紫杉醇能改善患者的OS(DCS组和CS组的MST分别为14.2个月和15.3个月)。JACCROGC-7研究显示,Ⅲ期胃癌术后患者使用替吉奥联合多西他赛相较于替吉奥单药有显著的生存优势,3年无复发生存时间(recurrence-free survival, RFS)分别为65.9%和49.6%(HR=0.632, 99%CI: 0.400~0.998, P=0.0007)。虽然联合方案具有更高的不良反应,但仍属于安全可控范围。多西紫杉醇不良反应有骨髓抑制、过敏反应、体液潴留和水肿、皮肤反应等。

(五)其　他

除以上列举的目前临床上在消化道肿瘤中常用的抗肿瘤细胞毒药物外,仍有其他药物用于临床实践。

TAS-102是最新研发的由曲氟胸苷和tipiracil盐酸盐片组合而成的复合制剂,曲氟胸苷是一种核苷类抗癌药,可干扰癌细胞DNA的合成,tipiracil是胸苷磷酸化酶抑制剂,可减少曲氟胸苷的降解。针对13个国家114个机构800多例患者的国际Ⅲ期RECOURSE研究验证了TAS-102单药用于接受两种以上标准化疗方案治疗失败的无法切除晚期复发性结直癌患者的疗效。研究结果显示,TAS-102组患者的OS显著优于安慰剂组(HR=0.68, P<0.0001),且耐受性在可控范围内。针对亚洲(中国、韩国和泰国)难治性转移性结直肠癌患者的Ⅲ期TERRA研究也证明了TAS-102能够延长难治性转移性结直肠癌患者的OS,耐受性还不错;其毒性情况与RECOURSE结果一致。同时,探索TAS-102用于晚期胃癌的三线治疗的Ⅲ期临床试验也获得了成功。在507例曾接受至少两种化疗方案的转移性胃和(或)胃食管结合部胃癌患者中进行的随机、双盲、三期TAGS试验显示,使用TAS-102与安慰剂方案患者OS均得到了2.1个月的改善(5.7个月 vs. 3.6个月, HR=0.69, P=0.00029)。

此外,还有用于晚期结直肠癌的雷替曲塞等。雷替曲塞为抗代谢类叶酸类似物,可特异性地抑制胸苷酸合成酶。与5-Fu或氨甲喋呤相比,雷替曲塞是直接特异性的胸苷酸合成酶抑制剂。雷替曲塞注册临床研究中,雷替曲塞联合奥沙利铂的ORR优于5-Fu联合奥沙利铂,特别是二线治疗时,患者PFS显著延长。在中国抗癌协会临床肿瘤学协作专业委员会(Chinese Society of Clinical Oncology, CSCO)结直肠癌诊疗指南2018.V1中,以雷替曲塞为基础的方案作为姑息治疗的二线方案(Ⅱ级推荐)。

二、分子靶向药物的发展

如何将肿瘤细胞和正常细胞在治疗上区分开来,一直是肿瘤学探索的方向。随着分子生物学技术和细胞遗传学等领域的发展,对肿瘤发生发展的分子机制,包括染色体异常、癌基因扩增、生长因子及其受体的过表达、肿瘤相关信号传导通路的激活等认识的不断深入,越来越多针对不同靶点的分子靶向药物用于肿瘤治疗,迅速扩展着肿瘤药物治疗的领域,推进着肿瘤治疗概念和理论的发展。

消化道肿瘤分子靶向药物的发展也取得了巨大的进步,目前主要集中在表皮生长因子受体(epithelial growth factor receptor,EGFR)通路、血管内皮生长因子受体(vascular endothelial growth factor receptor,VEGFR)通路这两方面。药物主要包括治疗结直肠癌的西妥昔单抗、贝伐珠单抗、瑞格菲尼;治疗胃癌的曲妥珠单抗、雷莫芦单抗、阿帕替尼;治疗肝癌的索拉非尼、瑞戈非尼;以及目前最热门的pebrolizumab、纳武利尤单抗等。这些药物极大地改善了消化道肿瘤患者的生存现状。

(一)表皮生长因子受体

EGFR是一种广泛分布于人体各组织细胞膜上的多功能糖蛋白,是HER/ErbB家族成员之一。该家族包括EGFR、HER-2、HER-3和HER-4。EGFR与其配体(EGF、TGFα、HB-EGF、amphiregulin、betacellulin)结合后,在细胞表面形成二聚体。这种二聚体包括与其本身形成的同源二聚体和与ErbB家族其他成员形成的异源二聚体。受体二聚体化后,内在的蛋白激酶活化,TK磷酸化使信号下传,从而激活其下游的3条主要信号转导通路:Ras2-Raf2-MAPK通路、磷脂酰三磷酸肌醇和丝苏氨酸蛋白激酶通路、JAK和STAT通路。3条信号转导通路最终介导细胞分化、生存、迁移、侵袭、黏附和细胞损伤修复等一系列过程,通过阻断信号传导,来达到治疗目的。

1. 西妥昔单抗

西妥昔单抗是一种以人EGFR作为靶点的IgG1型人鼠嵌合型单克隆抗体。可以竞争性抑制EGFR与其配体的结合,通过抑制与受体相关的酪氨酸激酶的活化而抑制细胞周期进程及诱导凋亡,减少基质金属蛋白酶和血管内皮生长因子(vascular endothelial growth factor,VEGF)的产生,减少肿瘤血管生成,抑制细胞的迁移和侵袭。其次,西妥昔单抗还具有激发补体介导的细胞杀伤效应和抗体依赖的细胞杀伤效应,从而发挥间接抗肿瘤作用。

大量文献报道,KRAS、NRAS基因密码子突变的肿瘤对EGFR抑制剂西妥昔单抗治疗不敏感。因此,对于已知有KRAS、NRA基因密码子突变的患者,不管是单药还是与其他抗肿瘤药物联合,均不应使用西妥昔单抗。CRYSTAL试验证明了西妥昔单抗作为转移性结直肠癌一线治疗的作用。患者随机接受FOLFIRI方案加或不加西妥昔单抗治疗,结果显示,对于RAS野生型的患者,西妥昔单抗的加入使得PFS得到了显著改善(9.9个月 vs. 8.7个月,$P=0.02$)。西妥昔单抗联合含奥沙利铂的化疗方案曾经一度有争议。对随机Ⅱ期试验OPUS数据进行回顾性分析发现,对于RAS野生型的患者,与单用FOLFOX方案相比,西妥昔单抗联合FOLFOX方案能显著提高客观缓解率(57% vs. 34%,$P=0.0027$)和PFS(8.3个月 vs. 7.2个月,$P=0.0064$)。而Ⅲ期研究NORDIC-VII显示,FLOX方案加入西妥昔单抗并未给患者带来PFS或OS的获益。COIN研究也发现,西妥昔单抗联合FOLFOX或CapeOX方案一线治疗KRAS野生型的转移性结直肠癌患者,与单纯化疗相比,联合西妥昔单抗并未延长患者OS(17.0个月 vs. 17.9个月,$P=0.67$)或PFS(8.6个月 vs. 8.6个月,$P=0.60$)。随后,一项大型的CALGB/SWOG-80405Ⅲ期方案研究结果显示,在晚期结直肠癌的一线治疗中，西妥昔单抗联合FOLFOX方案与单纯化疗相比可以延长患者OS。目前，NCCN指南推荐FOLFIRI或FOLFOX方案联合西妥昔单抗用于晚期或转移性结直肠癌的一线治疗，不推荐含有希罗达的方案与西妥昔单抗联合使用。国内TAILOR研究同样显示，与单独使用FOLFOX4方案相比，FOLFOX4方案联合西妥昔单抗显著改善了患者的PFS、OS和ORR。

2. 曲妥珠单抗

曲妥珠单抗是针对EGFR-2设计的人源化单克隆抗体，主要通过拮抗HER-2信号转导通路的传递而发挥抑制细胞生长的作用。曲妥珠单抗是乳腺癌治疗领域的第一个分子靶向药，其临床应用已长达10年，是HER-2阳性乳腺癌的基本治疗药物。ToGA试验是首个公布结果的Ⅲ期临床研究，开创了胃癌个体化治疗的时代。研究显示，在化疗基础上加用曲妥珠单抗较单纯化疗可以明显延长MST（13.8个月 vs. 11.1个月，$P=0.004$），同时也可显著提高有效率（47.3% vs. 34.5%，$P=0.0017$）。ToGA研究是一项治疗胃癌的具有里程碑意义的研究，基于该研究指南推荐HER-2过表达的患者在化疗基础上应用曲妥珠单抗。中国的前瞻性大样本队列观察研究和日本的回顾性研究结果均表明，在真实世界研究（real-world study，RWS）中，HER-2阳性晚期胃癌患者的确可以从曲妥珠单抗治疗中获益。除此之外，HER-2阳性局部进展期胃癌患者也可以从曲妥珠单抗治疗中取得一定的临床获益，如增加ORR、增加R0切除率等。但是这些结果来源于多个小型临床研究，仍需要更大样本量的研究予以证实与推广。曲妥珠单抗是否可以像HER-2阳性乳腺癌一样推广至HER-2阳性胃癌患者的辅助治疗中，亦需要更多的证据支持，目前指南尚不推荐曲妥珠单抗用于HER-2阳性胃癌患者的术后辅助治疗。

（二）血管内皮生长因子受体

人体大部分肿瘤的生长和转移都依赖于病理条件下的血管生成。因此，抑制肿瘤介导的血管生成为肿瘤治疗提供了一个非细胞毒性的新途径。抗血管生成疗法能够提高抗肿瘤治疗的效果，且不增加其副作用。血管生成是一个受众多正性或负性调节因子调节的复杂生理过程，其中VEGF是目前已知作用最强、专属性最高的促血管生成因子。目前靶向VEGF及其受体的抑制剂很多，研究较多的是VEGF受体酪氨酸激酶抑制剂和VEGF单克隆抗体。前者属于小分子抑制剂，具有口服易吸收、剂量小、可长期用药等优点；后者包括贝伐珠单抗等。

1. 贝伐珠单抗

贝伐珠单抗是一种针对VEGF-A的149KD的重组人类单克隆IgG1抗体。其可以选择性与循环血中VEGF结合，避免VEGF与细胞膜上的受体结合，从而抑制微血管生成，限制肿瘤细胞血供，降低组织间隙压力，增加血管通透性，加速化疗药物的运输，促进肿瘤内皮细胞的凋亡。

AVF-2107研究是一项比较单用IFL方案化疗和IFL方案化疗联合贝伐珠单抗一线治疗转移性结直肠癌的Ⅲ期临床研究，结果显示联合治疗组有效率（44.8% vs. 34.8%，$P=0.004$）、PFS（10.6个月 vs. 6.2个月，$P<0.001$）和OS（20.3个月 vs. 15.6个月，$P<0.001$）均比单用IFL方案化疗组有显著提高。基于此研究结果，2004年美国FDA批准了贝伐珠单抗用于一线治疗转移性结直肠癌。2005年欧洲药品管理局（European Medicines Agency，EMA）批准贝伐珠单抗联合伊立替康一线治疗转移性结直肠癌。ECOG-3200临床研究证实了贝伐珠单抗在二线治疗中的价值，二线

接受FOLFOX方案联合贝伐珠单抗治疗的患者比单用FOLFOX方案的患者缓解率高，DFS和OS也均有改善。TML研究显示，一线使用贝伐珠单抗联合化疗进展后，跨线继续使用贝伐珠单抗比单用化疗，患者有更多的生存获益，MST分别为11.2个月和9.8个月。

2. 瑞格菲尼

瑞格菲尼是一种口服的多激酶抑制剂，以血管生成和间质酪氨酸激酶为靶点，包括人VEGFR-2、有免疫球蛋白样和EGF样结构域2的酪氨酸激酶、纤维原细胞生长因子受体1、血小板源生长因子受体以及原癌激酶（如KIT、RET和BRAF）。Ⅲ期研究CORRECT显示，与单独最佳支持治疗相比，应用瑞格菲尼患者的MST延长（6.4个月 vs. 5.0个月，$P=0.0052$）、中位PFS延长（1.9个月 vs. 1.7个月，$P<0.0001$）。基于此研究的结果，瑞格菲尼被推荐作为晚期结直肠癌的标准治疗。此外，瑞戈非尼是肝癌的二线治疗用药、胃肠道间质瘤的三线用药。

3. 雷莫芦单抗

雷莫芦单抗是一种全人源化IgG1单克隆抗体，靶向结合于VEGFR-2的胞外域，从而阻断VEGF与其配体的相互作用，并抑制受体激活。两项大型Ⅲ期研究（RAINBOW和REGARD）证实，雷莫芦单抗单药或联合紫杉醇应用均显著改善了患者OS和PFS。因此，指南推荐雷莫芦单抗单药或与紫杉醇联合用药作为晚期转移性胃癌的二线治疗。Ⅲ期临床研究RAISE显示，转移性结直肠癌在一线含贝伐珠单抗治疗进展后，二线应用化疗联合雷莫芦单抗能延长患者OS。

4. 阿帕替尼

甲磺酸阿帕替尼片是我国自主研制的用于治疗晚期胃癌的小分子靶向药物，是口服小分子抗血管生成抑制剂新药，主要通过高度选择性地抑制VEGFR-2酪氨酸激酶的活性，阻断VEGF与其受体结合后的信号转导通路，从而强效抑制肿瘤血管生成，发挥抗肿瘤作用。一项Ⅲ期临床研究结果显示，在二线及以上化疗失败后的晚期胃癌或胃食管结合部腺癌患者中，阿帕替尼可以使患者的OS延长1.8个月，死亡风险降低30%。因此，CSCO指南推荐阿帕替尼用于晚期转移性胃癌或胃食管结合部腺癌患者的三线及以上的治疗。

5. 呋喹替尼

呋喹替尼是一种我国自主研发的新型靶向血管细胞内皮生长因子相关通路的高选择性小分子抑制剂，主要作用靶点为VEGF-1、VEGR-2、VEGF-3。在2017年ASCO年会上口头报告了呋喹替尼三线治疗晚期结直肠癌的Ⅲ期临床研究FRESCO结果。研究结果显示，接受呋喹替尼联合最佳支持治疗的患者OS，高于接受安慰剂联合最佳支持治疗患者（9.3个月 vs. 6.57个月）。同时，呋喹替尼副反应相对较低，表现出良好的耐受性和安全性。

（三）其　他

除了上述提及的分子靶向治疗，尚有多种分子靶向治疗在消化道肿瘤中应用。

帕尼单抗是第一个完全人源化单克隆抗体，其靶向作用于EGFR。一项开放随机的PRIME研究比较了帕尼单抗＋FOLFOX方案与单纯FOLFOX方案在KRAS/NRAS野生型晚期结直肠癌患者中一线治疗的疗效。研究结果显示，帕尼单抗的加入可以显著地延长患者的PFS和OS。此外，帕尼单抗＋FOLFIRI方案也可以作为晚期结直肠癌患者二线治疗的选择之一。

阿柏西普是血管生成抑制剂，是一种重组人融合蛋白，可与循环VEGF紧密结合，使其不能与细胞表面受体相互作用。Ⅲ期临床研究VELOUR研究结果显示，与单纯FOLFIRI方案相比，FOLFIRI方案加入阿柏西普使一线治疗失败的晚期结直肠癌的ORR从10%上升到20%，PFS从4.7个月提高到6.9个月，OS从12.0个月上升到13.5个月。

三、免疫靶向药物的发展

20年前，抗癌药以化疗药物为主，针对性较差、毒性较大。10年前，抗癌药进入靶向治疗时代，根据癌症基因开发出针对性更强、毒性较低的药物，应用于肿瘤患者。如今，抗癌药更上一个台阶，迎来免疫靶向治疗的时代。相比普通靶向治疗以外来物的姿态攻击肿瘤，免疫靶向治疗则强调通过调动机体内部被肿瘤抑制的免疫力，重新恢复肿瘤识别功能，从而达到抗肿瘤的目的。以PD-1抗体为代表的免疫靶向治疗，目前已经应用于肺癌、黑色素瘤、肾癌、膀胱癌、头颈部恶性肿瘤等癌种。在消化道肿瘤领域，免疫靶向治疗已经获批用于治疗错配修复蛋白缺陷的肠癌。预计会有更多的消化道肿瘤患者可能从免疫靶向治疗中获益。

（一）癌症免疫治疗的定义

免疫治疗与传统的治疗方式不同，它并不直接针对肿瘤，而是利用患者自身免疫系统杀伤或抑制肿瘤细胞。

肿瘤的免疫治疗分为被动免疫治疗和主动免疫治疗两类。主动免疫疗法激发和增强宿主抗肿瘤免疫应答，适用于具有免疫应答能力的宿主和（或）具有免疫原性的肿瘤。主动免疫疗法分为特异性和非特异性两类。前者利用肿瘤特异性抗原，后者利用能非特异性刺激免疫系统的物质。被动免疫疗法是通过给宿主输注能直接杀伤肿瘤的效应细胞和（或）抗体的偶联物以治疗肿瘤的疗法。当治疗因子为细胞时，则称为过继性免疫疗法。被动免疫疗法不依赖宿主的免疫功能状态。

近几年，备受关注的主要是免疫检查点抑制剂，其中较有代表性的包括PD-1/PD-L1抑制剂和CTLA-4拮抗剂，其属于主动免疫治疗，即直接作用于患者自身的免疫系统，诱导人体自身对抗肿瘤的免疫反应，可产生免疫记忆，所以抗肿瘤作用较持久，已成为肿瘤治疗的第五大支柱。正常情况下，人体内的免疫T细胞可以监测并清除肿瘤细胞。然而，肿瘤细胞能伪装逃避监测。当肿瘤细胞表面的PD-L1与免疫T细胞表面的PD-1结合后，T细胞将减少增殖或失去活性，肿瘤细胞得以躲过免疫系统的攻击。免疫检查点抑制剂能够重新激活T细胞的肿瘤识别功能，其发挥作用的核心是重新激活肿瘤患者T细胞的抗肿瘤反应。

肿瘤免疫治疗始于100多年前，当时Coley发现应用链球菌和金黄色葡萄球菌毒素能够控制某些肿瘤的生长，后来将这种毒素称为Coley毒素。在此之后，免疫治疗方面又有一些新的发现，如发现细胞因子IFN-γ、IL-2可以增加抗肿瘤活性；另外，淋巴因子诱导的杀伤细胞和肿瘤浸润淋巴细胞也在临床中被应用。

继2011年，FDA批准抗细胞毒性T淋巴细胞相关抗原4单抗（ipilimumab）用于治疗晚期黑色素瘤后，对免疫调节分子与肿瘤免疫的研究再次掀起热潮。近几年，癌症免疫疗法的好消息不断。目前免疫疗法已在黑色素瘤、非小细胞肺癌、肾癌和前列腺癌等多种实体瘤的治疗中展示出了强大的抗肿瘤活性，多个癌症免疫治疗药物已经获得FDA批准，应用于临床治疗。其中，最为人所熟悉的患者，可能就是90岁高龄的美国前总统吉米·卡特，他于2015年不幸罹患恶性黑色素瘤合并脑转移。幸运的是，卡特总统在接受了包括免疫治疗在内的综合治疗后，奇迹般地获得了临床治愈。2013年，癌症免疫治疗荣获《科学》(*Science*)杂志年度最重要的科学突破之一。2018年，诺贝尔生理学或医学奖授予James P. Allison和Tasuku Honjo，以表彰他们在癌症免疫治疗领域做出的贡献。免疫治疗为肿瘤的治疗开辟了一条全新且有效的路径。

(二)消化道肿瘤免疫治疗的现状

化疗药物依旧是消化道肿瘤内科治疗的基本药物。20世纪60年代后期获批的5-Fu，20世纪90年代出现的铂制剂与紫杉烷类药物，后来相继问世的奥沙利铂、伊立替康、吉西他滨等化疗药物，到目前为止依旧是消化道肿瘤的基本化疗药物。

2004年后，靶向药物风起云涌进入临床实践，抗HER-2单克隆抗体(赫赛汀)、抗血管生成单抗类药物(贝伐珠单抗、雷莫卢单抗、阿柏西普)、小分子抗血管药物(瑞戈非尼、索拉菲尼、阿帕替尼等)、EGFR单抗(西妥昔单抗)等相继应用于临床，延长了患者的生存时间。2010年后出现的免疫治疗药物在治疗消化道肿瘤中显示出不错的抗肿瘤活性。

2015年11月2日，PD-1单抗帕博利珠单抗获FDA突破性疗法认定，作为一种潜在治疗药物应用于高度微卫星不稳定(microsatellite instability-high，MSI-H)的晚期结直肠癌。

2017年5月23日，FDA批准了帕博利珠单抗用于治疗MSI-H的包括结直肠癌在内的不可切除的或晚期的实体瘤。这是首个按生物标志物而不是基于组织类型来批准的抗肿瘤药物，也是继FDA批准帕博利珠单抗或纳武利尤单抗可用于治疗MSI-H转移性结直肠癌的扩展。免疫检查点抑制剂跨瘤种适应证获批是基于5项多中心、单臂的临床试验数据的分析。分析纳入的149名实体瘤患者(晚期结直肠癌患者90例)均为MSI-H状态，结果显示ORR为39.6%，接受帕博利珠单抗治疗持续缓解或超过6个月的患者比例达78%。其中，11名患者获得了CR，结直肠癌(36%)和其他实体瘤(46%)ORR的数据相似。

2017年8月1日，FDA根据CheckMate-142 Ⅱ期研究结果加速批准了纳武利尤单抗用于治疗既往接受过5-Fu、奥沙利铂和伊立替康治疗后进展、MSI-H的转移性结直肠癌儿童或成人患者。

2017年9月，基于ATTRACTION-02研究，日本批准了纳武利尤单抗用于化疗后进展的不可切除性晚期或复发性胃癌(三线治疗)患者；基于KEYNOTE-059队列1研究，FDA批准了帕博利珠单抗用于治疗复发性局部晚期或转移性胃癌、胃食管结合部腺癌，且肿瘤表达PD-L1阳性(CPS评分≥1%)(三线治疗)患者。

同月，FDA批准了纳武利尤单抗用于治疗接受过索拉非尼治疗后的肝细胞癌患者。此次加速批准是基于在CheckMate-040试验中，纳武利尤单抗在这类患者中获得的肿瘤缓解率和缓解持续时间结果：14.3%的患者在接受纳武利尤单抗治疗后病情缓解；91%的患者缓解时间达6个月及以上，55%的患者缓解时间达12个月及以上。

2018年7月11日，FDA批准纳武利尤单抗和ipilimumab用于既往接受过5-Fu、奥沙利铂和伊立替康治疗后进展、MSI-H的12岁以上转移性结直肠癌患者。

（三）免疫治疗的未来方向

免疫治疗为消化道肿瘤的治疗开辟了一条新的路径，但是目前疗效仍然有限。治疗的胃癌有效率为10%～20%，患者PFS为1.5～2个月，OS为6个月左右；肠癌患者获益相对大，但适用的人群仅有5%左右。目前，临床探索的主要方向为如何选择更加有效的优势人群，通过联合治疗进一步提高疗效、确定最佳作用时机等。

1. 精准选择

MSI-H是肠癌免疫治疗优势人群标记物，MSI-H和EBV阳性是胃癌免疫治疗优势人群标记物。在肺癌、黑色素瘤患者中，PD-L1的表达是很好的免疫治疗标记物，但在消化道肿瘤中目前结果并不令人满意。KEYNOTE-059的后续分析显示，剔除MSI-H和EBV阳性两类人群后，PD-L1阳性和阴性人群缓解率基本相当。肠癌患者的PD-L1的表达和免疫治疗同样缺乏相关性，未来该领域的探索也许会集中在POLEE、POLED、TMB等标志物上，但由于前期研究在MSS群体中的ORR几乎为0，显示其他标志物的探索存在困境。

2. 联合增效

对于免疫治疗相对不敏感的患者可通过联合治疗增强疗效。有多种因素可促进或抑制抗肿瘤的免疫应答，故可结合不同治疗方案的特性进行组合，从而使免疫治疗效果最大化。

促进抗肿瘤免疫应答的因素有：①抗原脱落和递呈，如肿瘤抗原的释放、MHC-I表达上调、DC激活；②免疫调节受体、配体和细胞因子的改变，如效应T细胞功能、增殖和招募的增加；③先天免疫的激活，如激活STINGRIG-1TLR9；④对免疫调节细胞的有利影响，如抑制TregMDSC。

抑制抗肿瘤免疫应答的因素有：①化疗后诱导表达的免疫调节受体、配体和细胞因子；②对免疫调节细胞的不利影响，如循环淋巴细胞数量减少、循环单核细胞MDSC数量增加等；③免疫制剂的低毒性（至少单药治疗时），使其联合时更具吸引力。免疫制剂的大部分不良反应都是较温和的并且比较好处理的。

目前，已尝试联合两种不同的免疫治疗药物或将免疫治疗与其他标准治疗（即化疗、靶向治疗、放射治疗）相联合，初步显示具有一定疗效。化疗药物有效杀伤肿瘤细胞的同时带来肿瘤抗原的释放，可能激活特异性免疫应答。全球多队列Ⅱ期KEYNOTE-59研究初步探索帕博利珠单抗＋5-Fu＋顺铂用于进展期胃癌或胃食管结合部癌的一线治疗的疗效，结果显示ORR为60%，中位PFS为6.6个月，MST为13.8个月。抗血管生成药物可以改变缺氧微环境，从而改变免疫抑制状态，也可以通过阻断调控T细胞、髓系来源的抑制细胞和免疫抑制细胞因子介导的免疫抑制的发展，影响免疫系统。这种双重阻断效应已经在小鼠模型实验中得到证实，实验结果显示，双重阻断后几种促炎细胞因子的表达显著增加，CD4＋、CD8＋T细胞数量增加。

2018年7月20日，FDA授予PD-L1抑制剂atezolizumab联合bevacizumab为一线治疗进展期或转移性肝细胞癌突破性疗法，标志着免疫联合治疗在肝癌中取得成功，免疫联合未来会成为肝癌治疗主流的研究方向。2018年的ASCO年会首次报道，atezolizumab联合bevacizumab一线治疗进展期或转移性肝细胞癌的有效率高达65%。帕博利珠单抗联合lenvatinib的Ⅰb期研究和中国SHR1210联合阿帕替尼研究同样显示了免疫联合治疗对于转移性肝癌患者具有非常好的缓解率，提示免疫联合抗血管是非常有希望改变现有标准治疗的新型方式，值得期待。

放疗和免疫治疗的联合也有一系列研究在进行中。之前的研究显示，一些患者在联合放疗后，出现照射区以外的肿瘤自发退缩，这就是远端辐射效应(abscopal effect)——放射线增强了肿瘤细胞抗原递呈的效应，产生更多的CD8＋T细胞，随着血液迁移到远端照射区域以外，使未经照射区域的肿瘤得到一定程度的控制。对免疫治疗敏感的群体，同样可通过联合治疗进一步增加疗效。CheckMate-142研究显示纳武利尤单抗联合ipilimumab(ORR为55%，9个月的PFS和OS率分别为76%和87%，12个月的PFS和OS率分别为71%和85%)比单用纳武利尤单抗(ORR为31%，9个月的PFS和OS率分别为54%和78%，12个月的PFS和OS率分别为54%和73%)有更好的临床疗效，基于此研究，纳武利尤单抗＋ipilimumab联合方案为dMMR/MSI-H型转移性结直肠癌(metastatic colorectal cancer，mCRC)患者新的治疗选择。

3. 时机前移

如何实现免疫疗法的疗效最大化，是否需要在更早期使用，一线还是后线使用，甚至是在新辅助或辅助治疗中应用，是目前研究的热点。

2018年欧洲肿瘤内科学会年会上报道了来自荷兰的NICHE研究，该研究旨在探索免疫治疗用于早期结肠癌术前新辅助治疗的安全性和有效性。临床分期为Ⅰ～Ⅲ期腺癌，接受CTLA-4单抗ipilimumab(1mg/kg，d_1)和PD-1单抗纳武利尤单抗(3mg/kg，d_1，d_{15})，在不迟于6周内接受手术。结果显示，所有患者对术前免疫治疗的耐受性均很好，全部患者均顺利接受手术，手术时间没有延迟，从第一个剂量的免疫治疗距离手术的平均时间为32d。7例dMMR患者中，4例为病理完全缓解(pathological complete response，pCR)，而未CR的3例残留癌细胞比例均小于2%。而在pMMR患者中则几乎没有出现病理应答，所有患者残留癌细胞比例均大于85%。结直肠癌领域免疫治疗向术前新辅助治疗前行是非常有吸引力的方向，预测在接下来的几年时间里，该领域的类似研究将会大大增加。

近年来，肿瘤免疫治疗发展迅速，已进入精确、联合、多样化的2.0时代。免疫治疗目前已与手术、化疗、放疗、靶向药物治疗等比肩，成为临床抗肿瘤治疗的重要手段。免疫治疗涉及的瘤种非常广泛，在包括黑色素瘤、肺癌、胃癌、乳腺癌、卵巢癌及结直肠癌在内的几乎所有类型的恶性肿瘤治疗中都有令人惊喜的临床进展。但目前对免疫治疗的研究只是开端，其真正的价值、作用时机以及最佳适用人群、作用模式等问题，在未来会有更多的研究去探索。

第二节　精准治疗现状及研究方向

精准医学(precision medicine)一直是近年来肿瘤药物治疗研究的热门话题。精准医学是以个体化医疗为基础，随着基因组测序技术快速进步以及生物信息与大数据科学的交叉应用而发展起来的新型医学概念与医疗模式。精准医学落实到应用就是精准治疗。在众多的癌症类型中，肺癌的精准治疗走在前列。2004年，EGFR突变的发现和验证，开启了晚期肺癌精准治疗的时代，以此为分水岭，EGFR酪氨酸激酶抑制剂（tyrosine kinase inhibitors，TKIs）从临床选择走向精准治疗。后续一系列靶点也相继被发现，如ALK融合基因、ROS1基因、RET基因的融合突变、c-MET扩增或14外显子跳跃突变等。免疫治疗方面，纳武利尤单抗和帕博利珠单抗都显示出了较高的治疗活性；液体活检有利于治疗靶点的无创性及检测的即时性。借鉴肺癌等恶性肿瘤的治疗经验，在10余年的发展中，消化道肿瘤也进入了靶向治疗与免疫治疗齐头并进的时代。本节旨在总结晚期胃癌和结直肠癌这两大消化道肿瘤目前的精准治疗现状，并思考精准医学时代下，消化道肿瘤诊疗所面临的挑战与机遇。

一、分子标记物的进步

（一）人表皮生长因子受体-2

人表皮生长因子受体-2（human epidermal growth factor receptor-2，HER-2）阳性人群开启了胃癌精准医疗的篇章。第一个用于晚期胃癌抗HER-2的单克隆抗体为曲妥珠单抗。2010年，ToGA的研究结果证实了曲妥珠单抗对HER-2阳性胃癌的治疗作用。在这类患者中，标准化疗联合曲妥珠单抗较单纯标准化疗有更高的反应率（response rate，RR）（47% vs. 35%）、PFS（6.7个月vs. 5.5个月）和OS（13.8个月 vs. 11.1个月）。进一步分析显示，在IHC3＋及FISH＋和IHC2＋组，标准化疗联合曲妥珠单抗有更高的反应率，但在IHC＋及FISH－和IHC2＋组，标准化疗联合曲妥珠单抗较单纯化疗无明显获益。拉帕替尼是一种小分子TKIs，可同时抑制EGFR和HER-2通路，是继曲妥珠单抗之后又一获批上市的HER-2通路抑制剂。然而，拉帕替尼在胃癌患者中的疗效却不尽如人意。拉帕替尼虽然同样靶向抑制HER-2通路，但未能获得与曲妥珠单抗相似的疗效，这提示大分子单克隆抗体的经验不能外推至小分子TKIs，具体机制尚待进一步研究。

除曲妥珠单抗和拉帕替尼之外，其他用于HER-2阳性乳腺癌患者的靶向药物，如T-DM1和帕妥珠单抗，也在HER-2阳性胃癌患者中进行了尝试，临床研究均是阴性结果。有学者认为，这可能与T-DM1中偶联的抗微管的药物效价低有关；也有学者认为，接受过T-DM1治疗的患者多数已经接受一线抗HER-2治疗，抗HER-2治疗后，HER-2状态发生变化（表现为HER-2扩增缺失，克隆的演变导致HER-2表达下调），进而导致抗HER-2治疗效价下降。

在结直肠癌患者中HER-2过表达较少见，仅占3%～5%，但在RAS/BRAF野生型患者中占比较高，约为10%。已有研究表明，HER-2扩增与KRAS/BRAF野生型相关，在野生型患者中HER-2扩增比例为5.2%，而突变型患者中HER-2扩增比例仅为1.0%（$P<0.0001$）。多项研究均显示，HER-2过表达可能是EGFR单抗治疗耐药的重要机制之一。HER-2扩增的肠癌移植瘤鼠模型对EGFR单抗治疗耐药，而且这些耐药模型并没有KRAS、NRAS或BRAF突变。2015年，HERCALES研究报道了23例HER-2阳性患者在标准治疗失败后，接受曲妥珠单抗联合拉帕替尼的初步治疗结果。该研究结果显示，抗HER-2治疗的患者DCR为78%，中位PFS长达5.5个月。2017年，Herbert Hurwitz等在ASCO GI会议上报道的一项多中心、开放、ⅡA期研究表明，帕妥珠单抗联合曲妥珠单抗双重阻断HER-2的非化疗方案对既往接受多次治疗的HER-2扩增/过表

达mCRC患者有效，ORR为38.2%且缓解持久(PR患者中位PFS为10.3个月)。帕妥珠单抗联合曲妥珠单抗在KRAS野生型患者中的活性比KRAS突变型更高。尽管右侧结肠癌的缓解率(12.5%)低于左侧结肠癌(42.9%)和直肠肿瘤(45.5%)，但右侧结肠癌KRAS突变率更高(62.5% vs. 7.1% vs. 27.3%)。这为晚期结直肠癌HER-2高表达的人群可尝试抗HER-2治疗提供了临床基础。

2019年的HERACLES-B研究，可谓是HERACLES的升级版，帕妥珠单抗联合T-DM1治疗HER-2阳性mCRC的Ⅱ期研究：目标人群与HERACLES基本没有改变，依然是RAS野生型、既往所有标准治疗失败(含EGFR单抗)的mCRC患者，唯一不同是B研究增加了BRAF野生的条件。以及B研究中使用了NGS来同时确认HER-2扩增以及RAS状态。第三，也是最重要的，当然是治疗方案的升级，B研究使用的是帕妥珠单抗＋T-DM1，更加强烈、先进的抗HER-2靶向治疗。一共入组19例患者，其中18例可疗效评价；在组织HER-2阳性的17例中6例获得ORR，ctDNA检测HER-2扩增阳性的15例中，5例获得RR。总体PFS为4.0个月。研究达到了主要终点，再次证实曲妥珠单抗联合帕妥珠单抗的HER-2双抗治疗的抗瘤活性。结合IHC3＋和ctDNA可能更好的筛选优势人群。

(二)微卫星不稳定性

人体内存在一套修复DNA碱基错配的系统，称之为DNA错配修复(mismatch repair，MMR)系统，其对保持遗传物质的完整性、稳定性，避免遗传突变的产生具有重要作用。微卫星不稳定(microsatellite instability，MSI)是MMR缺失的结果。

与微卫星稳定(microsatellite stability，MSS)结直肠癌相较，MSI-H结直肠癌的肿瘤微环境内有大量T细胞(尤其是CD8＋T细胞)浸润。CD8＋T细胞是发挥细胞毒性的主要细胞。MSI-H肿瘤高水平表达大量免疫检查点分子，包括PD-1、PD-L1、CTLA-4和LAG3，也高表达IDO1。

2015年ASCO年会上，Le等发表了一项关于错配修复缺陷肿瘤预测抗PD-1应答的重磅研究。在结直肠癌患者中，采用PD-1抑制剂(帕博利珠单抗)治疗后，62%的dMMR肿瘤患者肿瘤缩小，而那些无dMMR的患者则未检测到响应。全基因组测序发现，每个dMMR肿瘤细胞平均有1782个突变，而pMMR肿瘤细胞只有73个突变，突变产生新抗原，引发T细胞反应，而抗PD-1治疗可促进T细胞杀伤肿瘤细胞。这可能是MSI-H的转移性结直肠癌对抗PD-1抗体治疗敏感的原因。

CheckMate-142是一项Ⅱ期多队列临床研究，该研究评估了纳武利尤单抗单药或纳武利尤单抗＋ipilimumab(CTLA-4抗体)联用在dMMR或MSI-H的转移性结直肠癌患者中的应用效果。目前中期数据已公布。纳武利尤单抗＋ipilimumab联合治疗组的数据来自84例患者，首次给药时间和首次研究分析至少间隔6个月。研究者评估的主要终点为ORR。结果显示，纳武利尤单抗＋ipilimumab联合治疗组的ORR达54.8%(95%CI：43.5%～65.7%)，在达到客观缓解的患者中有85%的患者仍能维持缓解。目前，研究尚未达到中位缓解持续时间；9个月OS为87.6%(95%CI：78.1%～93.1%)，在分析时尚未达到MST；在安全性方面，纳武利尤单抗＋ipilimumab联合治疗组有28.6%的患者发生3或4级治疗相关不良事件，提示纳武利尤单抗＋ipilimumab联合治疗安全性可控，临床疗效上DCR高且患者的生存获益令人鼓舞。依据CheckMate-142研究结果，FDA加速批准了纳武利尤单抗用于既往氟尿嘧啶、奥沙利铂和伊立替康治疗后进展的MSI-H或dMMR的转移性结直肠癌成人或12岁及以上儿童患者。而NCCN指南也在第一时间进行了重要更新，推荐纳武利尤单抗＋ipilimumab用于经治MSI-H/dMMR的mCRC患者。

MSI在胃癌免疫治疗中同样重要。在KEYNOTE-059研究的队列1中，MSI-H和非MSI-H的晚期胃癌人群的帕博利珠单抗治疗的ORR分别为57.1%和9.0%，DCR分别71.4%和22.2%，MSI-H人群的有效率较PD-L1阳性人群明显更高，有效人群得到较好的富集。然而MSI-H和MMR蛋白缺失（mismatch repair deficiency，dMMR）在晚期胃癌患者中的阳性率非常低，不足10%，对于非MSI-H和MMR基因正常（mismatch repair proficiency，pMMR）大群体，还需要除了PD-L1状态以外的更佳的预测指标。KEYNOTE-062的研究结果也提示，CPS≥1和CPS≥10的MSI-H患者从帕博利珠单抗或者帕博利珠单抗+化疗中获益更多。

（三）RAS基因

EGFR在多种实体肿瘤中异常表达和激活。其配体通过与EGFR胞外结合域结合，启动多条胞内信号转导通路（如EGFR-Ras-Raf-MAPK、EGFR-PI3K-Akt-mTOR和EGFR-JAK-STAT等），参与细胞增殖、分化、凋亡等重要过程。西妥昔单抗和帕尼单抗均作用于EGFR及其下游的信号转导通路，通过促进细胞周期阻滞和细胞凋亡等发挥抗肿瘤作用。

根据肿瘤的分子特点选择抗EGFR单抗治疗非常重要。最初的研究关注EGFR阳性肿瘤，但现在已经明确，由免疫组化判定的EGFR阳性并不是与预后相关的标志物。使用抗EGFR药物的有效性受到下游信号通路中多种基因表达的影响，RAS基因就是其中之一。RAS基因家族包含KRAS、HRAS、NRAS。有35%～45%的结直肠癌患者伴有编码KRAS基因的突变，最常见的突变方式是点突变，突变位点主要在2号外显子的密码子12、13，约占90%。最新证据显示，突变检测应当扩展到其他更多的RAS突变类型，包括KRAS外显子3的密码子59、61，外显子4的密码子117和146以及NRAS的外显子2、3、4。点突变使RAS基因激活，影响其编码蛋白的G蛋白结合域，导致内在GTP酶持续激化，使RAS-RAF-MAPK信号通路不再依赖EGFR上游信号而持续异常激活，从而引起细胞发生异常的生物学行为。已有大量的文献报道，抗EGFR单克隆抗体在全RAS基因野生型肿瘤中才有作用，仅仅为KRAS基因野生型尚不是以预测其疗效。因此，推荐所有晚期结直肠癌患者均应进行RAS基因检测。

2016年ASCO年会上，基于CALGB/SWOG-80405研究的回顾性亚组分析（摘要号3504）显示，原发左半结肠癌患者的OS显著优于右半结肠癌（33.3个月 vs. 19.4个月）。其中，在接受化疗联合贝伐珠单抗治疗的患者中，KRAS野生型左、右半结肠癌患者的OS分别为31.4个月和24.2个月；而接受化疗联合西妥昔单抗治疗的患者中，KRAS野生型左、右半结肠癌患者的OS分别为36.0个月和16.7个月。该结果提示两种分子靶向药物治疗左、右半结肠癌的效果存在明显差异。左半结肠癌患者在EGFR单抗治疗中有更明显的获益，而右半结肠癌患者使用贝伐珠单抗较西妥昔单抗OS改善明显。基于上述研究，2017年NCCN指南进行了重要更新，仅对左半结肠癌的KRAS或NRAS野生型患者推荐一线行化疗联合EGFR单抗治疗。

(四)BRAF基因

有5%～10%结直肠癌患者BRAF基因发生突变,BRAF基因突变为明确的预后差标志。既往的一系列研究都得出了类似的结论,即常规治疗对BRAF基因突变的结直肠癌患者收效甚微,从整体来看,OS一般为9～14个月,而PFS只有4～6个月。找出合适方案,尽可能提高BRAF基因突变结直肠癌患者的预后,仍是一道难题。

BRAF V600E小分子抑制剂维罗非尼(RG7204;PLX4032;RO5185426)对黑色素瘤有良好的疗效。但遗憾的是,BRAF抑制剂对于同样有BRAF基因突变的结直肠癌患者效果不佳。一项纳入21例BRAF基因突变结直肠癌患者的研究发现,在21例应用BRAF抑制剂的患者中,只有1例PR(4.8%),4例好转(19.1%)。

一些学者对耐药机制进行了研究。Prahallad等发现,BRAF抑制剂治疗一些BRAF基因突变的结直肠癌细胞系导致了反馈性EGFR的激活;Corcoran等发现,在BRAF抑制剂阻断BRAF后,EGFR能介导CRAF和MAPK下游通路的快速再激活从而导致耐药,这也给联合多靶点抑制的治疗策略提供理论依据。

一项提交在2015年ASCO年会上的Ⅰ期和Ⅱ期研究结果显示,BRAF抑制剂(dabrafenib)、MEK抑制剂(trametinib)和EGFR单抗(帕尼单抗)三药联合用于既往治疗过的BRAF V600E突变的mCRC患者,ORR可达26%,中位PFS为4.1个月。该研究的理论基础是在BRAF抑制剂和MEK抑制剂基础上加入EGFR单抗,将对MAPK信号通路造成更有效地封锁。另一项在2015年ASCO会议上发表的Ⅲ期COMBI-D试验显示,BRAF抑制剂+MEK抑制剂联合用药与BRAF抑制剂单药相比,前者在OS上更有优势。最终分析该研究的结果发现,联合用药组的MST为25.1个月,而BRAF抑制剂单药组的MST为18.7个月。

2017年ASCO GI上,Scott Kopetz等报道了伊立替康联合西妥昔单±维罗非尼治疗BRAF突变型转移性结直肠癌的随机研究(SWOG S1406)。结果发现,在改善BRAF基因突变结直肠癌患者的PFS方面,维罗非尼+西妥昔单抗+伊立替康方案为4.4个月,西妥昔单抗+伊立替康方案为2.0个月。上述治疗的主要不良反应是中性粒细胞减少、贫血和恶心,这些反应的发生率与药物暴露持续时间的延长相关。维罗非尼可增加西妥昔单抗+伊立替康治疗BRAF基因突变结直肠癌患者的敏感性,这与多个临床前研究结果一致。对于这类罕见且恶性程度很高的结直肠癌亚型患者而言,还需要更多诸如此类的创新治疗手段。

在2019年ESMO GI上,报道了一项Ⅲ期BEACON研究的最新数据,采用西妥昔单抗+encorafenib(BRAF靶向药)±binimetinib(MEK抑制剂),与传统二线或三线化疗相比的疗效与安全性。结果显示,接受三药治疗的患者MST较对照组显著延长(9.0个月 vs. 5.4个月,$P<0.001$),延长了将近一倍时间;接受两药组患者的MST为8.4个月,与对照组相比,也降低了40%的疾病死亡风险。三药组和两药组的ORR分别为26%和20%,远远高于对照组的2%。目前该方案已被写进NCCN指南中。

综上,单独抑制BRAF V600E这个靶点在结直肠癌中因继发耐药的发生而收效甚微,但是联合多个药物阻断MAPK通路上的不同靶点可能会有良好的疗效。

二、分子分型的发展

2011年，有学者提出将胃癌分为基因肠型和基因弥漫型。基因肠型与组织学肠型部分重合，该类型中糖和蛋白质代谢的相关基因、黏附相关基因上调，对5-Fu和奥沙利铂更加敏感，预后较好。2013年，在胃癌新加坡分型中，将胃癌分为间充质型、增殖型和代谢型。2014年，肿瘤基因组计划（The Cancer Genome Atlas，TCGA）对胃癌提出了4种分子亚型，即埃巴病毒（Epstein-Barr virus，EBV）感染型、微卫星不稳定（microsatellite instability，MSI）型、染色体不稳定（chromosomal instability，CIN）型、基因组稳定（genomically stable，GS）型。EBV感染型胃癌中，PI3KCA高频率突变比例达80%，是PI3K抑制剂的靶向人群；CDKN2A高甲基化（p16失活）致使CDKN2A抑癌功能下降，可能是CDK4/6抑制剂的适合人群；免疫细胞信号较强、PD-L1扩增，是免疫治疗的靶向人群。MSI型胃癌占比为22%，好发于胃窦或幽门，女性多见（56%）。MSI型胃癌DNA超甲基化，包括PIK3CA、ERBB3、ERBB2等在内的突变率高，缺乏基因扩增，治疗可以选择甲基化抑制剂或靶向基因突变抑制剂，如PI3K抑制剂。GS型胃癌大多数属于弥漫型胃癌，CDH1突变比例为37%，RHOA突变为弥漫型特异性改变的比例为14%～25%，RHOA可能成为潜在靶点。GIN型胃癌约占50%，发生部位多为胃食管结合部和贲门部，多属肠型，RTKs基因频扩增成为靶向药物的目标人群。

同时，也有多项研究探讨了结直肠癌的分子特征共识分型（consensus molecular subtype，CMS）对早期结直肠癌患者预后和疗效预测的指导价值。

来自PETACC-8（FOLFOX±西妥昔单抗用于Ⅲ期结肠癌术后辅助化疗）的回顾性研究结果显示，在Ⅲ期结肠癌患者中CMS1～CMS4型占比分别是17%、34%、4%和45%。CMS与患者临床及分子特征相关。CMS1型主要是右半结肠（＞70%）、MSI（49%）、高CIMP（47%）和BRAF突变（34%）结直肠癌。CMS2型主要是左半结肠（约80%）和KRAS＋BRAF双野生＋CIMP＋pMMR（约60%）结直肠癌。CMS3型主要是KRAS突变（75%）结直肠癌。研究还发现，CMS与预后显著相关：CMS1型和CMS2型预后最佳，而CMS4型预后最差。

FIRE-3和CALGB-80405则回顾性分析了CMS在转移性结直肠癌中的临床预测价值，主要是对抗VEGF和抗EGFR靶向治疗的疗效预测价值。FIRE-3数据显示，CMS4型是西妥昔单抗的优势人群，与贝伐珠单抗组比较，ORR（77.8% vs. 53.2%，P＝0.017）和OS都显著改善（40.0个月 vs. 22.1个月，HR＝0.52，P＝0.012）；在CMS2型患者中，西妥昔单抗也具有一些优势（ORR为86.7% vs. 70.0%，P＝0.045，OS为38.3个月 vs. 29.1个月，HR＝0.75，P＝0.26）。而CALGB-80405的数据则显示，CMS1型患者是贝伐珠单抗的优势人群，与西妥昔单抗相比，PFS（8.7个月 vs. 5.7个月，P＝0.016）和OS（22.5个月 vs. 11.7个月，P＝0.029）均显著改善；而CMS2型患者则可能是西妥昔单抗的优势人群，OS有显著改善（42.0个月 vs. 36.0个月，P＝0.0484）。

尽管目前分子分型还很难应用到临床实践中，但随着精准医学的进一步发展，相信分子分型也会越来越精准和具有临床实用性。

三、液体活检的发展

循环肿瘤DNA(circulating tumor DNA,ctDNA)是指循环血中游离于细胞外的、部分降解了的机体内源性DNA,其主要来源于肿瘤细胞的坏死、凋亡和分泌过程。ctDNA中基因突变、拷贝数变异等,可作为结直肠癌根治术后复发的一个预测指标。

Ryan等通过检测ctDNA中KRAS第2外显子的基因突变发现,结直肠癌患者术后KRAS第2外显子突变阳性率(持续阳性)为36%(16/44例),其中63%(10/16例)出现复发,而阴性中仅2%(1/44例)出现复发(OR=71.7,95%CI:7.7~663.9,P=0.0000),ctDNA预测复发敏感性为91%,特异性为88%。因此,ctDNA中KRAS第2外显子基因突变可作为监测结直肠癌复发的独立预测因子(HR=6.37,95%CI:2.26~18.0)。

同样,Diehl等连续检测了18例结直肠癌患者根治术前后ctDNA的基因突变情况。结果显示,术后13~56d,80%的患者血清中可检测到至少一种基因突变(APC、KRAS、TP53和PIK3CA),而这些患者中的94%出现复发;另外20%未检测到基因突变的患者未出现复发。Ⅱ期结直肠癌术后患者是否接受化疗尚需要根据组织病理和影像学表现来决定,这样可能会导致部分未接受化疗的患者出现复发。最近一项研究通过使用安全测序系统(safe-sequencing system,Safe-SeqS系统)检测了结直肠癌Ⅱ期术后患者血清中ctDNA水平,结果呈阳性的患者79%(11/14例)出现复发(平均随访27个月),呈阴性的患者仅9.8%(16/164例)出现复发(HR=18;95%CI:7.9~40,P<0.001)。检测患者术后ctDNA水平,预测36个月内肿瘤复发的敏感性和特异性分别为48%和100%。ctDNA可用于检测术后微小残留灶,预测肿瘤复发情况,从而使这些患者从辅助治疗中取得更多获益。

2019年来自法国的研究团队报告称,液体活检在结直肠癌(colorectal cancer,CRC)患者术后复发预测方面有重要作用。一项名为IDEA-FRANCE的临床试验,通过分析CRC患者的血浆ctDNA,评估了ctDNA对治疗持续时间(3或6个月)的预后价值和预测价值。试验中,ctDNA检测是通过数字液滴聚合酶链反应(polymerase chain reaction,PCR)检测2种甲基化标志物实现。其中,参加试验的805例CRC患者,在接受辅助化疗之前进行了Ⅲ期CRC液体活检。结果显示,109例(13.5%)患者的血液中存在ctDNA,696例患者为ctDNA阴性。在ctDNA阳性患者中,2年DFS为64%,而ctDNA阴性者为82%。研究还显示,在ctDNA阳性和阴性患者中,6个月的辅助化疗均优于3个月。令人意外的是,ctDNA阳性患者辅助化疗6个月与ctDNA阴性辅助化疗3个月的预后效果相似。在所有研究组中,仅接受3个月辅助化疗的ctDNA阳性患者的预后最差。在放射扫描发现可见复发之前,患者术后血浆ctDNA预测转移性复发的中位时间为10个月。

ctDNA基因突变状态的检测也可用于监测化疗的治疗效果。Spindler等分析接受三线治疗(西妥昔单抗+伊立替康)的mCRC患者原发部位肿瘤组织、治疗前血样和19%进展期血样的基因突变状态。其中,12例患者肿瘤组织存在KRAS突变,但在治疗前血样中未检测到突变,2例患者存在原发性突变且在随后血样中检测出不同类型的突变(KRAS和BRAF同步突变),5例患者在进展期间获得了新的KRAS或BRAF突变。实时监测潜在耐药的突变基因,为识别EGFR靶向药物的耐药以及临床医师决定何时停药提供了分子理论依据。

ctDNA获取便利且具有可重复性。随着ctDNA检测在结直肠癌领域的广泛应用、术后随访时间的延长，以及更多更有利的临床研究数据的发表，ctDNA检测在准确检测复发、判断术后残留病灶及评估预后方面拥有良好的应用前景。同时，监测ctDNA中基因变化为监控靶向药物治疗效果和阐明获得性耐药机制切实有效的方法，这一手段对推动结直肠癌靶向治疗进程有积极意义。

四、精准医疗时代临床研究模式的变化

肿瘤靶向治疗时代革新的不仅是肿瘤治疗模式，更是改变了肿瘤药物的研发模式。靶向药物研发开创了许多别具一格的临床研究模式，如近年逐渐风靡起来的"篮子"研究（Basket trial）和"雨伞"研究（Umbrella trial），使药物从研发到上市的时间大大缩短。在精准医疗时代，发现了不同组织部位的原发肿瘤细胞基因组中存在着相同的基因改变，如ALK融合基因，最初发现其在某些间变性大细胞淋巴瘤中存在，接下来在实体瘤非小细胞肺癌（non small cell lung cancer，NSCLC）中也发现了ALK融合基因的存在，并陆续发现很多种实体瘤都存在ALK融合改变或其他形式的变化，这些具有ALK基因改变的肿瘤更是被称为"ALKoma"。

于是，有人提出了一种假说——具有相同基因改变的肿瘤，无论其组织学来源如何，针对该基因改变的靶向治疗都是有效的。篮子研究就是为了验证这种假说。所谓的"篮子"指的就是具有某种独特基因变化的肿瘤，将这些肿瘤按照组织学部位放到一个一个篮子中，也就是临床研究中队列的概念。其中，MyPathway研究就是一个经典的多队列篮子试验。

《临床肿瘤学》（*Journal of Clinical Oncology*，*JCO*）杂志发布了MyPathway研究的初步结果。2014年4月1日至2016年11月1日，该研究共入组了251例患者，覆盖35种不同的肿瘤类型。含有以下任意靶点活化变异：HER-2、EGFR、BRAF和Hedgehog pathway。若已有治疗相应肿瘤的靶向药物获批，则患者不能入组。其中，研究入组114例HER-2扩增或过表达的患者，30例患者观察到客观疗效（2例CR，28例PR），ORR为26%（95%CI：19%～35%）。取得客观缓解的患者包括9种原发肿瘤类型：结直肠癌、膀胱癌、胆道癌、唾液腺癌、非小细胞肺癌、胰腺癌、卵巢癌、前列腺癌和皮肤癌。在HER-2扩增或过表达队列中，最主要的肿瘤类型为转移性结直肠癌（共37例），这些患者既往接受过中位四线治疗，采用曲妥珠单抗＋帕妥珠单抗治疗后取得PR的患者有14例（38%；95%CI：23%～55%），4例患者为stable disease，SD，疗效持续时间＞120d。总体来说，从最初入组的230例患者的疗效数据来看，所有4个靶向治疗方案均观察到有意义的疗效，覆盖了14种不同类型的肿瘤，超出了药物目前获批的适应证范围。

MyPathway研究还将继续招募患者，本次报道的数据证实了这一研究的可行性以及篮子试验设计的潜在价值，为其他研究的设计提供参考。初步的研究结果提示，这4种获批的靶向治疗药物，在合并特定分子变异的其他类型肿瘤中也可以取得一定的疗效，如曲妥珠单抗＋帕妥珠单抗用于HER-2扩增或过表达的结直肠癌、膀胱癌、胆道癌和唾液腺癌。

而雨伞研究，比较具有代表性的就是韩国的VIKTORY，该研究探索了晚期胃癌基因测序结果对治疗指导及预后意义：一线细胞毒性治疗失败的转移性胃癌患者基于他们的疾病分子亚型

被分配给不同的治疗方案，结果提示晚期胃癌根据驱动基因指导的治疗方案在改善OS和PFS方面显著优于传统化疗方案。

五、总　结

化疗是治疗消化道肿瘤不可或缺的基石。在此基础上，消化道肿瘤靶向治疗、免疫治疗研究正在如火如荼地开展。借鉴肺癌的治疗经验，将来液体活检在消化道肿瘤治疗靶点的检测、多药联合或各种治疗方式的结合方面，可能是未来主要的研究方向。而未来消化道肿瘤的治疗也将被纳入慢性病管理中。

第三节　肿瘤治疗药物常见的不良反应及防治

一、化疗药物常见的不良反应及防治

（一）骨髓抑制

1. 定义、特点与分级

骨髓抑制是化疗药物常见的不良反应，包括白细胞（white blood cell，WBC）和中性粒细胞（neutrophil，NEUT）减少，红细胞减少，血红蛋白（hemoglobin，Hb）、血小板（platelet，PLT）下降等。不同化疗药物之间可有轻微的差异，如吉西他滨引起的骨髓抑制有时会以血小板下降为主，而氟尿嘧啶引起的骨髓抑制则以白细胞和中性粒细胞的减少为主。不同血细胞成分的半衰期不同。中性粒细胞减少通常发生于化疗后1周，化疗后10～14d达到最低点。血小板减少的出现较白细胞减少稍晚，但也在化疗后2周左右迅速减少到最低值。骨髓抑制的实验室检查分级见表3-3-1。

表3-3-1　NCI-CTCAE-4.0版骨髓抑制的实验室检查分级

不良事件	1级	2级	3级	4级	5级
贫血	100≤Hb＜正常值下限	80≤Hb＜100	Hb＜80；需要输血	危及生命，需要紧急治疗	死亡
WBC减少（$\times 10^9$/L）	3.0≤WBC＜正常值下限	2.0≤WBC＜3.0	1.0≤WBC＜2.0	WBC＜1.0	—
NEUT减少（$\times 10^9$/L）	1.5≤NEUT＜正常值下限	1.0≤NEUT＜1.5	0.5≤NEUT＜1.0	NEUT＜0.5	—
PLT减少（$\times 10^9$/L）	75.0≤PLT＜正常值下限	50.0≤PLT＜75.0	25.0≤PLT＜50.0	PLT＜25.0	—

2. 处　理

（1）剂量调整：通常治疗后出现2级以上血液学毒性，或在开始治疗前（第1周期）出现骨髓抑制，下一周期或第一周期的治疗应推迟，直到血液学指标恢复到可接受的水平。当出现严重

(3～4级)的中性粒细胞减少症、发热性中性粒细胞减少(不明原因发热,无临床和微生物证明感染,伴随中性粒细胞绝对计数＜1.0×10^9/L、单次体温＞38.3℃或持续发热体温＞38℃超过1h)或严重(3～4级)的血小板减少症(PLT＜50×10^9/L)时,下一疗程需减量一个剂量范围(通常是25%),不同药物之间的推荐有所不同。以奥沙利铂为例,如果治疗后出现2级以上血液学毒性,或在开始治疗前(第1周期)出现骨髓抑制,下一周期或第一周期的治疗应推迟,直到血液学指标恢复到可接受的水平;当出现严重或威胁生命的腹泻(4级)、严重(3～4级)的中性粒细胞减少症、发热性中性粒细胞减少(不明原因发热,无临床和微生物证明感染,伴随中性粒细胞绝对计数＜1.0×10^9/L、单次温度＞38.3℃或持续发热体温＞38℃超过1h)或严重(3～4级)的血小板减少症(血小板＜50×10^9/L)时,必须停用奥沙利铂直至症状改善或消除,并且须将奥沙利铂的临床应用剂量从85mg/m^{2}降至65mg/m^2(用于晚期肿瘤化疗)或降至75mg/m^2(用于辅助化疗),并且相应降低5-Fu的应用剂量。

(2)药物治疗:①白细胞或中性粒细胞减少时,可给予粒细胞集落刺激因子(granulocyte colony stimulating factor,G-CSF)(NCCN指南中命名为非格司亭,2～5μg/kg,1次/d,皮下注射)或粒细胞-巨噬细胞集落刺激因子(NCCN指南中命名为沙格司亭,3～10μg/kg,1次/d,皮下注射,持续3～5d),根据白细胞回升速度和水平,确定维持量。②血小板下降时,可给予促血小板生成药物。重组人血小板生成素推荐剂量为300U/kg,1次/d,连续应用14d。用药过程中,血小板计数恢复至100×10^9/L或血小板计数绝对值升高≥50×10^9/L时,应停用。重组人白介素-11推荐剂量为25～50μg/kg,于化疗结束后24～48h开始皮下注射,1次/d,7～14d为一个疗程。血小板计数恢复后(100×10^9/L)应及时停药,使用期间应在注意毛细血管渗漏综合征的监测。③贫血时,使用促红细胞生成素(erythropoietin,EPO)、输血或根据情况补充铁剂等。EPO的使用剂量为150IU/kg或10000IU每周3次或36000IU每周2次,皮下注射,4～6周为1个疗程。如果治疗后8周仍不能有效减少输血需求或增加红细胞比容,可增加剂量至200IU/kg,每周3次,皮下注射。当男性患者外周血Hb＜110g/L,女性患者外周血Hb＜100g/L时,可开始重新治疗。当患者总体血清红细胞生成素水平＞200MU/mL时,不推荐使用本品治疗。

(二)肝功能损伤

1. 定义、机制与分级

在药物使用过程中,因药物本身和(或)其代谢产物导致的肝功能损伤称为肝功能损伤(drug-induced liver injury,DILI),亦称药物性肝病。肝脏是肿瘤药物聚集、转化、代谢的重要器官,也是肿瘤药物毒性的靶器官。DILI引起的急性肝衰竭中,抗肿瘤药物位居第2位,占11.9%。

DILI的发生可能是多机制参与的。①细胞膜损伤和钙平衡破坏:药物及其代谢产物可造成脂质过氧化破坏细胞膜完整性和Ca^{2+}-ATP酶,导致细胞膜损伤和钙平衡破坏,造成肝细胞死亡。②胆汁淤积和胆小管损伤。③与细胞色素P450酶相关:药物与其代谢产物可能会诱导、抑制细胞色素P450酶活性,从而从多种机制影响肝细胞。④线粒体损伤。⑤免疫机制。化疗药物引起药物性肝功能损伤的实验室检查分级见表3-3-2。

表3-3-2 NCI-CTCAE-4.0版肝功能损伤的实验室检查分级

指标	1级	2级	3级	4级	5级
丙氨酸氨基转移酶增高	大于LULN~3.0倍LULN	无症状者：大于3.0~5.0倍LULN；大于3.0倍LULN，伴随以下症状加重：疲劳、恶心、呕吐、右上区疼痛或压痛，发热、皮疹、嗜酸粒细胞增多	大于5.0~20.0倍LULN；持续2周以上，大于5.0倍LULN	大于20.0倍LULN	—
碱性磷酸酶增高	大于LULN~2.5倍LULN	大于2.5~5.0倍LULN	大于5.0~20.0倍LULN	大于20.0倍LULN	—
天冬氨酸氨基转移酶增高	大于LULN~3.0倍LULN	无症状者：大于3.0~5.0倍LULN；大于3.0倍LULN，伴随以下症状加重：疲劳、恶心、呕吐、右上区疼痛或压痛，发热、皮疹、嗜酸粒细胞增多	大于5.0~20.0倍LULN；持续2周以上，大于5.0倍LULN	大于20.0倍LULN	—
血胆红素增高	大于LULN~1.5倍LULN	大于1.5~3.0倍LULN	大于3.0~10.0倍LULN	大于10.0倍LULN	—

注：LULN为正常参考值范围上限。

2. 处　理

通常化疗前的肝功能要求为血清胆红素≤1.5倍LULN（正常参考值范围上限）；无肝转移患者，转氨酶AKP、AST和ALT≤2.5倍LULN；有肝转移患者，转氨酶≤5倍LULN。常见的引起肝功能损伤的化疗药物有环磷酰胺、甲氨蝶呤、吡柔比星、阿柔比星、紫杉醇、多西他赛、阿糖胞苷、氟尿嘧啶、替吉奥、奥沙利铂、亚砷酸、长春碱类、依托泊苷等。对于化疗药物引起的DILI，可根据肝损害的类型选择护肝药物。对于以ALT、AST升高为主的患者，可选用降酶类保肝药物，如甘草酸类制剂；对于以胆红素升高为主的患者，可选用退黄类药物，如腺苷蛋氨酸；对于两者合并的患者可联合用药。如果化疗已导致患者发生严重DILI，则下一周期应调整化疗药物剂量，甚至停药。此外，应用化疗前，建议检查患者乙肝五项和HBV DNA。对于HBsAg阳性的患者，应在化疗前7d服用抗病毒药（如拉米夫定、阿德福韦酯等），预防HBV再活动，直至化疗结束后至少12周。

（三）肾功能损伤

1. 定义、特点与分级

肾功能损伤可分为急性肾功能损伤与慢性肾脏疾病。急性肾功能损伤常分为肾前型（血流减少），肾型（肾脏损伤）、肾后型（出路堵塞）。慢性肾脏疾病定义为肾功能渐进性的、（通常为）永久性的减退，直至肾功能衰竭。

化疗药物可能通过以下机制引起肾功能损伤。①绝大多数通过肾脏排泄的药物，在肾脏的浓度较高，易造成肾小管、肾小球细胞或血管内皮细胞损害；②化疗药物对肿瘤细胞产生毒性，引起肿瘤溶解综合征导致高尿酸血症，影响肾功能；③其他因素导致的肾功能损伤。化疗药物引起的肾功能损伤的分级见表3-3-3。

表3-3-3　NCI-CTCAE-4.0版肾功能损伤相关的分级(节选)

肾功能损害	1级	2级	3级	4级	5级
急性肾损伤:肾功能急性受损引起的疾病,主要分为肾前型(血流较少)、肾型(肾脏损伤)和肾后型(出路堵塞)	肌酐水平增加大于0.3mg/dL;或者超过基线的1.5～2.0倍	肌酐超出基线2～3倍	肌酐超出基线3倍或大于4.0 mg/dL;需要住院治疗	危及生命;需要透析治疗	死亡
慢性肾脏疾病:肾功能渐进行的(通常)、永久性的减退,直至肾衰竭	肾小球滤过率或肌酐清除率＜60mL/(min·1.73m^2),蛋白尿＋＋;尿蛋白定量＞0.5	肾小球滤过率或者肌酐清除率为59～30mL/(min·1.73m^2)	肾小球滤过率或者肌酐清除率为29～15mL/(min·1.73m^2)	肾小球滤过率或者肌酐清除率小于15mL/(min·1.73m^2);需要透析或移植肾脏	死亡

2. 处　理

易引起肾功能损伤的典型化疗药物有甲氨蝶呤、丝裂霉素、顺铂、异环磷酰胺。使用上述药物时,可予以相应的水化、利尿处理或给予保护性药物。其中,胃癌化疗方案中涉及的主要是顺铂。顺铂单次剂量＞40mg/m^{2}时,应用前24h内,应给予充分水化(0.9%氯化钠注射液或5%葡萄糖生理盐水500～1000mL),给药当天及给药后第2至第3天均应给予2000mL以上液体,以充分水化。常规记录24h尿量、检查尿常规。可用的保护性药物有硫代硫酸钠、乙酰半胱氨酸、还原型谷胱甘肽等。硫代硫酸钠与进入体循环的铂共价结合,乙酰半胱氨酸等含有巯基的化合物,能作用于顺铂诱导的死亡受体和线粒体凋亡途径。同时,应避免合用氨基糖苷类药物、非甾体类抗炎药、两性霉素B等损害肾功能的药物。

(四)变态反应

1. 定义、机制与分级

变态反应也叫超敏反应。药物变态反应是指机体使用药物后免疫系统对药物中所含的物质(包括药物、辅料、杂质或药物的代谢产物)发生免疫应答,对机体造成伤害。

变态反应可分为Ⅰ、Ⅱ、Ⅲ、Ⅳ型。

Ⅰ型变态反应为速发型,是我们通常认为的过敏反应,通常发生于首次用药后1h内。由IgE介导,肥大细胞和嗜碱粒细胞等效应细胞以释放生物活性介质的方式参与反应。特点是发生快,且有发生危及生命的全身性过敏反应的风险,但消退亦快,通常无严重的后遗性的组织损伤。Ⅰ型变态反应作用于皮肤、黏膜、呼吸道等效应器官,引起小血管、毛细血管扩张,毛细血管通透性增加,平滑肌收缩,腺体分泌增加,嗜酸粒细胞增多、浸润,可引起皮肤黏膜过敏(如荨麻疹、湿疹、血管神经性水肿)、呼吸道过敏反应(如过敏性鼻炎、支气管哮喘、喉头水肿)、消化道过敏症(如食物过敏性胃肠炎)和全身过敏症(如过敏性休克)。

Ⅱ型变态反应为细胞毒型,药物结合细胞表面形成抗原,与抗体结合,使免疫细胞杀伤靶细胞。机制涉及抗体和补体介导的细胞溶解。通常首次发生在用药后至少5～8d或更长时间;而再次用药,可能在数小时内发生。此类反应包括药物(如头孢菌素类、青霉素类、NSAIDs和奎宁—

奎尼丁)诱发的溶血性贫血;药物(如肝素、阿昔单抗、奎宁和奎尼丁、磺胺类药物、万古霉素、金制剂、β内酰胺类抗生素、卡马西平、NSAIDs)诱发的血小板减少;药物(如丙硫氧嘧啶、阿莫地喹及其代谢产物、氟卡尼)诱发的中性粒细胞减少或粒细胞缺乏。

Ⅲ型变态反应是由抗原–抗体复合物介导的,通常发生在用药后1周或更长,大剂量长期用药时易出现。游离抗原与相应抗体结合形成免疫复合物,若免疫复合物不能被及时清除,可在局部沉积,通过激活补体,引发一系列反应导致组织损伤。如血清病(发热、荨麻疹样或紫癜样皮疹、关节痛、急性肾小球肾炎)、血管炎(可触及的紫癜瘀点、发热、荨麻疹、关节痛、淋巴结肿大、红细胞沉降率升高和补体水平低)、实验性局部过敏反应(固定补体的抗原–抗体复合物沉积于小血管管壁,引起急性炎症、中性粒细胞浸润以及局部皮肤坏死)。

Ⅳ型变态反应为迟发型,由特异性致敏效应T细胞介导,通常在接触抗原24～48h后才出现高峰反应。常见Ⅳ型变态反应有接触性皮炎、史-约综合征(Stevens-Johnson综合征)、中毒性表皮坏死溶解症、剥脱性皮炎、斑丘疹(包括麻疹样皮疹)、对称性药物相关性间擦部及屈侧疹(狒狒综合征)、急性泛发性发疹性脓疱病等。本书中介绍的变态反应主要是指Ⅰ型变态反应。变态反应相关的分级见表3-3-4。

表3–3–4　NCI–CTCAE–4.0版变态反应相关的分级

不良事件	1级	2级	3级	4级	5级
变态反应:接触抗原后引起机体局部或者全身性的不良反应	一过性潮红或皮疹;体温<38℃的药物热,不需要治疗	需要干预治疗或输液治疗;快速的对症治疗(如抗组胺药、NSAIDs的、麻醉药物),采取预防性服药时间≤24h	延长治疗[对症治疗和(或)输液治疗不能快速反应];起效后复发后遗症(如肾功能衰竭、肺浸润),需要住院治疗	危及生命;需要紧急治疗	死亡
过敏反应:肥大细胞释放的组胺和组胺样物质导致的急性炎症反应,引起机体超敏反应。临床上可出现呼吸困难、头晕、血压下降、发绀和意识丧失,甚至死亡	—	—	有症状的支气管痉挛伴或不伴荨麻疹,需要场外治疗,血管性水肿或水肿,过敏性低血压	危及生命,需要紧急治疗	死亡

2. 处　理

常见的胃癌化疗药物中易引起过敏反应的典型的化疗药物为紫杉醇注射液。紫杉醇注射液引起的过敏反应通常为Ⅰ型,即速发型过敏反应。患者常表现为呼吸困难(伴或不伴支气管痉挛)、荨麻疹、低血压(或有时高血压)及红斑疹(可能直到患者用完药回家后才出现),也可能出现严重的背部、骨盆、胸部及腹部压迫性疼痛。紫杉醇注射液的辅料中含有Cremophor EL聚氧乙基代蓖麻油,一部分患者出现过敏反应是由于对该辅料过敏。因此,紫杉醇注射液输注前需常规进行预处理,具体的预处理方法为:①治疗前12h和6h分别口服地塞米松20mg,或在用紫杉醇之前30～60min静脉滴注地塞米松20mg;②治疗前30～60min肌注或口服苯海拉明50mg;③治疗前

30～60min静注西咪替丁300mg或雷尼替丁50mg。对于已经发生全身性过敏反应的患者应立即停止用药，可选用抗组胺药、糖皮质激素、升压药等。

（五）心脏毒性

有心脏毒性的主要药物为蒽环类药物，如多柔比星、表柔比星、柔红霉素等。另外，大剂量环磷酰胺、氟尿嘧啶、紫杉醇、三尖杉酯碱及靶向药物（如曲妥珠单抗、利妥昔单抗）也有心脏毒性。

蒽环类药物引起的心脏毒性反应一般有3种类型。

（1）急性心脏毒性反应：主要表现为室上性心律失常、一过性的左室功能损伤和心电图改变。在输注蒽环类药物后立即出现，发生在不足1%的患者中，通常是可逆的。

（2）早发性心脏毒性反应：常发生在治疗后数周或数年，大多可在1年内诊断出严重心功能障碍，主要表现为心动过速、疲劳，部分患者出现进行性呼吸困难，最后可出现肺水肿、急性出血性心力衰竭。

（3）迟发性心脏毒性反应：可能在初始治疗后数年才显现（中位时间为7年），临床上主要表现为心肌病的临床特征。迟发性的心脏毒性的发生与药物多柔比星的累积剂量有关。

（六）化疗引起的恶心呕吐

根据呕吐的发生时间，化疗相关恶心呕吐（chemotherapy induced nausea and vomiting，CINN）可分为急性呕吐、迟发性呕吐、预期性呕吐、爆发性呕吐及难治性呕吐5级。

急性恶心呕吐通常发生在给药后几分钟到几小时内，一般在5～6h后达到高峰，且通常可在24h内缓解。

延迟性恶心呕吐通常发生在化疗24h之后，在48～72h达到高峰，可持续6～7d。不同的神经递质在不同时间段中的作用有所不同，如急性呕吐中5-羟色胺（5-hudroxgtrgptamine，5-HT）起主导作用，而延迟性呕吐中则P物质起主导作用。

预期性恶心呕吐的发生可能随着化疗次数的增加而增加，预防途径为每周期化疗中控制急性和迟发性恶心呕吐的发生，可用药物为苯二氮䓬类、阿普唑仑和劳拉西泮等，但疗效会随化疗的持续而下降。

治疗爆发性呕吐与难治性恶心呕吐，需重新评估患者的疾病状态、并发症和治疗方案的致吐风险，并应注意纠正非化疗原因引起的呕吐。考虑加入劳拉西泮、阿普唑仑或奥氮平等辅助药物，或用甲氧氯普胺或代替5-HT_3受体拮抗剂或加入1种多巴胺拮抗剂。

根据用药后发生急性呕吐的患者比例不同，可将化疗药物分为高度致吐风险药物（患者发生急性呕吐）、中度致吐风险药物、低度致吐风险药物、轻微致吐风险药物（表3-3-6）。临床上根据化疗药物的致吐特性及不同时间段药物致吐的作用机理，常联合应用几种作用机制的止吐药物。对于高致吐性化疗药物引起的恶心呕吐（如顺铂），目前指南推荐的止吐方案是地塞米松＋5-HT_3受体拮抗剂＋NK-1拮抗剂或地塞米松＋5-HT_3受体拮抗剂＋奥氮平；推荐用于治疗中度致吐性化疗药物引起的恶心呕吐的方案为地塞米松＋5-HT_3受体拮抗剂。

恶心呕吐相关的分级见表3-3-5。

表3-3-5 NCI-CTCAE-4.0版恶心呕吐相关的分级

不良事件	1级	2级	3级	4级	5级
恶心	食欲降低，不伴进食习惯改变	经口摄食减少不伴明显的体重下降、脱水或营养不良	经口摄入能量和水分不足；需要鼻饲，全肠外营养或者住院	—	—
呕吐	24h内发作1～2次（间隔5min）	24h内发作3～5次（间隔5min）	24h内发作次数≥6次（间隔5min）需要鼻饲，全肠外营养或住院治疗	危及生命；需要紧急治疗	死亡

表3-3-6 抗肿瘤药物的致吐性分级-静脉-胃癌相关（参照2017.V2版NCCN呕吐指南）

级别	药物—静脉	药物—口服
高度致吐风险（呕吐发生率＞90%）	• 顺铂 • 表柔比星90mg/m^2	
中度致吐风险（呕吐发生率为30%~90%）	• 阿米福汀＞300mg/m^2 • 表柔比星≤90mg/m^2 • 伊立替康 • 奥沙利铂	
低度致吐危险（呕吐发生率为10%~30%）	• 阿米福汀≤300mg/m^2 • 多西他赛 • 5-FU • 伊立替康（脂质体） • 紫杉醇 • 白蛋白紫杉醇	卡培他滨 替加氟*
轻微致吐危险（呕吐发生率＜10%）	• 右雷佐生（右丙亚胺） • 曲妥珠单抗	

注：其中化疗致吐程度主要参照2017.V2版呕吐指南，与国内的肿瘤治疗相关呕吐防治指南（2014版）有细微的差别。*替加氟为国内的肿瘤治疗相关呕吐防治指南（2014版）中有，而NCCN中无。

（七）化疗相关性腹泻

1. 定义、特点与分级

腹泻是化疗后常见的胃肠道不良反应之一。发生原因可能是化疗药物直接作用导致的化疗相关性腹泻（chemotherapy induced diarrhea，CID）或骨髓抑制所致的感染性腹泻。腹泻相关的分级见表3-3-7。

表3-3-7 NCI-CTCAE-4.0版腹泻相关的分级

不良事件	1级	2级	3级	4级	5级
腹泻	与基线相比，大便次数增加，每天大便次数＜4次；造瘘口排出物轻度增加	与基线相比，大便次数增加，每天4～6次；造瘘口排出物中度增加	与基线相比，大便次数增加，每天大便次数≥7次；大便失禁；需要住院治疗；与基线相比，造瘘口排出物重度增加；影响个人日常生活和活动	危及生命；需要紧急治疗	死亡

2. 处　理

对于骨髓抑制引起的感染性腹泻患者,需同时给予升白药,并给予经验性抗感染治疗,待细菌培养药敏结果出来后再作调整。胃癌治疗中常见的引起腹泻的化疗药物有氟尿嘧啶、伊立替康等。对于化疗相关性腹泻,可给予止泻、保护肠道黏膜、调节肠道菌群处理,并给予营养支持。腹泻严重者应监护水、电解质平衡,同时进行粪培养。抗胆碱能药物可用于伊立替康导致的早发型腹泻。既往有严重的急性胆碱能综合征病史的患者,可在下次应用伊立替康时,预防性的使用阿托品。对于伊立替康导致的迟发型腹泻,需给予高剂量的洛哌丁胺(首次服药4mg,然后每2h服药2mg),服药需持续到最后一次稀便结束后12h,中途不得更改记录。但洛哌丁胺有导致麻痹性肠梗阻的风险,因此此药连续使用时间不得超过48h。腹泻严重者需停止进食含乳糖、乙醇的食物,需注意补充水分。严重腹泻者考虑可能合并感染,需进行粪培养,对24h未停止腹泻者可考虑给予广谱抗生素治疗,并酌情使用生长抑素250μg/h或奥曲肽25～50μg/h持续静脉滴注。

(八)神经系统毒性反应

神经系统毒性反应是抗肿瘤药物治疗常见的不良反应之一,也是化疗药物常见的剂量限制性毒性。临床可表现为感觉运动神经障碍、自主神经系统受累、脑神经功能障碍、中枢神经系统病变。外周神经病变相关的分级见表3-3-8。

表3-3-8　NCI-CTCAE-4.0版外周神经病变相关的分级

不良事件	1级	2级	3级	4级	5级
外周神经病变	无症状,仅在临床和诊断中发现,不需要干预	中度症状;影响工具性日常生活活动	严重症状;影响个人日常生活活动	—	—

常见具有神经系统毒性的抗肿瘤药物如下:①紫杉醇类。紫杉醇可影响神经细胞轴浆运输,产生神经毒性,其神经毒性的特点为多在给药后48h内出现外周神经炎表现,如肢端手套-袜子状的麻木、灼热感,震动感下降,深腱反射消失,进一步发展则可导致运动神经受损。多西他赛与紫杉醇毒性相似。②奥沙利铂。奥沙利铂的神经毒性反应可呈急性、亚急性、慢性。急性、亚急性发生于数小时至7d左右,表现多为肢端麻木和感觉迟钝,由冷觉触发或加重,慢性则类似于顺铂的毒性反应。积累量增大时出现感觉异常,导致精细运动的障碍。使用奥沙利铂期间,嘱患者避免接触冰冷物品,忌食冷饮,可给予维生素B_1、维生素B_{12}。因维生素B_1与维生素B_{12}参与周围神经鞘的生理代谢,并参与神经递质(如乙酰胆碱)的代谢,有助于保持正常神经传导功能。重症病例使用辅酶Q。

(九)手足综合征

手足综合征是肿瘤治疗药物(如卡培他滨)常见不良反应之一,又称为掌跖感觉丧失性红斑综合征,主要发生在受压部位。症状通常出现在手掌与足底位置。临床主要表现为指(趾)的皮肤肿胀或红斑、麻木、感觉迟钝等,严重者甚至会出现脱屑、溃疡、水疱等。

根据NCI-CTCAE-4.0版手足综合征的严重程度可分为1级、2级和3级。

1级:无痛性轻微皮肤改变或皮肤炎,如红斑、水肿、角化过度。

2级:痛性皮肤改变,如剥落、水疱、出血、肿胀、角化过度;影响工具性日常活动。

3级:重度皮肤改变,如剥落、水疱、出血、肿胀、角化过度,伴疼痛;影响个人日常活动。

化疗时同时口服大剂量维生素B_6(300mg/d)可降低手足综合征的发生率并可缓解症状。塞来昔布对于手足综合征的缓解也有一定疗效。同时,可指导患者以下注意事项:①穿软底鞋,避免手部或足部的过多摩擦与受压。②避免激烈的运动,如需锻炼身体可尽量选择平缓的散步,切忌快走。③避免接触高温物品。④保持手部和足部皮肤湿润柔软,可用温水浸泡后再涂护手霜等。⑤注意饮食清淡,不可食用过于刺激性的食品与辛辣的食品。⑥避免日光曝晒。

二、靶向治疗药物常见的不良反应及防治

(一)皮肤毒性

表皮生长因子受体抑制剂(epidermal growth factor receptor inhibitors ,EGFRIs)包括酪氨酸激酶抑制剂TKIs和EGFR单抗。其中,TKIs包括吉非替尼、厄洛替尼、埃克替尼等;EGFR单抗包括西妥昔单抗、帕尼单抗等。皮肤毒性是EGFRIs的主要毒性反应之一,表现为皮疹、皮肤干燥、头发生长障碍、皮肤瘙痒和指甲变化等。其中,皮疹的典型表现为丘疹脓包性,常被称为痤疮样皮疹,一般在治疗后几天或前几周内出现,可分布于面部、躯干部和上肢。EGFRIs皮肤毒性的发生率很高(69%~90%),尤其是EGFR单抗。一项Meta分析总结了16个西妥昔单抗相关的临床试验,共纳入了2037例患者,结果发现西妥昔单抗引起的各级皮疹发生率高达88.2%,其中3级以上严重皮疹的发生率为11.3%,8%~17%的患者因中重度不良反应进展需减小剂量或停药。

目前,对于EGFRIs引起的皮肤毒性仍没有十分有效的处理方法。2011年发表的意大利多机构的专家共识认为,皮肤毒性的一般预防措施包括外出时使用防晒霜、平时皮肤保湿护理。对于2级皮疹,无需调整EGFRIs剂量,皮疹治疗时局部用药可采用2次/d 1%克林霉素乳膏、3%红霉素乳膏或0.75%~1%甲硝唑乳膏。直到病情消退至1级(避免使用含过氧化苯甲酰的产品),其中头皮病变可采用2%红霉素洗剂。对于3级皮疹,需减少EGFRIs剂量,局部抗感染治疗方案同2级皮疹,并给予全身性抗生素治疗,如口服米诺环素(100mg,1次/d)或口服多西环素(100mg,1次/d),治疗维持4周以上,直到皮疹消退。对于症状严重或对以上治疗无效的患者,可考虑选用维甲酸或糖皮质激素、抗组胺药处理。4级皮疹应停用EGFRIs,并对皮疹进行如上管理。MASCC指南推荐皮疹治疗的局部用药为阿氯米松0.05%软膏、醋酸氟轻松0.05%软膏(2次/d)、克林霉素1%;全身用药为多西环素(100mg,2次/d)、米诺环素(100mg/d)、低剂量异维A酸(20~30mg/d),但这些推荐的证据级别都较低。

(二)高血压与蛋白尿

VEGF抑制剂是常见的抗肿瘤靶向药,高血压是其主要的不良反应之一。根据指南与文献,治疗VEGF抑制剂引起的高血压,目前优先推荐血管紧张素抑制剂(angiotension-converting enzyme inhibitor,ACEI)或血管紧张素受体阻滞剂(angiotension receptor blocker,ARB)、β受体阻滞剂、二氢吡啶类CCB;在患者合并蛋白尿时,优先推荐ACEI或ARB;患者合并心衰或左心室功能障碍时,优先推荐ACEI与β受体阻滞剂(鉴于其心脏保护作用,其中ACEI在心衰患者保护

心脏的证据要多于ARB)，非二氢吡啶类CCB(维拉帕米、地尔硫卓)由于抑制CYP3A4酶，与VEGF类抑制剂(通常经CYP3A4酶代谢)存在药物相互作用，因此不推荐使用。鉴于VEGF抑制剂有引起腹泻的潜在风险，利尿剂可能会引起电解质耗竭与继发QT间期延迟，亦不推荐。VEGF抑制剂引起高血压的机制中包含NO等舒张血管物质的减少，因此，治疗这类高血压，推荐包括硝酸酯类和β_1受体阻滞剂中的奈比洛尔作为治疗药物，磷酸二酯酶-5抑制剂(如西地那非和他达拉非)也可用于此类高血压的治疗。对患者进行血压与心血管风险的基线评估，并推荐高血压患者在使用VEGF抑制剂前进行治疗，控制血压。

蛋白尿是VEGF抑制剂另一个常见的不良反应之一。蛋白尿通常是无症状且可逆性的。可以通过暂停给药或减少剂量来缓解，无严重的肾功能损伤发生，一般无需特殊处理。如果发生蛋白尿分级大于2级，建议暂停使用靶向药。目前对于蛋白尿尚无明确的治疗方法，基于ACEI和ARB类可以降低肾小管内压力，进而减轻蛋白尿，因此可酌情使用。

三、免疫治疗药物常见的不良反应及防治

(一)免疫检查点抑制剂相关毒性及防治

免疫检查点蛋白如CTLA-4和PD-1受免疫细胞的严格调节，从而调节T细胞活性。目前免疫检查点抑制剂包括PD-1/PD-L1抑制剂、CTLA-4抑制剂等。国内已上市的有PD-1/PD-L1抑制剂有纳武利尤单抗、帕博丽珠单抗等。

免疫检查点抑制剂相关毒性及防治见表3-3-9。

表3-3-9　免疫检查点抑制剂相关毒性及防治

毒性分类	防治措施
皮肤毒性：斑丘疹、瘙痒、大疱性皮炎	以斑丘疹为例： • 轻度(G1)：继续免疫治疗，外用润肤剂，口服抗组胺药，局部使用中效类固醇治疗患处。 • 中度(G2)：考虑暂停免疫治疗，外用润肤剂，口服抗组胺药，局部使用高效类固醇和(或)泼尼松0.5～1mg/(kg·d)治疗患处。 • 重度(G3～G4)：暂停免疫治疗，局部使用高效类固醇泼尼松0.5～1mg/(kg·d)[如果没有改善则增加至最大2mg/(kg·d)]，皮肤科急会诊，考虑住院治疗。
胃肠道毒性：腹泻/结肠炎 肝毒性：淀粉酶/脂肪酶升高、急性胰腺炎	以腹泻、结肠炎为例： • 轻度(G1)：考虑暂停免疫治疗，洛哌丁胺或苯乙哌啶/阿托品、水化，密切监测。 • 中度(G2)或重度(G3～G4)：检测粪便以排除感染性病因，考虑腹腔盆腔强化CT，考虑请胃肠科会诊。 • 中度(G2)：暂停免疫治疗，泼尼松1mg/(kg·d)，治疗2～3d内无反应可增量至2mg/(kg·d)或考虑加用英夫利昔单抗。 • 重度(G3～G4)：G3患者停用抗CTLA-4，毒性消除后考虑重启抗PD-1/PD-L1。G4患者永久停用引起毒性的免疫治疗剂，考虑收住院给予支持治疗，甲基泼尼松龙静脉注射2mg/(kg·d)，治疗2d内无反应继续用类固醇，考虑增加英夫利昔单抗，如果英夫利昔单抗耐药，则考虑维多利珠单抗。

续表

毒性分类	防治措施
内分泌毒性：高糖血症/糖尿病，甲状腺、肾上腺、下垂体炎	以高血糖为例： • ①新发高血糖<200mg/dL和（或）Ⅱ型糖尿病患者，糖尿病酮症酸中毒的可能性低，考虑类固醇相关性高血糖或既往存在Ⅱ型糖尿病，继续采取免疫治疗；每次给药连续监测血糖；改变饮食和生活方式，根据学会指南进行药物治疗；如果患者有症状和（或）葡萄糖持续失控，考虑内分泌会诊。 • ②新发空腹血糖>200mg/dL或随机血糖>250mg/dL或Ⅱ型糖尿病患者，空腹或随机血糖>250mg/dL，考虑新发Ⅰ型糖尿病；如果临床适于按照学会指南，则评估糖尿病酮症酸中毒可能性。如糖尿病酮症酸中毒呈阴性，则参考①中管理；如糖尿病酮症酸中毒呈阳性，则暂停免疫治疗，住院治疗，并请内分泌科会诊；按照学会指南管理糖尿病酮症酸中毒；胰岛素治疗由住院团队和（或）内分泌学专家指导。
肺毒性	以肺炎为例： • 轻度（G1）：考虑暂停免疫治疗，在1～2周内重新评估。 • 中度（G2）：暂停免疫治疗请肺科会诊；完善相关检查以排除感染和恶性肺浸润；如果仍不能完全排除感染，则考虑经验性使用抗生素；泼尼松和（或）甲泼尼龙1～2mg/(kg·d)；每3～7d监测一次脉搏血氧饱和度等。如果在使用皮质类固醇激素治疗48～72h后无改善，则按G3级治疗。 • 重度（G3～G4）：永久停止免疫治疗；住院治疗。传染病检查：肺科和传染病科会诊，考虑肺功能检查；支气管镜检查支气管肺泡灌洗以排除感染和恶性肺浸润；如果仍不能完全排除感染，则考虑经验性使用抗生素；甲泼尼龙1～2mg/(kg·d)。在48h内评估疗效，并计划逐渐减量，时间≥6周；如果在48h后没有改善，考虑加用下列任何一项：①英夫利昔单抗5mg/kg静脉滴注，在14d后可重复给药，由医生自行决定；②吗替麦考酚酯1～1.5g，2次/d，然后逐渐减量，请肺科会诊；③静脉注射免疫球蛋白。
其他毒性	肾毒性
	眼毒性
	神经系统毒性：重症肌无力、吉兰-巴雷综合征、神经病变、无菌性脑膜炎、脑炎、横贯性脊髓炎
	心血管毒性
	骨骼肌毒性：炎症性关节炎、肌痛或肌炎

内容摘自NCCN：2019.V1版指南免疫治疗相关毒性的管理。

1. 常规监测原则

（1）进行基线评估：①体检；②任何自身免疫/特定器官疾病、内分泌疾病或传染病的全面病史；③神经病学检查；④排便习惯（评估是否与以往常规频率一致）。

（2）其他评估：影像评估、常规血液检查、皮肤、甲状腺（促甲状腺素、游离甲状腺素）、肾上腺/垂体（肾上腺：血清皮质醇；垂体：促甲状腺素、游离甲状腺素）、肺[氧饱和度（静止和行走），高危患者的肺功能检查]、心血管（当需要时请心内科会诊进行个体化随访心血管）等。

2. 输液相关反应

（1）评估分级后轻度（G1）或中度（G2）：按学会指南治疗；考虑暂停或减缓输液速度；继续免疫治疗；预处理用药考虑用对乙酰氨基酚和苯海拉明。

（2）重度（G3～G4）：按学会指南治疗，永久停止免疫治疗，没有可以指导使用其他可替代的免疫检查点抑制剂的资料。

(二)CAR-T细胞相关毒性

嵌合抗原受体T细胞免疫疗法(chimeric antigen receptor T-cell immunotherapy,CAR-T疗法)。CAR-T疗法是通过基因工程技术,将T细胞改造成CAR-T并扩增回输患者体内的新型肿瘤免疫治疗方法。改造后CAR-T细胞可以特异性识别体内肿瘤细胞,并通过免疫作用释放大量的多种效应因子靶向并杀伤肿瘤细胞从而达到治疗恶性肿瘤的目的。

表3-3-10 CAR-T细胞相关毒性表现

分类	表现
细胞因子释放综合征(cytokine release syndrome,CRS)	• 典型的发病时间为2～3d。 • 典型的持续时间为7～8d。 • 表现可包括发热、低血压、心动过速、缺氧和寒战。CRS可能与心、肝和(或)肾功能异常有关。 • 严重事件可包括房颤和室性心动过速、心脏骤停、心力衰竭、肾功能不全、毛细血管渗漏综合征、低血压、缺氧和噬血细胞淋巴组织细胞增生症和(或)巨噬细胞活化综合征。
神经系统毒性	• 典型的发病时间为4～6d。 • 典型的持续时间为14～17d。 • 最常见的神经毒性包括脑病、头痛、震颤、头晕、失语、谵妄、失眠、焦虑和自主神经病变。还可能出现焦虑、多动或精神病迹象。 • 已经出现包括癫痫发作在内的严重事件以及致命和严重的脑水肿病例。
噬血细胞增生症CRS期间;淋巴组织增生症或巨噬细胞活化综合征	• 考虑噬血细胞淋巴组织细胞增生症或巨噬细胞活化综合征的判断标准。 • 在CRS情况下,铁蛋白含量高(＞5000ng/mL)且升高迅速伴细胞减少,尤其是如果伴有下列任何一种:血清胆红素、AST、ALT升高≥3级;少尿或血清肌酐升高≥3级;肺水肿≥3级。 • 根据细胞形态学和(或)CD68 IHC的病理组织学评估,在骨髓或器官中存在噬血现象。
其他	• 在淋巴清除化疗和CAR-T细胞疗法输注后,患者可能出现数周至数月的血细胞减少症CAR-T细胞治疗输注后CR的患者可出现长期的B细胞再生障碍和低丙种球蛋白血症。

内容摘自NCCN:2019.V1版指南免疫治疗相关毒性的管理。

表3-3-11 CAR-T细胞相关细胞因子释放综合征(CRS)的处理

CRS分级	抗IL-6治疗	皮质类固醇	其他支持治疗
1级 发热,有或者没有全身症状	对于有明显症状和(或)合并症的迁延性CRS(＞3d)患者,考虑按2级使用托珠单抗	不可用/不适用(N/A)	• 采用经验性广谱抗生素,如果中性粒细胞缺乏,考虑粒细胞集落刺激因子。 • 保持静脉输液水化。 • 对症处理器官毒性。
2级 低血压,输液有效;低氧血症,氧气需要量＜40%	托珠单抗8mg/kg静脉滴注1h以上(每次剂量不超过800mg);若患者没有任何改善,在8h内重复;24h内重复不超过3次,合计最多4次	对1～2级抗IL-6治疗无效的持续性顽固性低血压,采用地塞米松10mg静脉注射6h/次(或等效)	• 快速输液。 • 对于两次液体注射和抗IL-6治疗无效的持续性顽固性低血压患者,启动血管加压药,考虑转入重症监护室,考虑超声心动图,并启动其他血流动力学监护方法。 • 若抗IL-6治疗后24h内没有任何改善,则按3级管理。 • 对症处理器官毒性。

续表

CRS 分级	抗IL-6治疗	皮质类固醇	其他支持治疗
3级 低血压，用一种升压药可管理；低氧血症，氧气需要量≥40%	若在24h内未达到最大剂量，则按2级进行抗IL-6治疗	地塞米松10mg静脉注射6h/次（或等效）；如果疗效不佳，按4级管理	• 转入ICU，获得超声心动图并进行血流动力学监护。 • 吸氧，包括高—低氧输送和无创正压通气。 • 快速静脉输液和必要的血管加压剂。 • 对症处理器官毒性。
4级 致命性后果；需要呼吸机支持或血管加压药，难治性休克	若在24h内未达到最大剂量，则按2级进行抗IL-6治疗	地塞米松10mg静脉注射6h/次（或等效）；如果疗效不佳，考虑甲强龙1000mg/d静脉注射	• ICU护理、监护血流动力学。 • 必要时进行机械通气。 • 快速输液和使用血管加压剂。 • 对症处理器官毒性。

内容摘自NCCN：2019.V1版指南免疫治疗相关毒性的管理。

参考文献

[1] Andre T, Boni C, Navarro M, et al. Improved overall survival with oxaliplatin, fluorouracil, and leucovorin as adjuvant treatment in stage Ⅱ or Ⅲ colon cancer in the MOSAIC trial[J]. J Clin Oncol, 2009, 27(19): 3109-3116.

[2] Kuebler JP, Wieand HS, O'Connell MJ, et al. Oxaliplatin combined with weekly bolus fluorouracil and leucovorin as surgical adjuvant chemotherapy for stage Ⅱ and Ⅲ colon cancer: results from NSABP C-07[J]. J Clin Oncol, 2007, 25(16): 2198-2204.

[3] Sanoff HK, Sargent DJ, Campbell ME, et al. Five-year data and prognostic factor analysis of oxaliplatin and irinotecan combinations for advanced colorectal cancer: N9741[J]. J Clin Oncol, 2008, 26(35): 5721-5727.

[4] Cassidy J, Clarke S, Diaz-Rubio E, et al. Randomized phase Ⅲ study of capecitabine plus oxaliplatin compared with fluorouracil / folinic acid plus oxaliplatin as first-line therapy for metastatic colorectal cancer[J]. J Clin Oncol, 2008, 26(12): 2006-2012.

[5] Noh SH, Park SR, Yang HK, et al. Adjuvant capecitabine plus oxaliplatin for gastric cancer after D2 gastrectomy(CLASSIC): 5-year follow-up of an open-label, randomised phase 3 trial[J]. Lancet Oncol, 2014, 15(12): 1389-1396.

[6] Sasako M, Sakuramoto S, Katai H, et al. Five-year outcomes of a randomized phase Ⅲ trial comparing adjuvant chemotherapy with S-1 versus surgery alone in stage Ⅱ or Ⅲ gastric cancer[J]. J Clin Oncol, 2011, 29(33): 4387-4393.

[7] Hamaguchi T, Shimada Y, Mizusawa J, et al. Capecitabine versus S-1 as adjuvant chemotherapy for patients with stage Ⅲ colorectal cancer (JCOG-0910): an open-label, non-inferiority,

randomised, phase 3, multicentre trial[J]. Lancet Gastroenterol Hepatol, 2018, 3(1): 47-56.

[8] Saltz LB, Niedzwiecki D, Hollis D, et al. Irinotecan fluorouracil plus leucovorin is not superior to fluorouracil plus leucovorin alone as adjuvant treatment for stage Ⅲ colon cancer: results of CALGB 89803[J]. J Clin Oncol, 2007, 25(23): 3456-3461.

[9] van Cutsem E, Labianca R, Bodoky G, et al. Randomized phase Ⅲ trial comparing biweekly infusional fluorouracil/leucovorin alone or with irinotecan in the adjuvant treatment of stage Ⅲ colon cancer: PETACC-3[J]. J Clin Oncol, 2009, 27(19): 3117-3125.

[10] Hironaka S, Ueda S, Yasui H, et al. Randomized, open-label, phase Ⅲ study comparing irinotecan with paclitaxel in patients with advanced gastric cancer without severe peritoneal metastasis after failure of prior combination chemotherapy using fluoropyrimidine plus platinum: WJOG 4007 trial[J]. J Clin Oncol, 2013, 31(35): 4438-4444.

[11] Longo-Munoz F, Argiles G, Tabernero J, et al. Efficacy of trifluridine and tipiracil (TAS-102) versus placebo, with supportive care, in a randomized, controlled trial of patients with metastatic colorectal cancer from Spain: results of a subgroup analysis of the phase 3 RECOURSE trial[J]. Clin Transl Oncol, 2017, 19(2): 227-235.

[12] Xu J, Kim TW, Shen L, et al. Results of a randomized, double-blind, placebo-controlled, phase Ⅲ trial of trifluridine/tipiracil (tas-102) monotherapy in asian patients with previously treated metastatic colorectal cancer: the TERRA study[J]. J Clin Oncol, 2018, 36(4): 350-358.

[13] Shitara K, Doi T, Dvorkin M, et al. Trifluridine/tipiracil versus placebo in patients with heavily pretreated metastatic gastric cancer (TAGS): a randomised, double-blind, placebo-controlled, phase 3 trial[J]. Lancet Oncol, 2018, 19(11): 1437-1448.

[14] van Cutsem E, Lenz HJ, Kohne CH, et al. Fluorouracil, leucovorin, and irinotecan plus cetuximab treatment and RAS mutations in colorectal cancer[J]. J Clin Oncol, 2015, 33(7): 692-700.

[15] Bokemeyer C, Kohne CH, Ciardiello F, et al. FOLFOX4 plus cetuximab treatment and RAS mutations in colorectal cancer[J]. Eur J Cancer, 2015, 51(10): 1243-1252.

[16] Maughan TS, Adams RA, Smith CG, et al. Addition of cetuximab to oxaliplatin-based first-line combination chemotherapy for treatment of advanced colorectal cancer: results of the randomised phase 3 MRC COIN trial[J]. Lancet, 2011, 377(9783): 2103-2114.

[17] Qin S, Li J, Wang L, et al. Efficacy and Tolerability of First-Line Cetuximab Plus leucovorin, fluorouracil, and oxaliplatin (FOLFOX4) versus FOLFOX4 in patients with RAS wild-Type metastatic colorectal cancer: The Open-Label, Randomized, Phase Ⅲ TAILOR Trial[J]. J Clin Oncol, 2018, 36(30): 3031-3039.

[18] Bang YJ, van Cutsem E, Feyereislova A, et al. Trastuzumab in combination with chemotherapy versus chemotherapy alone for treatment of HER-2-positive advanced gastric or gastro-

oesophageal junction cancer (ToGA): a phase 3, open-label, randomised controlled trial [J]. Lancet, 2010, 376(9742): 687-697.

[19] Grothey A, van Cutsem E, Sobrero A, et al. Regorafenib monotherapy for previously treated metastatic colorectal cancer (CORRECT): an international, multicentre, randomised, placebo-controlled, phase 3 trial[J]. Lancet, 2013, 381(9863): 303-312.

[20] Wilke H, Muro K, van Cutsem E, et al. Ramucirumab plus paclitaxel versus placebo plus paclitaxel in patients with previously treated advanced gastric or gastrooesophageal junction adenocarcinoma (RAINBOW): a double-blind, randomised phase 3 trial[J]. Lancet Oncol, 2014, 15(11): 1224-1235.

[21] Fuchs CS, Tomasek J, Yong CJ, et al. Ramucirumab monotherapy for previously treated advanced gastric or gastro-oesophageal junction adenocarcinoma (REGARD): an international, randomised, multicentre, placebo-controlled, phase 3 trial[J]. Lancet, 2014, 383(9911): 31-39.

[22] Li J, Qin S, Xu J, et al. Randomized, Double-Blind, Placebo-Controlled Phase Ⅲ Trial of apatinib in patients with chemotherapy-refractory advanced or metastatic adenocarcinoma of the stomach or gastroesophageal junction[J]. J Clin Oncol, 2016, 34(13): 1448-1454.

[23] Li J, Qin S, Xu RH, et al. Effect of fruquintinib vs placebo on overall survival in patients with previously treated metastatic colorectal cancer: the FRESCO Randomized Clinical Trial [J]. Jama, 2018, 319(24): 2486-2496.

[24] Douillard JY, Siena S, Cassidy J, et al. Randomized, phase Ⅲ trial of panitumumab with infusional fluorouracil, leucovorin, and oxaliplatin (FOLFOX4) versus FOLFOX4 alone as first-line treatment in patients with previously untreated metastatic colorectal cancer: the PRIME study [J]. J Clin Oncol, 2010, 28(31): 4697-4705.

[25] van Cutsem E, Tabernero J, Lakomy R, et al. Addition of aflibercept to fluorouracil, leucovorin, and irinotecan improves survival in a phase Ⅲ randomized trial in patients with metastatic colorectal cancer previously treated with an oxaliplatin-based regimen[J]. J Clin Oncol, 2012, 30 (28): 3499-3506.

[26] Network NCC. NCCN Clinical Practice Guidelines in Oncology—colon cancer (Version 2.2018)

[27] Dawood S. The evolving role of immune oncology in colorectal cancer[J]. Chin Clin Oncol, 2018, 7(2): 17.

[28] Cameron F, Whiteside G, Perry C. Ipilimumab: first global approval[J]. Drugs 71: 1093-1104.

[29] Hodi FS, O'Day SJ, McDermott DF, et al. Improved survival with ipilimumab in patients with metastatic melanoma[J]. N Engl J Med, 2010, 363(8): 711-723.

[30] Pardoll DM. The blockade of immune checkpoints in cancer immunotherapy [J]. Nat Rev Cancer, 2012, 12(4): 252-264.

[31] Le DT, Uram JN, Wang H, et al. PD-1 blockade in tumors with mismatch-repair deficiency[J].

N Engl J Med, 2015, 372(26): 2509-2520

[32] Le DT, Durham JN, Smith KN, et al. Mismatch repair deficiency predicts response of solid tumors to PD-1 blockade[J]. Science, 2017, 357(6349): 409-413.

[33] Overman MJ, McDermott R, Leach JL, et al. nivolumab in patients with metastatic DNA mismatch repair-deficient or microsatellite instability-high colorectal cancer (CheckMate-142): an open-label, multicentre, phase 2 study[J]. Lancet Oncol, 2017 18(9): 1182-1191

[34] Overman MJ, Lonardi S, Wong KYM, et al. Durable clinical benefit with nivolumab plus ipilimumab in DNA mismatch repair-deficient / microsatellite instability-high metastatic colorectal cancer[J]. J Clin Oncol, 2018, 36(8): 773-779

[35] Dudley JC, Lin MT, Le DT, et al. Microsatellite instability as a biomarker for PD-1 blockade[J]. Clin Cancer Res, 2016, 22(4): 813-820

[36] Overman MJ, Ernstoff MS, Morse MA. Where we stand with immunotherapy in colorectal cancer: deficient mismatch repair, proficient mismatch repair, and toxicity management [J]. American Society of Clinical Oncology Educational Book, 2018,38: 239-247

[37] Muro K, Chung H C, Shankaran V, et al. Pembrolizumab for patients with PD-L1-positive advanced gastric cancer (KEYNOTE-012): a multicentre, open-label, phase 1b trial[J]. Lancet Oncol, 2016, 17(6): 717-726.

[38] Y. K. Kang, N Boku, T Satoh, et al. nivolumab in Patients with Advanced Gastric or Gastro-Oesophageal Junction Cancer Refractory to, or Intolerant of, at Least Two Previous Chemotherapy Regimens (Ono-4538-12, Attraction-2): a Randomised, Double-Blind, Placebo-Controlled, Phase 3 Trial[J]. Lancet, 390(10111): 2461.

[39] Ralph C, Elkord E, Burt DJ, et al. Modulation of Lymphocyte Regulation for Cancer Therapy: a Phase Ⅱ Trial of Tremelimumab in Advanced Gastric and Esophageal Adenocarcinoma[J]. Clin. Cancer Res, 16(5): 1662-1672 .

[40] Sharma P, Allison JP. Immune checkpoint targeting in cancer therapy: toward combination strategies with curative potential[J]. Cell, 161(2), 205-214.

[41] Gubin MM, Zhang X, Schuster H, et al. Checkpoint blockade cancer immunotherapy targets tumour-specific mutant antigens[J]. Nature, 515(7528): 577-581 .

[42] Terme M, Colussi O, Marcheteau E, Tanchot C, et al. Modulation of immunity by antiangiogenic molecules in cancer[J]. Clin Dev Immunol, 2012(1), 492920.

[43] Yasuda S, Sho M, Yamato I, et al. Simultaneous blockade of programmed death 1 and vascular endothelial growth factor receptor 2 (VEGFR2) induces synergistic anti-tumour effect in vivo [J]. Clin Exp Immunol, 2013, 172(3): 500-506 .

[44] Larkin J, Chiarion-Sileni V, Gonzalez R, et al. Combined nivolumab and Ipilimumab or Monotherapy in Untreated Melanoma[J]. N Engl J Med, 373(1): 23-34.

[45] Bang YJ, van Cutsem E, Feyereislova A, et al. Trastuzumab in combination with chemotherapy versus chemotherapy alone for treatment of HER-2-positive advanced gastric or gastro-oesophageal junction cancer (ToGA): a phase 3, open-label, randomized controlled trial [J]. Lancet, 2010, 376(9742): 687-697.

[46] Thuss-Patience PC, Shah MA, Ohtsu A, et al. Trastuzumab emtansine versus taxane use for previously treated HER-2-positive locally advanced or metastatic gastric or gastro-oesophageal junction adenocarcinoma (GATSBY): an international randomised, open-label, adaptive, phase 2/3 study[J]. Lancet Oncol, 2017, 18(5): 640-653.

[47] Kang YK, Rha SY, Tassone P, et al. A phase Ⅱ a dose-finding and safety study of first-line pertuzumab in combination with trastuzumab, capecitabine and cisplatin in patients with HER-2-positive advanced gastric cancer[J]. Br J Cancer, 2014, 111(4): 660-666.

[48] Kang YK, Boku N, Satoh T, et al. nivolumab in patients with advanced gastric or gastro-oesophageal junction cancer refractory to, or intolerant of, at least two previous chemotherapy regimens (ONO-4538-12, ATTRACTION-2): a randomised, double-blind, placebo-controlled, phase 3 trial[J]. Lancet, 2017, 390(10111): 2461.

[49] Fuchs CS, Doi T, Jang RW, et al. Safety and efficacy of pembrolizumab monotherapy in patients with previously treated advanced gastric and gastroesophageal junction cancer: phase 2 clinical KEYNOTE-059 trial[J]. JAMA Oncol, 2018[Epub ahead of print]

[50] Tan IB, Ivanova T, Lim KH, et al. Intrinsic subtypes of gastric cancer, based on gene expression pattern, predict survival and respond differently to chemotherapy [J]. Gastroenterology, 2011, 141(2): 476-485.

[51] Chia NY, Tan P. Molecular classification of gastric cancer[J]. Ann Oncol, 2016, 27(5): 763-769.

[52] Cancer Genome Atlas Research Network. Comprehensive molecular characteriza-tion of gastric adenocarcinoma[J]. Nature, 2014, 513(7517): 202-209.

[53] Llosa NJ, Cruise M, Tam A, et al. The vigorous immune microenvironment of microsatellite instable colon cancer is balanced by multiple counter-inhibitory checkpoints[J]. Cancer Discov, 2015, 5(1): 43-51.

[54] Le DT, Uram JN, Wang H, et al. PD-1 blockade in tumors with mismatch-repair deficiency[J]. N Engl J Med, 2015, 372(26): 2509-2520.

[55] Overman M J, Mcdermott R, Leach J L, et al. Combination of nivolumab (nivo)＋ ipilimumab (ipi) in the treatment of patients (pts) with deficient DNA mismatch repair (dMMR)/high microsatellite instability (MSI-H) metastatic colorectal cancer (mCRC): CheckMate-142 study [C]. J Clin Oncol, 2017, 35(Suppl): a3531.

[56] Bendell JC, Kim TW, Goh BC, et al. Clinical activity and safety of cobimetinib (cobi) and atezolizumab in colorectal cancer (CRC) [A]. ASCO meeting [C]. Chicago: ASCO, 2016.

Abstract 3502.

[57] Venook A, Niedzwiecki D, Innocenti F, et al. Impact of primary tumor location on overall survival (OS) and progression-free survival (PFS) in patients (pts) with metastatic colorectal cancer (mCRC): analysis of CALGB / SWOG 80405 (Alliance) [A]. ASCO meeting [C]. Chicago: ASCO, 2016. Abstract 3504.

[58] Kopetz S, Desai E, Chan E, et al. PLX4032 in metastatic colorectal cancer patients with mutant BRAF tumors[C]. J Clin Oncol, 2010, 28(Suppl): a3534.

[59] Prahallad A, Sun C, Huang S, et al. Unresponsiveness of colon cancer to BRAF (V600E) inhibition through feedback activation of EGFR[J]. Nature, 2012, 483(7387): 100-103.

[60] Corcoran RB, Ebi H, Turke AB, et al. EGFR-mediated re-activation of MAPK signaling contributes to insensitivity of BRAF mutant colorectal cancers to RAF inhibition with vemurafenib[J]. Cancer Discov, 2012, 2(3): 227-235.

[61] Atreya CE, van Cutsem E, Bendell JC, et al. Updated efficacy of the MEK inhibitor trametinib (T), BRAF inhibitor dabrafenib (D), and anti-EGFR antibody panitumumab (P) in patients (pts) with BRAF V600E mutated (BRAFm) metastatic colorectal cancer (mCRC)[J]. J Clin Oncol, 2015, 33(Suppl): a103.

[62] Long GV, Stroyakovskiy D, Gogas H, et al. Overall survival in COMBI-d, a randomized, double-blinded, phase Ⅲ study comparing the combination of dabrafenib and trametinib with dabrafenib and placebo as first-line therapy in patients (pts) with unresectable or metastatic BRAF V600E/K mutation-positive cutaneous melanoma[J]. J Clin Oncol, 2015, 33(Suppl): a102.

[63] 王晰程,孙宇,高静,等.人表皮生长因子受体2在直肠癌手术切除标本与活检标本表达的一致性研究[J]. 中华胃肠外科杂志,2015,18(6): 597-601.

[64] Marx AH, Burandt EC, Choschzick M, et al. Heterogenous high-level HER-2 amplification in a small subset of colorectal cancers[J]. Hum Pathol, 2010, 41(11): 1577-1585.

[65] Richman SD, Southward K, Chambers P, et al. HER-2 overexpression and amplification as a potential therapeutic target in colorectal cancer: analysis of 3256 patients enrolled in the QUASAR, FOCUS and PICCOLO colorectal cancer trials[J]. J Pathol, 2016, 238(4): 562-570.

[66] Bertotti A, Papp E, Jones S, et al. The genomic landscape of response to EGFR blockade in colorectal cancer[J]. Nature, 2015, 526(7572): 263-267.

[67] Bertotti A, Migliardi G, Galimi F, et al. A molecularly annotated platform of patient-derived xenografts ("xenopatients") identifies HER-2 as an eff ective therapeutic target in cetuximab-resistant colorectal cancer[J]. Cancer Discov, 2011, 1(6): 508-523.

[68] Leto SM, Sassi F, Catalano I, et al. Sustained inhibition of HER3 and EGFR is necessary to induce regression of HER-2-amplified gastrointestinal carcinomas[J]. Clin Cancer Res, 2015, 21 (24): 5519-5531.

[69] Siena S, Sartore-Bianchi A, Lonardi S, et al. Trastuzumab and lapatinib in HER-2-amplified metastatic colorectal cancer patients (mCRC): the HERACLES trial[C]. J Clin Oncol, 2015, (Suppl): abstr 3508.

[70] Guinney J, Dienstmann R, Wang X, et al. The consensus molecular subtypes of colorectal cancer [J]. Nat Med, 2015, 21(11): 1350.

[71] Hainsworth JD, Mericbernstam F, Swanton C, et al. Targeted therapy for advanced solid tumors on the basis of molecular profiles: results from MyPathway, an open-label, phase Ⅱ a Multiple Basket Study[J]. J Clin Oncol, 2018, 34(4 Suppl): JCO2017753780.

[72] Ryan BM, Lefort F, McManus R, et al. A prospective study of circulating mutant KRAS2 in the serum of patients with colorectal neoplasia: strong prognostic indicator in postoperative follow up [J]. Gut, 2003, 52(1): 101-108.

[73] Diehl F, Schmidt K, Choti MA, et al. Circulating mutant DNA to assess tumor dynamics[J]. Nat Med, 2008, 14(9): 985-990.

[74] Tie J, Wang Y, Tomasetti C, et al. Circulating tumor DNA analysis detects minimal residual disease and predicts recurrence in patients with stage Ⅱ colon cancer[J]. Sci Transl Med, 2016, 8: 346-392.

[75] Spindler KL, Pallisgaard N, Andersen RF, et al. Changes in mutational status during third-line treatment for metastatic colorectal cancer — results of consecutive measurement of cell free DNA, KRAS and BRAF in the plasma[J]. Int J Cancer, 2014, 135(9): 2215-2222.

第四章　营养支持策略

第一节　营养不良的原因以及治疗策略

一、营养不良的原因

2015年，欧洲临床营养和代谢协会（The European Society for Clinical Nutrition，ESPEN）发表的专家共识明确提出：营养不良（malnutrition）是指能量、蛋白质及其他营养素不足引起的，可以检测到的组织/身体组成（体型、体态及成分）的改变、功能下降及不良临床结局的一种营养状态。营养不良可分为4大类型：饥饿相关性低体重（starvation-related underweight）、恶病质/疾病相关性营养不良（cachexia/disease-related malnutrition）、肌肉减少症（sarcopenia）及虚弱症（frailty）。中国抗癌协会肿瘤营养与支持治疗专业委员会的数据显示，31%～87%的恶性肿瘤患者存在营养不良，约15%的患者确诊肿瘤时发现近6个月内体重丢失超过10%，尤其是消化系统或头颈部肿瘤患者。食管癌、胰腺癌和胃癌在恶性肿瘤营养不良中占据前3位。因此，对于消化道肿瘤易出现营养不良的现状，明确造成这些患者营养不良的原因显得尤为重要。目前研究认为，导致消化道肿瘤患者营养不良的主要原因如下。

（一）肿瘤因素

肿瘤因素主要包括三部分内容，即肿瘤细胞能量代谢的特点、肿瘤的局部作用以及肿瘤导致机体代谢变化。

1. 肿瘤细胞能量代谢的特点

氧糖酵解（aerobic glycolysis）及谷氨酰胺（clutamine）分解代谢活跃是肿瘤细胞代谢的基本特征，两者互补以满足肿瘤细胞对能量和生物大分子合成原料的需求。此外，肿瘤本身对氨基酸存在着巨大的需求，导致恶性肿瘤患者的蛋白质分解代谢明显加快。除了以上两种代谢特点之外，肿瘤细胞还存在脂类异常代谢，主要表现为脂肪酸从头合成和脂类合成增强，脂肪酸分解代谢降低。

2. 肿瘤的局部作用

对于消化道肿瘤患者来说，肿瘤的压迫、肿瘤腹腔的广泛转移均会严重影响食物的摄取以及消化道的消化和吸收功能。如头颈部肿瘤会引起吞咽困难和疼痛，导致患者进食困难，引起营养不良。此外，胃癌患者容易出现幽门梗阻、结直肠癌患者易发生肠梗阻等，均会导致患者不能正常进食,而食物摄取的减少可进一步加重肿瘤患者的营养不良。除了肿瘤对消化道局部结构的直接压迫作用外,肿瘤还会直接影响相应器官的生理功能,使肿瘤患者的营养状态进一步恶化。

3. 肿瘤导致机体代谢变化

肿瘤释放的一些代谢产物如5-HT等,可作用于下丘脑食物摄取中枢和相关的外周信号通路,从而干扰患者的消化系统功能,引起患者恶心、呕吐、味觉和嗅觉的异常,甚至引起厌食,导致能量摄入及利用率显著下降,引起营养不良。此外,肿瘤可产生多种活性肽或糖蛋白,刺激和诱导宿主细胞产生各类细胞因子,如TNF、干扰素γ(inteferon,IFN-γ)、白介素-1(interleukin-1,IL-1)等,可引起厌食、荷瘤体的静息能量消耗(resting energy expenditure,REE)增加和三大营养素的代谢异常;脂肪动员因子(lipid mobilizing factors,LMFs)可使脂肪释放游离脂肪酸和甘油,快速耗竭脂肪;蛋白质动员因子(protein mobilizing factors,PMFs)能直接降解肌肉蛋白,选择性消耗无脂体重;白介素-6(interleukin-6,IL-6)可提高蛋白质降解效率,致使体重下降和脂肪消耗。以上代谢产物均会不同程度地影响患者的营养吸收,加剧营养物质的代谢消耗。

(二)治疗因素

肿瘤患者会采用外科手术、化疗、放疗等多种方法进行治疗,但以上治疗方法都会不同程度地对患者的饮食和营养状况产生不利的影响。

1. 手术因素

手术治疗前需要患者进行术前禁食,且术后短时间内无法正常进食,尤其是消化道肿瘤术后的患者,进食时间进一步推迟。此外,手术会造成消化道正常生理结构的改变,影响患者的食物摄入。同时,手术创伤、麻醉等易致患者发生应激反应,促进炎症因子(IL-1、IL-6、TNF等)的分泌增加,造成机体糖代谢、蛋白质代谢以及脂肪代谢分解增加,从而降低机体营养状况和免疫功能,使患者易出现营养风险或营养不良。除此之外,手术创伤造成的炎症、感染也是患者营养不良的主要因素之一。当机体处于感染状态并有高热症状时,机体能量消耗增加,蛋白质大量分解,大量尿氮被排出体外。感染又会影响机体的消化酶功能,影响患者食欲,导致营养摄取不足或者营养摄取不均衡,从而使患者发生营养不良。

2. 化疗因素

化疗的毒副作用对患者营养状况的影响可以是直接的(通过干扰机体细胞和DNA代谢),也可以是间接的(主要通过引起消化道反应)。化疗可以刺激化学感受器的触发区,导致一系列胃肠道反应,如食欲减退、恶心、呕吐等。目前在临床上,CINV较为常见,75%以上接受化疗的患者均会出现不同程度的CINV。急性且剧烈的CINV甚至可能导致患者脱水、电解质代谢紊乱以及严重的营养不良。此外,化疗对肠黏膜的屏障功能具有明显的损伤作用。化疗药物可直接损伤肠黏膜,包括损伤黏膜上皮血管和黏膜基质,引起肠上皮细胞凋亡,从而影响细胞增殖周期,阻碍肠黏膜的修复,最终可破坏肠黏膜的免疫屏障,使肠道菌群失衡,导致患者出现腹泻、便血等临床症状,从而影响患者的进食,进一步加重患者的营养不良。

3. 放疗因素

放疗过程中有多种因素可导致患者的体重降低,其影响可分为直接作用和间接作用。直接作用主要表现为放疗对去脂体重(lean body mass,LBM)的影响。LBM是指除脂肪以外身体其他成分的重量,它由身体细胞重量、细胞外水分和去掉脂肪后的固体成分组成,其中肌肉和骨骼是主要的组成部分。研究表明,在受到放射线照射后,肌肉会出现急性萎缩反应,表现为肌球蛋白含量减少和肌球蛋白重链比例变化等。同时,放射线所致的骨质流失也是导致LBM下降的重要因素之一。以上现象均与放射线的剂量有关。间接作用主要表现在放疗对胃肠道功能的影响。如在头颈部肿瘤中,放射治疗2～3周可出现放射性口腔炎,表现为口咽黏膜充血水肿、糜烂出血等症状,可严重影响患者的吞咽能力及睡眠质量。在直肠癌放射治疗的初期,患者会出现口干、大便干燥等症状;在中、后期还可出现食欲减退、恶心、呕吐、腹胀等,同时还会造成放射性肠炎,表现为早期肠黏膜细胞更新受到抑制,随后小动脉壁肿胀、闭塞,引起肠壁缺血、黏膜糜烂;晚期肠壁发生纤维化,导致肠腔狭窄或穿孔,腹腔内形成脓肿、瘘道和肠粘连等。因此,放疗的不良反应会明显加重患者的胃肠道反应。这些不良反应的出现与患者放疗照射野的部位、剂量、照射范围的大小以及是否进行同步化疗密切相关。

4. 其他生物治疗因素

肿瘤的治疗除了手术、化疗和放疗三大常规治疗手段之外,目前临床上运用较多的还包括靶向药物治疗、免疫治疗等。这些治疗方式与放化疗相比,虽然能精确地特异性杀伤肿瘤细胞,但仍可导致不同程度的不良反应。如在晚期EGFR过度表达的结肠癌患者中,西妥昔单抗联合化疗能明显延长患者的PFS和OS,但在某些患者中会出现发热、恶心、呕吐、腹痛、腹泻或便秘等症状,从而影响患者食欲,加重患者的营养不良。肿瘤免疫治疗的不良反应主要有发热、疼痛以及骨髓抑制等,这些不良反应均会影响患者对食物的摄取、消化和吸收。虽然生物治疗对患者营养状态的影响远不如手术、放化疗严重,但在一定程度上仍会对患者的营养状态构成威胁,因此在临床中我们不能忽视。

(三)疼痛、心理因素

肿瘤本身导致的疼痛和心理压力会诱发患者出现焦虑或恐惧心理。绝大多数消化道肿瘤患者都有不同程度的疼痛。当肿瘤侵犯消化道时,患者因局部疼痛或肿瘤组织压迫而发生吞咽困难,继而发展为吞咽疼痛,难以进食,同时由于胃肠功能紊乱,使机体对营养物质的吸收减少。此外,癌痛作为一种应激源,可以通过刺激氧化应激来促进机体代谢反应,进一步加重营养不良。疼痛不但影响睡眠、饮食和情绪,还会在心理上给患者带来极大的压力,使患者出现对死亡恐惧和绝望等情绪,这些负面情绪也会导致患者出现食欲减退、食物摄入量减少,甚至厌食,从而加重营养不良。此外,晚期肿瘤患者由于长期病痛的折磨、抗肿瘤治疗效果不明显、生活自理能力差、经济负担重等因素,其心理状态直接影响着机体的功能并间接影响其生活质量和生存时间。更有甚者,由于长期处于焦虑、压抑的状态,最终患者发生抑郁症,使其营养不良的程度也进一步加重。

(四)其他因素

其他因素还包括个人饮食习惯或合并其他疾病。患者个人不同的生活饮食习惯,如存在饮食偏嗜或医院饮食与患者平时饮食存在差异等,均会影响患者对营养物质的摄入。此外,若患者同时合并其他疾病，如糖尿病（需限制糖类的摄入）、高脂血症（需限制脂类的摄入）、肾病综合征（需限制蛋白质的摄入），或合并感染时（需应用抗生素），或其他原因（患者需使用激素、兴奋剂、吗啡等止痛剂等），这些均会影响患者的进食情况，导致食物摄入不足，从而出现营养不良。

二、营养不良治疗策略

对肿瘤患者，尤其是消化道肿瘤患者而言，尽早进行营养筛查和评估，区分出存在营养不良风险或营养不良的患者，及时进行营养干预是至关重要的。同时，对其进行疗效评价及随访也是临床营养不良治疗中不可或缺的环节。

具体来说，我们应遵循营养不良的三级诊断流程，明确患者是否需要进行营养干预。对于需进行营养治疗的消化道肿瘤患者，应根据《中国肿瘤营养治疗指南2015》中提出的“营养不良的五阶梯治疗”模式进行有针对性的营养支持。选择合适的疗效评价指标对患者进行密切随访，密切关注患者的营养状态。在消化道肿瘤营养全程规范化治疗过程中，中医药治疗已得到临床的认可。中医药治疗不仅能起到减毒增效、协同治疗的作用，而且还能改善临床消化道肿瘤患者的营养不良症状，增强机体免疫功能，明显提高患者的生活质量。

（一）营养不良三级诊断

营养不良三级诊断是一个由浅到深的连续过程，是一个由简单到复杂的发展过程，是一个集成创新的营养不良甄别系统。其包括营养筛查（nutritional screening）、营养评估（nutritional assessment）与综合测定（comprehensive measurement），三者之间既相互区别又密切联系，构成营养不良临床诊断的一个有机系统（见表4-1-1，见图4-1-1）。

表4-1-1　营养筛查、营养评估与综合测定

项目	营养筛查	营养评估	综合测定
内容	营养风险筛查、营养不良风险筛查及营养不良筛查	营养不良及其严重程度的评估	营养状况相关的多参数、多维度综合测定
时机	入院24h内	入院48h内	入院72h内
实施人员	护士	护士、营养师或医生	不同学科人员
方法	营养相关病史＋体重指数	营养相关病史＋营养相关体格检查	病史＋体格检查＋实验室检查＋器械检查，上述项目仍然是与营养和代谢相关
结果	定性	半定量	定量
目的	初步判断有无营养风险或营养不良	明确有无营养不良及其严重程度	确定营养不良的类型及原因、了解营养不良对机体的影响
诊断结论	有无营养风险或营养不良	营养良好、营养不良（轻、中、重）	营养不良的类型、原因、有无器官功能障碍
阳性患者后续处理	制定营养计划、实施营养评估	实施营养干预、进行综合测定	综合治疗

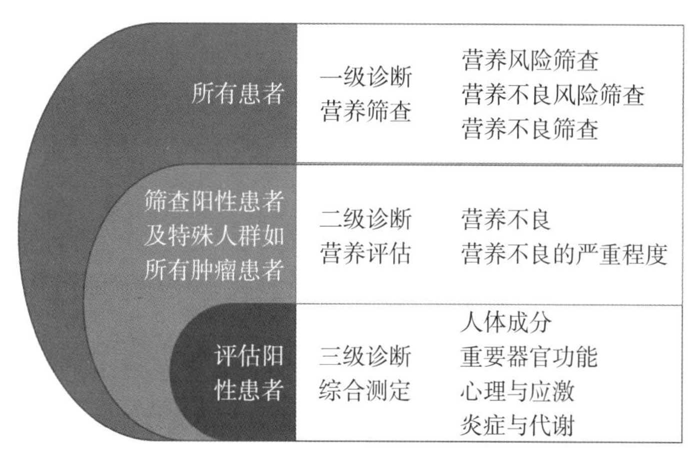

图4-1-1　营养不良三级诊断

1. 一级诊断——营养筛查

营养筛查是诊断营养不良最基本的一步。筛查的对象是所有的肿瘤患者，主要方法包括营养风险筛查、营养不良风险筛查和营养不良筛查。通过营养筛查尽早发现存在不利临床结局风险的患者。实施营养筛查时并不需要同时采取所有上述方法对患者进行筛查，而只需要选择一种即可。对营养筛查阳性的患者，应该再进行营养评估；对营养筛查阴性的患者，在一个抗肿瘤治疗疗程结束后，应再次进行营养筛查。

（1）营养风险筛查：中华医学会肠外肠内营养学分会（Chinese Society for Parenteral and Enteral, Nutrition, CSPEN）推荐采用营养风险筛查2002（nutritional risk screening 2002, NRS 2002）筛查患者的营养风险。根据NRS 2002筛查评分判断患者是否存在营养风险，总分≥3分说明存在营养风险，提示需要帮助患者制定营养支持计划，但并不是实施营养支持的指征。是否需要营养支持应该进行进一步的营养评估。

（2）营养不良风险筛查：推荐采用国际上通用的营养不良通用筛查工具（malnutriton universal screening tool, MUST）或者营养不良筛查工具（malnutrition screening tool, MST）进行营养不良风险的筛查。MUST包括BMI、体重下降程度及疾病原因所致近期禁食的时间3个部分，最后评分结果分为低营养不良风险、中等营养不良风险和高营养不良风险。MST筛查包括体重下降及其程度、食欲下降2个内容，筛查结果分为有营养不良风险与无营养不良风险。

（3）营养不良筛查：营养不良的筛查方法有许多种，其中以理想体重及BMI较为常用，具体如下：①理想体重法。实际体重为理想的体重80%～89%为轻度营养不良，70%～79%为中度营养不良，60%～69%为重度营养不良。②BMI法。中国标准如下：BMI＜18.5kg/m^{2}为低体重（营养不良），BMI在18.5～23.99kg/m^{2}为正常，BMI在24～26.99kg/m^{2}为超重，BMI≥27kg/m^{2}为肥胖。

2. 二级诊断——营养评估

对一级诊断为营养筛查阳性的患者需通过营养评估工具及时发现有无营养不良并判断其严重程度。在临床上，一般采用主观整体评估（subjective global assessment, SGA）、患者主观整体评估（patient generated subjective global assessment, PG-SGA）和微型营养评估（mini nutritional assessment, MNA）进行营养不良及严重程度的评估。而对于消化道肿瘤患者，临床上优先选择

PG-SGA。

PG-SGA是中国抗癌协会肿瘤营养与支持治疗专业委员会推荐使用的，是专门为肿瘤患者设计的肿瘤特异性营养评估工具，是在SGA基础上发展而成的。PG-SGA由患者自我评估和医务人员评估2部分组成，具体内容包括体重、进食情况、症状、活动和身体功能、疾病与营养需求的关系、代谢需求、体格检查等7个方面，前4个方面由患者自己评估，后3个方面由医务人员评估，评估结果包括定性评估及定量评估2种。定性评估将患者分为营养良好、可疑或中度营养不良、重度营养不良3类；定量评估将患者分为0～1分（营养良好）、2～3分（可疑营养不良）、4～8分（中度营养不良）、9分及以上（重度营养不良）4类。

3. 三级诊断——综合测定

综合测定是指针对明确营养不良及其严重程度的患者，临床上为进一步了解其营养不良的类型及导致其营养不良的原因，从应激程度、炎症反应、能耗水平、代谢状况、器官功能、人体组成、心理状况等方面等进行多维度的分析。综合测定主要通过在一般疾病诊断中常用的手段，如病史采集、体格检查、实验室检查、器械检查等结果进行多维度分析，将营养不良分为有应激的营养不良与无应激的营养不良、伴随炎症反应的营养不良与无炎症反应的营养不良、高能耗型营养不良与低能耗型营养不良、无代谢紊乱的营养不良与有代谢紊乱的营养不良。根据不同的营养不良类型，选择适宜的营养制剂进行治疗，指导临床用药。总而言之，通过综合测定，将常规的营养支持转向免疫营养、代谢调节治疗、精准或靶向营养治疗，从而达到抗消耗、抗炎症、抗疾病及增强免疫4个目的。

（二）营养不良的五阶梯治疗

对于明确存在营养不良的消化道肿瘤患者，营养干预是最有效的治疗方式。消化道肿瘤营养不良治疗的基本要求是四达标，即满足能量、蛋白质、液体及微量营养素的目标需求。最高目标是调节异常代谢，改善免疫功能，控制肿瘤，提高生活质量，延长OS。因此，营养不良的规范治疗应该遵循五阶梯治疗原则（见图4-1-2）。首先，选择饮食＋营养教育，然后依次向上分别为饮食＋口服营养补充（oral nutritional supplements，ONS）、全肠内营养（total enteral nutrition，TEN）、部分肠内营养（partial enteral nutrition，PEN）＋部分肠外营养（partial parenteral nutrition，PPN）、全肠外营养（total parenteral nutrition，TPN）。参照ESPEN指南建议，当一个阶梯治疗持续3～5d不能满足60%的目标能量需求时，应该选择上一阶梯治疗。

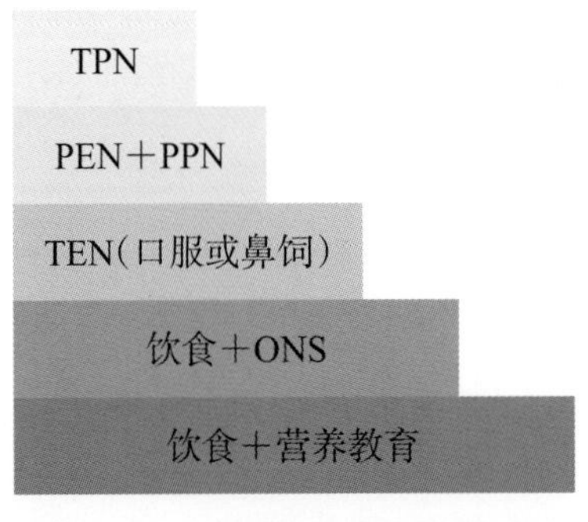

图4-1-2　营养不良的五阶梯治疗

对营养不良患者实施营养治疗时，起始给予的能量（非目标需要量）一般按照20～25kcal/(kg•d)（此处体重为非肥胖患者的实际体重）计算。营养不良程度越重、持续时间越长，起始给予的能量需越低，如10～15kcal/(kg•d)，以防出现再喂养综合征。患者的目标需要量应该根据患者的年龄、活动、营养不良严重程度、应激状况等调整为个体化能量需求。营养不良治疗的基本要求是营养不良治疗四达标，即满足90%液体目标需求、70%～90%能量目标需求、100%蛋白质目标需求以及100%微量营养素目标需求（见图4-1-3）。

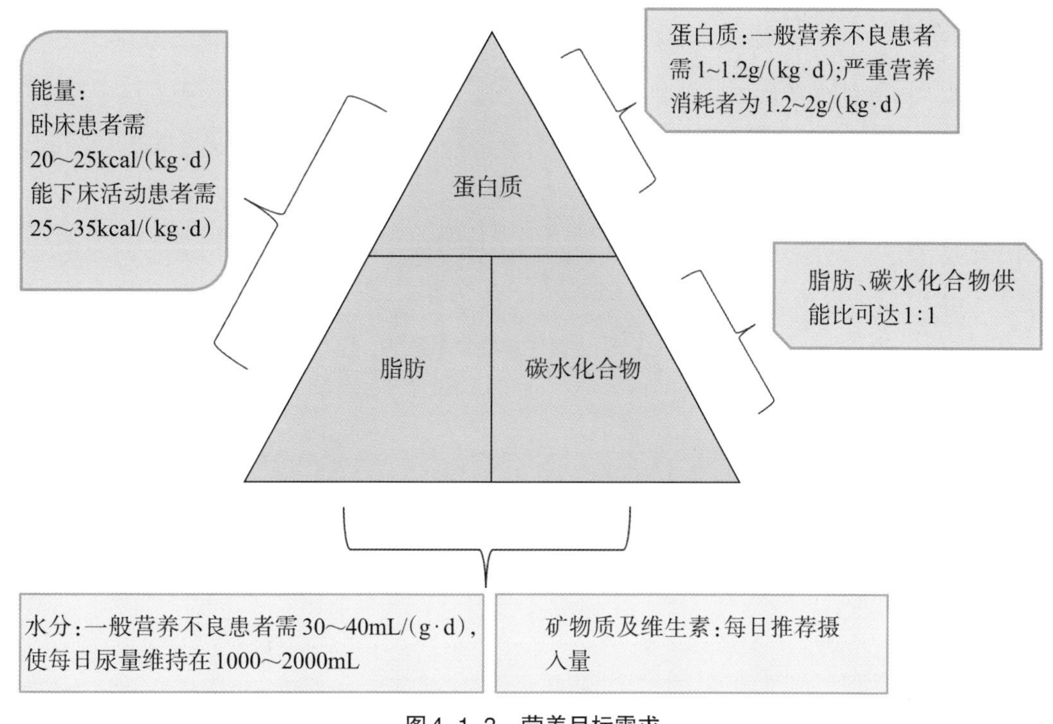

图4-1-3　营养目标需求

1. 第一阶梯：饮食＋营养教育

第一阶梯治疗方案是所有消化道肿瘤营养不良患者（不能经口摄食的患者除外）首选的治疗方法，是一项经济、实用且有效的治疗措施，是所有营养治疗的基础。大部分轻度营养不良患者通过第一阶梯治疗，其营养状态可得到很好地改善。

第一阶梯由个体化饮食指导和营养教育两部分组成。个体化饮食指导是指在详细了解患者营养不良严重程度、营养不良类别及原因的基础上，提出有针对性的、个体化的饮食指导和饮食调整建议，如调整饮食结构、增加饮食频次、优化食物加工制作、改善就餐环境等。肿瘤患者的营养教育包括：回答患者、家属及照护者提出的问题；告知营养诊断目的；完成饮食、营养与功能评价；查看实验室及仪器检查结果；传授营养知识、提出饮食和营养建议；介绍肿瘤的病理生理知识；讨论个体化营养干预方案；告知营养干预可能遇到的问题及对策；预测营养干预的效果；规划并实施营养随访（见图4-1-4）。研究表明，肿瘤营养教育不仅仅是传授饮食和营养知识，更加重要的是学习如何改变饮食行为，养成良好的饮食习惯，从而改善营养与健康状况。

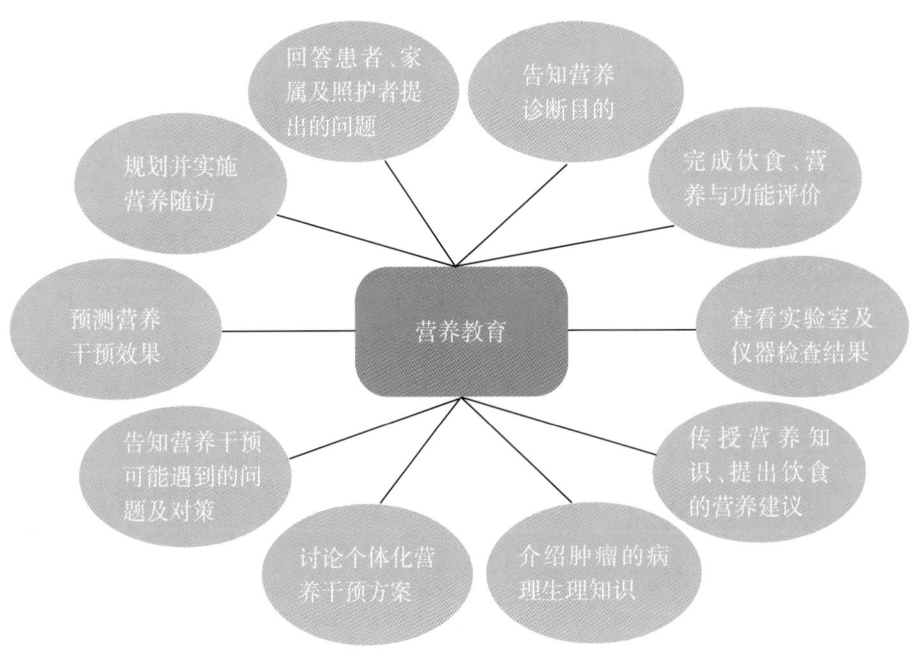

图4-1-4 营养教育十个方面

2. 第二阶梯:饮食+ONS

ONS是指口服摄入特殊医学用途(配方)食品(food for special medical purposes,FSMP),以补充日常饮食的不足。第二阶梯主要针对第一阶梯不能达到目标需要量的患者。

3. 第三阶梯:TEN

TEN特指在完全没有进食条件下,所有的营养素完全由FSMP提供。对于第二阶梯不能满足目标需要量或一些完全不能饮食的患者,如食管癌完全梗阻、吞咽障碍、严重胃瘫患者,TEN是理想选择。TEN尤其适用于消化道肿瘤患者。大部分消化道肿瘤患者需要管饲喂养,常用的途径有鼻胃管、鼻肠管、胃造瘘、空肠造瘘。在食管癌完全梗阻的患者中,优先选择胃肠造瘘。TEN的输注方式有连续输注、周期输注2种。此外,实施TEN时,还要掌握相关注意事项,见表4-1-2。

表4-1-2 实施TEN的相关注意事项

事项	具体内容
一	一个原则:即个体化原则,根据每一位患者的实际情况选择合适的营养制剂,以及合适的营养制剂的量、适当的输注途径及方法。
二	了解两个不耐受:胃不耐受和肠不耐受,前者多与胃动力不足有关,后者多与使用方法不当有关。
三	观察上、中、下三个部位:上,即上消化道表现,如恶心、呕吐;中,即观察腹痛、腹胀、肠型、肠鸣音;下,即下消化道表现,如腹泻、便秘,大便次数、性质与形状。
四	特别重视四个问题:即误吸、反流、腹胀、腹泻。
五	注意五个度:输注速度、液体温度、液体浓度、耐受程度(总量)及患者体位坡度(30°~45°)。

4. 第四阶梯:PEN+PPN

在第三阶梯不能满足目标需要量的条件下,应该选择PEN+PPN,即在肠内营养的基础上补充增加肠外营养。尽管通过饮食或肠内营养干预是最理想的营养支持方式，但是在临床实际工作中，消化道肿瘤患者往往存在明显的消化道结构改变以及功能的减退，因此，PEN＋PPN往往是更现实的选择。当消化道肿瘤患者存在明显的厌食症状或不能完全耐受肠内营养的情况时，PPN或补充性肠外营养(supplemental parenteral nutrition，SPN)显得尤为重要。PEN和PPN之间没有固定的比例搭配，主要取决于患者对肠内营养的耐受情况，肠内营养耐受越好，则肠外营养提供的就相对越少，反之则越多。

5. 第五阶梯：TPN

当患者的肠道完全不能耐受时，TPN是维持患者生存的唯一营养来源。对于晚期消化道肿瘤患者来说，采用TPN的机会相对较多。当消化道肿瘤患者出现消化道功能丧失，或消化道不能被利用，如发生完全性肠道梗阻、腹膜炎、顽固性呕吐、严重腹泻、短肠综合征及严重吸收不良，或肿瘤术后时，营养支持的唯一方式是TPN。此外，除了考虑上述适应证外，还应观察患者的PG-SGA评分和白蛋白水平。PG-SGA评分结果为重度营养不良或血清白蛋白＜25g/L是实施TPN的有力指征。针对肠外营养的制剂选择，临床推荐以全合一(all-in-one，AIO)方式输注，可以通过外周静脉、经外周静脉穿刺置入中心静脉导管(peripherally inserted central catheter，PICC)及中心静脉导管(central venous catheter，CVC)输注。CVC穿刺首选锁骨下静脉，其次为颈内静脉或颈外静脉。CVC可分为暂时性和永久性2种，当预计肠外营养将持续超过4周或长期、间断需要肠外营养时，推荐使用永久性CVC，即输液港(port)。无论使用何种CVC，肠外营养都应使用专用管腔输注。对于接受化疗、放疗等免疫功能受抑制的高危患者，建议使用经抗菌药物处理过的导管。

总而言之，营养治疗五阶梯也是营养不良治疗的5种手段。其中，营养教育是患者的基础治疗措施，是第一选择。对于营养不良的消化道肿瘤患者来说，第一、二阶梯是最理想的措施，第三、四阶梯是普遍的现实，第五阶梯是无奈的举措。一般情况下，我们应该遵循阶梯治疗原则，由下往上依次进行，但阶梯与阶梯之间并非不可逾越，应根据患者的实际情况，选择最佳的治疗模式，进行个体化的营养治疗。

(三)疗效评价及随访

1. 疗效评价

及时的营养干预是营养治疗最理想的状态，但考虑到营养干预的临床效果显现相对较慢，一般建议以4周为1个疗程。

目前，临床上评价营养疗效的指标主要分为三大类：①快速变化指标包括营养指标(白蛋白、前白蛋白、转铁蛋白、游离脂肪酸等)、肝肾功能、电解质、血常规以及炎症指标(IL-1、IL-6、TNF、CRP)等，每周检测1次。②中速变化指标包括人体测量参数、人体成分分析、生活质量评价、体能评估、肿瘤病灶评估、PET/CT代谢活性，每4～12周评估1次。③慢速变化指标指生存时间，每年评估1次。

2. 随　访

对于所有出院的消化道肿瘤患者应定期(每3个月1次)到医院营养门诊随访或接受电话营养随访。

(四)中医药干预

目前,临床已证实中医药在防治恶性肿瘤营养不良中具有确切的疗效。消化道肿瘤患者营养不良,没有专门的中医病名,但根据其临床表现多可纳入"虚劳"的范畴,如《素问·玉机真脏论》"大骨枯槁,大肉陷下"的描述,符合肿瘤晚期重度营养不良的表现。因此,根据"扶正培本""虚则补之"的理论,结合脏腑气血阴阳进行辨证施治,中医药治疗在干预肿瘤营养不良的发生、发展中可发挥重要的作用。针对"虚劳"的治疗,从仲景提出的"八味肾气丸""薯蓣丸""黄芪建中汤"等,到后世的"补中益气汤""大补阴丸""参苓白术散",均具有不错的疗效。

除了口服复方制剂外,目前"参麦注射液""黄芪注射液"等静脉输注药物也已广泛应用于临床,其疗效得到了临床肿瘤医师的认可。除此之外,研究证实多种中药提取物如黄芪多糖、灵芝多糖等,不仅具有明显的抗肿瘤作用,还具有改善肿瘤免疫微环境、增强肿瘤免疫监视、保护肠道黏膜屏障、调节肿瘤营养代谢等作用,可显著改善患者的营养不良状态。

中医药治疗可贯穿于整个营养不良五阶段治疗过程,采用中西医治疗紧密结合,改善患者的营养不良状态是目前大势所趋。需要注意的是,在实施中医药治疗的过程中,应在中医师的指导下,通过辨证论治进行遣方用药,不可拘泥某方,做到一人一方,个体化处方用药。因此,我们应更好地发挥祖国传统医学在营养不良治疗中的优势,以改善患者的营养不良,提高患者生活质量为最终目标而努力。

第二节　营养制剂的选择

一、肠内营养制剂

肠内营养药,又名肠内营养制剂,是对临床上应用于肠内营养支持的各种产品的统称,其营养成分主要包括蛋白质、氨基酸、碳水化合物、脂肪类、维生素、矿物质、膳食纤维等,原料主要来源于动植物及其提取物。

(一)肠内营养制剂的分类与适应证

我国在2005年出版的《国家基本药物目录》中,将肠内营养制剂按其氮源分为三大类:氨基酸型、短肽型(前两类也称为要素型)和整蛋白型(也称为非要素型)。上述3类又可各分为平衡型(balanced)和疾病适用型。此外,还有组件型(module)制剂。

1. 要素型制剂

要素型制剂也称单体膳(monomeric formulas),是一种营养素齐全、不需消化或稍加消化即可吸收的少渣营养剂。单体膳一般以氨基酸(或游离氨基酸与短肽)为氮源,其中标准含氮量型的能量比例为8%,高含氮量型的能量比例为17%。要素型制剂氮源的氨基酸组成直接影响其营养价值,其中必需氨基酸的组成模式与参考模式相近;以葡萄糖、蔗糖、低聚糖、固体麦芽糖、玉米低聚糖或糊精为碳水化合物来源;以植物油(如玉米油、红花油等)、中链甘油三酯为脂肪来源。

目前国内外应用于临床的要素型制剂按脂肪含量分为高脂肪和低脂肪2种：高脂肪要素制剂脂肪含量达18%～30%，碳水化合物和蛋白质含量分别为61%～74%和8%～17%；低脂肪要素制剂脂肪含量仅占0.2%～2.0%，碳水化合物和蛋白质含量分别为80%～90%和8%～17%。此外，要素制剂中还含有丰富的矿物质和维生素。因此，要素型制剂又被称为化学组成明确制剂（chemically defined diet，CDD）。

（1）氨基酸型：氨基酸型肠内营养制剂主要为低脂的粉剂，可减少对胰腺外分泌系统的刺激和消化液的分泌。

1）平衡型氨基酸型肠内营养制剂：属一般营养型，如肠内营养粉（AA）（维沃）。适用于消化道通畅但无法正常进食，合并营养不良或存在营养不良风险的患者；消化道术前准备患者；消化道手术后吻合口瘘患者，如咽部瘘、食管瘘、胃瘘、结肠瘘等患者；胰腺炎恢复期的患者；短肠综合征患者；炎症性肠病患者，如克罗恩病患者；血清白蛋白低下（＜25g/L）者等。

2）疾病适用型氨基酸型肠内营养制剂：包括先天性苯丙氨酸代谢缺陷症用营养制剂、肝功能衰竭制剂、肾功能衰竭制剂。①肝功能衰竭制剂的氮源为14种氨基酸，特点是支链氨基酸（branched-chain amino acids，BCAA）的含量占总氨基酸的比例为35.7%、芳香族氨基酸（aromatic amino acid，AAA）与蛋氨酸仅占3.3%。肝功能衰竭制剂的使用目的是维持适当能量，有利于肝功能恢复和肝细胞再生，防止或减轻肝性脑病。②肾功能衰竭制剂的氮源为8种必需氨基酸。可用于急性或慢性肾功能衰竭的患者，供给8种必需氨基酸，患者可重新利用体内分解的尿素氮合成非必需氨基酸，既可减轻氮质血症，也可合成蛋白质，节省必需氨基酸。

（2）短肽型：氮源为蛋白水解物——短肽，可经小肠黏膜刷状缘的肽酶水解后进入血液，几乎可被完全吸收，不含乳糖，低渣，需少量消化液吸收，排粪便量少。代表产品有肠内营养混悬液（百普力）、粉剂（百普素）等。适用于胃肠道功能正常或胃肠道功能部分正常的患者。如胰腺炎、肠道炎性疾病、放射性肠炎和化疗后引起的肠炎、肠瘘、短肠综合征等患者。也可作为营养不良的患者在手术前的营养支持及术前或诊断前的肠道准备。

2. 非要素型制剂

非要素型制剂也称多聚体膳（polymeric formulas），以未加工蛋白（intact protein）或水解蛋白（hydrolyzed protein）为氮源。其中，以未加工蛋白为氮源的有混合奶和匀浆制剂。以水解蛋白为氮源的非要素制剂也称为半要素膳（semi-elemental diet），包括含乳糖类和不含乳糖类，其中含乳糖类以酪蛋白为主要氮源；不含乳糖类以可溶性酪蛋白盐、大豆分离蛋白或鸡蛋清固体为主要氮源，适用于乳糖不耐受患者。非要素制剂的渗透压接近等渗（300～450mOsm/L），口感较好，适合口服，也可用于管饲，使用方便，耐受性强，适用于胃肠道功能较好的患者。

（1）整蛋白型肠内营养制剂：进入消化道后可刺激腺体分泌消化液，在体内消化吸收的过程同正常食物一样，可提供人体必需的营养物质和能量的需要。剂型不同，其成分有所不同。粉剂主要含有麦芽糊精、矿物质、维生素、微量元素等；混悬剂和乳剂主要含有麦芽糊精、酪蛋白、植物油、膳食纤维、微量元素等，其中混悬剂可在室温下储存，乳剂则应在25℃以下储存（不能冷冻）。

1）平衡型普通整蛋白肠内营养制剂：代表产品有肠内营养制剂（TP）（安素）、肠内营养乳剂

(TP)(瑞素)等。适于于头颈部创伤或手术后患者;咀嚼和吞咽功能性或神经性损害导致下咽困难的患者;意识丧失的患者和(或)接受机械通气的患者;高分解代谢状态的患者,如癌症、烧伤和颅脑创伤患者;神经性畏食患者等。

2)疾病适用型整蛋白肠内营养制剂:主要有糖尿病型肠内营养制剂,如益力佳、肠内营养乳剂(TPF-D)(瑞代);肿瘤适用型肠内营养乳剂,如肠内营养乳剂(TPF-T)(瑞能);高蛋白、高能量肠内营养乳剂,如肠内营养乳剂(TP-HE)(瑞高)、肠内营养混悬液(TPF)(能全力1.5);免疫增强型肠内营养制剂,如茚沛;肺病型肠内营养混悬液,如肠内营养混悬液Ⅱ(TP)易菲佳、NutriVent、Respalor等;高代谢肠内营养配方,如TraumaCal、Traum-Aid、Stresstein等;肾病用复方α-酮酸类似物(如开同)等。

(2)混合奶(milk based diet):是一种不平衡的高营养饮食,能量主要来源于牛乳(粉)、蛋和白糖,对矿物质、微量元素和维生素要求不高。目前临床使用的混合奶包括普通混合奶和高能量高蛋白混合奶两种。普通混合奶是把奶、蛋、糖、油、盐按比例做成流质状,蛋白质含量为1.0g/(kg•d),占总能量的15%~20%,脂肪含量为1~2g/(kg•d),占总能量的30%。高能量高蛋白混合奶是在普通混合奶基础上增加蛋白质的占比,提高总能量,每天供给蛋白质90~100g、脂肪100g、碳水化合物300g,总能量为2500kcal,液体的供给量为2600mL左右。使用混合奶(尤其是高能量高蛋白混合奶)的患者容易出现腹胀、腹泻等消化道不适症状。

(3)匀浆制剂(blenderized diet):也称匀浆膳,是将天然食物按要求配比,一般蛋白质占总能量的比例为15%~20%、脂肪占25%~30%、碳水化合物占55%~60%,制熟、消毒后食用。以全脂乳(粉)、脱脂乳(粉)、蛋、各种肉类为主要氮源。

匀浆制剂的特点如下:食材在体外粉碎,所含营养成分与正常饮食相似,但易消化吸收;营养均衡;口感良好,渗透压不高,对胃肠道无刺激;可根据使用者的实际情况调整食材内容,避免食材过敏所致的腹胀、腹泻等消化道不适症状;可含有较多粗纤维,预防便秘;在医院或家庭中可长期使用。

匀浆制剂包括商品匀浆膳和自制匀浆膳两类。前者是无菌、即用的均质液体,其成分明确,可通过细孔径鼻饲管,使用较为方便,缺点是营养成分无法做到精准的个体化,价格较高。后者由多种食物(包括米面主食、肉类、奶、蛋、豆、菜、糖、油、盐等)混合、搅拌后制成。自制匀浆膳的优点在于:①三大营养素及液体量明确;②可根据实际情况调整营养素成分;③价格较低、制备方便灵活。缺点在于:①微量元素含量不明确或差异较大;②不稳定,易分层,固体成分沉降后不易通过细孔径鼻饲管;③卫生要求高,配制后的保存相对不易。

3. 组件型制剂

营养素组件(nutrient module),也称不完全营养制剂,是以某种或某类营养素为主的肠内营养制剂。可用于对全营养制剂进行特定营养素的补充或强化,以实现肠内营养制剂的个体化和精准化;也可使用两种或两种以上的组件制剂构成组件配方(modular formulas),用于有特殊需要的患者。

组件型制剂主要包括蛋白质组件、肽类组件、脂肪酸组件、碳水化合物组件、膳食纤维组件、维生素组件和矿物质组件。组件型制剂与要素型制剂的本质区别在于组件型制剂不属于平衡膳食。

(1)蛋白质组件、肽类组件:氮源为氨基酸混合物、蛋白质水解物或高生物价整蛋白(包括牛奶、酪蛋白、乳白蛋白、大豆蛋白游离物等)。多用于创(烧)伤、大手术等需要增加蛋白质的患者,也可用于肾功能衰竭或肝性脑病需限制蛋白质摄入的患者。

(2)脂肪酸组件:原料包括长链甘油三酯(long-chain triglyceride, LCT)和中链甘油三酯(medium-chain triglyceride, MCT)。LCT的热值为9kcal/g,含有相对丰富的必需脂肪酸;MCT的热值为8.4kcal/g,不含必需脂肪酸。MCT不经淋巴系统,直接由门静脉系统进入肝脏,主要用于淋巴系统异常和乳糜微粒合成障碍者。但MCT的生酮作用远强于LCT,不宜用于糖尿病酮症酸中毒患者。应用MCT超过1周以上,则需同时补充LCT,使其所含亚油酸的供热比例达到3%~4%。

(3)碳水化合物组件:原料可采用单糖(包括葡萄糖、果糖和半乳糖)、双糖(包括蔗糖、乳糖和麦芽糖)、低聚糖(包括糊精、葡萄糖低聚糖、麦芽三糖和麦芽糊精)或多糖(包括淀粉和糖原)。以葡萄糖当量(dextrose equivalent, DE)表示碳水化合物的水解程度。葡萄糖DE为100,液体玉米糖浆DE为36~60,固体玉米糖浆DE<20,麦芽糊精DE为10~20。DE愈高,其甜度和渗透压愈高。为减轻甜度和渗透压,提高患者耐受性,多采用麦芽糊精或葡萄糖多聚体作为原料,同时其升血糖和引起胰岛素反应的作用较葡萄糖、蔗糖低。

(4)维生素、矿物质组件:使用组件型制剂时,应添加维生素和微量元素。

目前,国内尚无组件式肠内营养制剂(药品)的上市产品,但有属于食品、保健品、特医食品的蛋白质、短肽、氨基酸组件型制剂,目前归为组件型肠内营养制剂。

(二)益生元和益生菌制剂

有研究表明,消化道肿瘤患者在创伤、手术、严重感染,放化疗等应激条件下可能会发生肠道菌群失调,肠道黏膜屏障受损,最终导致肠道细菌和内毒素易位,引起继发感染。而益生菌能降低肠黏膜的通透性,恢复肠道微生态平衡,阻止细菌易位,从而起到保护肠屏障功能的作用。因此,消化道肿瘤患者使用益生菌能更好地保护肠道黏膜的屏障功能,并改善患者免疫功能,有利于患者康复。常见的益生菌制剂包括益生菌、益生元。

益生菌与益生元的区别见表4-2-1。

表4-2-1 益生菌与益生元的区别

	益生菌	益生元
概念	有益的细菌	益生菌的“养料”
本质	人体内原有的细菌	模拟母乳中的低聚糖
作用原理	外部添加的益生菌,以增加体内益生菌的数量,调整菌群比例为目的,通过拮抗、竞争潜在的病原菌刺激黏膜免疫,并通过非免疫机制对肠道生态系统发挥作用	为益生菌提供养料,通过增加有益的厌氧菌和减少潜在的病原微生物来影响肠道细菌
免疫反应	某些人群免疫	不免疫

续表

	益生菌	益生元
活性	活性益生菌进入人体后受胃酸影响，只有活菌到达肠道时才能发挥作用	无活性，不受胃酸影响，可直接到达肠道发挥作用
机理	直接作用	需被肠道内原有的益生菌利用，对人体无直接作用，无脂肪，糖尿病患者可用

（三）国际上常用的肠内营养制剂分类

1. 美国肠内营养制剂分类

FDA使用“医疗食品”（medical foods，MF）定义肠内营养制剂。MF是指具有特殊饮食目的或为可保持健康的食品，需在医疗监护下使用而区别于其他食品。MF必须满足以下标准：①一种口服或管饲产品；②产品必须标明用于健康状态紊乱、疾病等状态；③必须标明在医疗监护下应用。

（1）匀浆制剂：是根据病情随时修改营养素的糊状浓流体饮食，是一种可经鼻饲、胃或空肠置管滴入，或以灌注的方式给予患者的经肠营养制剂。

（2）大分子聚合物肠内营养配方（polymeric formulas）：是一种以全蛋白质、脂肪和糖等大分子为主要成分的营养制剂。所含的蛋白质是由酪蛋白、乳清蛋白或卵蛋白等水解、分离所得；糖类以淀粉及其水解物多见；脂肪来源于植物油，如谷物油、红花油、葵花油等。其配方组成除了蛋白质、糖类和脂肪外，还含有多种维生素和矿物质，通常不含乳糖，有些还会有少量膳食纤维。适合于有完整胃或胃肠功能基本正常者。

1）标准的大分子聚合物肠内营养制剂：碳水化合物占50%～55%，蛋白质占10%～15%，脂肪占25%～30%。能量密度为1kcal/mL。

2）高能量、高氮大分子聚合物肠内营养制剂：能量密度为1.5～2kcal/mL，适用于需限制液体入量的患者。

3）含膳食纤维的大分子聚合物肠内营养制剂：是指在标准大分子聚合物肠内营养制剂中加入适量的膳食纤维，适用于腹泻或便秘患者。

（3）预消化肠内营养配方（predigested formulas）：含有1种或1种以上的部分消化的大分子营养素。其中，蛋白质以氨基酸和短肽型形式存在，碳水化合物为部分水解的淀粉，脂肪常为MCT和LCT，少数制剂含有短链脂肪酸，不含乳糖和膳食纤维。氨基酸、碳水化合物和脂肪分别占总能量的12%～20%、80%和1%～5%。能量密度为1～1.27kcal/mL。适用于胃肠道消化功能不全的患者，如吸收不良综合征、克罗恩病、肠瘘、小肠切除术后、胰腺炎、肠黏膜萎缩等患者。

1）以氨基酸为基础的配方：蛋白质来源于结晶氨基酸，碳水化合物来源于多聚糖或双糖，脂肪来源于植物油。

2）以肽类为基础的配方：以双肽或三肽为氮源，脂肪来源于植物油，碳水化合物主要来源于水解的谷物淀粉或葡萄糖低聚糖。

(4)疾病特殊肠内营养配方(specialized formulas):是一种专门为脏器功能不全或衰竭、代谢障碍、对某一营养素的需求增加或限制某一营养素摄入的患者而设计的肠内营养配方。

1)肝功能衰竭患者肠内营养配方:支链氨基酸(亮氨酸、异亮氨酸和缬氨酸)的浓度约占总氨基酸量的35%或40%以上,而芳香氨基酸(色氨酸、酪氨酸和苯丙氨酸)的浓度较低。

2)肾功能衰竭患者肠内营养配方:通过提供适合肾衰竭患者代谢特点的营养物质,使体内氮质性产物再利用,将受损肾脏处理代谢产物的负荷降至最低。

3)糖尿病患者肠内营养配方:碳水化合物以低聚糖或多糖多见,并添加足量的膳食纤维以减缓血糖的上升速度和幅度。

4)肺疾病患者肠内营养配方:采用高脂肪、低碳水化合物、足量的蛋白质用以维持瘦体组织,满足人体合成代谢需要。

5)高代谢患者肠内营养配方:适用于大手术、烧伤、多发性创伤等易出现负氮平衡的高代谢疾病患者,用以纠正负氮平衡并维持正氮平衡。

6)癌症患者营养配方:添加ω-3多不饱和脂肪酸等免疫制剂。

7)婴儿肠内营养配方。

(5)单体肠内营养配方(modular formulas):是由单一营养素组成的肠内营养配方。临床上常用于强化某一营养素或对肠内营养配方进行个体化设计,包括蛋白质配方、脂肪配方、碳水化合物配方、维生素及矿物质配方。

2. 欧洲肠内营养制剂分类

临床营养制剂起源于欧洲,欧洲的临床营养指南中的肠内营养制剂分类如下。

(1)肠内营养配方:①高分子配方,又分为标准高分子配方、更改型高分子配方,后者又细分为专为不同疾病患者使用的制剂,包括ICU患者、糖尿病患者、呼吸系统疾病患者、肾脏疾病患者、肝脏疾病患者等;②低分子配方;③要素膳(制剂);④短肽制剂。

(2)家庭制作肠内营养制剂。

(3)添加剂:①膳食纤维(包含益生元)分为可溶性膳食纤维、不可溶性膳食纤维;②益生菌;③谷氨酰胺。

(四)肠内营养制剂的选择标准

(1)患者年龄。

(2)临床诊断及治疗(包括药物与营养素关系、配伍禁忌等)。

(3)患者营养状况(性质和程度)。

(4)患者代谢状况,其热量及营业素需要量。

(5)能影响胃肠道功能的膳食的物理性质(如渗透压等)。

(6)患者胃肠道功能。

(7)能引起变应性反应的蛋白质原料。

(8)有无乳糖不耐受。

(9)有无脂肪吸收不良。

(10)投给途径(口服或管饲)。

以下列出了消化道肿瘤患者以及合并其他疾病患者的肠内营养制剂选择(见表4-2-2和表4-2-3)。

表4-2-2 不同消化道肿瘤患者的肠内营养制剂选择

肿瘤发生部位	生理功能改变	可能发生的营养问题	可选择的肠内营养制剂
口腔	咀嚼功能异常、唾液分泌异常、进食困难	物质代谢和能量代谢出现负平衡	匀浆膳、整蛋白型肠内营养制剂、要素膳
食道	吞咽受限、进食困难	能量摄入不足	匀浆膳、整蛋白型肠内营养制剂、要素膳
胃	机械消化功能、分泌功能异常	能量摄入不足、蛋白质水解异常、维生素B_{12}吸收障碍、铁和钙的吸收障碍	氨基酸型、短肽型肠内营养制剂,组件型肠内营养制剂
小肠	消化、分泌、运动功能减退	各种营养素代谢、吸收异常,肠道菌群失调	氨基酸型、短肽型肠内营养制剂,整蛋白型肠内营养制剂、组件型肠内营养制剂
结直肠	水和无机盐的吸收下降、排便功能异常	水电解质紊乱、维生素B和K合成减少、便秘、腹泻	整蛋白型肠内营养制剂、组件型肠内营养制剂
肝脏	分泌、解毒、代谢功能异常	蛋白质、碳水化合物、脂类与胆汁酸、电解质代谢异常,糖耐量异常	支链氨基酸型肠内营养制剂
胰腺	分泌减少	代谢紊乱	糖尿病型肠内营养制剂、低脂型肠内营养制剂
胆道系统	胆汁的浓缩、储存、排空障碍	脂质代谢异常	低脂型肠内营养制剂

表4-2-3 消化道肿瘤合并其他疾病患者的肠内营养制剂的选择

消化道肿瘤合并其他疾病	可选择的肠内营养制剂
肝功能受损	支链氨基酸型
消化道吸收功能低下	氨基酸型、短肽型、MCT
肾功能受损	低蛋白型
蛋白质营养不良	高蛋白型、乳清蛋白粉
胃肠道蠕动慢	纤维型整蛋白型肠内营养制剂、膳食纤维组件、益生菌
糖尿病	糖尿病型肠内营养制剂
高脂血症、胆囊炎、胆道疾病	低脂型肠内营养制剂

二、肠外营养制剂

肠外营养制剂是指经静脉系统提供人体包括氨基酸、脂肪、糖类、维生素及矿物质在内的营养素,以抑制分解代谢,促进合成代谢,并维持细胞、器官结构与功能的需要。

肠外营养制剂不使用统一的配方,而是根据患者年龄、性别、体重或体表面积、实际需要、代谢情况以及病情需要配置成个体化的全营养混合液制剂。

(一)肠外营养制剂分类

肠外营养制剂包括脂肪乳剂(长链脂肪乳剂、中长链脂肪乳剂、单不饱和脂肪乳剂、ω-3脂肪乳剂、结构脂肪乳剂)、氨基酸制剂(支链氨基酸制剂、复方肾用氨基酸制剂、平衡氨基酸制剂、肽类氨基酸制剂)、碳水化合物制剂(葡萄糖制剂)、电解质制剂(氯化钠、氯化钾、碳酸氢钠溶液、葡萄糖酸钙、氯化钙、硫酸镁、磷制剂、乳酸钠溶液)、维生素单体和混合制剂(维生素C制剂和脂溶性维生素制剂、水溶性维生素制剂)、微量元素混合制剂。

1. 脂肪乳剂

以往认为脂肪乳剂有两方面的基本功能:为机体提供能量(每克脂肪提供9kcal能量)和必需脂肪酸。脂肪乳剂与葡萄糖混合使用有节氮作用,单独输注则无此作用。除此之外,最近几年出现的ω-3脂肪乳剂可用来调节ω-3和ω-6脂肪酸的比例,是一种新型的脂肪乳剂。临床研究报告显示,合理的ω-3和ω-6的比例(1:3)有改善患者免疫功能和改善患者结局的作用。

临床上脂肪乳剂分为长链脂肪乳剂和中链脂肪乳剂。

1)长链脂肪乳剂:含12～18个碳,主要从大豆油、红花油中提取,以卵磷脂为乳化剂,含少量甘油以调节渗透压。缺点是亚油酸含量较高,抗氧化剂含量较低,在创伤、感染等高代谢状态时,可影响中性粒细胞活性,导致机体免疫功能受损。

2)中链脂肪乳剂:优点是不在脂肪组织中储存,较少发生肝脏脂肪浸润。缺点是有神经毒性。

3)中链及长链脂肪乳剂:MCT、LCT是在LCT中添加了MCT的脂肪乳剂,与LCT相比具有氧化快速、完全,很少引起脂肪浸润,对肝功能和胰岛素刺激小等优点,目前在临床上应用较多。

2. 氨基酸溶液

复方氨基酸溶液是肠外营养的基本供氮物质,由人工合成的结晶左旋氨基酸根据临床需要以不同模式配制而成,包括必需氨基酸与某些非必需氨基酸,其中必需氨基酸含量＞40%。除了提供能量外,复方氨基酸溶液主要用于提供氮源,维持正氮平衡,促进体内蛋白质合成、组织愈合以及合成酶和激素。

补充氨基酸必须注意氨基酸的成分与总含氮量。目前,临床上常规使用的成人氨基酸溶液中含有13～20种氨基酸,包括所有必需氨基酸,但还未确定最佳的氨基酸组合。

对于肾功能衰竭患者提倡必需氨基酸疗法,应选用高比例的必需氨基酸溶液,使尿素氮水平下降。对于肝功能不全的患者,由于患者血液中芳香族氨基酸(苯丙氨酸、酪氨酸、色氨酸)水平上升,进入大脑后可引起肝性脑病,因此应选择以BCAA为主的氨基酸溶液。在某些特殊情况下,应注意条件必需氨基酸的补充,如谷氨酰胺。

3. 碳水化合物制剂

最常用的碳水化合物制剂是葡萄糖注射液(5%、10%、50%),其他碳水化合物制剂还有果糖、木糖醇。

4. 电解质制剂

电解质制剂有氯化钠注射液(0.9%、10%)、氯化钾注射液、葡萄糖酸钙注射液、硫酸镁(10%)

注射液、有机磷制剂(10%格列福斯甘油磷酸钠,每支10mL,含磷10mmol)和多种微量维生素注射液Ⅱ(安达美)等。

5. 维生素制剂

1)水溶性维生素制剂:含叶酸、维生素B_1、维生素B_2、维生素B_6、维生素B_{12}、维生素C、生物素、泛酸、烟酰胺。如水乐维他等。

2)脂溶性维生素制剂:含维生素K、维生素D、维生素E、维生素K。如维他利匹特等。

6. 微量元素制剂

微量元素制剂包括铬、铁、钼、锌等。

(二)消化道肿瘤肠外营养制剂的选择

消化道肿瘤患者肠外营养制剂没有统一的配方,但必须含有全部人体所需的营养物质。应根据患者的年龄、性别、体重或体表面积及病情需要等制备。

传统认为危重患者尤其是术后患者,应给予高于基础几倍的能量和蛋白质,但重症患者24h的总能量消耗仅高出正常状态的10%,过量的能量和蛋白质供给不利于患者的恢复,反而会加重机体负担。因此,近年来对于消化道肿瘤患者术后无法进食而需要肠外营养的,提倡给予低氮低热量营养补充制剂,其在改善患者营养状况及免疫功能方面明显优于传统营养。

参考文献

[1] Cederholm T, Bosaeus I, Barazzoni R, et al. Diagnostic criteria for malnutrition — an ESPEN Consensus Statement[J].Clin Nutr, 2015, 34(3): 335-340.

[2]中国抗癌协会,中国抗癌协会肿瘤营养与支持治疗专业委员会,中国抗癌协会肿瘤康复与姑息治疗专业委员会,等.营养风险筛查[J].肿瘤代谢与营养电子杂志,2016,3(2):100-101.

[3]曹超,黄伟,肖志强.肿瘤代谢异质性[J].肿瘤代谢与营养电子杂志,2015,2(4):6-10.

[4]Menendez JA, Lupu R. Fatty acid synthase and the lipogenic phenotype in cancer pathogenesis[J]. Nat Rev Cancer, 2007, 7(10): 763-777.

[5]叶彩仙,谢淑萍.恶性肿瘤患者营养不良的原因及护理进展[J].护理与康复,2012,11(12):1123-1126.

[6]易佳盛,张吉翔,王静,等.肝癌患者营养不良的原因及其营养治疗[J].肿瘤代谢与营养电子杂志,2015,2(3):73-76.

[7]Nicolini A, Ferrari P, Masoni MC, et al. Malnutrition, anorexia and cachexia in cancer patients: a mini-review on pathogenesis and treatment[J].Biomed Pharmacother, 2013, 67(8): 807-817.

[8] Van Norren K, Dwarkasing JT, Witkamp RF. The role of hypothalamic inflammation, the hypothalamic-pituitary-adrenal axis and serotonin in the cancer anorexia-cachexia syndrome[J]. Curr Opin Clin Nutr Metab Care, 2017, 20(5): 396-401.

[9] Argilés JM, Busquets S, Toledo M, et al. The role of cytokines incancer cachexia [J]. Curr OpinSupport Palliat Care, 2009, 3(4): 263-268.
[10]Cardona D. Pharmacological therapy of cancer anorexia-cachexia[J].Nutr Hosp, 2006, 21(Suppl 3): 17-26.
[11]石汉平.外科应激的代谢反应[J].临床外科杂志,2008,16(12):842-844.
[12]钟静,印义琼.结直肠癌患者围手术期的营养评估和临床营养支持[J].肠外与肠内营养,2012,19(4):246-249.
[13] Seo SH, Kim SE, Kang YK, et al. Association of nutritional status-related indices and chemotherapy-induced adverse events in gastric cancer patients [J]. BMC Cancer, 2016, 16 (1): 900.
[14]Adel N. Overview of chemotherapy-induced nausea and vomiting and evidence-based therapies [J].Am J Manag Care, 2017, 23(14 Suppl): S259-S265.
[15]Dore MP, Pes GM, Murino A, et al. Short article: Small intestinal mucosal injury in patients taking chemotherapeutic agents for solid cancers[J].Eur J Gastroenterol Hepatol, 2017, 29(5): 568-571.
[16]Abdel-Rahman O, ElHalawani H, Essam-Eldin S. S-1-based regimens and the risk of oral and gastrointestinal mucosal injury: a meta-analysis with comparison to other fluoropyrimidines[J]. Expert Opin Drug Saf, 2016, 15(1): 5-20.
[17]Kubrak C, Olson K, Jha N, et al. Clinical determinants of weight loss in patients receiving radiation and chemoirradiation for head and neck cancer: a prospective longitudinal view[J]. Head Neck, 2013, 35(5): 695-703.
[18]Zakaria Z, Toomey D, Deasy J. Radiation-induced distal ileal obstruction complicating ileostomy closure[J].Tech Coloproctol, 2014, 18(2): 195-198.
[19]Bowles DW, Kochenderfer M, Cohn A, et al. A randomized, phase Ⅱ trial of cetuximab with or without PX-866, an irreversible oral phosphatidylinositol 3-kinase inhibitor, in patients with metastatic colorectal carcinoma[J].Clin Colorectal Cancer, 2016, 15(4): 337-344.
[20]Abdel-Rahman O, ElHalawani H, Fouad M. Risk of gastrointestinal complications in cancer patients treated with immune checkpoint inhibitors: a meta-analysis[J].Immunotherapy, 2015, 7 (11): 1213-1227.
[21]王昆.癌性疼痛与营养不良[J].肿瘤代谢与营养电子杂志,2014,1(2):35-38.
[22]石汉平,赵青川,王昆华.营养不良的三级诊断[J].肿瘤代谢与营养电子杂志,2015,2(2):31-36.
[23]中国抗癌协会,中国抗癌协会肿瘤营养与支持治疗专业委员会,中国抗癌协会肿瘤康复与姑息治疗专业委员会,等.营养风险筛查[J].肿瘤代谢与营养电子杂志,2016,3(2):10-101.
[24]石汉平,许红霞,林宁,等.营养不良再认识[J].肿瘤代谢与营养电子志,2015,2(4):1-5.

[25]石汉平,许红霞,李苏宜,等.营养不良的五阶梯治疗[J].肿瘤代谢与营养电子杂志,2015,2(1):29-33.

[26]石汉平,杨剑,张艳.肿瘤患者营养教育[J].肿瘤代谢与营养电子杂志,2017,4(2):1-6.

[27]中国抗癌协会,中国抗癌协会肿瘤营养与支持治疗专业委员会,中国抗癌协会肿瘤康复与姑息治疗专业委员会,等.肿瘤营养治疗通则[J].肿瘤代谢与营养电子杂志,2016,3(1):28-33.

[28]王辉,花宝金,孙桂芝.中医药防治恶性肿瘤营养不良的研究进展[J].中华中医药学刊,2012,30(7):1492-1494.

[29]陈海滔,徐超,姚庆华.中药提取物在肿瘤免疫营养中的应用[J].肿瘤代谢与营养电子杂志,2017,4(2):1-6.

[30]卫生部合理用药专家委员会.中国医师药师临床用药指南[M].重庆:重庆出版社,2009.

[31]《中国国家处方集》编委会.中国国家处方集:化学药品与生物制品卷[M].北京:人民军医出版社,2010.

[32]吴元涛,孙恢礼,蔡冰娜,等.我国肠内营养制剂临床应用进展与评价[J].中国医院用药评价与分析,2008,8(10):9-12.

[33]Peters AL, Davidson MB, Isaac R M. Lack of glucose elevation after simulated tube feeding with a low carbohydrate, high-fat enteral formula in patients with type 1 diabetes[J].Am J Med, 1989, 87(2): 178-182.

[34]蔡东联,史琳娜.临床营养学[M].北京:人民军医出版社,2004.

[35]顾景范,杜寿玢,查良锭.现代医学营养学[M].北京:科学出版社,2003.

[36]Ferraz AC, Dallavecchia DL, da Silva DC, et al. Alternative diets for Chrysomya putoria, an Old World screwworm fly[J].J Insect Sci, 2012(12): 422-423.

[37]Han SF, Zhang H, Qin LQ, et al. Effects of dietary carbohydrate replaced with rice (Zizania Iatifolia (Criseb) Turcz) on intsulin resistance in rats fed with a high-fat/cholesterol diet[J]. Nuturients, 2013, 5(2): 552-564.

[38]Nakasone Y, Nakamura Y, Yamamoto T, et al. Effect of a traditional Japanese garilic preparation on blood pressure in prehypertensive and mildly hypertensive adults [J]. Exp Ther Med, 2013, 5(2): 399-405.

[39]王秀荣,马恩陵,雷芙蓉,等.临床营养用药专题研讨会报道:肠内营养制剂的分类及其依据[J].中国临床营养杂志,2003,11(2):153.

[40]沈敏跃,陈军.中国肠内营养制剂分类研究[J].中华普通外科学文献(电子版),2010,4(2):144-146.

[41] Meddings JB, Swain MG . Environmental stress-induced gastrointestinal permeability is mediated by endogenous glucocorticoids in the rat[J].Gastroente-rology, 2000, 119(4): 1019.

[42]余金文,李铁刚.益生菌调节大肠癌术后肠道黏膜免疫功能紊乱的临床研究进展[J].中国现代医药杂志,2008,10(3):122-124.

[43] Klarin B, Johansson ML, Molin G, et al. Adhesion of the probiotic bacterium Lactobacillus plantarum 299v onto the gut mucosa in critically ill patients: a randomized open trial[J]. Crit Care, 2005, 9(3): 285.

[44] Shimizu K, Ogura H, Asahara T, et al. Gastrointestinal dysmotility is associated with altered gut flora and septic mortality in patients with severe systemic inflammatory response syndrome: a preliminary study[J]. Neurogastroenterol Motil, 2011, 23(4): 330-335.

[45]于婷婷，舒晓亮，雷涛，等. 益生菌对胃肠肿瘤患者术后影响的Meta分析[J]. 肠外与肠内营养，2016，23(3)：136-142.

[46]刘英志. 低氮低热量营养支持在胃肠外科危重患者中的应用[J]. 中国医药指南，2012，10(4)：216-217.

[47]崔丽华. 低氮低热量肠外营养在胰十二指肠切除术后的应用[J]. 中外医学研究，2013，11(7)：114-115.

[48]郑国良，郑志超，赵岩，等. 强化谷氨酰胺的低氮低热量肠外营养支持在存在营养风险的胃癌术后应激期的临床应用[J]. 现代生物医学进展，2013，13(13)：2479-2484.

[49]王斌，杨玉波，陈佳祺. 低氮低热量肠外营养在消化道恶性肿瘤术后的应用研究[J]. 实用医学杂志，2014，l30(19)：3131-3132.

[50]陈素琴. 中医食疗护理在内科患者中的临床应用探讨[J]. 内蒙古中医药，2014，33(30)：120-121.

下篇 各论

第五章 食管癌和胃癌

第一节 流行病学

一、食管癌流行病学

(一)概　述

食管是连接咽和胃的管状消化器官,由内到外分为黏膜层、黏膜下层、肌层和外膜。亚部位分类有两个轴心:一是按颈、胸、腹段分类,二是按食管全长的上、中、下分类。食管癌是常见的消化系统恶性肿瘤之一,主要分为鳞癌和腺癌两种病理类型。据世界卫生组织(World Health Organization, WHO)下属国际癌症研究机构(International Agency for Research on Cancer, IARC)估计,2012年全球约有45.6万食管癌新发病例和40万食管癌死亡病例。

(二)发病率

1. 地区分布

据估计,2012年全球新发癌症病例1407万例,其中食管癌45.6万例(占全部病例的3.2%)。75%(34万)的食管癌病例发生在亚洲,55%(25万)发生在东亚,49%(22.3万)发生在中国。全球食管癌发病率为5.9/10万,发达国家发病率为3.6/10万,发展中国家发病率为7/10万。从七大洲发病分布情况上看,亚洲地区发病率最高(7.7/10万),其中东亚(11/10万)最高,其次是中南亚(5.1/10万)、东南亚(2.2/10万)和西亚(2.5/10万)发病率较低。非洲地区食管癌发病率为4.5/10万,其中东非和南非发病率较高(均为9.7/10万),中非(3/10万)、北非(1.9/10万)和西非(0.6/10万)发病率较低。欧洲食管癌总体发病率(3.3/10万)不高,但地区间存在差异,北欧(5.3/10万)和西欧(4.3/10万)发病率相对高些,中东欧(2.8/10万)和南欧(1.8/10万)相对较低。拉丁美洲(3.4/10万)与北美洲(3.1/10万)、大洋洲(3.4/10万)食管癌发病率接近,其中南美洲(4.3/10万)发病率稍高。从国家分布上看,马拉维(24.2/10万)、肯尼亚(17.6/10万)、土库曼斯坦(19.7/10万)、蒙古(17.6/10万)和乌干达(17.1/10万)等国家食管癌发病率较高。亚洲地区除了土库曼斯坦和蒙古最高外,塔吉克斯坦(14.7/10万)、孟加拉国(12.7/10万)、中国(12.5/10万)、哈萨克斯坦(10.1/10万)和阿富汗(9.6/10万)食管癌发病率均较高。

2016年,中国食管癌世标发病率为14.1/10万,农村发病率(19.8/10万)高于城市(8.9/10万),

中部地区(16.3/10万)高于西部(13.9/10万)和东部(13.3/10万)地区。我国食管癌分布具有明显的地域特征,高发区主要集中在河南、河北与山西交界的太行山地区,另外还有四川北部、鄂豫皖交界的大别山地区、闽南和广东东北部地区、江苏北部以及新疆哈萨克族聚集区等。《2016中国肿瘤登记年报》数据显示,2013年肿瘤登记覆盖地区中食管癌分发病率较高的地区主要包括河北省磁县、四川省盐亭县、山东省宁阳县和肥城市、江苏省淮安市和丹阳市、安徽省肥西县和庐江县、福建省惠安县、山西省平阳县、河南省辉县市和林州市等。

2. 人群分布

据Globocan估计,2012年全球食管癌新发病例中,男性32.3万例,女性13.3万例,男女性别比为2.4。中国食管癌新发病例中,男性16万例,女性6.2万例,男女性别比为2.8。全球男性食管癌发病率为9/10万,女性为3.1/10万,男女性别比为2.9。中国男性食管癌发病率为18.6/10万,女性为6.7/10万,男女性别比为2.8,远低于邻近的日本(6.5)、朝鲜(5)和韩国(15)。各大洲发病率性别比值存在明显差异,北美(4.9)和欧洲(4.8)最高,拉丁美洲(3.4)和大洋洲(3.1)次之,亚洲(2.7)和非洲最低(1.6)。

美国食管癌中位诊断年龄为67岁,好发年龄组为65～74岁。我国食管癌发病率在40岁之前处于较低水平,自40岁以后快速上升,在75～79岁(农村)或80～84岁(城市)年龄组达到发病高峰。

据美国2010—2014年肿瘤登记数据显示,白人食管癌发病率最高,其次是黑人和印第安人,亚裔最低。在我国少数民族中,哈萨克族食管癌发病率最高,苗族最低。

在美国食管癌病例中,鳞状细胞癌(简称鳞癌)占32.5%,腺癌占62.4%。不同人种的病理类型构成差异较大,其中白人鳞癌和腺癌的比例分别为25.1%和69.7%,黑人鳞癌和腺癌比例分别为78.3%和17.3%,亚裔对应的比例分别为68.3%和26.8%。鳞癌是我国食管癌最主要的病理类型,占全部食管癌的86.1%,腺癌占10.6%。在明确亚部位的食管癌病例中,46.4%的肿瘤发生在食管中段,其次是食管下段24.2%,食管上段占21.7%。美国食管癌确诊时的分期采用SEER STAGE SUMMARY 2000标准,具体数据为局限性(localized)占20%、区域性(regional)占31%、转移性(distant)占39%,分期不详病例占10%。我国肿瘤登记尚未发布全国性的食管癌确诊时临床分期构成数据。

3. 时间分布

从时间趋势上讲,美洲和大洋洲地区食管癌发病水平相对稳定;欧洲地区中,法国的食管癌发病率持续下降,英国和丹麦呈上升趋势,西班牙和芬兰相对稳定;亚洲地区中,中国、印度和新加坡发病率持续下降,日本食管癌发病率呈上升趋势。1975—2014年美国食管癌发病趋势分析显示,1975—2004年,食管癌发病率平均每年增长0.6%,2004—2014年平均每年下降1.3%。其中黑人发病率下降速度明显,而白人发病率呈缓慢上升趋势。我国食管癌2000—2011年长期发病趋势分析显示,男性食管癌发病率年平均下降3.2%,女性下降5.5%。

(三)死亡率

1. 地区分布

2012年,全球因癌症死亡病例820万例,其中食管癌40万例(占全部癌症死亡病例的4.9%)。

75%(30万例)的食管癌死亡病例发生在亚洲,其中54%(22万例)发生在东亚,49%(20万例)发生在中国。全球食管癌死亡率为5/10万,其中发达国家死亡率为2.8/10万,发展中国家死亡率为6.2/10万。从七大洲死亡率分布上看,亚洲地区的死亡率最高(6.7/10万),其中东亚(9.1/10万)最高,其次是中南亚(4.8/10万),西亚(2.3/10万)和东南亚(2/10万)死亡率较低。非洲地区食管癌的死亡率为4.2/10万,其中东非(9.1/10万)和南非(9/10万)较高,中非(2.8/10万)、北非(1.8/10万)和西非(0.6/10万)较低。欧洲食管癌的死亡率为2.7/10万,其中北欧最高(4.6/10万),其次是西欧(3/10万)和中东欧(2.4/10万),南欧(1.6/10万)最低。北美洲(2.8/10万)、拉丁美洲(2.9/10万)和大洋洲(2.9/10万)死亡率相近。从国家分布上看,马拉维(22.9/10万)、土库曼斯坦(18.5/10万)、肯尼亚(16.5/10万)、乌干达(15.9/10万)和蒙古(15.5/10万)等国家食管癌死亡率较高。亚洲地区除了土库曼斯坦和蒙古最高外,塔吉克斯坦(13.6/10万)、孟加拉国(11.7/10万)、中国(10.9/10万)、哈萨克斯坦(9.3/10万)和阿富汗(9/10万)食管癌死亡率均较高。

2016年,中国食管癌世标死亡率为10.2/10万,农村(14.2/10万)高于城市(6.6/10万),中部地区(11.1/10万)高于西部(10.9/10万)和东部(9.7/10万)地区。食管癌死亡地区分布特征与发病率分布特征基本一致。《中国癌症死亡报告——全国第三次死因回顾抽样调查》结果显示,河北省磁县和武安市、福建省惠安县、河南省辉县、江苏省金湖县和响水县、四川省西充县、安徽省天长市、重庆市万州区、山西省平定县和壶关县、新疆维吾尔自治区新源县等为食管癌死亡率较高地区,与《2016中国肿瘤登记年报》中食管癌死亡地区分布特征一致。

2. 人群分布

2012年,全球食管癌死亡病例中,男性28.1万例,女性11.9万例,男女性别比为2.4。中国食管癌死亡病例中,男性14万例,女性5.7万例,男女性别比为2.5。全球男性食管癌死亡率为7.7/10万,女性为2.7/10万,男女性别比为2.9。中国男性食管癌死亡率为16.2/10万,女性为5.8/10万,男女性别比为2.8,远低于邻近的日本(7.2)、朝鲜(4.8)和韩国(20.5)。各大洲死亡率性别比存在明显差异,欧洲(5.4)和北美洲(5)最高,拉丁美洲(3.8)和大洋洲(3.2)次之,亚洲(2.6)和非洲最低(1.6)。

美国食管癌中位死亡年龄为69岁,死亡高发年龄组为65~74岁。我国食管癌死亡率在45岁之前处于较低水平,自45岁以后快速上升,在80~84岁(农村)或85岁以上(城市)年龄组达到高峰。

食管癌死亡率在种族差异上,与发病率基本一致。

3. 时间分布

在美洲和大洋洲地区中,美国、加拿大和澳大利亚食管癌死亡率相对稳定,哥伦比亚和哥斯达黎加呈下降趋势。在欧洲地区中,芬兰死亡率稳定,法国和西班牙下降趋势明显,英国和丹麦呈上升趋势。在亚洲地区中,日本和以色列死亡水平稳定,新加坡和韩国死亡率下降。美国食管癌死亡率在1975—2001年相对稳定,2001—2014年平均每年下降1.7%。我国食管癌2000—2011年长期死亡趋势分析显示,男性食管癌死亡率年度变化百分比在2000—2004年和2005—2011年分别下降6.1%和2.7%,女性食管癌死亡率平均每年下降6.4%。

（四）生存率

据美国SEER数据库统计报告，美国食管癌患者1年生存率为52.1%，3年生存率为34.4%，5年生存率为20.6%，10年生存率为15.5%，20年生存率为4.8%。周期性生存率结果显示，2013年美国食管癌患者5年生存率为19.7%，男性生存率为19.2%，女性为21.6%，白人生存率为22.3%，黑人生存率为11.7%。年龄分布上，发病年龄在45岁以下食管癌患者生存率为19.0%，45～54岁为20.3%，55～64岁为20.7%，65～74岁为22.0%，75岁以上患者生存率为11.8%。从肿瘤分期来看，局限性（localized）食管癌患者5年生存率为42.9%，区域性（regional）食管癌5年生存率为23.4%，转移性（distant）食管癌患者5年生存率为4.6%。从时间变化趋势上看，美国食管癌生存率呈现逐年增高趋势，5年相对生存率从1975—1977年的5.0%增长至2007—2013年的21.0%。

据EUROCARE研究结果显示，欧洲2000—2007年成人（年龄≥15岁）食管癌患者1年相对生存率为39.9%，3年和5年相对生存率分别为16.8%和12.4%。男性5年生存率为11.9%，低于女性的15.5%。诊断年龄为15～44岁组的食管癌患者5年生存率为21.1%，45～54岁组为14.8%，55～64岁组为14.3%，65～74岁组为11.2%，75岁以上为7.2%，生存率随年龄增加呈递减趋势。在地区分布上，中欧5年生存率最高（15.3%），其后依次为英国和爱尔兰（12.5%）、北欧（10.6%）、南欧（10.1%），东欧最低（7.7%）。从国别上看，比利时（21.8%）、瑞士（18.4%）、奥地利（16.3%）、德国（16.2%）、英国（16.1%）和爱尔兰（15.6%）食管癌生存率较高，其他国家5年生存率均低于15%。

2015年，我国首次发布基于人群的肿瘤生存率研究结果。数据显示，2003—2005年我国食管癌5年相对生存率为20.9%，男性为19.9%，女性为23.6%；城市地区食管癌生存率为19.1%，农村地区为21.2%。国内食管癌高发区河南林州研究分析了1988—2004年食管癌患者的生存状况，结果显示，1990—1994年、1995—1999年、2000—2004年3个时期的食管癌5年观察生存率分别为14.50%、18.60%和24.87%，5年相对生存率分别为28.24%、35.24%和40.76%。天津市1981—1985年食管癌患者1年、3年和5年的相对生存率分别为20.15%、13.82%、13.24%。

综上所述，全球食管癌流行形势严峻，需综合采取三级预防措施，以降低食管癌发病率和死亡率，提高患者生存率。

二、胃癌流行病学

（一）全球胃癌流行状况

WHO下属机构IARC于2018年9月12日在《癌症临床医生杂志》（*CA：A Cancer Journal for Clinicians*）发布了2018年全球癌症负担状况最新估计报告，该报告详尽描述了全球癌症的流行现状，这是全球目前最新的癌症流行现状数据。2018年，全球癌症新发病例约1808万例，其中胃癌1033701例，占总发病例数的5.7%，其中年龄＜65岁患者43.7万例，年龄≥65岁患者59.6万例；全球2018年癌症死亡约955万例，其中因胃癌死亡782685例，占全部癌症死亡的8.2%。同时，该报告对全球胃癌发病与死亡水平进行了预测，预计到2030年，胃癌发病数约141万例，死亡约108万例，到2040年胃癌发病将达到约175.9万例，死亡约136.6万例，胃癌的发病数与死亡数将持续上升。

全球胃癌的流行存在极大的地理分布差异和人群分布差异，韩国、日本、中国等东亚国家胃癌发病率和死亡率明显高于北美、西欧及非洲地区的国家。59.9%的胃癌(61.9万例，男性42.8万例，女性19.1万例)发生在东亚，主要是在中国。东亚胃癌发病率最高(男性世标发病率为32.1/10万，女性为13.2/10万)，南非胃癌发病率最低(男性世标发病率为4.7/10万，女性为2.6/10万)。男性胃癌发病率是女性的2倍。

(二)我国胃癌流行状况

GLOBOCA-2018数据显示，2018年中国癌症发病例数为428.5万例，癌症发病例数占全球癌症发病例数的23.7%；中国癌症死亡例数为286.5万例，占全球癌症死亡的30.0%。中国胃癌发病例数为456124例，占全球胃癌发病总数的44.1%；中国胃癌死亡例数为390182例，占全球胃癌死亡总数的49.9%。

2013年，国家癌症中心分析了全国255个肿瘤登记处(其中地级以上城市88个，县和县级市167个)的肿瘤登记资料，覆盖人口共226494490人。数据显示，全国恶性肿瘤发病第1位为肺癌，其次为胃癌、肝癌、结直肠癌和女性乳腺癌；男性发病第1位为肺癌，其次为胃癌、肝癌、结直肠癌和食管癌；女性发病第1位为乳腺癌，其次为肺癌、结直肠癌、胃癌和甲状腺癌。2013年，中国总体胃癌粗发病率为31.38/10万，其中男性胃癌粗发病率为42.85/10万，女性胃癌粗发病率为19.33/10万。2013年，中国城市胃癌粗发病率为27.80/10万，农村为35.54/10万。全国恶性肿瘤死亡第1位为肺癌，其次为肝癌、胃癌、食管癌和结直肠癌。男性恶性肿瘤死亡第1位为肺癌，其次为肝癌、胃癌、食管癌和结直肠癌；女性恶性肿瘤死亡第1位为肺癌，其次为胃癌、肝癌、结直肠癌和乳腺癌。2013年，中国总体胃癌粗死亡率为22.13/10万，其中男性胃癌粗死亡率为29.85/10万，女性胃癌粗死亡率为14.03/10万。中国城市胃癌粗死亡率为18.94/10万，农村为25.84/10万(见表5-1-1)。

表5-1-1 全国255个肿瘤登记处2013年胃癌粗发病率与死亡率(1/10万)

类别	胃癌粗发病率	胃癌粗死亡率
总体	31.38	22.13
男性	42.85	29.85
女性	19.33	14.03
城市	27.80	18.94
城市男性	37.93	25.58
城市女性	17.25	12.02
农村	35.54	25.84
农村男性	48.52	34.76
农村女性	21.77	16.38

引自：陈万青，郑荣寿，张思维，等.2013年中国恶性肿瘤发病和死亡分析[J].中国肿瘤，2017，26(01)：1-7.

中国第三次全死因回顾性调查显示，癌症死亡顺位较之前发生了明显的变化，胃癌死亡率从第一、第二次全死因回顾性调查的第1位已经下降到第3位(见表5-1-2)。

表5-1-2 全国3次死因回顾性调查前5位癌症死亡率位次

顺位	1973—1975年	1900—1992年	2004—2005年
1	胃癌	胃癌	肺癌
2	食管癌	肝癌	肝癌
3	肝癌	肺癌	胃癌
4	宫颈癌	食管癌	食管癌
5	肺癌	结直肠癌	结直肠癌

引自：陈竺.全国第三次死因回顾抽样调查报告[M].北京：中国协和医科大学出版社，2008.

（三）胃癌生存率

CONCORD研究是IARC委托伦敦大学热带与卫生医学院负责，对全球范围的癌症生存数据进行跟踪监测和分析的研究，该研究纳入了1995—2009年67个国家279个癌症登记处确诊的25676887例患者的生存资料（见表5-1-3）。其中胃癌患者164596例，分别来自1995—1999年48个国家191个肿瘤登记处、2000—2004年56个国家241个肿瘤登记处和2005—2009年59个国家241个肿瘤登记处。胃癌患者5年生存率最高的国家为韩国（57.9%）、日本（54.0%）；其次是奥地利、比利时、中国、意大利、德国（30%～39%）；而丹麦、波兰则较低（18%～19%）。该研究报道数据显示，中国1995—2009年覆盖人口37688165人，总上报癌症病例数241044例，其中胃癌患者47580例，中国1995—1999年胃癌5年生存率为15.3%（12.2%～18.3%），2000—2004年为29.0%（28.1%～29.9%），2005—2009年为31.3%（30.4%～32.1%）。

表5-1-3 世界各国主要癌症生存率比较（%）

国家	1995—1999年	2000—2004年	2005—2009年
中国	15.3（12.2~18.3）	29.0（28.1~29.9）	31.3（30.4~32.1）
日本	51.7（51.2~52.2）	53.6（53.2~54.1）	54.0（53.6~54.5）
韩国	32.8（32.5~33.1）	41.0（40.8~41.3）	57.9（57.5~58.2）
印度	21.2（6.1~36.2）	9.3（4.2~14.4）	18.7（9.3~28.2）
马来西亚	34.3（27.9~40.7）	26.5（20.9~32.1）	24.2（19.6~28.8）
美国	22.1（21.8~22.5）	25.8（25.5~26.2）	29.1（28.7~29.4）
加拿大	21.1（20.4~21.9）	23.1（22.3~23.9）	24.8（24.0~25.6）
巴西	33.1（24.7~41.5）	28.2（24.2~32.2）	24.9（21.2~28.6）
奥地利	29.5（28.3~30.7）	30.0（28.7~31.3）	33.1（31.7~34.5）
丹麦	13.8（12.3~15.3）	15.3（13.7~16.9）	17.9（16.2~19.5）
波兰	14.2（13.2~15.1）	15.7（15.1~16.2）	18.6（18.0~19.2）
德国	22.8（21.5~24.2）	30.0（29.2~30.7）	31.6（30.8~32.3）
意大利	31.1（30.4~31.8）	32.0（31.3~32.6）	32.4（31.7~33.3）
法国	25.7（24.2~27.2）	27.3（25.8~28.8）	27.7（25.3~30.2）
挪威	21.1（19.4~22.9）	22.0（20.2~23.9）	24.1（22.1~26.1）

引自：Allemani C, Weir HK, Carreira H, et al. Global surveillance of cancer survival 1995—2009: analysis of individual data for 25,676,887 patients from 279 population—based registries in 67 countries (CONCORD—2) [published correction appears in Lancet. 2015 Mar 14;385(9972):946] [J].Lancet,2015,385(9972):977-1010.

第二节 病因学及预防

一、病因学

胃癌是受多种遗传和环境因素影响的遗传异质性肿瘤，其中，遗传因素、幽门螺杆菌(helicobacter pylori，HP)感染、饮食因素和生活方式因素与胃癌的发生密切相关。

(一)遗传因素

1. 家族聚集性

阳性家族史(一级亲属患有胃癌)是胃癌的危险因素之一。家族史的相对危险度的大小因不同国家和不同研究而有所不同，从2～10不等。由于共同的生活环境(如HP感染、生活习惯)或遗传因素，导致阳性家族史可能是一个危险因素。尽管有观点认为，遗传因素可能通过影响炎症和免疫反应特别是对HP感染的反应，从而改变胃癌易感性，然而，迄今为止，鲜有高外显率的基因被发现与胃癌的发生发展相关。

2. 遗传危险因子

(1)遗传综合征：仅有1%～3%的胃癌来源于遗传综合征，包括遗传性弥漫性胃癌(hereditary diffuse gastric cancer，HDGC)、家族性腺瘤性息肉病(familial adenomatous polyposis，FAP)和黑斑-息肉综合征(Peutz-Jeghers syndrome，PJS)，其余均为散发性胃癌。

(2)单核苷酸多态性(single nucleotide polymorphisms，SNPs)：白介素-1b(interleukin-1b，IL-1b)基因已被公认为是启动和放大炎症反应的重要基因。IL-1b和IL-1受体拮抗剂基因多态性与胃癌发病风险相关。但后续的研究不能重复这一结果，包括全基因组关联分析(genome wide association study，GWAS)研究。GWAS的结果显示，位于黏蛋白-1(mucin-1)、细胞表面相关基因、前列腺干细胞抗原基因(prostate stem cell antigen gene，PSCA)以及磷脂酶Cε1基因的单核苷酸多态性与不同亚型的胃癌风险有相关性，且结果可被重复。这些GWAS的结果主要来自东亚，包括中国、韩国和日本人群，但这些基因多态性的生物学机制尚不完全清楚。

(二)人口和环境因素

贲门癌与非贲门癌的危险因素略有不同，两者共同的危险因素包括高龄、男性、吸烟、放射线接触以及家族史，阿司匹林和他汀类药物的摄入可能预防胃癌的发生。与贲门癌相关的独特因素包括肥胖和胃食管反流性疾病(gastro-esophageal reflux disease，GERD)。而与非贲门癌相关的独特因素包括HP感染、社会经济地位低、高盐和熏制食物的摄入、水果和蔬菜摄入量低。

1. 人口因素

胃癌的发病率随着年龄增长逐年增加。与男性相比，女性患贲门癌的风险(5倍)和非贲门癌的风险(2倍)均增加。胃癌的发病风险与性别相关的机制尚不清楚，推测可能与环境和职业暴露有关。另一方面，雌激素可能有抵御胃癌发生发展的作用。社会经济地位低与总死亡率以及大部分恶性肿瘤疾病特异的死亡率均相关。胃癌以及胃癌前病变与低社会经济地位的标志相关，包括低教育水平和低收入。高HP感染率、高淀粉食物摄入或者对新鲜食物和蔬菜的获取程度低都可能是低社会经济地位人群胃癌发病率高的原因。

2. 环境有关因素

（1）HP感染：HP是一种革兰阴性菌，自1994以来，已被WHO列为胃癌Ⅰ类致癌物。全球人口中有50%存在胃黏膜HP感染。许多流行病学研究表明，HP感染是胃癌的主要危险因素。HP感染主要通过两个机制产生致癌效应：①HP对胃上皮细胞的直接表观遗传学作用；②HP对胃黏膜的间接炎症刺激反应。某些具有毒力因子[如细胞毒素相关基因A（cytotoxin associated gene A，CagA）]的HP菌株更有可能增加胃癌的发病风险。许多研究已经表明，CagA毒力因子和Cag致病岛的空泡细胞毒素A与HP的定植和致病性相关。CagA已被证明与p53功能的抑制有关，其致病方式类似于人类乳头状瘤病毒和其他致癌DNA病毒的致病方式。空泡细胞毒素A（vacuolating cytotoxin A，VacA）基因编码一种分泌的细菌毒素（VacA）并且诱导胃上皮细胞产生多种结构和功能的改变。携带CagA和（或）VacA的HP菌株通过分泌功能性细胞毒素来增加远端胃组织发生强烈的组织反应和发展成癌前病变、恶性病变的风险。

（2）饮食因素：饮食因素与胃癌风险的关系已被广泛研究证实。世界癌症研究基金会（World Cancer Research Fund，WCRF）和美国国家癌症研究所（American Institutde for Cancer Research，AICR）认为，高盐和腌制食品、熏制食品以及加工、烘焙、碳烤肉类是胃癌高发国家的可能致癌原因之一。

韩国的一些大型队列研究表明，喜欢吃高盐食物的人患胃癌的风险更高。腌制食品的摄入已经被证实可以增加HP感染的风险，更糟糕的是，腌制食品可通过增强CagA的表达来增加HP促进胃癌发展的能力。食物致癌物能直接与胃上皮细胞发生相互作用，引起上皮细胞的基因突变。在动物模型中，高浓度的氯化钠已被证明能破坏胃黏膜，导致细胞死亡和诱导再生细胞增殖，最终导致炎症和损伤，如弥漫性糜烂和退变。高盐饮食已被发现不仅与HP定植相关，且可加剧HP引起的炎症，并以剂量依赖性的方式进一步导致胃癌发生。另外有研究表明，高盐饮食与HP感染能协同地增加胃黏膜促炎症反应酶和细胞因子的表达。高盐刺激能增强HP CagA的表达，并增强HP改变胃上皮细胞功能的能力。

N-亚硝基化合物是另一种可能在胃癌发生中起作用的饮食因素。硝酸盐在胃酸中内源性产生，可能有助于N-亚硝基化合物的生产和暴露，它们是公认的诱变剂和致癌物。饮食或内源性N-亚硝基化合物暴露已经被证实可以明显增加胃肠道癌症的发生风险，特别是非胃贲门癌，但其与胃贲门癌相关性不大。许多加工肉类含有高浓度的盐和亚硝酸盐。红肉已被证明能通过一氧化氮与血红蛋白和肌红蛋白的直接反应促进N-亚硝基化合物的形成。红肉还含有铁，能导致自由基的产生。

（3）不良生活习惯的作用：多种不良生活习惯在胃癌的发生发展中起着重要作用。吸烟和饮酒作为胃癌的重要高危因素一直受到人们的重视。一项关于HP感染促胃癌作用的研究结果表明，现行吸烟与胃癌发病高度相关（RR＝2.3，95%CI：1.4～3.5，$P<0.001$），且与弥漫型胃癌比肠型胃癌相关性更大（$P<0.05$）。一项前瞻性队列研究对上海18244名中年男性进行了20多年的随

访，其中有391名被确诊为胃癌。调整饮酒和其他混杂因素后，吸烟者比不吸烟者患胃癌的风险增加（HR＝1.59，95%CI：1.27～1.99）。在不饮酒者中，吸烟者患胃癌的发生风险增加了80%（HR＝1.81，95%CI：1.36～2.41）。而大量饮酒在所有受试者中显著增加胃癌发生风险（HR＝1.46，95%CI：1.05～2.04）。在吸烟者中，饮酒增加80%的胃癌发生风险，但差异无统计学意义。立陶宛的一项大型队列研究也发现，在男性中大量饮酒增加胃癌发生风险。欧洲的一项前瞻性营养队列研究中也发现，大量饮酒与胃癌的发病风险相关，但小剂量饮酒（＜60g/d）则不增加风险。

（4）肥胖：肥胖与多种疾病相关，包括胃贲门癌。BMI为30～35kg/m^{2}的人群和BMI＞40kg/m^{2}的人群患胃食管交界处肿瘤（包括贲门癌）的风险分别是BMI＜25kg/m^{2}人群的2倍和3倍。相反，肥胖与非贲门癌的发病风险无关。推测肥胖导致胃贲门癌的可能机制为腹部脂肪直接引起GERD，以及脂肪代谢产生一些影响细胞周期、导致细胞凋亡的致癌化合物。

（5）EBV感染：除了HP外，另一种与胃癌有关的感染因子是EBV。EBV是一种普遍存在的传染性病原体，已发现其与一些恶性肿瘤的发展有关，如鼻咽癌、霍奇金淋巴瘤、伯基特淋巴瘤和免疫抑制相关的淋巴瘤。约8%的胃癌患者存在EBV潜伏感染，但是没有足够的流行病学证据表明EBV在胃癌发生中的病因学作用。EBV基因组以单克隆形式存在于肿瘤细胞中，并在肿瘤细胞中表达转化性的EBV蛋白。一项荟萃分析表明，EBV阳性胃癌患者的比例根据年龄、性别和解剖部位有所不同。男性患者EBV阳性率随年龄增长而下降。EBV阳性胃癌患者具有较长的生存时间，推测其可能具有独特的临床和遗传学特征，因此可能是一种独立的临床类型。

二、胃癌的预防

为降低胃癌死亡率，积极预防是改善胃癌预后的关键途径。胃癌的预防策略包括一级预防（病因预防）和二级预防（早期诊断和治疗）。

（一）一级预防

1. 根除HP

HP感染是导致胃炎和癌前病变（萎缩性胃炎、肠化生和异型增生）的主要原因，根除HP是预防胃癌的合理策略。许多荟萃分析表明，根除HP可以逆转肠上皮化生，降低胃癌发生风险。一项包含7个随机临床试验的Meta分析表明，根除HP可降低35.3%胃癌发生风险。另一项对6个随机临床研究的荟萃分析显示，健康无症状成人进行根除HP治疗可降低30.4%的胃癌发生风险。法国的一项临床试验显示，抗生素治疗HP 2周后，胃癌的发生风险显著降低，平均随访14.7年后，奥美拉唑和阿莫西林的短期治疗可降低39%胃癌的发病率。亚太共识已经推荐胃癌筛查和治疗HP为胃癌高发地区有效的防癌策略。一项随机对照试验表明，根除HP在中国胃癌高发区能预防胃癌。在这项研究中，在1630例HP感染的健康携带者中，确诊18例新发胃癌，所有接受HP根除治疗（$n=7$）的受试者与未接受抗HP治疗（$n=11$）的受试者相比，总体发病没有减少（$P=0.33$）。然而，在入组时无癌前病变的患者亚组中，经过HP根治的患者在7.5年的随访期间无人发展为胃癌，而安慰剂组有6例发生胃癌（0 vs. 6，$P=0.02$）。

然而，一旦胃炎进展到癌前状态，根除HP并不能轻易地阻止胃癌的发展。由于从胃癌前病变发展到胃癌往往需要较长的时间，且发生在较长的年龄，因此根除HP必须在与肠上皮化生相关的萎缩性胃炎产生前进行。这意味着根治HP只有在早期年纪较轻时进行才能对胃癌有预防作用。一项双盲随机前瞻性对照研究显示，成功根除HP不能使肠上皮化生消退，但4.5年后复查，相比未治疗组，根治HP治疗能阻止肠上皮化生的进展。

在大多数发展中国家，慢性胃炎是一种常见的疾病，仅有极少数患者会发展为胃癌。在这些具有高HP感染率的地区对所有人员进行大规模地根除HP治疗较难实施，即使在胃癌高发区也难以实现。除治疗费用高外，还需考虑根除疗法的各种副作用和HP耐药性的发生。此外，最近有研究发现，食管癌、贲门癌以及食管炎的发生与HP感染阴性相关。因此，根除HP的好处必须结合个体存在的风险来评估，有些风险可能几年或几十年后发生。HP的根除应在胃癌患者的一级亲属和有发生胃癌的高危风险的个体中进行，如以胃体为主的胃炎患者。总而言之，干预性的HP根除治疗在人群中预防胃癌的长期后果还有待进一步研究。

2. 饮食结构调整

充足的水果和蔬菜摄入已被证明可以降低包括胃肠道肿瘤在内的多种肿瘤的患病率。饮食干预措施包括增加水果和蔬菜的摄入量，减少高盐或盐腌制食品的摄入。在韩国，胃癌死亡率与冰箱的使用和摄入水果而不是蔬菜呈负相关。在一项来自意大利的病例对照研究中，4种饮食结构分别被命名为“动物产品”“维生素和纤维”“植物不饱和脂肪酸”“富含淀粉饮食”，胃癌的风险与动物产品（OR＝2.13，95%CI：1.34～3.40）和富含淀粉饮食（OR＝1.67，95%CI：1.01～2.77）相关，并与维生素和纤维呈负相关（OR＝0.60，95%CI：1.01～2.77）。这些结果表明，蔬菜和水果的摄入量增加（地中海式饮食）可以预防胃癌的发生。WCRF和AICR在2007年的报告中提出，非淀粉类蔬菜，尤其包括葱蒜类蔬菜以及水果很可能可以预防胃癌。但相关的研究结果一致性较差，或互相冲突，目前尚无定论。

有研究表明，维生素C可以通过促进黏膜免疫反应、中和自由基、减少胃内的N-亚硝基化合物的形成及影响HP的生长来预防HP相关胃癌的发生。研究证明，CagA阳性HP菌株感染患者胃液中维生素C的水平比CagA阴性HP菌株感染者低。WCRF和AICR评估其他膳食因素表明，豆类蔬菜和含硒的食物可以预防胃癌。

3. 生活方式的改变

吸烟已被证明是一个增加胃癌发病风险的重要环境因素。因此，戒烟将是一个重要的预防胃癌发展的策略。其他生活方式的改变，如减少酒精的摄入、增加体力活动，也可能有助于降低胃癌的发生风险。

4. 化学药物预防

非甾体抗炎药（nonsteroidal anti-inflammatory drugs，NSAIDs）的抗血管生成和促凋亡作用可能在抑制胃癌发生中发挥作用，但目前为止，还没有随机对照研究显示NSAIDs对胃癌发展的长期影响。一些观察性的研究发现，服用NSAIDs和他汀类药物与胃癌发病风险降低相关，但仍需进一步的大规模的前瞻性研究证实。如果这些相关性是具有因果关系的，那么这两类药物有可能作为胃癌化学预防的手段。

(二)二级预防

我国是胃癌高发国家之一,且大多数胃癌被发现时的分期已偏晚。在日本,由于其有效的大规模筛查方案,Ⅰ期和Ⅱ期胃癌的5年生存率高达70%。在中国,20世纪胃癌的5年相对生存率提高了很多,但仍然低于35%。因此,早期诊断和治疗也是胃癌预防的重要途径。早期诊断的手段主要包括以内镜为主的筛查和生物标志物筛选。

1. 以内镜为主的筛查

有萎缩性胃炎和肠上皮化生等癌前病变的个体,被定义为胃癌高危人群,这些高危人群需要在适当的时间间隔定期进行特殊的内镜检查。内镜检查是检测癌前病变和胃癌的最佳方法,在中国、日本、韩国和委内瑞拉等被广泛用于胃癌的筛查。

国内一项全国性研究表明,胃癌的发病率在癌前病变诊断后的5年逐渐增加。萎缩性胃炎患者的胃癌发生率为0.1%,肠上皮化生患者为0.25%,轻至中度异型增生患者为0.6%,重度异型增生患者为6%。胃肠病学协会建议有广泛萎缩或肠上皮化生的胃癌高危患者应每3年复查一次胃镜。

另有,还许多其他方法可用于早期胃癌的筛查和检测。其中之一是利用荧光X线摄影检查,该方法自20世纪60年代起在日本用于筛查胃癌。荧光X线摄影检查已经发展成了一种钡剂空气结合的双重造影对比法,可以对早期病变显示更好的对比影。日本的5个病例对照研究和2个队列研究数据显示,荧光X线摄影检查用于胃癌筛查可以降低40%~60%的胃癌患者死亡率。现在,许多新的先进方法能提供更好的胃黏膜病变成像,如色素内镜技术、激光共聚焦显微内镜、窄带成像内镜、放大内镜和放大内镜窄带成像技术。大量的研究表明,这些先进的内窥镜成像技术相比标准的"白光"内镜,对胃癌前病变的诊断具有更高的精度。

2. 生物标志物筛选

内镜筛查可早期诊断胃癌,降低胃癌患者死亡率,但内镜是一种侵入性检查方法,有出血和穿孔风险。以血液为基础的生物标志物检测作为一种非侵入性的方法已被用于检测胃癌前病变。血清胃蛋白酶原检测是一种被广泛使用的筛查癌前病变的非侵入性方法。血清胃蛋白酶原Ⅰ(pepsinogenI,PGⅠ)水平在萎缩性胃炎的发展过程中逐渐下降,而胃蛋白酶原Ⅱ(pepsinogenII,PGⅡ)的浓度保持稳定。低PGⅠ水平和PGⅠ/PGⅡ比值降低提示胃黏膜萎缩。此外,血清胃蛋白酶原水平与抗HP IgG抗体检测相结合,可以更好地预测胃癌发生的风险。低PGⅠ(或低PGⅠ/PGⅡ比值)和HP抗体阴性提示胃癌发生风险最高。最近的研究表明,低血清胃饥饿素(ghrelin)水平可预测胃癌的高发生风险。胃泌素-17也被认为是胃窦萎缩的生物标志物。三叶因子3(trefoil factor family 3,TFF3)是由胃肠道分泌的一种稳定的小分子,已被证明是比胃蛋白酶原更好的预测胃黏膜萎缩和胃癌的生物标志物。此外,抗胃壁细胞抗体被认为是胃萎缩的一个独立生物标志物。这些生物标志物的联合检测有可能提高预测高危人群胃癌发病的敏感性和特异性。

第三节 影像学

一、食管癌影像学

食管造影检查是食管癌最常用也是最基本的影像学检查方法，通过食管造影能了解病变的部位、范围、黏膜改变情况、是否伴有溃疡穿孔征象及X线病理分型（髓质型、蕈伞型、溃疡型、缩窄型）（见图5-3-1）。食管癌主要的X线表现为：食管黏膜皱襞迂曲、中断、破坏；管腔狭窄或充盈缺损，管壁僵硬或扩张受限，并可见大小不等的溃疡形成；病变段上方食管常伴程度不一的管腔扩张。随着内镜、超声、CT、MR和PET/CT等在临床的广泛应用，食管造影检查的地位逐渐降低。目前，食管造影主要应用于外科手术前的病灶定位、放疗后疗效评价和治疗后并发症的排查。

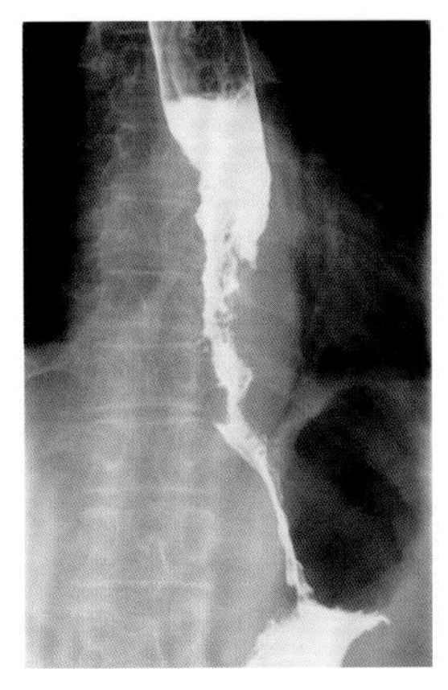
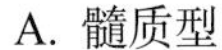
A. 髓质型

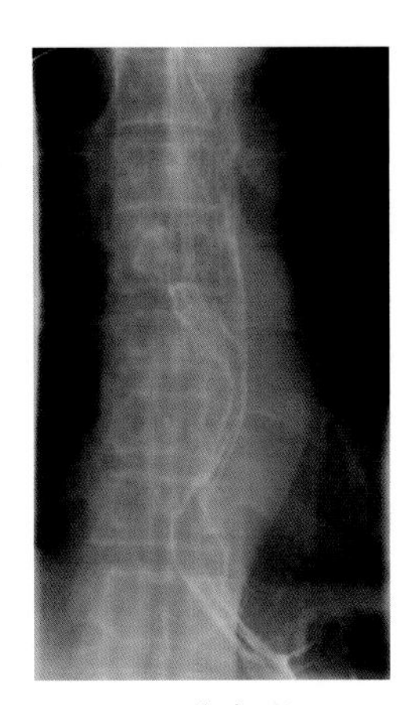
B. 蕈伞型

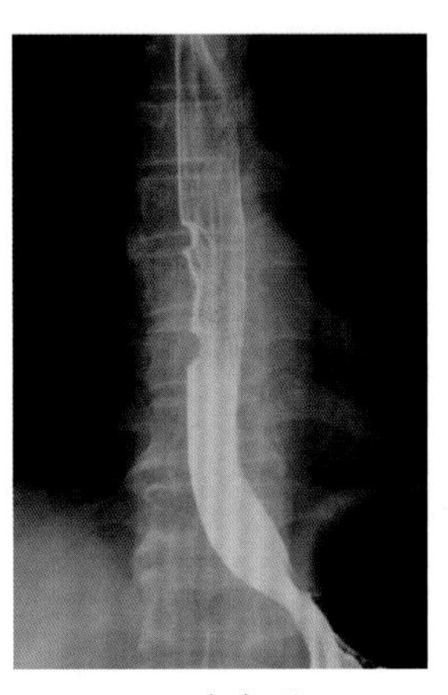
C. 溃疡型

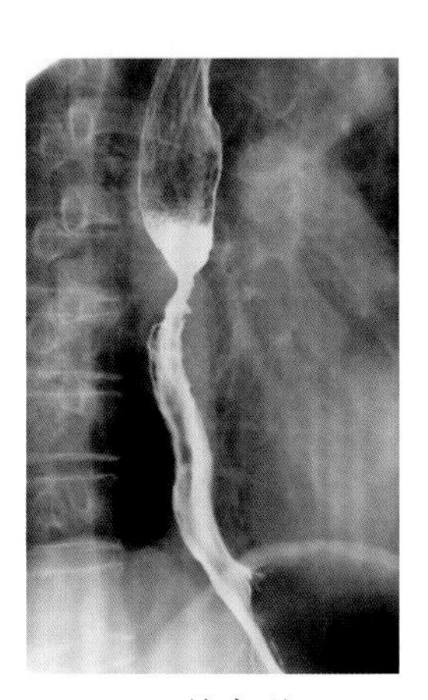
D. 缩窄型

图5-3-1 食管癌不同病理类型影像表现。高密度硫酸钡造影剂显示病变区域内食管腔狭窄，可见无造影剂填充的充盈缺损，正常食管黏膜皱襞光滑连续，病变区域黏膜显示紊乱、中断

（一）T分期

1. 内镜超声

内镜超声（endoscopic ultrasound，EUS）被认为是食管癌T分期最为准确的检查手段。在内镜超声下可以看到食管分为5层，每一层分别代表着食管的不同组织结构，特定结构的消失代表着肿瘤不同的浸润深度。EUS对食管癌的T分期判断的准确率达到了89%，但是EUS非常依赖检查者的水平，水肿或肿瘤的微小浸润也可以导致过高或过低的分期。当EUS不能通过食管时，也会影响对肿瘤的整体评价。

2. PET/CT

PET（positron emission tomography）/CT诊断食管癌的敏感性为78%~95%，但是对T_1和病灶较小的T_2期肿瘤常有假阴性的结果，在食管炎症或胃食管反流的患者中也会出现假阳性结果。因此，PET/CT对T分期的帮助不大。

3. CT

CT检查是食管造影检查的补充，目前广泛应用于临床。CT下肿瘤主要表现为病变处食管壁软组织增厚，相对正常食管壁可见早期强化。CT可以帮助了解病变的外侵程度、与周围器官的关系以及纵隔淋巴结转移情况，为合理选择治疗方案提供依据和参考。通常认为，肿瘤与器官间的脂肪层消失、肿瘤压迫侵入或环绕器官则提示邻近器官受侵。同时，CT可以发现肿瘤是否发生远处转移，并可对放化疗的疗效进行评估等。

CT是判断食管癌分期最重要的非侵入性检查手段，是显示肿瘤对周围组织浸润程度的最好的检查手段，尤其对于T_4期肿瘤的诊断具有优势。CT检查显示食管壁厚度＞5mm时，被认为可能存在异常。CT不能分辨食管的不同层面，所以不能区分T_1和T_2期肿瘤（见图5-3-2、图5-3-3）。T_3期肿瘤在CT上表现为食管周围脂肪组织变窄或被软组织替代，T_4期肿瘤则表现为脂肪组织的消失和周围组织结构的侵犯。肿瘤侵犯周围组织的标准为肿瘤与纵隔内周围组织结构间的脂肪层消失或纵隔内周围组织结构有压迫征象。CT诊断气管及支气管受累在CT上主要表现为气管和支气管壁增厚或受压（见图5-3-4）。肿瘤与主动脉接触面＞90°，表明主动脉受侵；肿瘤与主动脉接触面＜45°说明没有受侵；处于两者之间则表明不能确定。CT诊断肿瘤侵犯主动脉和气管支气管的准确性几乎达到了100%，特异性达到52%～97%。尽管特异性较差，但是仍然可以提示外科医生可能有主动脉和支气管的侵犯，有助于手术的顺利开展。

徐州医学院附属连云港医院医学影像科的刘小静等研究团队通过回顾分析经内镜或病理确诊的60例食管癌患者［所有患者均行食管双源CT双能量（dual-energy CT，DECT）平扫及双期增强扫描］发现，高、中、低级别食管癌患者的动脉期标准化碘浓度值（standardized iodine concentration，NIC）分别为（1.54±0.34）mg/mL、（1.72±0.50）mg/mL、（2.10±0.40）mg/mL，静脉期

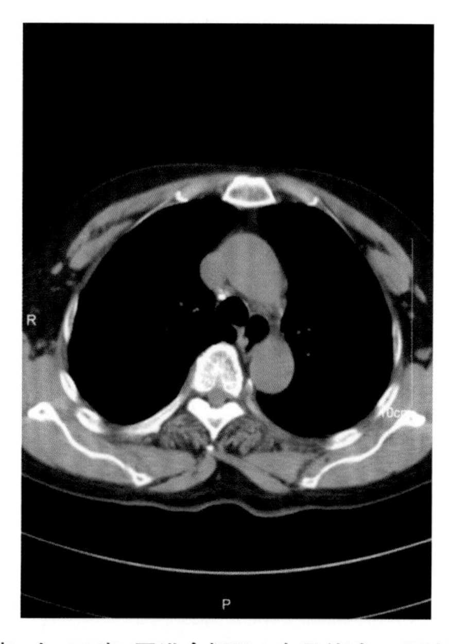

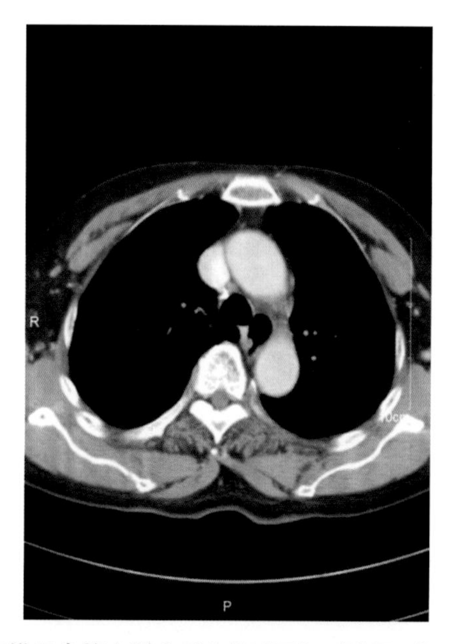

图5-3-2　患者，女，62岁，因进食梗阻1个月就诊。CT扫描见食管中段右后方管壁不规则增厚，增强造影后可见明显强化，局部可见溃疡形成。周围脂肪间隙存在，气管壁显示光整。提示肿瘤T_1～T_2期。病理：食管髓质型（瘤体大小为2.7cm×2cm×1.7cm）高分化鳞状细胞癌，浸润至深肌层

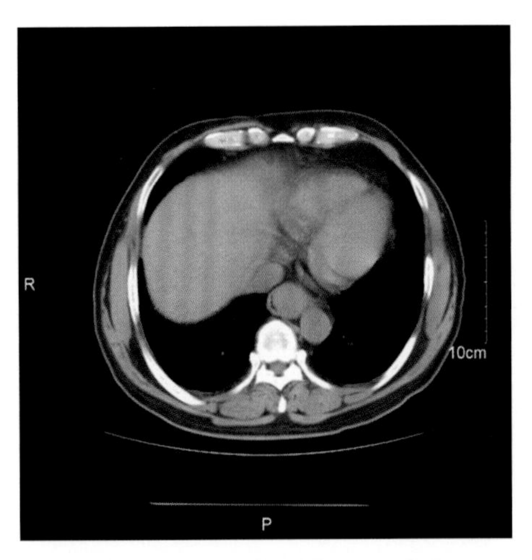

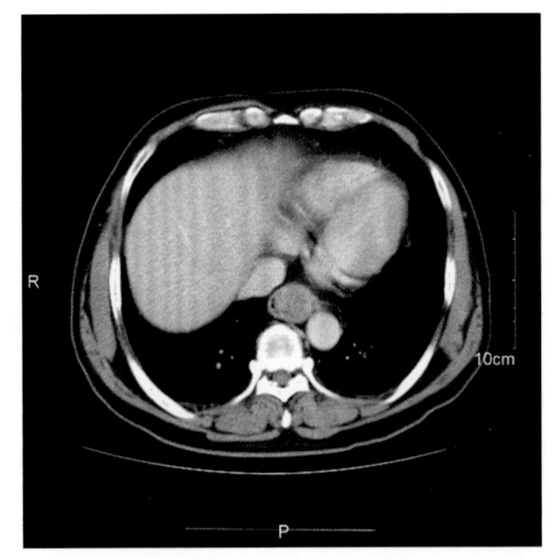

图5-3-3　患者，男，64岁，因进食梗阻感1个月就诊。CT扫描可见下段食管腔内凸起结界，明显强化，边缘可见细线状强化的肌肉影。考虑T_1～T_2期。病理：食管隆起型（大小为瘤体5cm×4cm×2.5cm）高-中分化鳞状细胞癌伴坏死，浸润至浅肌层

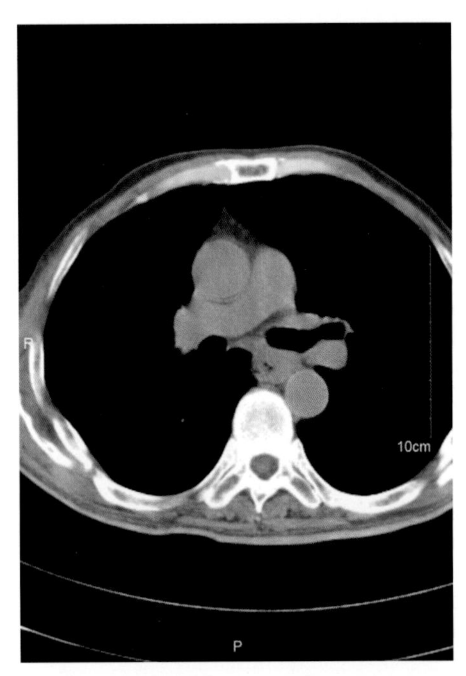

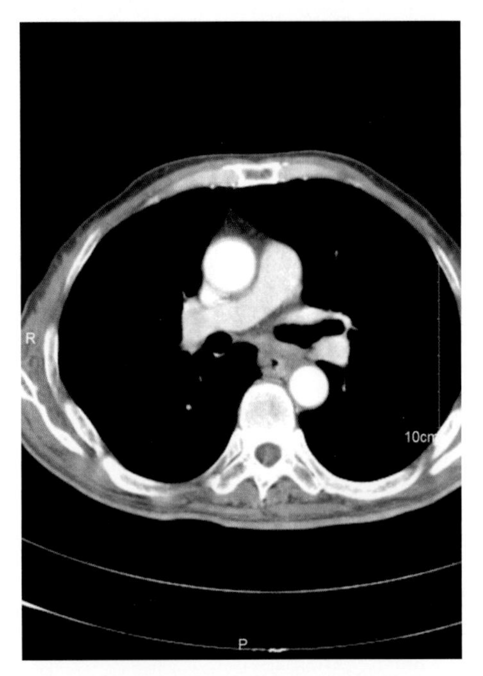

图5-3-4　患者，男，71岁，因进食梗阻感1个月就诊。CT扫描可见中段食管壁环形增厚，明显强化，相邻左侧支气管受压，管壁可见增厚及强化，考虑肿瘤侵犯

NIC分别为(1.55±0.52)mg/mL和(1.80±0.62)mg/mL和(2.18±0.35)mg/mL，静脉期强化程度分别为(25.65±4.43)HU、(27.55±6.82)HU和(30.77±6.38)HU，各组间差异均有统计学意义。动脉期NIC、静脉期NIC和静脉期强化程度鉴别中、高分化食管癌与低分化食管癌的受试者工作特征曲线(receiver operating characteristic curve，ROC)下面积分别为0.801、0.817和0.730。可见双源CT测定碘浓度对于评估食管癌的不同病理分级及预测肿瘤的疗效具有潜在的应用价值。

4. MRI

MRI在食管癌中的应用较少，尤其对早期食管病变的显示不理想。随着快速扫描序列的发

展和心脏、呼吸门控技术的应用，同时联合应用T2加权像（T2 weighted image，T2WI）和弥散加权成像（diffusion weighted imaging，DWI）技术，食管MRI检查逐渐进步，对T分期判断的准确性达到60%。MRI对于T_2和T_3期肿瘤的区分效果较差，对T_{4a}和T_{4b}期肿瘤的区分效果与CT相似。相信随着MRI技术和设备的进步，其在食管癌分期中将起到更加重要的作用（见图5-3-5）。

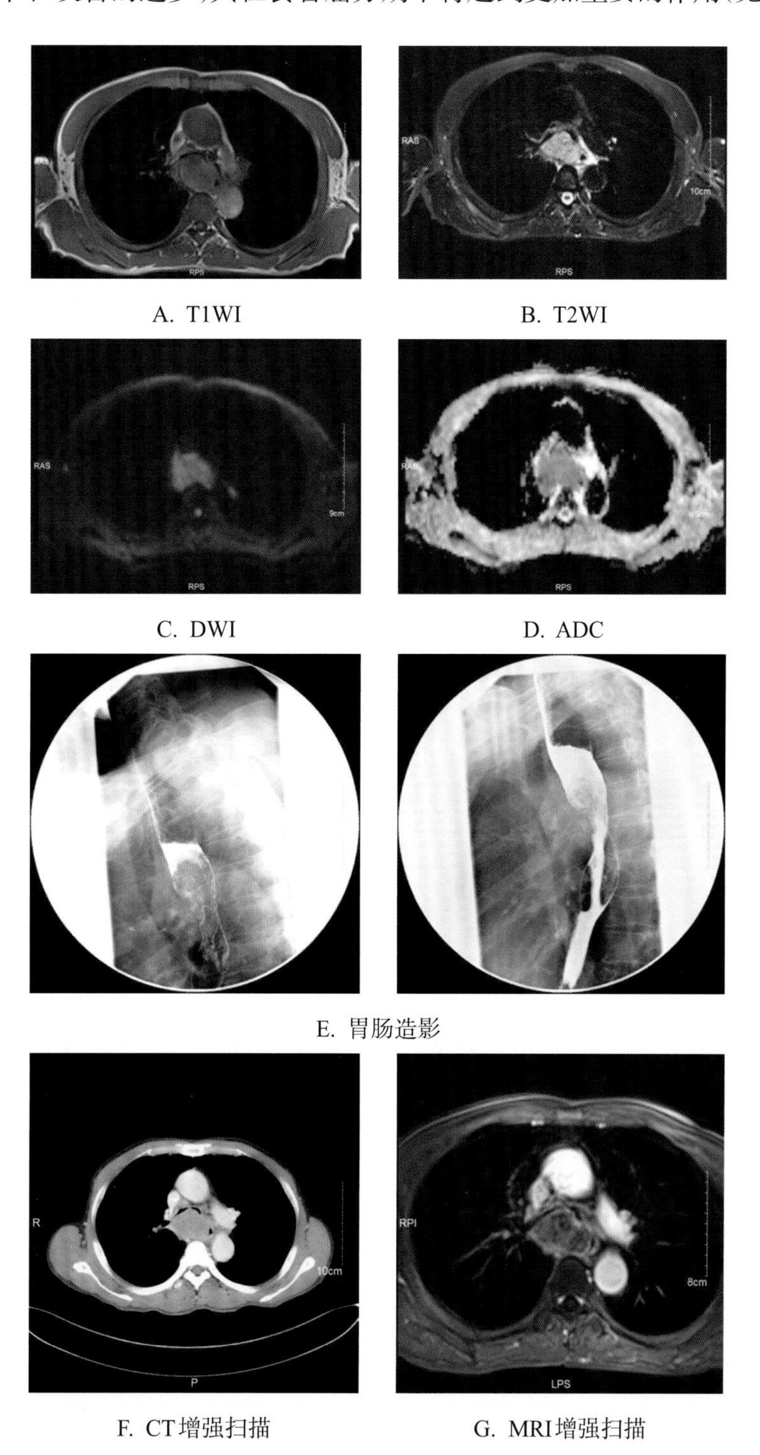

A. T1WI　B. T2WI

C. DWI　D. ADC

E. 胃肠造影

F. CT增强扫描　G. MRI增强扫描

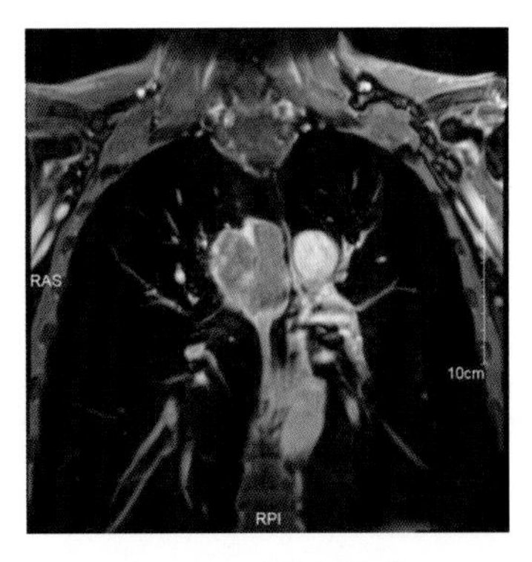

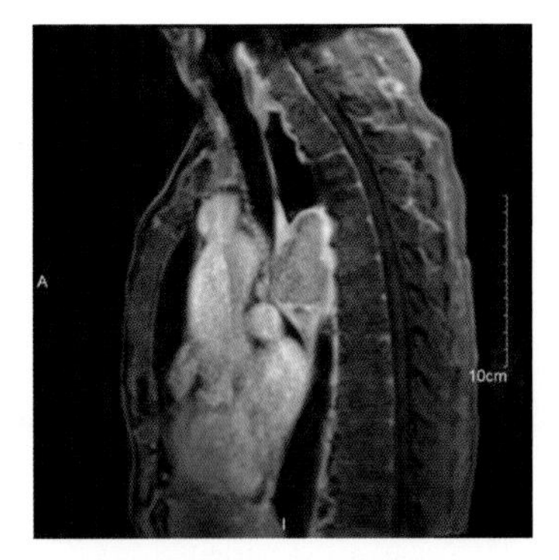

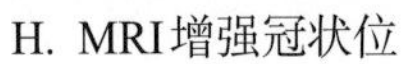

H. MRI增强冠状位　　I. MRI增强矢状位

图5-3-5　患者，男，55岁，因进食梗阻感伴加重2月余。胃镜提示食管癌。多种不同检查从不同角度显示病灶的位置、范围。MRI检查软组织分辨率高，可以多平面重建，DWI对于判断预后具有一定的意义

（二）N分期

正常的淋巴结通常短径＜1cm，密度均匀，边界清楚，内或可见脂肪密度。通常将胸腹部短径＞10mm、锁骨上短径＞5mm作为阳性淋巴结的判断标准，但是敏感性和特异性都不满意。病理显示，单纯从淋巴结大小判断是否存在淋巴结转移是不可取的，短径≤10mm的淋巴结可以是阳性淋巴结，而短径＞10mm淋巴结也可以是增生性淋巴结。对于阳性淋巴结的判断标准还包括结节形态呈圆形、中央出现坏死、不均匀强化、明显强化（＞80HU）或者是3枚以上淋巴结成簇状分布。

由于食管周围有着丰富的引流淋巴网，因此淋巴结转移成为食管癌是最常见的转移方式。同时，食管与纵隔之间的淋巴网相互交通，淋巴结转移有着发生时间早、双向转移及跳跃性转移的特点（见图5-3-6）。EUS对N分期诊断的敏感性和特异性分别是80%和70%。同时，EUS引导下细针穿刺可以对淋巴结进行活检。两者相结合可以提高对N分期诊断的准确性。CT对淋巴结转移的敏感性和特异性分别是50%和83%。CT不能发现正常大小的转移淋巴结，或者易把炎性增生性淋巴结误认为转移。氟脱氧葡萄糖-正电子体层扫描（F-deoxyglucose PET，FDG-PET）在诊断局部淋巴结转移中的敏感性和特异性分别是51%和84%。传统MRI对淋巴结转移的诊断敏感性、特异性和准确性分别为38%～62%、68%～85%和64%～77%。在使用超顺磁性氧化铁增强MRI后，

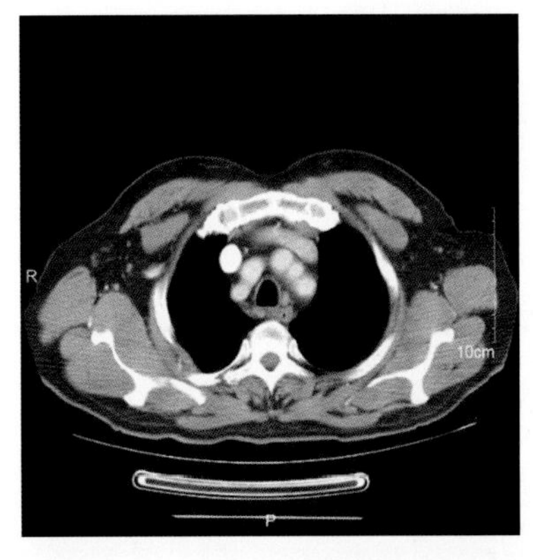

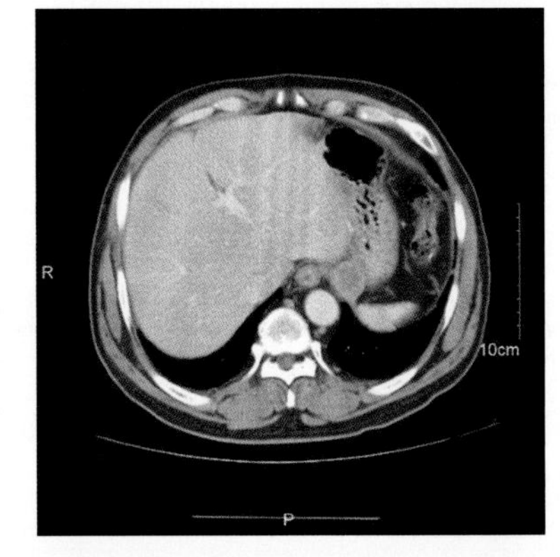

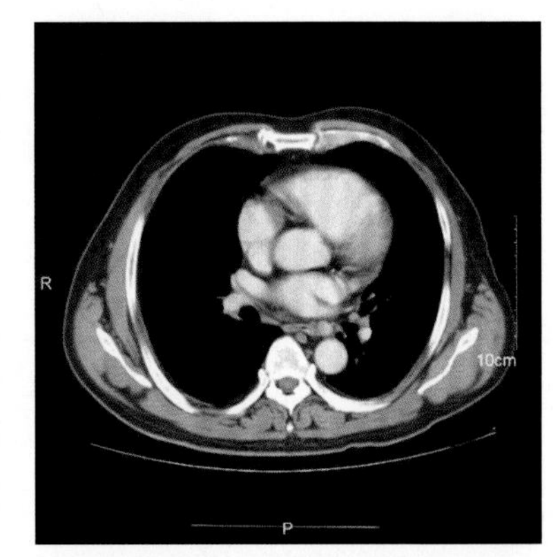

图5-3-6　食管下段癌浸润至浅肌层，患者在左侧气管食管沟、胃底和左侧食管旁均可见明显强化淋巴结影，较小2枚短径均小于1cm，术后病理显示均为转移淋巴结

MRI对于阳性和阴性淋巴结组区分的敏感性、特异性和准确性达到了100%、95%和96%。

(三)远处转移

肺和肝脏是最食管癌患者常见的远处转移脏器(见图5-3-7),通常表现为多发结节状占位灶,可见轻度或环形强化。CT和MRI是临床常用的用于发现远处转移的检查手段。PET/CT对于发现隐匿性的转移灶具有重要意义,而且对于新辅助化疗的疗效评价和发现肿瘤复发灶也具有重要意义。

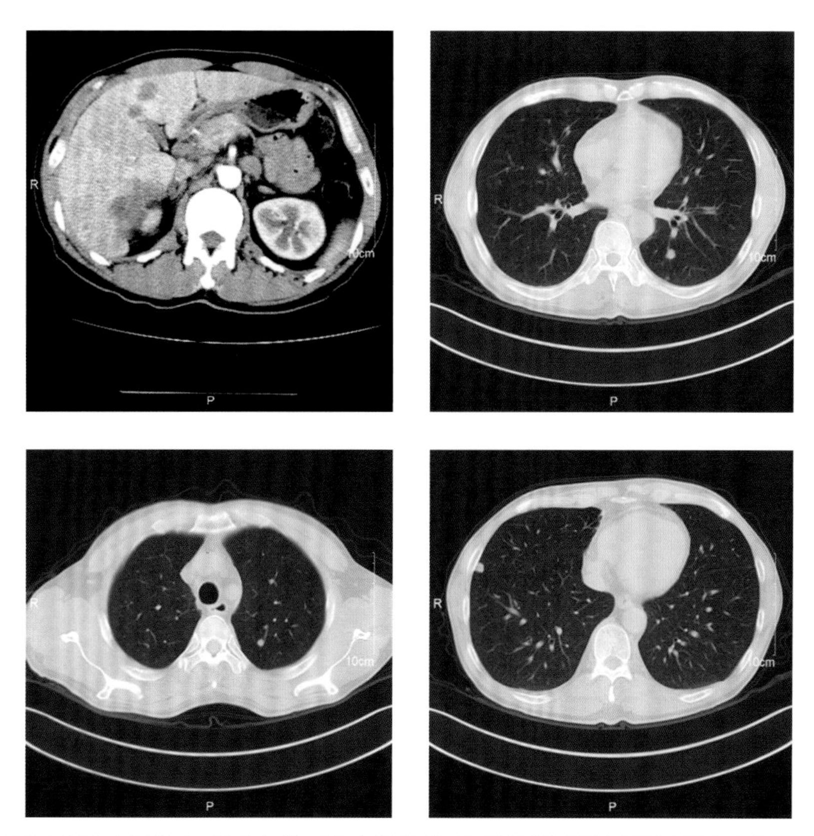

图5-3-7 食管癌肝脏和肺内转移瘤:肝脏多发低密度结节灶,边界模糊,增强后可见轻度强化;两肺多发结节高密度影,边界光整,以外周分布为主

(四)肿瘤边界的勾画

准确勾画食管癌的边界对于食管癌的放疗具有重要的意义。只有准确的肿瘤边界勾画,才能够准确地勾画放疗靶区,防止肿瘤内照射剂量不足,同时减少放疗对周围重要组织的损伤。目前,主要使用CT和EUS对肿瘤边界进行勾画。由于CT的软组织分辨率低,易导致肿瘤边缘照射剂量不足。而EUS不能导入放疗计划系统。MRI在肿瘤边界的勾画和放疗计划制定中具有很大优势。将MRI图像与放疗计划系统集成,放疗的同时可以进行实时的MRI检查,可以极大提高放疗的准确性。

(五)疗效评价

新辅助放化疗逐渐成为食管癌常用的治疗手段,其目的是使原发肿瘤缩小,同时治疗体内的微小转移灶。对辅助放化疗敏感的患者可有更长的生存时间。因此,对肿瘤疗效进行早期评价具有非常重要的作用。CT评价食管癌治疗后疗效评价的敏感性和特异性分别是27%～55%和50%～91%，CT上通常表现为食管壁增厚较前好转，肿大淋巴结较前缩小（见图5-3-8）。对于放疗患者，如果怀疑患者有食管瘘，可以在口服造影剂后进行CT检查，可以提高食管瘘的检出率（见图5-3-9和图5-3-10）。EUS与CT相似，对新辅助化疗疗效评价的准确性都较低。可能的原因是上述检查手段对残留肿瘤组织与治疗后炎症组织、纤维化组织的区分比较困难。PET/CT是目前评价食管癌治疗后疗效最好的检查手段。治疗后两2周PET/CT标准摄取值减少50%以上提示肿瘤治疗有效，其敏感性和特异性分别为70.3%和70.1%。功能性MRI检查，如DWI、动态增强MRI（dynamic enhancement MRI，DCE-MRI）可以从分子水平和组织血供方面提供更多的信息，对于残存肿瘤组织与炎症、纤维化组织的鉴别具有更重要的价值。表观弥散系数（apparent diffusion coefficient，ADC）高的肿瘤对于放化疗更加敏感，同时预后更加良好。DCE-MRI可以反映肿瘤组织的血管密度和血管通透性改变。DCE-MRI可以反映食管鳞癌和腺癌间微循环的不同，并可提示放化疗后肿瘤血管对造影剂的通透性是否有减低。

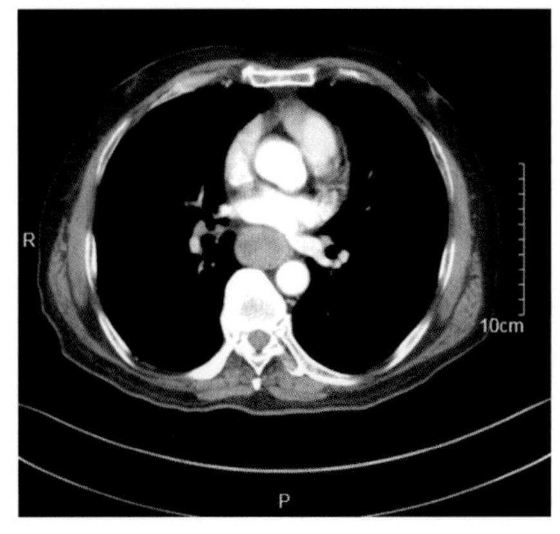

A. 食管癌治疗前，食管中段可见管壁明显环形增厚

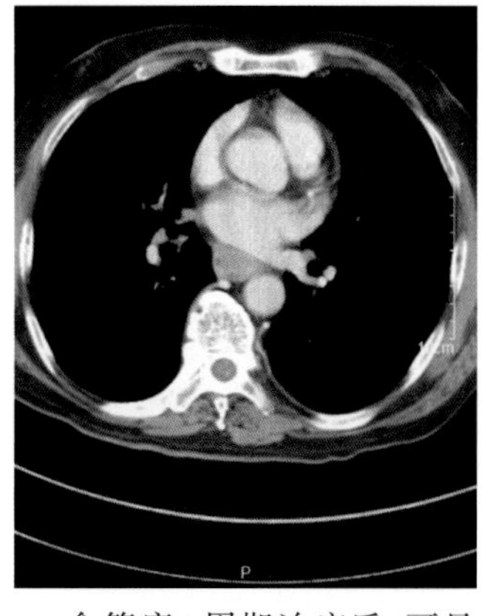

B. 食管癌2周期治疗后，可见食管增厚较前明显好转

图5-3-8　利用CT进行疗效评价

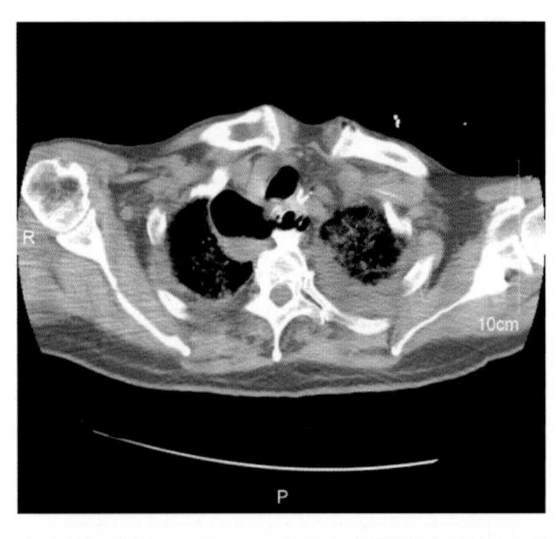

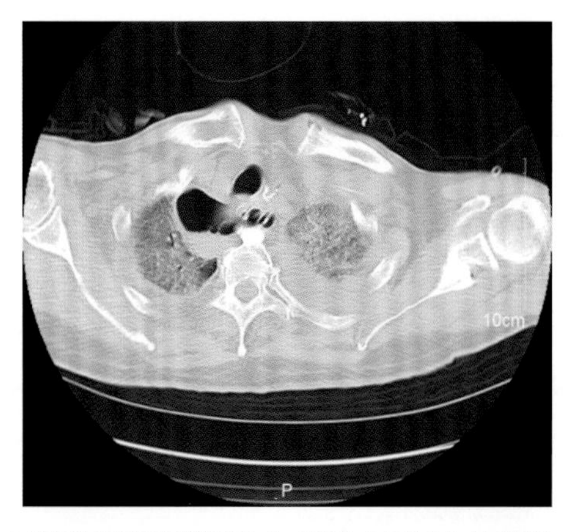

食管癌术后，吻合口左侧可见管壁连续性中断，可见高密度造影剂进入，两肺内可见大片高密度模糊影，两侧胸腔可见积液

图5-3-9　口服造影剂后进行CT检查：食管癌术后吻合口瘘，两肺广泛渗出性病变

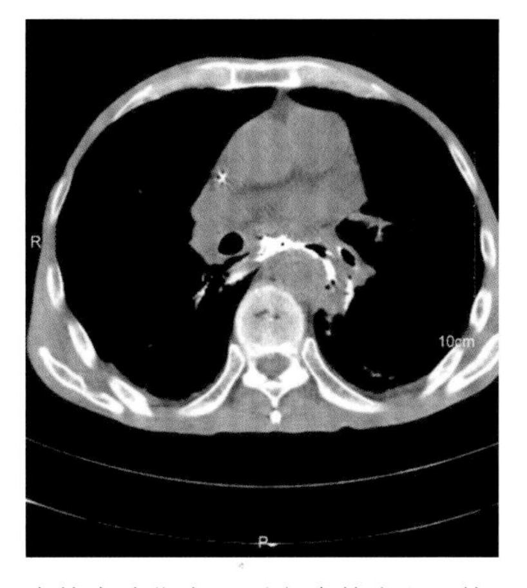
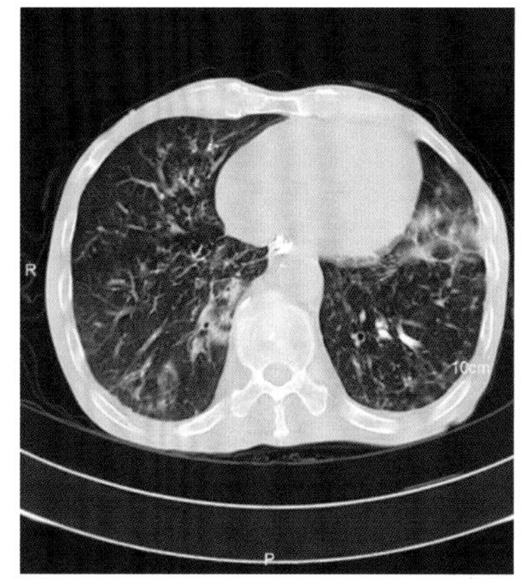

食管癌放化疗后4周，食管中段见管壁连续性中断，可见高密度造影剂进入胸腔和左侧支气管，两肺内可见大片多发小片高密度模糊影

图5-3-10　口服造影剂后进行CT检查：食管癌纵隔、支气管瘘，两肺多发炎症

总之，EUS、CT、MRI和PET/CT对于食管癌的分期和治疗后评价各有优势和劣势。EUS是显示肿瘤侵犯深度和局部淋巴结转移最好的检查手段。CT是食管癌分期判断的最常用手段，薄层扫描和矢状位重建有助于显示病灶的细节。MRI具有很好的软组织分辨率，对于肿瘤边界的显示最为清晰，同时功能学成像亦大有可为。PET/CT对于评估远处转移和新辅助化疗疗效具有重要意义。

二、胃癌影像学

目前，胃癌主要通过内镜检查得以发现，并可以通过组织学活检确诊。但仍有约6.7%的患者可能漏诊。多层螺旋CT扫描，结合多平面重建技术、计算机虚拟内镜技术对胃癌的诊断率可以达到90%，但是对早期胃癌的诊断率只有44%～70%。

手术切除仍然是目前胃癌患者的最佳治疗方案。消化道肿瘤按国际统一TNM分类法进行分类分期。准确的术前分期对于手术及治疗计划的制定具有关键作用。早期病变可以应用内镜下切除或行根治性胃癌切除手术，进展期胃癌可以进行辅助或新辅助放化疗。目前应用的术前分期检查方法包括腹部超声（abdominal ultrasound，AUS）、CT、MRI和PET/CT。

CT检查是目前临床最为常用的胃癌分期手段。CT具有很高的密度分辨率，并可以进行多平面重建（multiplanar reconstruction，MPR）。MRI的软组织分辨率更高，并可以直接进行任意平面的重建，但是扫描时间较长，且费用昂贵。AUS对于判断早期胃癌的浸润深度具有很高的准确性，对于T_2和T_3期病变的鉴别价值与CT相仿。

（一）AUS在胃癌分期上的应用

AUS可显示正常胃壁的5层结构，但是这些分层并不与解剖结构完全对应。AUS上胃癌对应于胃壁的增厚、不规则和层面的破坏。AUS对胃癌T分期判断的准确性非常高，总体的T分期诊断准确性为65%～92.1%。AUS诊断对浆膜面侵犯的敏感性和特异性分别为77.8%～100%和67.9%～100%，对胃癌各期的诊断敏感性分别为88.1%（T_1）、82.73%（T_2）、89.7%（T_3）、99.2%（T_4）。

肿瘤的位置、大小、病理类型、溃疡形成以及操作者的经验等都会对最后的结果产生影响。

AUS对胃癌N分期诊断的准确性不高，但是AUS引导下的细针穿刺，可以提高N分期的准确性，其敏感性、特异性和阳性预测值分别达到了92%、98%和97%。

（二）CT在胃癌分期上的应用

CT可以无创地评价肿瘤的范围、淋巴结转移情况和远处转移情况。CT检查可以通过静脉注射造影剂进行动态增强扫描，同时可以进行MPR（见图5-3-11）。

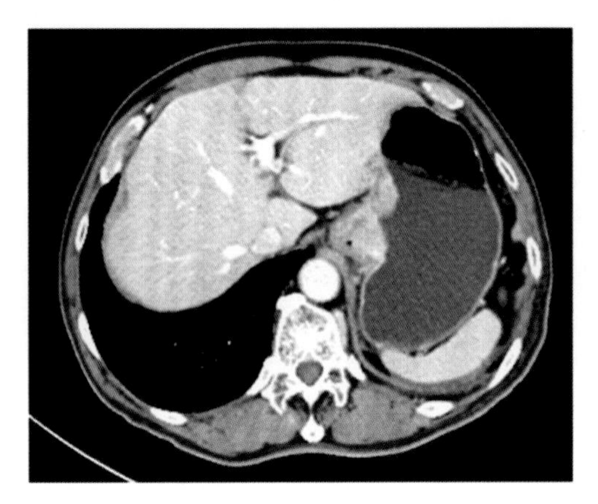

A. 贲门癌横断位

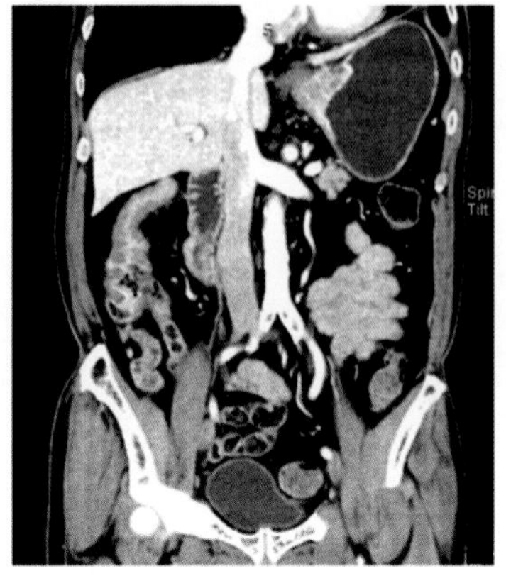

B. 冠状位

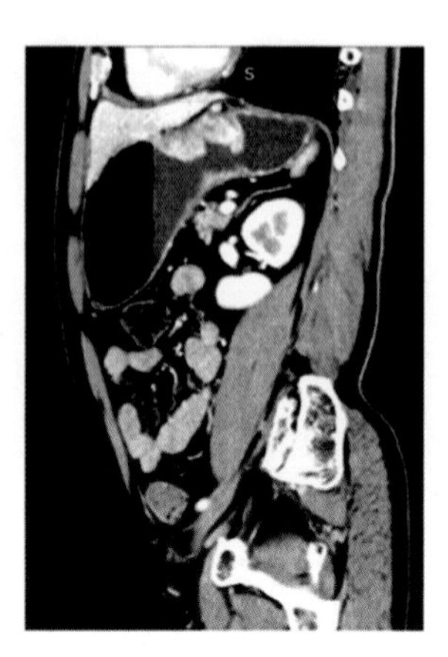

C. 矢状位

图5-3-11　贲门癌CT检查，MPR可以在多方位对肿瘤病灶进行显示

患者在扫描前需要禁食4～6h，同时需要对胃进行充分的扩张，通常使用水或产气粉等阴性造影剂对胃进行扩张，条件允许的话还可以对胃进行低张处理。正常的胃壁根据扩张情况，在CT上可以呈多层状表现。最内侧明显强化层代表胃黏膜层，中间2～3mm稍低密度层代表黏膜下层，而最外层则代表肌层和浆膜层。但是这3层结构并不能在所有患者和胃的所有位置都能看到。扩张良好的胃壁在CT上通常表现为单层结构。T_1期肿瘤在CT上表现为局部胃壁稍增厚或局限于黏膜面的明显强化影。T_2期肿瘤表现为跨黏膜面的明显强化影，同时胃外壁表现光整。在胃腔扩张良好的前提下，胃壁厚度＞5mm被认为是诊断肿瘤的标准。CT对胃癌T分期的诊断准确性为77%～89%。同时联合MPR和虚拟内镜（virtual gastroscopy，VG）技术可以提高诊断T分期的准确性。应用最新的技术——血管追踪技术来对胃壁进行任意平面的显示，相比MPR减少了图像的部分容积效应，提高了判断肿瘤分期的准确性。

值得注意的是，CT对胃癌分期的判断具有一定的局限性。T_1与T_2期的区分主要依靠胃黏膜下层，高强化癌肿与稍高强化固有肌层间的低强化带。看到次征象诊断T_1的可靠性较高，但很多情况下，黏膜下层结构无法显示，此时只能采取“50%厚度比”的间接标准（高强化癌肿超过胃壁厚度50%时，则近似认为已侵至肌层），然而，胃壁各层厚度比例因人而异，且有时各层强化差异并不明显，故此间接征象的诊断效能有限。区分T_2和T_3期时的征象反而简单。若高强化癌肿超过胃壁厚度50%，但与浆膜面之间尚存在相对低强化条带则判为T_2期；若全层受累呈高强化，则判断为T_3期。受CT分辨率的限制，当癌肿突破肌层，尚未累及浆膜下全层时，影像学可能出现过分期的情况。T_3与T_{4a}期的区分同样存在较大问题，而且是各种影像手段都不可避免的。其关键在于对浆膜位置的判断以及对胃周脂肪间隙浸润成分的判断。CT区分T_3和T_4期的准确率仅为60%。这主要受两个重要因素的影响：影像学难以区分造成胃周脂肪间隙内浸润的组织成分；胃"裸区"影响浸出浆膜的判断。

对于诊断胃癌淋巴结转移的标准，多数文献只是利用淋巴结的大小（标准非常不一致，有的采用长径，有的采用短径，标准为大于8mm或10mm）作为诊断淋巴结转移的标准。但是我们知道，单纯依靠淋巴结的大小并不能判断是否存在淋巴结转移，对于微小淋巴结转移的判断仍然是临床实践的难点。区域单组小淋巴结数目>3枚者，转移概率增大，但这些间接征象仅有助于判断N是否为阳性，对提高N分期准确率的能力有限。CT对N分期诊断的准确性、敏感性和特异性分别为79%、84.6%和73.9%。而MPR和VG技术的应用，亦并不能提高N分期的诊断准确性。

腹膜转移是胃癌远处转移的常见形式之一，影像学检查是判断胃癌腹膜转移的主要无创手段。目前常用的方法包括CT、AUS、MRI和PET/CT，其中又以CT应用最为成熟和普遍。及时发现浆膜面侵犯和腹膜转移对胃癌患者来说非常重要。CT发现浆膜面侵犯的敏感性和特异性分别是77.8%～100%和80%～97%。CT显示腹膜结节、系膜网膜增厚和脂肪内"污迹征"都提示腹膜转移的可能。污迹征（smudge sign）是指在胃周脂肪间隙或可能种植播散的脂肪区域（网膜或肠系膜）出现片状密度增高，但未形成明确肿块，脂肪结构尚可见（类似肺部病变的磨玻璃样征），可伴沙砾状结节或索条。污迹征的意义在于：①肿瘤与脏器间出现污迹征，尤其伴有纤维索条者，应警惕肿瘤弥漫包绕侵犯脏器导致不可切除；②在大网膜或肠系膜脂肪内出现污迹征，应注意除外早期腹膜转移的可能性，必要时建议临床先行诊断性腹腔镜检查。CT对于腹膜转移的诊断敏感性和特异性分别为50.9%和96.2%。CT对于直径<5mm的腹膜转移敏感性只有43%，而对于直径>5mm的腹膜转移敏感性达到了89%。腹水的出现高度提示腹膜转移的可能。CT诊断胃癌远处转移的准确性为72%～86%。

VG技术是利用计算机三维重建技术对胃腔内部进行观察的一种后处理技术。通过气体对胃腔进行充分扩张后，将CT图像通过后处理工作站进行三维重建，可以生成类似内镜下的虚拟图像，进而对胃癌的范围和形态进行观察（图5-3-12）。VG技术尤其对早期胃癌的诊断具有优势，可以明显提高常规CT检查对早期胃癌的诊断敏感性和特异性。

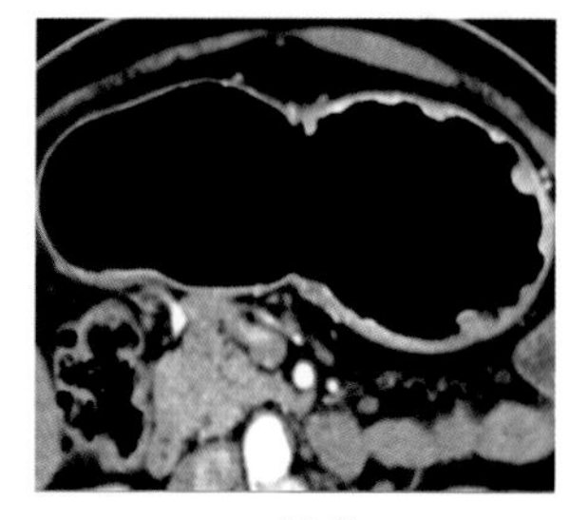

A. 轴位

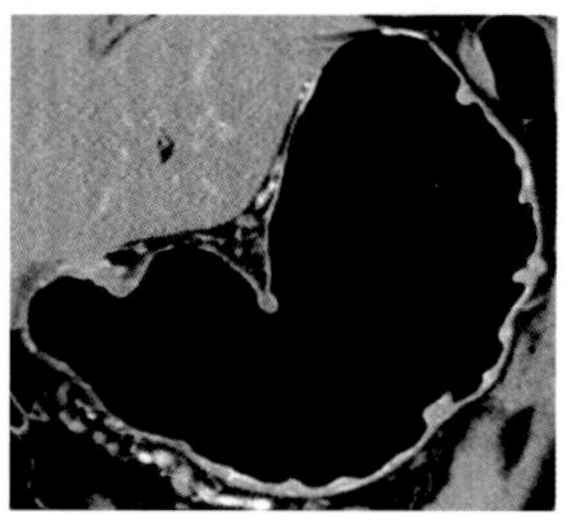

B. 冠状位

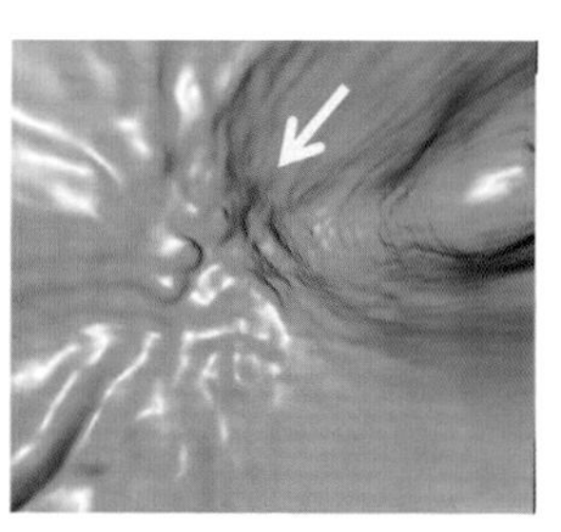

C. VG

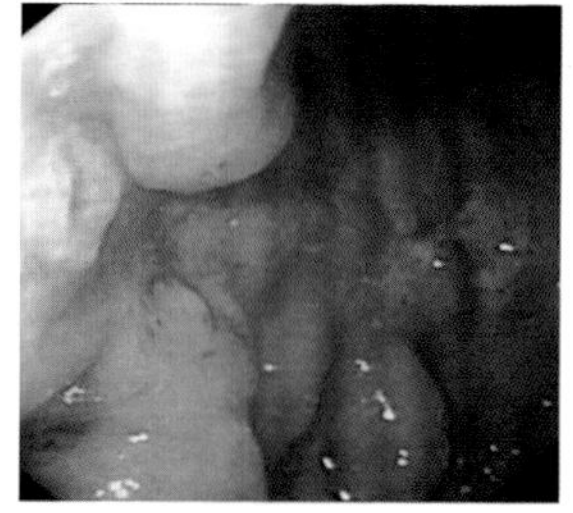

D. 胃镜

图5-3-12　CT扫描轴位（A）、冠状位（B）病变显示不明显，VG（C）和胃镜（D）图像高度吻合

(三)MRI在胃癌分期上的应用

MRI较CT具有更高的软组织分辨率。但是由于其图像采集时间长,并且容易受到肠道运动的影响,在胃癌方面的临床应用受到了限制。MRI快速扫描序列,如SSFSE、HASTE等的出现,使得MRI在腹部的应用成为现实。同时应用减少肠道蠕动的药物可以减少运动伪影。二维的脂肪抑制T1序列较3D序列更加具有优势。MRI与CT对胃癌T分期的诊断效能相仿(见表5-3-1),两者对N分期诊断效能均有待提高。MRI对早期胃癌的诊断更具优势,MRI对T_1期胃癌诊断准确率为50%(CT为37.5%);T_2期胃癌诊断准确率为81.2%(CT为88.7%)。

DWI也许可以帮助鉴别胃壁肿瘤的良恶性。恶性肿瘤的ADC较良性病变明显减低。排除T2穿透效应,DWI图上的高信号病变高度提示恶性肿瘤可能。DWI对早期病变的显示较T2WI更加敏感。将DWI与常规T2和增强扫描结合起来,可以提高胃癌分期诊断的准确性。

表5-3-1 胃癌T分期

分期	病理	CT		MRI
T_1	侵犯黏膜固有层或黏膜下层	内层高强化癌肿与外层稍高强化肌层间可见连续完整的低强化条带	高强化癌肿不超过胃壁总厚度的50%	增强肿瘤不穿透增强黏膜下层
T_2	侵犯固有肌层	中层低强化条带中断消失,外层残余部分稍高强化肌层	高强化癌肿超过胃壁总厚度的50%	清晰连续的低信号带或增强的肿瘤部位未穿透低信号带
T_3	侵犯浆膜下	高强化癌肿侵犯胃壁全层,浆膜面光滑或有少许短细索条	浆膜模糊或短细索条范围<1/3全部病变面积	中断的低信号带或增强癌部分穿透外周低信号带
T_{4a}	侵犯浆膜(脏腹膜)但未侵犯邻近结构和(或)器官	胃癌与邻近器官间脂肪间隙消失或侵犯邻近器官	浆膜高强化线样征断层分区定位法	癌部分向邻近器官连续延伸,伴有或不伴有中断的低信号带
T_{4b}	侵犯邻近结构和(或)器官	与邻近脏器结构脂肪间隙消失,指状嵌插或直接浸润为确切侵犯征象	脏器间脂肪间隙密度增高并索条影	

(四)CT在胃癌疗效评价上的应用

对于胃肠道肿瘤来说,目前临床常用的实体瘤的疗效评价标准(response evaluation criteria in solid tumors,RECIST)将空腔脏器作为不可测量病灶。但是这种评价方式具有一定的局限性。目前采用CT肿瘤容积测量(tumor volumetry,TV)和PET/CT对胃癌进行疗效评价。TV对肿瘤的疗效评价非常有用。以CT扫描TV缩小15%作为判断新辅助化疗有效的标准,其诊断敏感性和特异性为100%和53%。CT TV相较FDG PET/CT在判断胃癌疗效上更具优势,更加符合胃癌的组织学改变。但CT TV评价肿瘤的疗效需要更大数据的支持,以建立自己的临床评价标准。

近年来,TV被认为可以对胃癌进行分期。Kikuchi等发现,胃癌的体积大小与患者预后关系密切,同时也是淋巴结转移的独立预测因子。

（五）灌注CT

灌注CT（perfusion CT）可以显示肿瘤组织的灌注特点，并且可以反映肿瘤的血管生成情况。胃癌组织的血容量（blood volume，BV）较正常组织明显升高，血流量（blood flow）的升高可以反映肿瘤的进展情况。血流的灌注随肿瘤恶性程度的增加而相应增加。灌注CT的BV与肿瘤的微血管密度相关，这可能可以为靶向药物的疗效预测提供有用的信息。

（六）CT和MRI在胃淋巴瘤中的应用

胃是结外淋巴瘤最常累及的消化道器官，淋巴瘤占胃癌的3%～5%。黏膜相关淋巴瘤（mucosa-associated lymphoid tissue，MALT）和弥漫性大B细胞淋巴瘤是结外淋巴瘤最常见的病理类型。淋巴瘤的CT表现缺乏特异性，常见的表现方式包括胃壁弥漫性增厚、息肉状肿块、增厚的褶皱，或浸润性病变（见图5-3-13）。通常需要与胃癌进行鉴别。当CT出现下列表现时，需要考虑胃淋巴瘤的诊断：①尽管肿瘤弥漫浸润，但胃扩张不受限；②病变累及胃的多个部位，胃周淋巴结肿大，周围脂肪结构清晰，肾门以下水平的淋巴结肿大。溃疡性胃淋巴瘤或息肉样淋巴瘤在虚拟内镜下可以看到胃腔的扩张，这是淋巴瘤与胃扩张消失的腺癌的有效鉴别点。尽管肿瘤病变较广泛（见图5-3-14），但通常不会引起肠道的梗阻征象。弥漫浸润性病变出现胃皱襞的结节状增厚，也可能是提示淋巴瘤的一个征象。

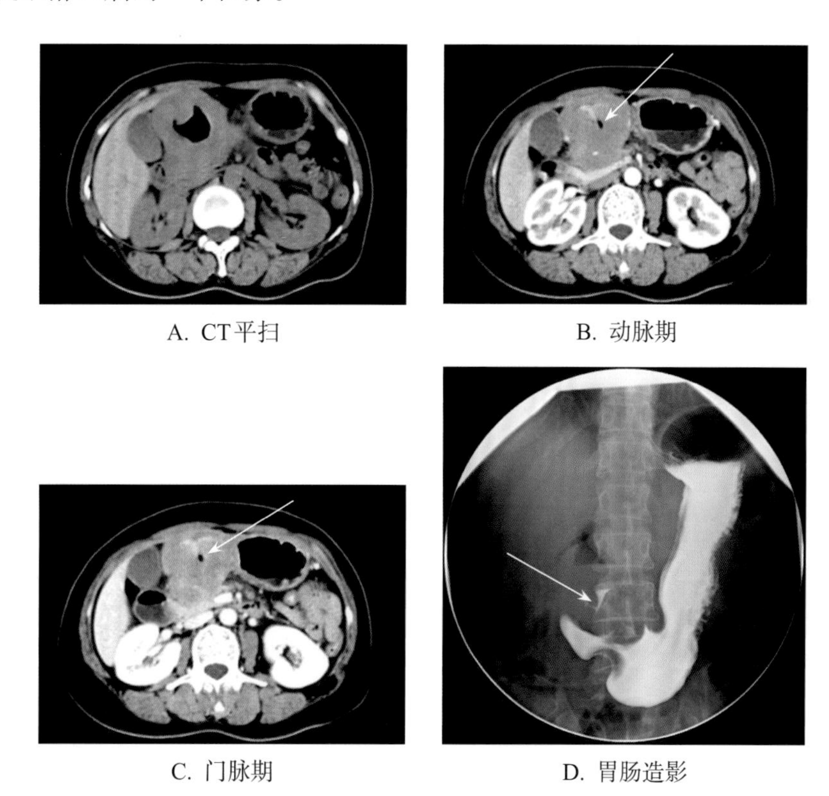

A. CT平扫　B. 动脉期　C. 门脉期　D. 胃肠造影

图5-3-13　胃淋巴瘤CT扫描下可见胃窦部胃壁广泛增厚，增强后可见中等度强化，并可见黏膜明显强化，可见溃疡影（箭头）。造影显示胃黏膜无破坏（D）

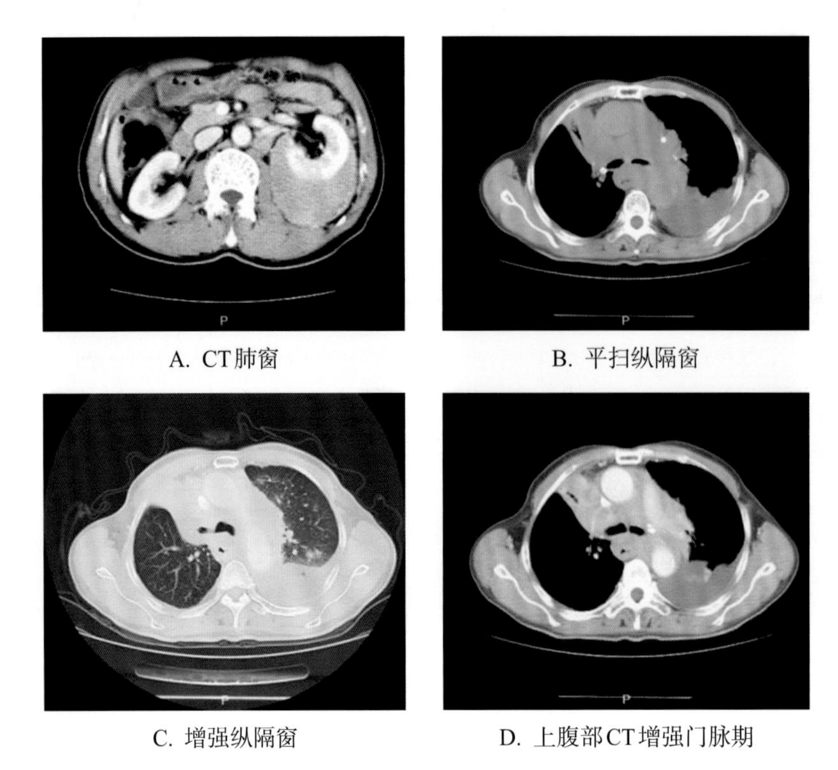

A. CT肺窗　　B. 平扫纵隔窗

C. 增强纵隔窗　　D. 上腹部CT增强门脉期

图5-3-14　结外边缘区淋巴瘤，病变侵犯肺、纵隔、食管和左肾。免疫组化单克隆抗体及癌基因检测：CD20(＋)、CD3(－)、CD5(－)、CD10(－)、bcl-2(＋)、bcl-6(－)、bcl-10(＋)、CyclinD1(－)、Ki-67(＋，约10%)、CD21(＋)、CD43(少量＋)、CD23(FDC＋)

胃淋巴瘤的MRI表现与胃癌表现重叠。淋巴瘤可表现为弥漫性或结节状胃壁增厚，也可以表现为大的溃疡样软组织肿块。T1呈均匀等低信号，T2表现多样，增强后呈中等度均匀强化。DWI对胃淋巴瘤的分期和疗效评价具有很好的应用价值。胃淋巴瘤在DWI表现为明显的高信号和ADC图上明显的低信号，这可以帮助鉴别胃淋巴瘤和胃癌。当淋巴瘤治疗有效时，肿瘤坏死导致细胞结构减少，水分子弥散受限减低ADC值明显降低。因此，DWI可以作为胃淋巴瘤诊断和疗效评价的影像标记物。

(七)CT和MRI在胃肠道间质瘤中的应用

胃原发的胃肠道间质瘤(gastrointestinal stromal tumor，GIST)占所有消化道GIST的60%～70%，伴有KIT基因突变和CD117阳性。GIST通常表现为胃壁黏膜下或腔内肿块，大小为3～10cm，典型表现为“哑铃状”。小病灶通常表现为均匀强化，随着肿瘤增大，出现肿瘤内坏死和不均匀强化(图5-3-15)。约50%的GIST可见黏膜面溃疡。化疗有效的GIST通常表现为强化程度减低，甚至可以完全囊变。有时在治疗早期可以出现假性肿瘤体积增大，因此对于GIST的疗效评价多采用改良的肿瘤疗效评价体系(见表5-3-2)。

GIST通常表现为T1低信号、T2高信号，由于肿瘤内部常见出血、坏死和钙化，常表现为信号不均匀。由于大多数GIST为富血供病变，通常表现为明显的持续强化。单独依靠肿瘤的强化改变来判断GIST的疗效并不总是可靠的。DWI上ADC减小，结合病灶的边缘强化，对于肿瘤的疗效评价更加准确。研究证明，ADC的改变与PET/CT的标准摄取值改变具有一致性。

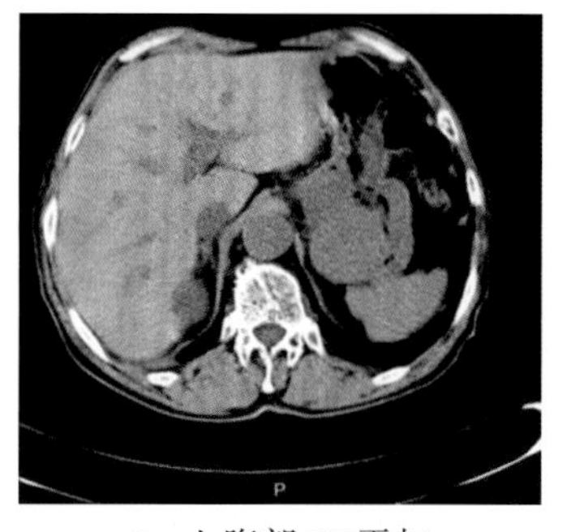
A. 上腹部CT平扫

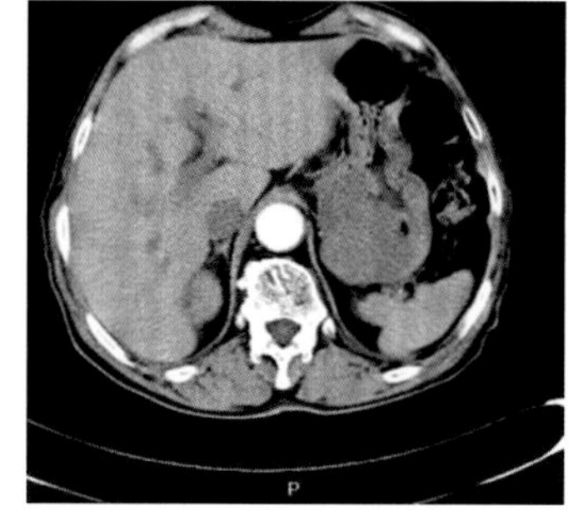
B. 增强动脉期

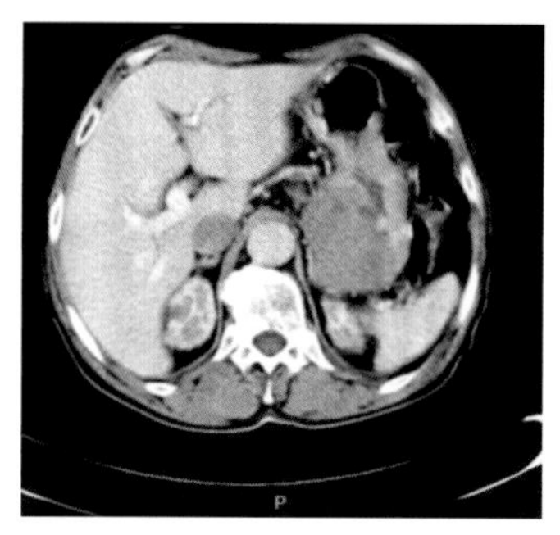
C. 增强门脉期

图5-3-15 胃壁局部明显增厚，密度较均匀，增强后见较明显持续强化。病理：胃底黏膜下至浆膜GIST（瘤体大小为7cm×6cm×5cm，核分裂象＞5个/50HPF，危险度评分为高危）。免疫组化单克隆抗体及癌基因检测：CD117/c-kit（+）、DOG 1（1+）、CD34（+）、S-100（−）、SMA（−）、Ki-67（+，15%）、CK（−）、EMA（−）

表5-3-2 改良的肿瘤疗效评价标准

反应分类	Choi	mRECIST	RECIST
CR	所有病灶消失并无新发病灶	所有靶病灶的任何肿瘤内动脉增强消失	所有病灶消失并无新发病灶
PR	肿瘤长径缩小≥10%，或肿瘤CT值减少≥15%、无新发病灶、无不可测量病灶的明显进展	以基线靶病灶总和为参考，靶病灶变量（动脉期增强）直径总和至少减少30%	肿瘤长径缩小≥30%、无新发病灶、无不可测量病灶的明显进展
SD	不符合CR、PR或PD标准、无肿瘤进展引起的症状进展	不符合PR，也不符合PD	—
PD	肿瘤长径增大≥10%，且密度变化不符合PR标准、出现新发病灶、新的瘤内结节或原有瘤内结节体积增大	以基线靶病灶总和为参考，靶病灶变量（动脉期增强）直径总和至少增加30%	肿瘤长径增大≥20%，出现新发病灶

（八）CT和MRI在胃肠神经内分泌肿瘤中的应用

胃肠道的胃肠神经内分泌肿瘤（neuroendocrine tumors，NETs）是起源于内分泌细胞的一大类肿瘤。常见的类型有胰岛细胞瘤、胃泌素瘤等，通常位于胃角、十二指肠或胰腺头部。然而，异位的NETs可以发生在整个腹部，甚至胸腔。激素水平升高可以提示NETs。通常使用CT作为NETs定位、判断肿瘤分期、评价疗效和随访病变进展的方法。NETs在CT上通常表现为富血供病变，并且表现为持续强化。所以，对肿瘤进行包括动脉和门脉期的多期扫描是很有必要的。应用双能量CT可以进行虚拟平扫成像，得到碘图和能谱曲线，可为NETs诊治提供更多的信息。

NETs在MRI上可表现为胃壁弥漫性增厚，并可见明显的环形强化结节，胃和十二指肠可见多发溃疡。MRI发现NETs肝脏转移的敏感性为95%，发现胰腺原发NETs的敏感性和特异性分别为74%～94%和78%～100%。典型表现为T1WI脂肪抑制图像的低信号和T2WI脂肪抑制图像的高信号。

（九）CT和MRI在增生性息肉上的应用

增生性息肉是最常见的胃良性上皮性肿瘤，主要见于老年患者，与HP感染和自身免疫性胃炎相关。早期腺瘤或腺癌，有时表现为小的强化病变，不管是影像学还是内镜都难以与增生性息肉鉴别。因此,这些病变需要组织取样。MRI对小息肉的检出可能不敏感。然而,当它们可以被发现时,在MRI上通常表现为胃壁小结节状增厚病变,与胃壁宽基底相连,与胃壁强化程度相似。

(十)双源CT检查的应用

双源CT检查在许多器官及疾病诊治中都有广泛的应用。其利用不同物质对高、低能量X线的吸收系数不同这一特性,可以对不同物质进行区分。例如,通过对碘的显示,可以发现肉眼发现不了的病灶内强化,并可以对病灶内碘含量进行定量分析。王芳等的研究发现,早期胃癌病灶动脉期和静脉期NIC与正常胃比较,差异均具有统计学意义。早期胃癌及正常胃壁动脉期和静脉期能谱曲线均呈下降型,早期胃癌能谱曲线位于正常胃壁上方,对应的能谱曲线更为陡直;两者于40～70keV时差异较大;于80～140keV时对应的曲线差异变小。识别NIC及能谱曲线走行趋势有助于对早期胃癌进行定性和定量诊断。更有研究指出,胃癌病灶内的碘浓度和碘浓度比均与其组织学分化程度相关;GSI图像中的碘浓度,尤其是标化后的碘浓度比能为术前定量评估胃癌分化程度提供新的指标。双能量成像可实现物质分离,根据能谱衰减曲线对物质进行鉴别,可用于判断淋巴结的性质。庞丽芳等将能谱成像应用于胃癌的诊断,发现转移性淋巴结与非转移性淋巴结的碘基值比率也不同,并且不同类型的腺癌转移淋巴结亦存在差异。

第四节　临床病理特征

一、食管癌的临床病理特征

(一)概　述

构成食管的4层结构(即黏膜层、黏膜下层、肌层以及外膜)都可以发生肿瘤,其中以在黏膜层发生的上皮性肿瘤居多,而在黏膜层发生的恶性肿瘤中,70%～90%以上为鳞状细胞癌及其亚型,或者是在巴雷特食管(Barrett's esophagus,BE)基础上发生的胃食管结合部(esoophagogastrc junction,EGJ)腺癌。食管癌组织学分类以WHO消化系统肿瘤病理学和遗传学分类为依据,目前已更新至第四版(2010版),详见表5-4-1。

表5-4-1　WHO食管癌分类(2010版)

类别	类别
上皮性肿瘤	神经内分泌肿瘤
癌前病变	神经内分泌瘤(NET)
鳞状上皮	神经内分泌瘤G1(类癌)
上皮内瘤变(异型增生),低级别	神经内分泌瘤G2
上皮内瘤变(异型增生),高级别	神经内分泌癌(NEC)
腺上皮	大细胞神经内分泌癌
上皮内瘤变(异型增生),低级别	小细胞神经内分泌癌
上皮内瘤变(异型增生),高级别	混合性腺神经内分泌癌

续表

类别	类别
癌	间叶性肿瘤
鳞状细胞癌	颗粒细胞瘤
腺癌	血管瘤
腺样囊性癌	平滑肌瘤
腺鳞癌	脂肪瘤
基底细胞样鳞状细胞癌	胃肠道间质瘤
黏液表皮样癌	卡波西肉瘤
梭形细胞(鳞状细胞)癌	平滑肌肉瘤
疣状(鳞状细胞)癌	恶性黑色素瘤
未分化癌	横纹肌肉瘤
	滑膜肉瘤
	淋巴瘤
	继发性肿瘤

(二)组织学特征

1. 食管鳞状细胞癌

(1)大体类型:根据其浸润深度的差异可分为浅表型和进展型。

浅表型指肿瘤浸润局限于黏膜层或黏膜下层,不管淋巴结状况。在日本和我国也使用“早期食管癌”这一同义词,而浅表扩散性癌是指向旁边黏膜内扩散至少超过浸润范围2cm的癌,该类肿瘤具有特别高的淋巴管侵犯和淋巴结转移率,预后较差。大体上,我国学者将浅表型分为隐匿型、糜烂型、斑块型和乳头型。日本食管协会将浅表型进一步分类如下:Ⅰ型(浅表隆起型)指息肉样或斑块样病变,Ⅱ型(浅表平坦型)包括Ⅱa型(轻度隆起型)、Ⅱb型(平坦型)、Ⅱc型(轻度压低型)和Ⅲ型(浅表凹陷型)。

进展型食管癌指的是肿瘤浸润超过黏膜下层到达固有肌层、外膜直至外膜外。国际上有关进展型食管癌大体形态的分类并不统一,日本食管癌临床病理研究指南提出如下分型:Ⅰ型,隆起型;Ⅱ型,局限溃疡型;Ⅲ型,浸润溃疡型;Ⅳ型,弥漫浸润型;Ⅴ型,未分类。而Ming则提出分为3型:蕈伞型、溃疡型和浸润型。我国由于食管癌的发病率高,切除的标本例数多,很早即开始对食管癌的病理形态学进行研究。1958年,吴英凯等就将临床、X线表现结合病理观察对食管癌肉眼形态加以描述和分型,随后加以补充,此分型已被多数研究者重复观察和认可,即分为蕈伞型、缩窄型、髓质型、溃疡型4型,在我国被普遍采用。

(2)组织学形态及分级:显微镜下,食管鳞状细胞癌表现为角质细胞样细胞存在细胞间桥和(或)角化,特点是鲜亮的嗜酸性不透明的胞浆。固有层的浸润始发于肿瘤性鳞状上皮,呈网状向下突出,并具有推挤式边缘。在食管癌患者中,常能见到肿瘤垂直浸润食管壁,肿瘤侵犯随着浸润深度的增加,侵犯壁内淋巴管和静脉的概率不断增大。

食管鳞状细胞癌组织学分级主要根据核分裂活性、细胞核异型性及鳞状上皮的分化程度进行分级,可分为4级:①高分化鳞状细胞癌:超过半数以上的肿瘤细胞巢有角化,并见少量非角化基底样细胞。角化成分可见与非肿瘤性鳞状上皮相似的角化珠形成，肿瘤细胞片状排列，核分裂程度较中分化和低分化癌低。②中分化鳞状细胞癌：最常见，组织学表现多样，从角化不全到少量角化，通常无角化珠。③低分化鳞状细胞癌：主要由基底样细胞形成大小不等的肿瘤细胞巢，成片状或铺路石样排列，常伴中心坏死，偶有少量角化不全细胞或角化细胞。④未分化癌：缺乏明确鳞状上皮分化的镜下特点。肿瘤细胞呈巢状或片状排列，肿瘤细胞免疫组化鳞状上皮标记阳性，上述肿瘤必须与神经内分泌肿瘤（小细胞神经内分泌癌）鉴别。

（3）局部扩散与转移：食管鳞状细胞癌可以水平浸润或纵深浸润，手术标本多表现为已侵犯深肌层或外膜，甚至侵出纤维膜而与食管周围软组织、器官粘连或浸润，止于浅肌层者较少。肿瘤也可向腔内生长，最终可能导致食管完全梗阻。位于远端的肿瘤常常侵犯到胃，上皮内及黏膜下扩散也很常见，伴或不伴有腺体导管受累。

食管鳞状细胞癌常转移至区域淋巴结，淋巴结转移的概率与浸润深度有关。食管癌食管壁内淋巴管扩散也很常见（16%的病例可见），提示肿瘤进入进展期，患者生存时间缩短；血道转移最常转移至肝、肺、肾上腺和肾；偶可见中枢神经系统转移。

（4）鳞状细胞癌的特殊类型：包括疣状（鳞状细胞）癌、梭形细胞（鳞状细胞）癌、基底样鳞状细胞癌、未分化癌等。

2. 食管腺癌

腺癌是指具有腺性分化的食管恶性上皮性肿瘤，主要起源于食管下1/3的柱状黏膜。食管上段的异位胃黏膜，或食管的黏膜腺体和黏膜下腺体也可发展成腺癌，但罕见。大多数食管腺癌病例与慢性胃食管反流有关。

组织学形态上，食管腺癌和胃腺癌基本一致，食管腺癌最常用的分型标准有WHO（2010）和Lauren分型两种。在食管癌的TNM分期中，列入了肿瘤分级，并且是独立的预后影响因素。腺癌的分级，最初是应用于管状和乳头状腺癌（不包括其他类型）；高分化腺癌具有可以辨认的形态完好的腺体，有时类似于化生的肠上皮，低分化腺癌则由难以辨认的高度不规则的腺体组成，中分化腺癌形态居于两者之间。

食管腺癌首先局部扩散并浸润食管壁，可远处扩散至胃。与鳞状细胞癌一样，局限于黏膜内和黏膜下的腺癌称为浅表性腺癌，进展期腺癌可以穿透食管壁至外膜组织，然后到达邻近器官或组织。食管腺癌局部扩散的常见部位有纵隔、支气管树、肺、大动脉、心包、心脏和脊柱。来自BE的腺癌可转移至食管旁及贲门旁淋巴结，远处转移发生时间较晚。

3. 神经内分泌肿瘤

食管可发生由神经内分泌分化的肿瘤，与胃肠胰神经内分泌肿瘤一样，分为神经内分泌瘤（neuroendocrine tumour，NET）与神经内分泌癌（neuroendocrine carcinoma，NEC）。详见胃癌部分。

4. 继发性恶性肿瘤

除由喉癌、胃癌和纵隔恶性肿瘤直接侵犯食管发生的肿瘤外，食管的转移性肿瘤都是经血管或淋巴管远道转移而来。其中淋巴管转移癌常常与乳腺癌和肺癌有关，表现为典型的癌性淋巴管炎，而食管表面黏膜完好。其次是继发于恶性黑色素瘤，来自甲状腺、宫颈、卵巢、前列腺和肾脏的转移癌也有报道。

二、胃癌临床病理特征

（一）概　述

组织学上，胃由黏膜层、黏膜下层、肌层及浆膜构成。黏膜层、黏膜下层、肌层及浆膜都可以发生肿瘤，其中以黏膜层发生的上皮性肿瘤居多。而在胃发生的恶性肿瘤中，主要病理类型以腺癌及其亚型为主。胃癌组织学分类以世界卫生组织（WHO）消化系统肿瘤病理学和遗传学分类为依据，目前已更新至第四版（2010版），详见表5-4-2。

表5-4-2　WHO胃癌分类（2010版）

类别	类别
上皮性肿瘤	神经内分泌肿瘤
癌前病变	神经内分泌瘤（NET）
腺瘤	神经内分泌瘤G1（类癌）
上皮内瘤变（异型增生），低级别	神经内分泌瘤G2
上皮内瘤变（异型增生），高级别	神经内分泌癌（NEC）
癌	大细胞神经内分泌癌
腺癌	小细胞神经内分泌癌
乳头状腺癌	混合性腺神经内分泌癌
管状腺癌	间叶性肿瘤
黏液腺癌	球瘤
低黏附性癌（包括印戒细胞癌和其他亚型）	颗粒细胞瘤
混合性腺癌	平滑肌瘤
腺鳞癌	丛状纤维黏液瘤
伴有淋巴样间质的癌（髓样癌）	神经鞘瘤
肝样腺癌	炎性肌纤维母细胞瘤
鳞状细胞癌	胃肠道间质瘤
未分化癌	卡波西肉瘤
	平滑肌肉瘤
	滑膜肉瘤
	淋巴瘤
	继发性肿瘤

（二）组织学特征

胃癌是全球常见的恶性肿瘤之一，预后相对较差，严重威胁人类健康。根据国际癌症研究机构的统计数据，胃癌的发病率位于恶性肿瘤发病率第5位，胃癌的死亡率位于恶性肿瘤死亡率第3位。超过70%的胃癌新发病例发生在发展中国家，约50%的病例发生在亚洲东部，主要集中在中国。中国胃癌发病例数和死亡例数分别占全球胃癌发病和死亡的42.6%和45.0%。在中国，男性胃癌的发病率位居同期恶性肿瘤发病率第2位，女性位居第4位。一般来说，胃癌的发病率随着男性和女性年龄的增长而逐步升高。对于年轻胃癌患者来说，肿瘤可能是遗传性的，以弥漫型癌占较大比例，且更多见于女性。但是，由于饮食结构的改变、工作压力增多以及HP感染等，胃癌呈年轻化倾向。胃癌可发生于胃的任何部位，其中半数以上发生在胃窦部，胃大弯、胃小弯及前后壁均可受累。绝大多数胃癌属于腺癌，早期无明显症状，或表现为上腹不适、嗳气等非特异性症状，常与胃炎、胃溃疡等胃慢性疾病的症状相似，易被忽略。

1. 大体形态分型

(1)早期胃癌分型：早期胃癌指病变仅侵及黏膜或黏膜下层，不论癌肿大小，有无淋巴结转移。根据胃黏膜面癌组织的凹凸情况分为隆起型、表面型和凹陷型3个亚型，其中表面型可再进一步分为表面隆起型、表面平坦型及表面凹陷型。

(2)进展期胃癌分型：Borrman分型主要根据肿瘤在黏膜面的形态特征和在胃壁内的浸润方式对进展期胃癌进行分类，主要分为4型。Ⅰ型(结节型)：肿瘤向胃腔内生长，隆起明显，基底较宽，界线清楚。Ⅱ型(溃疡局限型)：肿瘤有明显的溃疡形成，边缘隆起明显，基底与正常胃组织所成角度＜90°，界线较清楚。Ⅲ型(浸润溃疡型)：肿瘤有明显的溃疡形成，边缘部分隆起，部分被浸润破坏，界线不清，向周围浸润明显，是最常见的类型，约占50%。Ⅳ型(弥漫浸润型)：肿瘤呈弥漫性浸润性生长，难以确定肿瘤的边界，由于癌细胞弥漫性浸润及纤维组织增生，胃壁广泛增厚变硬，称“革囊胃”或“皮革胃”。

2. 组织学类型

(1)WHO分型：WHO于1979年提出以组织来源及其异型性为基础的胃癌国际分型。该系统将胃癌分为腺癌(乳头状腺癌、管状腺癌、黏液腺癌、印戒细胞癌)、腺鳞癌、鳞状细胞癌、类癌、未分化癌和不能分类的癌。当两种类型组织并存时，根据占优势的组织分型，同时注明次要组织类型。胃腺癌按其分化程度(分化程度最低的部分)分为高分化型、中分化型和低分化型腺癌。

1)管状腺癌：这种类型由不同大小扩张或裂隙样和分支的小管组成。腺泡结构也可出现。单个肿瘤细胞可呈柱状、立方状或被腔内黏液压成扁平状。有一种分化差的亚型有时被称为实体癌。间质伴有显著淋巴细胞浸润的肿瘤被称为髓样癌或淋巴上皮样癌。

2)乳头状腺癌：这是一类分化好的外生性癌，由表面被覆柱状或立方形细胞、纤维血管结缔组织轴心支撑的长指状突起构成，细胞排列趋向于保持极性。一些肿瘤细胞显示管状(乳头状管状)分化，少数情况下出现微乳头样结构。

3)黏液腺癌：其特点为癌细胞形成管腔，分泌大量黏液，由于大量黏液物质积聚，使许多腺腔扩展或破裂，黏液物质浸润间质，即形成“黏液湖”。一般情况下，肿瘤中的细胞外黏液成分大于50%，黏液癌可有散在的印戒细胞癌。

4)低黏附性癌：包括印戒细胞癌和其他亚型肿瘤细胞，呈孤立的细胞排列或排列成小簇状。印戒细胞型腺癌的定义是肿瘤主要或全部由印戒细胞构成，印戒细胞的特征是细胞中心有一光镜下透明的球状胞质黏液滴和一个偏心的细胞核。印戒细胞可在黏膜上形成花边样的腺体或纤细的微梁状结构，或者在胃壁深部呈现明显的成纤维组织。在有些病例中，印戒细胞只局限在黏膜层，而在胃壁的深层表现为低黏附性癌的其他亚型。其他低黏附性癌亚型包括组成肿瘤的癌细胞类似组织细胞或淋巴细胞；另一些有明显的嗜酸性胞质；一些黏附性差的细胞可能表现为不规则的奇异性核。也可能表现为包括很少印戒细胞的不同细胞类型的混合体。

5)腺鳞癌：又称腺棘细胞癌，是一种腺癌与鳞癌并存的肿瘤。腺癌部分细胞分化程度较好，而鳞癌部分细胞分化程度较差。

6)鳞状细胞癌：其细胞分化多为中度至低度，呈典型鳞癌结构；对于累及食管末端的患者，应考虑为由食管原发性鳞癌扩展所致。

7)未分化癌：癌细胞弥散成片状或团块状，不形成管状结构或其他组织结构。细胞体积小，异形性明显，在组织形态和功能上均缺乏分化特征。

8)神经内分泌肿瘤：指发生于胃、肠、胰腺的神经内分泌分化肿瘤，按照组织学和增殖活性(核分裂象及Ki-67阳性指数)进行分级(见表5-4-3)，分为NET与NEC。NET包括NET(G1，类癌)和NET(G2)，组织学主要表现为梁状排列，混有腺管状或宽的具有菊形团样的不规则梁状结构，偶尔为实性巢团。NEC也分为大细胞型NEC和小细胞型NEC，大细胞型肿瘤呈器官样、梁状、巢状、菊形团样或栅栏状结构模式，细胞胞浆丰富，泡状核，核仁明显；小细胞癌则表现为弥漫或巢状生长方式，由小至中等大小细胞构成，细胞质稀少，核呈梭形，染色质为颗粒状，核仁不明显。当肿瘤具有外分泌与内分泌两种成分，且均超过30%时，称为混合性腺神经内分泌癌。免疫组化染色神经内分泌标志物(如CgA、Syn)、角蛋白(特别是Cam5.2、低分子量角蛋白8-18)、NCAM1/CD56及多肽类激素均呈阳性。

表5-4-3　胃肠胰神经内分泌肿瘤的分级标准(WHO，2010)

分级	核分裂象数(个/10HPF)[a]	Ki-67阳性指数(%)[b]
G1，低级别	1	≤2
G2，中级别	2～20	3～20
G3，高级别	＞20	＞20

注：a：HPF＝2mm^2(视野直径0.05mm，单个视野面积0.196mm^2)，于核分裂活跃区至少计数50个高倍视野；b：用MIB1抗体，在核标记最强的区域计数500～2000个细胞的阳性百分比。

9)GIST：胃肠道最常见的间叶源性肿瘤，临床表现可以从良性到恶性，免疫组化检测显示，肿瘤细胞通常表达CD117，显示卡哈尔细胞(cajal cell)分化，大多数病例具有c-kit或PDGFRA活化突变。组织学上，GIST可分为梭形、上皮样型以及混合型，其中梭形细胞肿瘤最为常见，约占70%，细胞形态多样。肿瘤细胞排列呈束状、席纹状；胞浆淡染、嗜酸，呈纤丝状，细胞边界模糊，呈现合体细胞型肿瘤改变。绝大多数GIST形态单一，细胞核呈卵圆形，形态均一，核仁不明显。免疫组化检测推荐联合使用CD117和DOG1，并设阳性对照。大多数病例同时表达CD117和DOG1，但少数病例表达可不一致：①免疫表型为CD117(－)和DOG1(＋)者在组织学上多为上皮样型，分子检测常显示PDGFRA基因突变，并可为D842突变。②免疫表型为CD117(＋)和DOG1(－)的病例需排除其他肿瘤，如恶性黑色素瘤、副神经节瘤和精原细胞瘤等。③对于免疫表型为CD117(－)和DOG1(－)的病例，如仍考虑为GIST时，需加做分子检测，如有c-kit或

PDGFRA基因突变，则诊断为GIST，如无c-kit或PDGFRA基因突变，则需考虑是否有其他类型肿瘤的可能性，不可轻易诊断为野生型GIST。④对于CD117(＋)和DOG1(＋)的病例，若分子检测无c-kit或PDGFRA基因突变，应考虑野生型GIST的可能。GIST的危险度评估适用于原发可切除的GIST。

目前，对GIST生物学行为进行评估的系统主要有两种：①为美国国立卫生研究院(National Institutes of Health，NIH)2008年改良版(见表5-4-4)；②为美国军事病理研究院(Armed Forces Institute of Pathology，AFIP)采用的预后分组(见表5-4-5)。需要指出的是：①GIST的危险度评估或预后分组与GIST的良恶性判断是两个问题，病理科医生可根据相关的参数作出具体性质上的诊断，除非肿瘤已发生腹腔内播散或肝转移等情形。②NIH 2008年改良版危险度评估和WHO预后分组存在不一致的情形。③临床和病理对具体病例的危险度评估或预后分组也会有不一致的情形，主治医生应综合临床、影像和病理等各方面的资料进行分析和判断。

10)其他肿瘤：如淋巴瘤、平滑肌肿瘤、血管源性肿瘤等。

表5-4-4 原发GIST切除术后危险度分级(NIH 2008年改良版)

危险度分级	肿瘤直径(cm)	核分裂象(个/50HPF)	肿瘤原发部位
极低	≤2	≤5	任何
低	＞2~5	≤5	任何
中等	＞2~5	＞5	胃
	≤2	＞5	任何
	＞5~10	≤5	胃
高	任何	任何	肿瘤破裂
	＞10	任何	任何
		＞10	任何
	＞5	＞5	任何
	＞2~5	＞5	非胃原发
	＞5~10	≤5	非胃原发

表5-4-5 GIST患者的预后分组(AFIP，基于长期随访资料)

预后分组	肿瘤参数		PD(患者百分数)[a]	
	长径(cm)	核分裂象(个/50HPF)	胃肠道间质瘤	小肠间质瘤
1	≤2	≤5	0	0
2	＞2~5	≤5	1.9	4.3
3[a]	＞5~10	≤5	3.6	24
3[b]	＞10	≤5	12	52
4	≤2	＞5	0[b]	50[b]
5	＞2~5	＞5	16	73
6[a]	＞5~10	＞5	55	85
6[b]	＞10	＞5	86	90

注：a：基于AFIP 1784例病例的研究；b：病例数较少。

(2)Lauren分型：1965年，Lauren根据胃癌的组织结构和生物学行为，将胃癌分为肠型和弥漫型。

肠型胃癌癌细胞一般具有明显的腺管结构，瘤细胞呈柱状或立方形，可见刷状缘、炎症细胞浸润和肠上皮化生，结构类似肠癌，以膨胀方式生长。肠型胃癌病程较长，发病率较高，多见于老年男性，预后较好，常继发于慢性萎缩性胃炎。

弥漫型胃癌癌细胞呈弥漫性生长，缺乏细胞连接，一般不形成腺管，分化较差。与肠型胃癌比较，弥漫型胃癌受环境影响较小，多见于年轻女性，易出现淋巴结转移和远处转移，预后较差。

近年来有研究表明，部分弥漫型胃癌有家族聚集和遗传性，家系连锁研究发现，CDH1基因胚系突变是其发病原因。临床流行病学研究发现，肠型胃癌在亚洲国家(如中国、日本)发病率较弥漫型胃癌高。组织起源研究表明，肠型胃癌起源于肠化生黏膜，弥漫型胃癌起源于胃固有黏膜。在分子机制方面，在肠型胃癌中MSI阳性率为13%～16%，而在弥漫型胃癌中仅占0～6%；hTERT mRNA在肠型胃癌中表达率为86%，而在弥漫型胃癌中表达率为90%以上。Lauren分型的另一优点是可以利用胃镜下活检组织进行胃癌分型，指导手术治疗。与手术切除标本分型相比，胃镜活检组织对肠型胃癌和弥漫型胃癌的诊断准确率分别为74%～87%和74%～75%，特异性分别为90%和82%。Lauren分型简明有效，常被西方国家采用。但是，有10%～20%的病例，兼有肠型和弥漫型胃癌的特征，难以归入其中任何一种，被称为混合型。Lauren分型与WHO分型为两种分型方法，两者之间有一定的对应关系，见表5-4-6。

表5-4-6　Lauren分型与WHO分型的对应表

<table>
<tr><th>Lauren分型</th><th>WHO分型</th></tr>
<tr><td rowspan="2">肠型</td><td>高-中分化乳头状腺癌</td></tr>
<tr><td>高-中分化管状腺癌</td></tr>
<tr><td rowspan="2">弥漫型</td><td>印戒细胞癌</td></tr>
<tr><td>黏液性腺癌</td></tr>
<tr><td>弥漫型</td><td>低分化腺癌</td></tr>
<tr><td rowspan="4">不确定类型</td><td>腺鳞癌</td></tr>
<tr><td>鳞状细胞癌</td></tr>
<tr><td>小细胞型</td></tr>
<tr><td>其他</td></tr>
</table>

(三)免疫组织化学染色及分子病理技术在胃癌治疗、预后评价中的应用

近年来，围绕胃癌潜在驱动基因的基因研究以及以其为靶点的分子靶向治疗方面的临床试验逐渐增多，如人类表皮生长因子受体-2(human epidermal growth factor recetor 2，HER-2)、EGFR、MET和VEGFR-2等。

1. 人类表皮生长因子受体-2

以HER-2为靶点的胃癌分子靶向治疗无疑是目前最成功的临床案例。按照《HER-2阳性晚期胃癌分子靶向治疗的中国专家共识(2016版)》,规范胃癌HER-2状态检测(见表5-4-7),筛选从曲妥珠单抗治疗中获益的潜在患者,制定个体化的精准治疗策略,可以延长晚期胃癌患者生存时间。

HER-2检测的一般原则:①所有经病理诊断证实为胃癌的病例均有必要进行HER-2检测;对于新辅助治疗后的病灶以及复发或转移病灶,如能获得足够标本,建议重新进行HER-2检测。②对胃镜活检标本进行HER-2检测,建议取材应不少于6块组织,建议取6~8块,多点活检有助于减少肿瘤异质性的影响,提高检测的准确性。③手术标本的规范化固定是胃癌HER-2检测质量的保障。包括2011版中国《胃癌HER-2检测指南》在内的多个国内外胃癌HER-2检测指南和共识都建议手术标本应在离体后30min内进行标记、切开和固定等处理。根据《胃癌HER-2检测:亚太工作组推荐》建议,胃癌手术标本在离体后60min内进行标记、切开和固定,对HER-2检测结果影响较小,临床可操作性较强。手术标本一般沿肿瘤对侧剖开,展平并固定于平板之上,浸没于新鲜配制的3.7%中性缓冲甲醛溶液,固定液的量应至少为组织的10倍,固定时间为8~48h。④检测流程参照2011版中国《胃癌HER-2检测指南》,免疫组化仍为检测胃癌HER-2表达情况的首选方法。IHC3+的病例直接判定为HER-2阳性,IHC1+和IHC0的病例直接判断为HER-2阴性。IHC2+的病例为"不确定"病例,需要进一步行原位杂交检测最终明确HER-2状态,如有扩增则判断为HER-2阳性,如无扩增则判断为HER-2阴性。⑤结果判断和评分参照2011版中国《胃癌HER-2检测指南》,对于着色强度相当于IHC3+水平,但阳性细胞比例不足10%的手术标本,建议更换一个肠型成分较多的蜡块再次检测。如果再次检测后仍达不到IHC3+评分标准,则仍按指南推荐的评分标准进行相应评分,但需在报告中备注说明该病例的特殊性(如不足10%的肿瘤细胞呈HER-2阳性且强度相当于IHC3+),并建议在胃癌多学科协作诊疗小组内进行讨论,必要时进行FISH检测。

表5-4-7 胃癌和食管胃交界癌的HER-2评分标准

分值	手术标本	活检标本	HER-2表达评估
0	无反应或<10%的肿瘤细胞膜染色	任何肿瘤细胞无膜染色	阴性
1+	≥10%的肿瘤细胞微弱或隐约可见膜染色;仅有部分细胞膜染色	肿瘤细胞团*微弱或隐约可见膜染色(不管着色的肿瘤细胞占整个组织的百分比)	阴性
2+	≥10%的肿瘤细胞有弱到中等的基底侧膜、侧膜或完全性膜染色	肿瘤细胞团*有弱到中等的基底侧膜、侧膜或完全性膜染色(不管着色的肿瘤细胞占整个组织的百分比,但至少有5个成簇的肿瘤细胞着色)	不确定
3+	≥10%的肿瘤细胞基底侧膜、侧膜或完全性膜强染色	肿瘤细胞团*的基底侧膜、侧膜或完全性膜强染色(不管着色的肿瘤细胞占整个组织的百分比,但至少有5个成簇的肿瘤细胞着色)	阳性

注:*:≥5个癌细胞。

2. PD-1/PD-L1

PD-1是细胞毒性T细胞上的一种细胞膜蛋白受体，它可介导细胞失活（减少增殖）和降低自身免疫。PD-L1是一种跨膜蛋白（也是PD-1的两个配体之一），由抗原提呈细胞（即树突状细胞和巨噬细胞）表达，可抑制细胞免疫系统。癌细胞表达PD-L1使细胞毒性T细胞失活，逃逸免疫攻击。针对PD-1（和PD-L1）的抗体可发挥中和作用，避免细胞毒性T细胞失活，从而促进细胞介导的对癌细胞的免疫攻击。这种癌症治疗方法被称为免疫检测点抑制疗法，简称免疫疗法。胃癌的致癌作用是一个多步骤、多基因参与的复杂过程，包括致癌基因的激活和抑癌基因的失活。免疫逃逸在肿瘤的发生发展中起到重要的作用。2015年FDA批准了Merck生产的Keytruda（pembrolizumad，一种针对PD-1的单克隆抗体）用于治疗晚期非小细胞肺癌，同时批准了DAKO的免疫组化检测（PD-L1免疫组化22C3 pharmDx试剂盒）作为伴随检测。PD-L1和PD-1免疫组化检测以细胞质或细胞膜出现黄至棕褐色颗粒为阳性显色。但是目前PD-L1的阳性判定标准根据不同的免疫克隆号有不同的判读阈值。目前用于伴随诊断分析的可选的预测性PD-L1抗体详见表5-4-8。

表5-4-8　伴随诊断分析的可选的预测性PD-L1抗体

项目	比较情况			
PD-L1药物和厂商	纳武利尤单抗/BMS	pembrolizumab/Merck	atezolizumab/Roche	duralumab/Astrazeneca
克隆号和来源	28-8/Abcam-ECD	22C3/DAKO-ECD	SP142/Spring Bio-ICD	SP263/Spring Bio-ECD
评分方法	任何强度膜染色细胞百分比	任何强度膜染色细胞百分比	TC＝肿瘤细胞IC＝免疫细胞二者百分比和主观强度的组合	任何强度膜染色细胞百分比
阈值	1%，5%或10%	＞1%，1%～49%，＞50%	TC3＝TC＞50%IC3＝IC＞10%TC2 / IC2＝TC 或 IC2＞5%TC1/IC1＝TC或IC＞1%	＞25%

PD-1阳性结果判断以细胞计数法评估，所有病例PD-1阳性细胞数的均值为阈值，大于该阈值即为PD-1阳性表达，低于该阈值即为PD-1阴性表达。需要注意的是，针对PD-1免疫检查点的免疫疗法，临床反应与肿瘤细胞通过免疫组化检测PD-L1的表达结果并不完全相关。PD-L1阴性的肿瘤亦可有临床反应。肿瘤科医师和病理学家知道肿瘤细胞对PD-L1的表达具有时空异质性。PD-L1阴性肿瘤将来复发时可能变成PD-L1阳性，反之亦然，活检小组织可能产生假阴性结果。近年来，已有一系列研究结果表明，PD-L1在恶性肿瘤中的表达可作为判断患者预后的重要指标。相关研究显示，PD-L1过度表达的胃癌患者有相对较晚的临床分期和较差的表型，可能是由于正常免疫监视缺乏。PD-L1与其受体PD-1结合，通过诱导T细胞凋亡和使效应T细胞失活，

起到抑制抗肿瘤免疫的作用。这提示阻断PD-L1/PD-1信号通路可能是肿瘤免疫治疗的有效手段,有望成为胃癌免疫治疗的新策略。胃癌患者PD-L1的表达与预后仍存在着复杂的关系,尚需要更多的研究来证明。

3. 微卫星不稳定性

MSI是胃癌早期发生的事件。研究表明,在癌前病变中已存在MSI,且从癌前病变到癌症发生的过程中,MSI的检出率升高,MSI的早期检测或许可以成为胃癌早期诊断的潜在预警指标。MSI-H型胃癌的发展过程中有一系列靶基因的突变,这些靶基因包括参与细胞生长调节的基因参与细胞凋亡的基因、以及参与DNA修复的基因。许多研究表明,MSI-H型胃癌有其独特的临床病理特征和较好的预后。目前MSI的检测方法及判读标准参照肠癌部分。

第五节　早诊早治

一、食管癌的早诊早治

食管癌的预后与肿瘤分期密切相关,早期食管癌患者外科手术切除后5年生存率达85%~90%,而对于中晚期患者,5年生存率仅为6%~15%。近年来随着消化内镜治疗学的不断发展,对早期食管癌及其癌前病变行内镜下微创治疗已成为趋势,早期食管癌微创治疗的5年生存率可达85%~95%。

(一)食管癌癌前病变、早期食管癌的定义

1. 食管癌癌前病变的定义

食管癌的癌前病变主要指食管鳞状上皮细胞的异型增生,WHO将其称为上皮内瘤变(intraepithelial neoplasia)。根据细胞异型增生的程度和上皮累及的深度癌前病变分为低级别上皮内瘤变(low grade intraepithelial neoplasia,LGIN)和高级别上皮内瘤变(high grade intraepithelial neoplasia,HGIN),其中LGIN指异型细胞局限在上皮下1/2以内,HGIN指异型细胞累及上皮下1/2以上。

2. 早期食管癌的定义

早期食管癌(early esophageal squamous cell carcinoma)是指局限于食管黏膜层的鳞状细胞癌,不论有无淋巴结转移。1999年,日本食管癌分型对早期食管癌定义是局限于黏膜层和黏膜下层并且无淋巴结转移的癌。但随后的研究发现,当肿瘤局限于黏膜层时,淋巴结的转移率几乎为0,而当肿瘤侵犯到黏膜下浅层时,淋巴结转移率为21%~29%,侵犯到黏膜下深层时,淋巴结转移率为50%~76%。所以,目前认为仅局限于黏膜层的食管鳞癌为早期食管鳞癌,而侵犯到黏膜下层的鳞状细胞癌属于浅表食管癌(superficial esophageal cancer)范畴。根据肿瘤浸润深度可将浅表食管癌进行如下分期,见表5-5-1。

表5-5-1　浅表食管癌分期

分期	浸润深度
M期癌	肿瘤局限于黏膜层
M_1	局限于黏膜上皮表层(epithelium，EP)
M_2	浸润至黏膜固有层(lamia propria mucosae，LPM)
M_3	浸润至黏膜肌层但未突破黏膜肌层(muscularis mucosae，MM)
SM期癌	肿瘤浸润至黏膜下层未达固有肌层
SM_1	浸润至黏膜下层的上1/3(距黏膜肌层200μm以内)
SM_2	浸润至黏膜下层的中1/3
SM_3	浸润至黏膜下层的下1/3

(二)食管癌癌前病变、早期食管癌的筛查

无论是早期食管癌还是癌前病变，患者多无临床症状，因此对无症状人群进行食管鳞癌和癌前病变的筛查显得尤为重要。根据国内高发区食管鳞癌相关危险因素流行病学的研究结果，对筛查人群进行分组，将其按风险程度分为一般风险人群、高风险人群和家族史不详人群3组，并将55～74岁的一般风险人群、40～74岁的高风险人群以及家族史不详人群作为内镜筛查的目标人群。

具备以下任意一条者均视为高风险人群：①长期居住于食管鳞癌高发区；②一级亲属有食管鳞癌病史；③既往有食管病变史(食管上皮内瘤变)；④本人有癌症史；⑤长期吸烟史；⑥长期饮酒史；⑦有不良饮食习惯，如进食快、热烫饮食、高盐饮食、进食腌菜者。而无上述任意一条者视为一般风险人群。

(三)食管癌癌前病变、早期食管癌的诊断

1. 常规胃镜检查

早期食管癌患者临床上多无任何症状和体征，诊断上依赖于规范化的食管内镜检查，对可疑病变行活检，以组织病理学为诊断依据。早期食管癌、癌前病变在内镜下主要有以下几种表现(见图5-5-1)：①颜色的改变，表现为黏膜发红或色泽浑浊，边界欠清晰；②黏膜形态的改变，表现为微隆起或凹陷，亦有完全平坦型，黏膜比较粗糙，可伴有糜烂或结节，质地比较脆或硬，触碰易出血；③血管纹理的改变，表现为黏膜下树枝状血管网模糊或消失。早期食管癌内镜下可分为3型，即0-Ⅰ型(隆起型)、0-Ⅱ型(平坦型)和0-Ⅲ型(凹陷型)，其中0-Ⅱ型又分为0-Ⅱa型(浅表隆起型)、0-Ⅱb型(完全平坦型)型和0-Ⅱc型(浅表凹陷型)3个亚型。0-I型与0-Ⅱa型的界限为隆起高度达到1.2mm(活检钳张开单个钳厚度)，0-Ⅲ型与0-Ⅱc型的界限为凹陷深度达到0.5mm。对于0-Ⅰ型和0-Ⅲ型病变，白光内镜下仔细观察多不会漏诊，但0-Ⅱ型病变较为平坦，容易漏诊，尤其0-Ⅱb型病变更易漏诊，通过色素内镜或电子染色内镜检查可明显提高此类病变的发现率。

根据内镜分型和表面形态可大致判断食管癌病灶的浸润深度，0-Ⅱb型病变浸润深度多为EP、LPM；0-Ⅱa型病变表面呈白色的颗粒状结构或半透明白斑样的病变，浸润深度多为EP、LPM，而粗大的颗粒、轻度伸展不良的病变多为MM浸润；0-Ⅱc型中非常浅的凹陷且凹陷内平坦或细颗粒状的病变多浸润至EP、LPM，明显凹陷且凹陷内呈粗大颗粒状隆起，凹陷周围伴边缘隆起的病变多浸润至MM、SM；0-Ⅰ型1mm以上的明显隆起及0-Ⅲ型呈深度凹陷型的病变多浸润至黏膜下层SM。

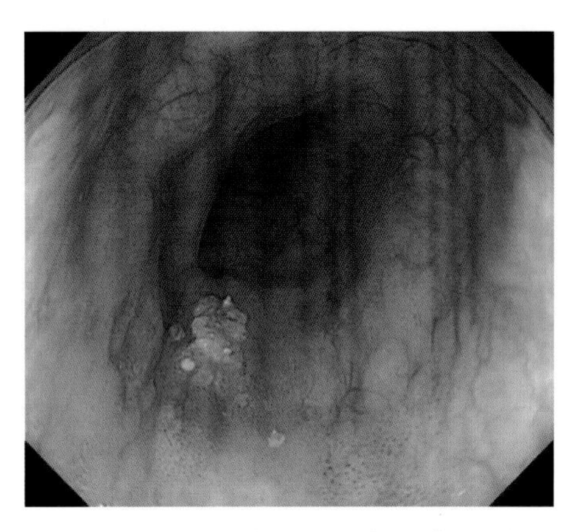

食管中段0-Ⅱa型癌，表现为轻微隆起，表面粗糙，伴明显角化，病变周围区域黏膜下血管网消失

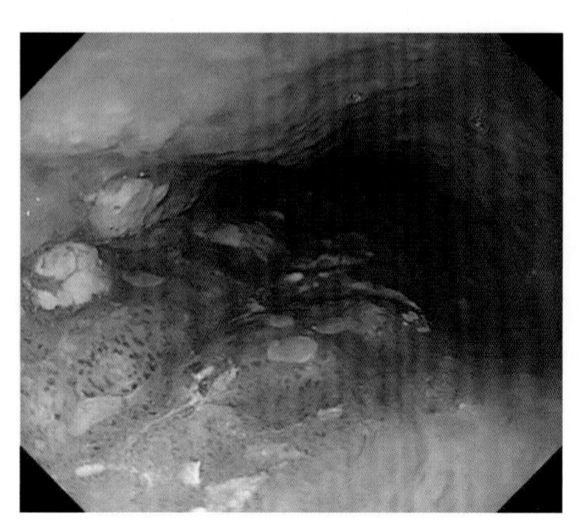

食管中下段0-Ⅱa型癌，表现为平坦型隆起，表面黏膜粗糙，充血糜烂，伴明显角化，边界模糊

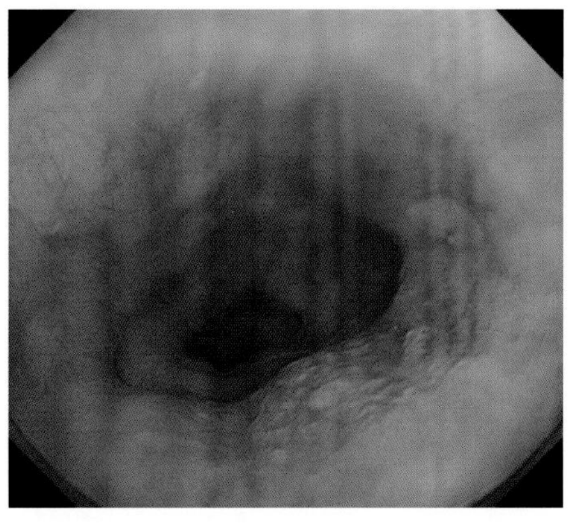

食管中段0-Ⅱa型癌，表现为片状黏膜充血粗糙，表面呈均一颗粒状结构，边界模糊

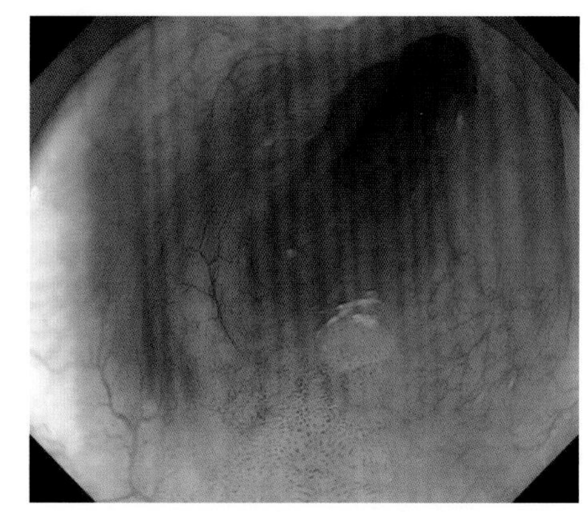

食管中段0-Ⅱb型癌，仅表现为黏膜下血管网消失，局部可见小片角化，边界不清

图5-5-1　早期食管癌高清白光内镜表现

2. 色素内镜（碘染色）检查

碘染色在诊断早期食管癌、癌前病变，判定病变范围时非常有用。该方法既简单又便宜，已被广泛应用。碘染色的原理是正常成熟非角化食管鳞状上皮细胞内含有大量糖原，遇碘后呈棕褐色，当存在食管炎症或癌变时，细胞内糖原含量减少甚至消失，因此碘染后相应部位表现为淡染或不染区（见图5-5-2）。

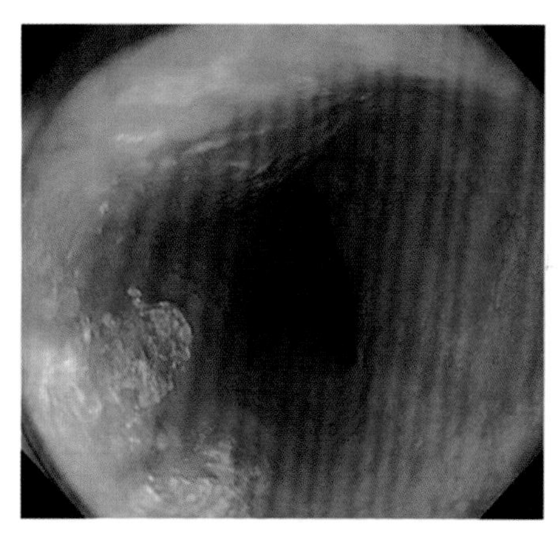

食管中段0-Ⅱb型癌，高清白光内镜下仅表现为黏膜稍粗糙，上可见不规则角化，黏膜下血管网消失，边界不清

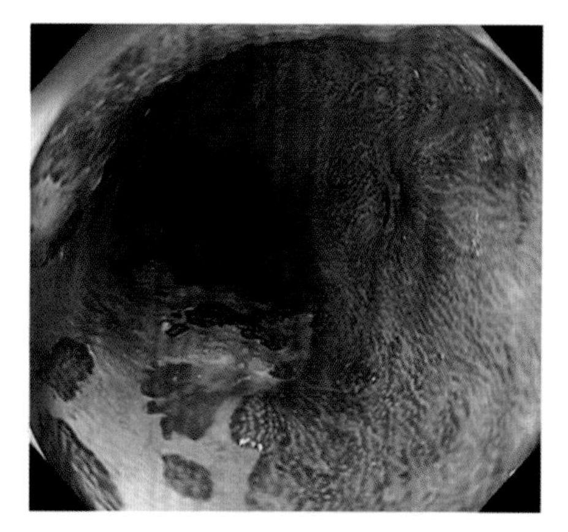

同一病变行碘染色后边界变得非常清晰

图5-5-2　早期食管癌碘染色图

碘染色模式分为4级：Ⅰ级为浓染区，比正常食管黏膜染色深，多见于糖原棘皮症；Ⅱ级为正常表现，呈棕褐色；Ⅲ级为淡染区，多见于LGIN或急慢性炎症；Ⅳ级为不染区，多见于浸润癌、原位癌和HGIN。实际在临床应用中，碘染后食管黏膜炎症、LGIN、HGIN以及癌变部位都可以表现为不染区，此时可借助于“粉色征或银色征”进行区分，即在喷洒碘溶液后病变部位呈不染或淡黄色，2～3min后，HGIN和癌变部位可变为粉红色，此为“粉色征”。“粉色征”在窄带成像(narrow band imaging，NBI)下观察可以被强化，呈闪亮的银色，称为“银色征”。常用碘溶液的浓度为1.2%～2.5%，但碘染色对食管黏膜的刺激性较强，可导致食管炎而使病变的界限变得不清晰，且该影响会持续1个月左右，因此有学者建议将碘液浓度稀释至0.75%后使用，以减少其对食管黏膜的刺激。

3. 电子染色内镜及放大内镜检查

放大内镜(magnification endoscopy，ME)可以观察到详细的血管结构，结合NBI，可以初步判定早期食管鳞癌、癌前病变的范围及浸润深度。目前ME的诊断分类较多，容易导致混乱，为便于临床应用，日本食管学会将Inoue's IPCL分型和Arima浅表食管鳞癌微血管形态分型结合起来，制定了一个新的简单易行的分型——JES分型，既包含了上皮内乳头状毛细血管(intra-epithelial papillary capillary loop，IPCL)的形态，又包括了无血管区(avascular area，AVA)(见表5-5-2和图5-5-3)。采用JES分型方法诊断食管癌的准确率可达90%以上，但血管口径比AVA的评估更为客观(见表5-5-3和图5-5-4)。

表5-5-2　日本食管学会放大内镜分类

分型	内镜所见	浸润深度
A	轻度异常或没有异常的血管	IN
B1	扩张、迂曲、粗细不均、形状不一的袢状异常血管	EP、LPM
B2	袢形成较少的异常血管	MM、SM_1
B3	高度扩张的不规则血管	SM_2

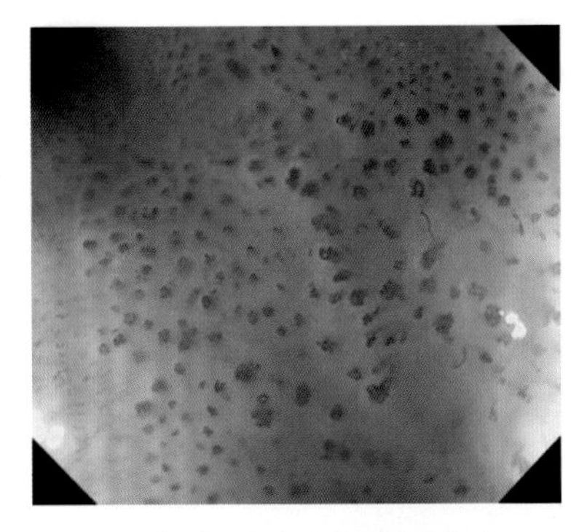

B1型血管，提示病变浸润深度为EP、LPM

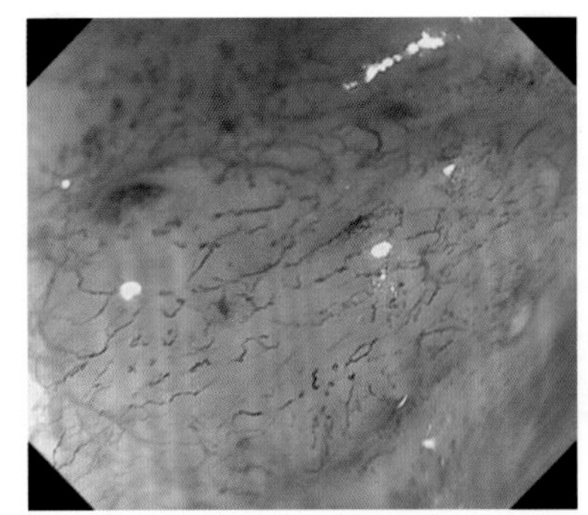

B2型血管，提示病变浸润深度为MM、SM_1

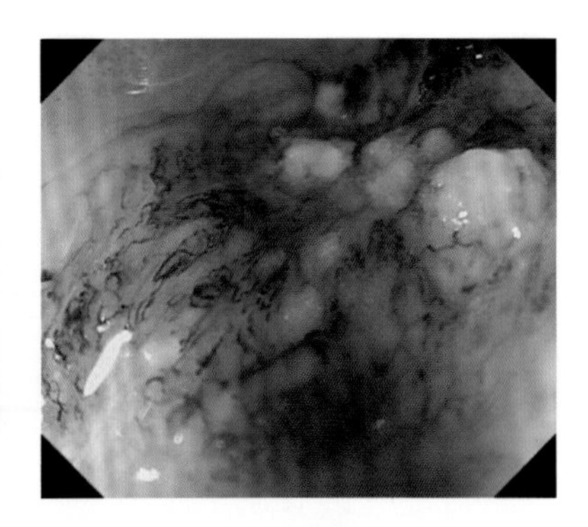

B3型血管，提示病变浸润深度为SM_2以上

图5-5-3　日本食管学会放大内镜分类B型血管图像

表5-5-3　日本食管学会放大内镜分类（AVA浸润深度）

分型	大小	浸润深度
AVA-small	0.5mm以下	EP、LPM
AVA-middle	0.5~3mm	MM、SM_1
AVA-large	3mm以上	SM_2

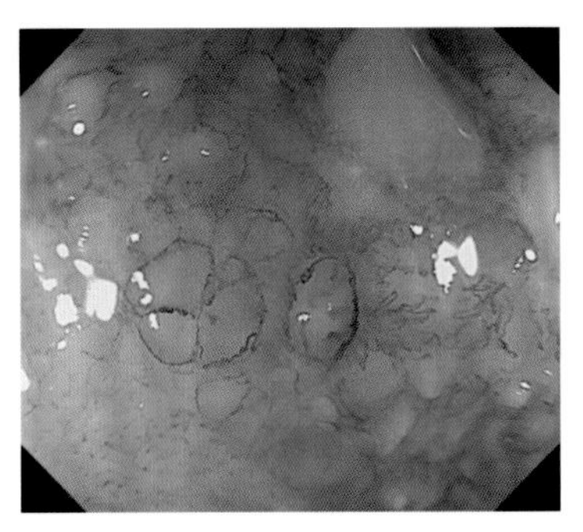

AVA-small，提示病变浸润深度为EP或LPM

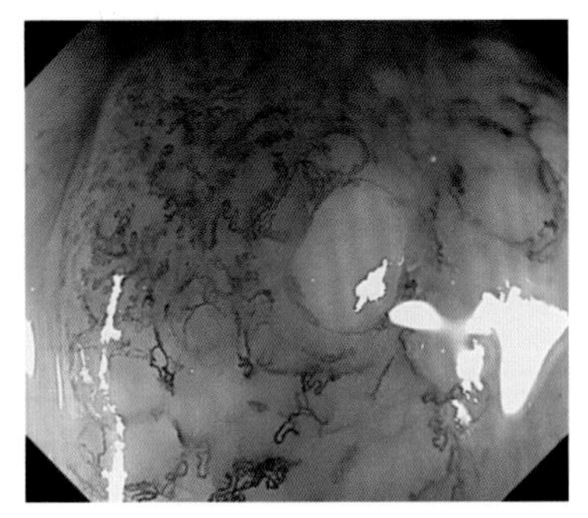

AVA-middle，提示病变浸润深度为MM或SM_1

图5-5-4　无血管区分类

4. 内镜超声检查

EUS通过显示肿瘤侵犯食管壁5层结构的深度和范围，周围器官和淋巴结有无转移，对肿瘤病灶进行定性诊断，为食管癌的分型、分期及制定治疗方案提供依据。EUS探头频率范围为7.5～30MHz，EUS检查时食管癌病变部位的食管壁呈低回声，正常的食管壁结构消失，通过回声大小及食管壁结构可判断病变浸润至食管壁的深度（见图5-5-5）；EUS能很容易观察到纵隔和胃周淋巴结，病变区域内增大、低回声、均质、边界清楚的圆形淋巴结可能为转移或炎性肿大，对于这类淋巴结性质的诊断要综合考虑，有条件者可行EUS引导下细针穿刺吸取活检术（endoscopic ultrasonography guided fine needle aspiration，EUS-FNA），进一步行细胞学检查来明确诊断。与CT、PET/CT相比，EUS是对食管癌淋巴结进行分期的准确率最高的方法，并且通过EUS对淋巴结进行分期，可以用来评估食管癌患者的预后。

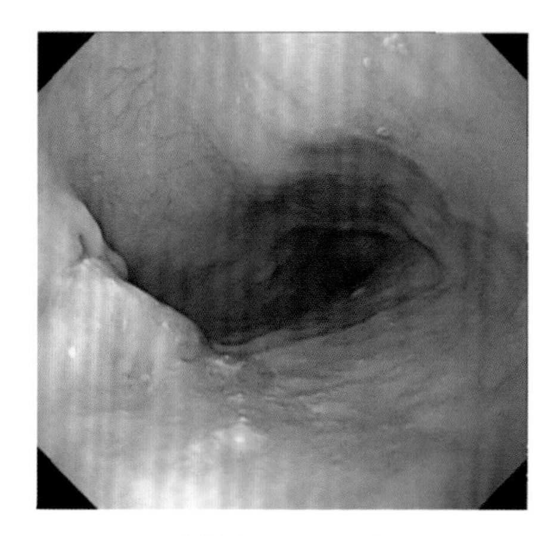
食管中段0-Is型癌

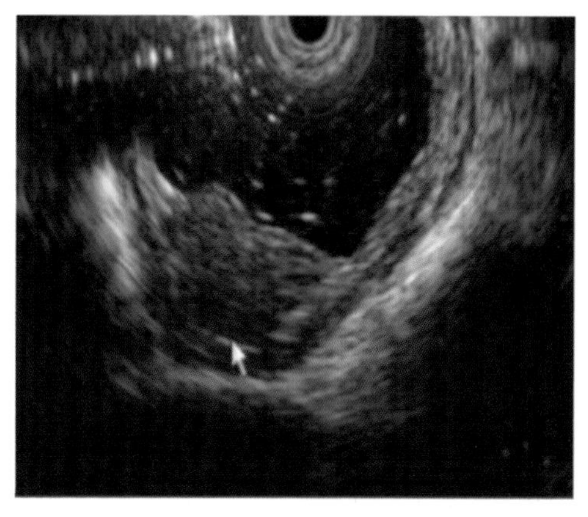
EUS（20MHz）显示食管黏膜层及黏膜肌层融合增厚明显，第三层黏膜下层高回声带明显变薄，固有肌层结构完整

图5-5-5　早期食管癌内镜超声图

5. CT、PET/CT等影像学检查

目前不推荐使用上消化道钡餐检查进行早期食管鳞癌、癌前病变的诊断。NCCA食管癌指南建议，在EUS检查前宜予CT或PET/CT检查，以评估是否需要行EUS-FNA来判断淋巴结转移情况。通过PET/CT可用来判断食管鳞癌患者的淋巴结分期，但其敏感度及特异度较低，分别为57%和85%，PET/CT判断的淋巴结阴性或阳性结果并不可靠，有研究对PET/CT显示无淋巴结转移的患者进行EUS检查，发现其中33.3%的患者是有淋巴结转移的。

（四）食管癌癌前病变、早期食管癌的内镜治疗

近10余年来，随着内镜下微创切除技术[内镜黏膜切除术（endoscopic mucosal resection，EMR）和内镜黏膜下剥离术（endoscopic submucosal dissection，ESD）]的飞速发展，利用内镜下治疗治愈消化道早期癌成为可能，与外科手术相比，内镜下治疗具有简便、创伤性小、并发症少、住院时间短、疗效与外科手术相当等优点，极大地提高了患者的生活质量。对于肿瘤的治疗，旨在根治，达到临床治愈的效果，故在选择内镜治疗时要严格把握其适应证和禁忌证。

1. 内镜治疗的适应证

理论上讲，无淋巴结转移风险的病例均为内镜治疗的适应证。目前指南推荐食管HGIN、M_1期癌、M_2期癌为内镜治疗的绝对适应证；而M_3期癌、累及食管3/4周以上病变为内镜治疗的相对适应证。对于癌前病变的患者，没有淋巴结及脉管转移风险，为内镜下治疗的绝对适应证。食管M_1期癌无淋巴结转移的风险，M_2期癌淋巴结转移率仅为4.5%，内镜下治疗后淋巴结及再发远处转移的风险极低，故M_1、M_2期癌亦为内镜治疗的绝对适应证。食管M_3期癌淋巴转移率约为16.2%，但内镜下切除与外科根治术相比，并发症少、术后生活质量高，故对于术前评估没有明显淋巴结转移的M_3期癌，是内镜治疗的相对适应证，此类患者可行诊断性ESD治疗，但术后应对切除标本仔细评估，若评估结果认为患者淋巴转移风险较大，应追加食管癌根治术，术后予以放化疗。治疗后食管黏膜缺损在3/4周以上者，多会发生食管狭窄，这些病例为内镜下治疗的相对适应证，要慎行食管黏膜环周切除治疗。对于食管SM浸润的癌，其发生淋巴结转移的风险高达50%左右，一般不建议行内镜下治疗，但如果病变浸润深度在黏膜肌层下200μm以内，且没有淋巴管、血管侵袭和单细胞、小梁状浸润，其淋巴结转移风险极低，亦可视为内镜治疗的适应证。

2. 内镜治疗的禁忌证

内镜治疗的禁忌证如下：患者不同意治疗；患者不能配合治疗；有严重出血倾向者；严重心肺功能异常不能耐受内镜治疗者；生命体征不平稳者；有食管静脉曲张或静脉瘤，无有效的出血预防对策者；病变位于食管憩室内或波及憩室者；术前评估有淋巴结转移的M_3及SM_1期癌患者；低分化食管鳞癌及未分化食管鳞癌。

3. 内镜治疗的方法

行内镜治疗前，所有病变在治疗前均应明确其范围，在距离病变外缘5mm处做标记，在进行内镜下治疗时应将标记部位均包括在内，以确保不遗漏病变。

（1）ESD：对于食管HGIN、M_1期癌、M_2期癌以及术前评估无可疑淋巴结转移的M3期癌首选ESD治疗。通过ESD治疗可完整切除病变，有利于术后的病理评估，更好地确定疗效以及判断患者是否需要进一步治疗（见图5-5-6）。

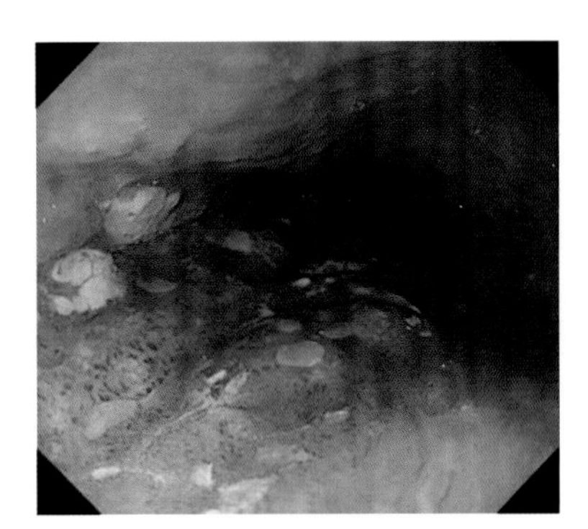

食管中下段0-Ⅱa型癌

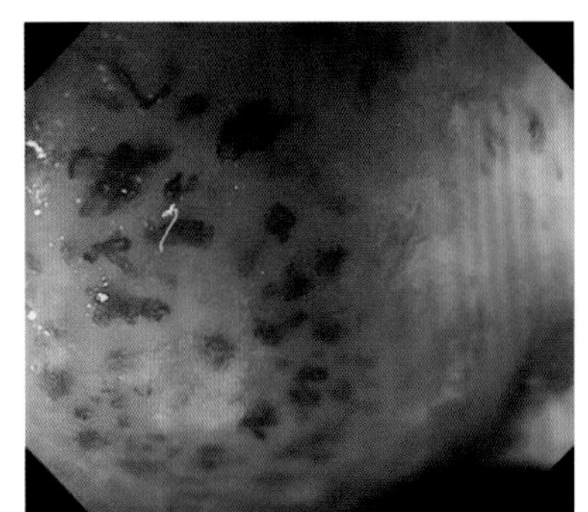

ME-NBI提示IPCL扩张迂曲明显，粗细不均，但仍为袢状结构，符合B1型血管

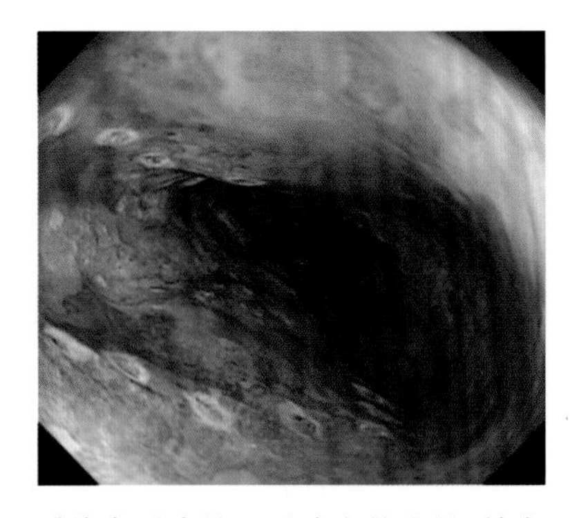

碘染色后病灶显示清晰的边界，并在边界外3~5mm处行环周标记

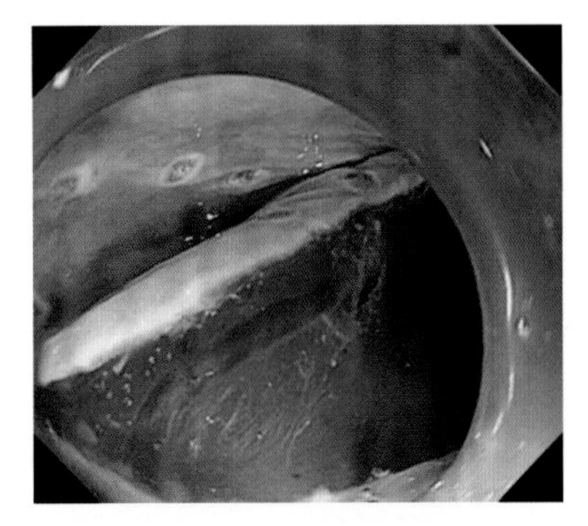

分点行黏膜下注射，使病变明显隆起，沿标记点外侧切开黏膜，深至黏膜下层，并沿固有肌层完整剥离病变

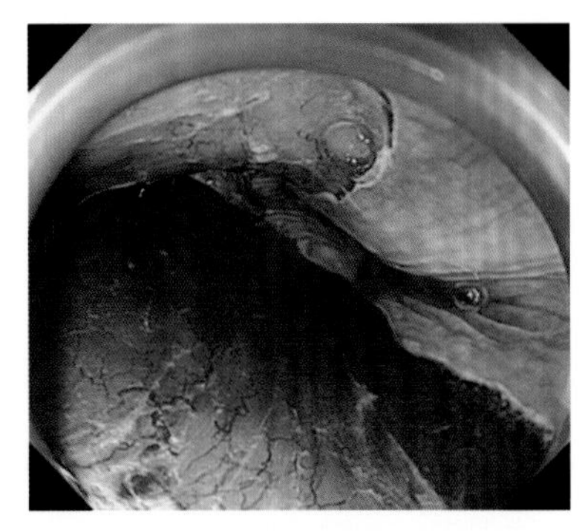

完整剥离病变后的创面，无明显出血

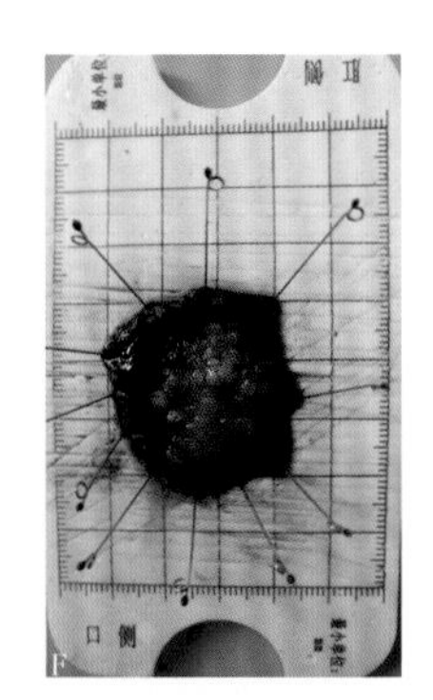

切除下来的病灶完整固定于标本板，再次行碘染色，明确病变已经完整切除

图5-5-6　早期食管癌ESD治疗

（2）EMR：对于可一次性完全切除的食管HGIN、M_1期癌、M_2期癌以及术前评估无可疑淋巴结转移的M_3期癌可使用EMR治疗。目前采用的EMR技术有标准EMR（黏膜下注射法黏膜切除术）、透明帽辅助法黏膜切除术（EMR with a cap，EMRC）、结扎式EMR（EMR with ligation，EMR-L）、内镜分片黏膜切除术（endoscopic piecemeal mucosal resection，EPMR）、多环套扎黏膜切除术（multi-band mucosectomy，MBM）等。在EMR过程中，黏膜下注射是关键的步骤，充分的黏膜下注射使病变完全抬举，可避免穿孔的发生。有些直径略大的病变可以通过EPMR、MBM等方式治疗，但不作为首选，因为EPMR、MBM为分片切除病灶，切下的小片组织由于受电凝等作用常影响进一步的病理评估，且残留复发率高，对于直径＞2cm的病变首选ESD治疗。

4. 内镜下治疗的常见并发症和处理方法

无论是ESD还是EMR治疗，其并发症主要包括出血、穿孔以及食管狭窄。

出血是内镜下治疗最常见的并发症，包括术中出血和术后出血。内镜下切除术中的出血量一般比较少，在内镜操作过程中采用剥离刀或止血钳电凝就能起到很好的止血效果。术中及时止血、术后仔细处理暴露血管是预防术后出血的关键。

由于食管管壁薄，管腔相对狭小，内镜下切除治疗过程中发生穿孔的风险相对较高。有文献报道显示，食管ESD的穿孔发生率为0～6%，预防穿孔的关键是内镜医生丰富的手术经验，以及操作仔细。

食管狭窄主要发生于病变环周比例较大者，当切除病变黏膜超过3/4周时，有94.1%患者可出现术后食管狭窄。对于食管狭窄患者，多数予内镜下气囊扩张治疗后可缓解；但亦有较顽固者，需反复行内镜下扩张治疗或扩张后短期内放置可取出的全覆膜自膨式食管金属支架。另外，糖皮质激素可以抑制炎症反应，防止胶原蛋白交联，可用于食管狭窄的预防和治疗。

5. 内镜治疗术后患者的处置

患者手术当日禁食，可进水，次日可进流食，逐渐增加饭量；给予黏膜保护剂，予以质子泵抑制剂抑酸治疗；一般不用抗菌药物，对于切除面积较大、患者年龄较大或免疫功能低下者，可预防性使用抗菌药物。

6. 建议追加内镜或外科手术的情况

出现以下情况建议追加内镜或外科手术：切除标本侧切缘阳性者，建议行再次内镜下治疗或外科手术治疗。有以下任意1条者均建议追加外科食管癌根治手术：①切除标本基底切缘阳性；②病变浸润至黏膜下层200μm以上（SM_2及更深）；③脉管侵袭阳性；④病理结果显示低分化及未分化鳞状细胞癌。

7. 内镜治疗后随访

（1）在治疗后的第1年每3个月复查1次，后续每年复查1次。

（2）每次胃镜复查应予以碘染色和（或）电子染色内镜仔细观察，发现可疑病变时予以活检并行病理学检查；对于仅行内镜下切除治疗的M_3、SM_1期癌，每次复查应行颈部超声检查和内镜超声检查，注意有无淋巴结肿大。

（3）对于多发食管鳞癌、食管碘染色多部位不染色者，异时性食管鳞癌发生率高，建议每6个月复查1次。

(4)对于随访过程中发现病变残留或局部复发以及新发病灶者,可再次予以内镜下治疗,内镜下治疗失败者可追加外科手术治疗或放化疗。

二、胃癌的早诊早治

胃癌系起源于胃黏膜上皮的恶性肿瘤,是危害我国人民健康的重大疾病之一。我国属于胃癌高发国家,每年胃癌新发病例约40万例,死亡约35万例,新发和死亡均占全世界胃癌病例的40%。胃癌的预后与诊治时机密切相关,进展期胃癌即使接受了以外科手术为主的综合治疗,5年生存率仍低于30%,而大部分早期胃癌在内镜下即可获得根治性治疗,5年生存率超过90%。但是目前我国早期胃癌的诊治率约为15%,远远低于日本(70%)和韩国(50%)。因此,在胃癌高危人群中进行筛查和内镜早诊早治,是改变我国胃癌诊治严峻形势的高效可行途径。

(一)胃癌前状态及早期胃癌的相关定义

1. 胃癌前状态

胃癌前状态(precancerous condition)包括癌前疾病(precancerous diseases)和癌前病变(precancerous lesions)两个概念。癌前疾病指与胃癌相关的胃良性疾病,有发生胃癌的危险性,为临床概念,包括慢性萎缩性胃炎、胃溃疡、胃息肉、手术后胃、Menetrier病(肥厚性胃炎)、恶性贫血等疾病。癌前病变指已证实与胃癌发生密切相关的病理变化,即异型增生(上皮内瘤变),为病理学概念。上皮内瘤变是一种形态学上以细胞学和结构学异常、遗传学上以基因克隆性改变、生物学行为上以易进展为具有侵袭和转移能力的浸润癌为特征的癌前病变,分为LGIN和HGIN。LGIN相当于轻度和中度异型增生,HGIN相当于重度异型增生和原位癌。

2. 早期胃癌的定义

早期胃癌为癌组织仅局限于胃黏膜层或黏膜下层,不论有无淋巴结和远处转移者。癌组织未穿透黏膜肌层者称为黏膜内癌。其中病灶直径≤5mm的早期胃癌称为微小胃癌(micro gastric cancer);病灶直径为5～10mm的早期胃癌称为小胃癌(small gastric cancer)。根据肿瘤浸润深度,可将早期胃癌进行分期,具体见表5-5-4。

表5-5-4　早期胃癌分期

分期	浸润深度
M期癌	肿瘤局限于黏膜层
M_1	上皮内癌和(或)黏膜内癌仅浸润固有膜表层
M_2	癌组织浸润固有膜中层
M_3	癌组织浸润固有膜深层或黏膜肌层
SM期癌	肿瘤浸润至黏膜下层未达固有肌层
SM_1	浸润至黏膜下层的上1/3(浸润深度小于500μm)
SM_2	浸润至黏膜下层的中1/3
SM_3	浸润至黏膜下层的下1/3

3. 早期胃癌的病理学分型

我国在诊断病理领域多遵循WHO分型方案。胃癌的WHO分型包括以下常见组织学类型：乳头状腺癌、管状腺癌、黏液腺癌、印戒细胞癌、腺鳞癌、鳞癌、小细胞癌和未分化癌。其中，管状腺癌还可进一步分为高分化、中分化、低分化腺癌。此外，尚有少见类型或特殊类型胃癌。

(二)胃癌前病变、早期胃癌的筛查

胃癌在一般人群中发病率较低(33/10万)，且目前尚无简便、有效的诊断方法进行全人群普查。内镜检查等诊断方法用于胃癌普查需要消耗大量的人力、物力，且由于其是侵入性检查，很多无症状、低胃癌发病风险的患者难以接受，即使日本、韩国等胃癌发病率较高的发达国家也无法对全人群进行胃癌普查。因此，只有针对胃癌高危人群进行筛查，才是可能行之有效的方法。

1. 筛查对象

我国40岁以上人群胃癌发生率显著上升，因此建议以40岁为胃癌筛查的起始年龄。约半数胃癌患者可无消化道出血、呕吐、消瘦、上腹部不适、上腹部肿块等报警症状，45岁以下患者发生报警症状的比例更低，因此不应因无报警症状而排除筛查对象。约10%的胃癌表现为家族聚集性，胃癌患者亲属胃癌发病率较无胃癌家族史者高4倍。根据我国国情和胃癌流行病学，符合①和②～⑥条中任意一条者均应列为胃癌高危人群，建议作为筛查对象：①年龄＞40岁，男女不限；②胃癌高发地区人群；③HP感染者；④既往患有慢性萎缩性胃炎、胃溃疡、胃息肉、手术后残胃、肥厚性胃炎、恶性贫血等胃癌前疾病；⑤胃癌患者一级亲属；⑥存在胃癌其他高危因素(高盐饮食、腌制饮食、吸烟、重度饮酒等)。

2. 筛查方法

(1)血清胃蛋白酶原(pepsinogen，PG)检测：PGⅠ浓度和(或)PGⅠ/PGⅡ比值下降对于萎缩性胃炎具有提示作用，通常使用PGⅠ浓度≤70μg/L且PGⅠ/PGⅡ≤3.0作为诊断萎缩性胃炎的临界值，国内高发区胃癌筛查采用的标准为PGⅠ浓度≤70μg/L且PGⅠ/PGⅡ≤7.0。根据血清PG检测和HP抗体检测结果可以有效地对患者的胃癌患病风险进行分层，并决定进一步检查策略。

(2)胃泌素17(gastrin-17，G-17)：血清G-17检测可以反映胃窦部黏膜萎缩情况。血清G-17水平取决于胃内酸度和胃窦部G细胞数量。因此，高胃酸和胃窦部萎缩患者的空腹血清G-17浓度较低。与血清PG检测相结合，血清G-17浓度检测可以诊断胃窦(G-17水平降低)或仅局限于胃体(G-17水平升高)的萎缩性胃炎。因此，建议联合检测血清G-17、PGⅠ、PGⅠ/PGⅡ比值及HP抗体，以增加评估胃黏膜萎缩范围及程度的准确性。

(3)内镜筛查：内镜和内镜下活检是目前诊断胃癌的金标准，尤其是对平坦型和非溃疡型胃癌的检出率高于X线钡餐等方法。然而，内镜检查依赖设备和内镜医师资源，并且内镜检查费用相对较高，又有一定痛苦，患者接受程度较差，即使对于日本等发达国家而言，也尚未采用内镜进行大规模胃癌筛查。因此，采用非侵入性诊断方法筛选出胃癌高风险人群，继而进行有目的的内镜下检查是较为可行的诊断策略。

(三)早期胃癌、癌前病变的诊断

1. 白光内镜检查

早期胃癌的白光内镜表现并不具有明显的特征,易与胃炎等良性病变的黏膜改变混淆,黏膜局部色调的变化和形态的轻微改变(隆起、凹陷或凹凸不平)是发现早期胃癌的重要线索,早期胃癌多数发红,少数呈发白或红白混杂。早期胃癌在白光内镜下最显著的特征是:①肿瘤与周围非肿瘤组织之间常有清晰的界限,而且这种界限常呈不规则的锯齿状、星芒状、花瓣状;②表面不规则可以是形态上的凹凸不平、结构不对称,也可以是黏膜色调的不均一(见图5-5-7)。因此,当胃镜检查时,见到具有这两点表现的病灶,特别是周边伴有萎缩和(或)肠化生的背景时,要高度怀疑早期胃癌。早期胃癌在内镜下可分为3型:隆起型病变(0-Ⅰ)、平坦型病变(0-Ⅱ)和凹陷型病变(0-Ⅲ)。其中,0-Ⅰ型又分为有蒂型(0-Ⅰp)和无蒂型(0-Ⅰs);0-Ⅱ型根据病灶轻微隆起、平坦、轻微凹陷分为0-Ⅱa、0-Ⅱb和0-Ⅱc 3个亚型。0-Ⅰ型与0-Ⅱa型的界限为隆起高度达到2.5mm(活检钳闭合厚度),0-Ⅲ型与0-Ⅱc型的界限为凹陷深度达到1.2mm(活检钳张开单个钳厚度)。

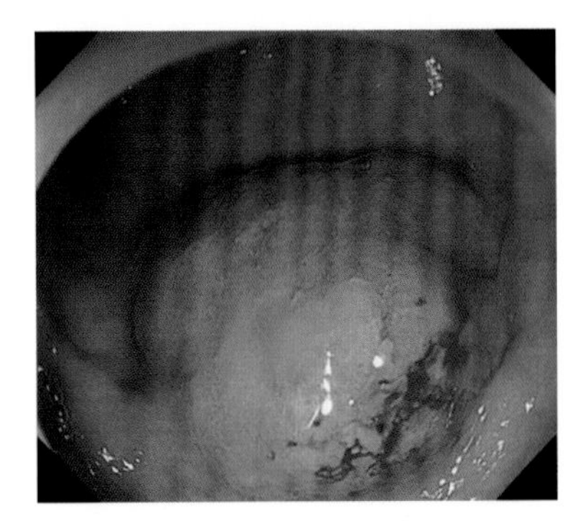

胃窦大弯侧0-Is型早期胃癌,饱满感,表面黏膜稍粗糙,边界清晰

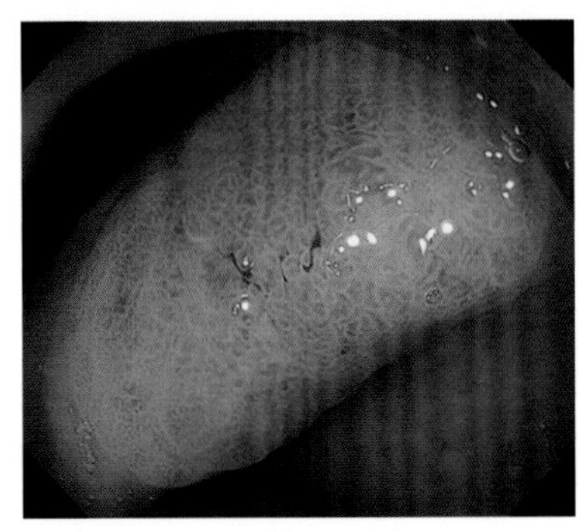

胃角0-Ⅱa型早期胃癌,扁平隆起,表面充血粗糙,边界清晰

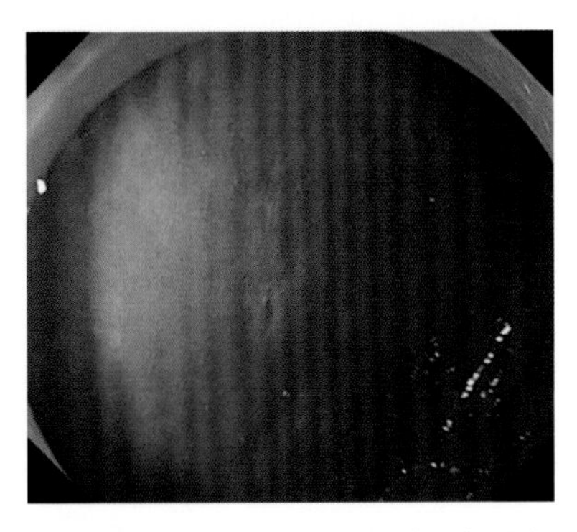

胃窦前壁0-Ⅱb型早期胃癌,色泽变淡的褪色区域,表面改变不明显,边界欠清晰

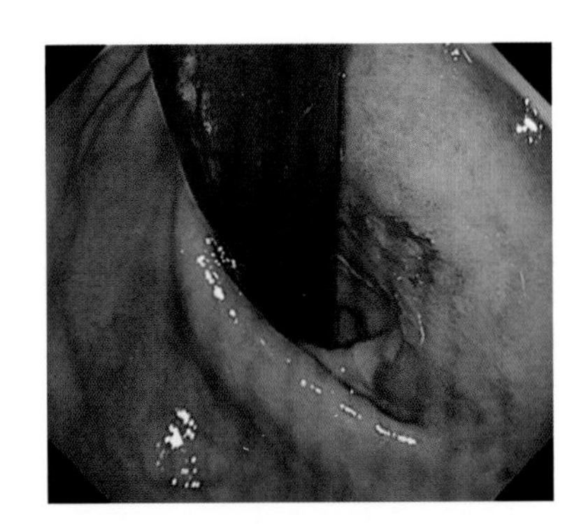

贲门部0-Ⅱb型早期胃癌,片状充血糜烂面,触之易出血,边界尚清晰

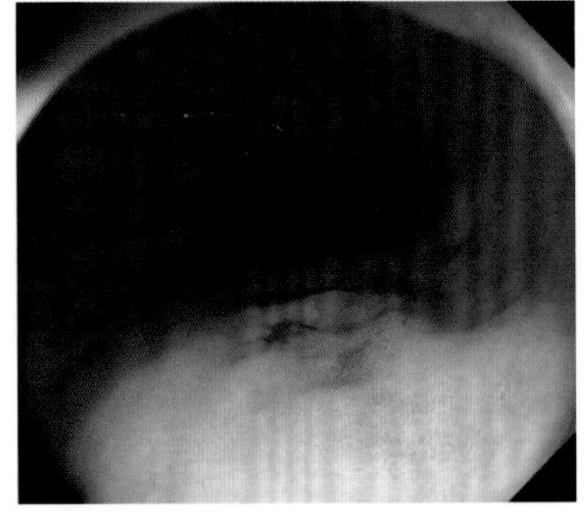

胃体上段后壁0-Ⅱc型早期胃癌,与周围比较略有凹陷,充血糜烂,并有少量黏液,边界清晰

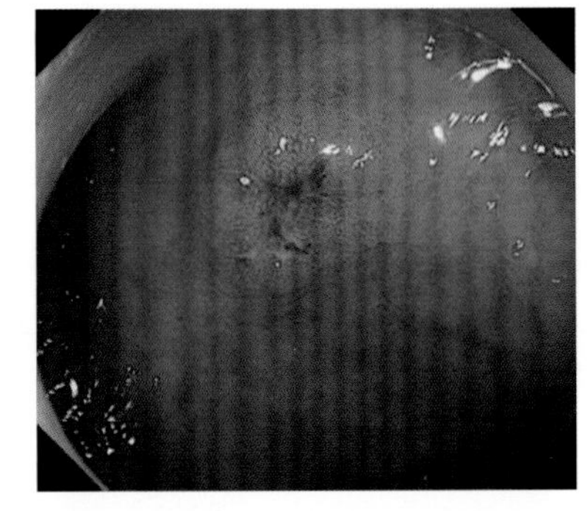

胃窦小弯0-Ⅱa+Ⅱc型早期胃癌,局部隆起,中央浅凹糜烂,边界清晰,呈"星芒状"改变

图5-5-7 早期胃癌高清白光内镜下表现

相比于早期食管癌和早期结直肠癌,早期胃癌的浸润深度没有非常准确的判断方法,目前主要通过白光内镜和染色内镜下病灶的大体形态来判断浸润深度。采用内镜判断早期胃癌的浸润

深度时，需要反复的充气、吸气来观察病灶处胃壁的柔软度，并结合远景、近景来观察病灶及周边的整体形态。出现以下表现，可以用来判断病灶有黏膜下深浸润（$>SM_2$）：①病灶整体隆起；②形态饱满；③皱襞集中伴隆起；④显著凹陷（Ⅲ型或Ⅱc型＋Ⅲ型）；⑤凹陷处明显隆起。

2. 染色内镜检查

染色内镜（chromoendoscopy）是在常规内镜检查的基础上，将色素染料喷洒至需观察的黏膜表面，使病灶与正常黏膜对比更加明显，从而有助于病变的辨认，提高活检的准确性和阳性率；同时，染色内镜可对早期胃癌的边缘和范围进行较准确的判断，可提高内镜下黏膜切除的完整性。染色内镜使用的染料很多，主要有靛胭脂、亚甲蓝（美蓝）、醋酸和肾上腺素。

（1）靛胭脂：靓胭脂是对比性的表面黏膜染色剂，利用重力沉积于上皮表面的低凹处，可显示胃黏膜细微凹凸病变，用以推断病变的范围和大体性质，最佳浓度为0.2%～0.4%，通常在喷洒后2～3min观察效果最佳。如果喷洒后观察到具有清晰边界和不规则表面的病灶，则高度怀疑早期胃癌（见图5-5-8）。

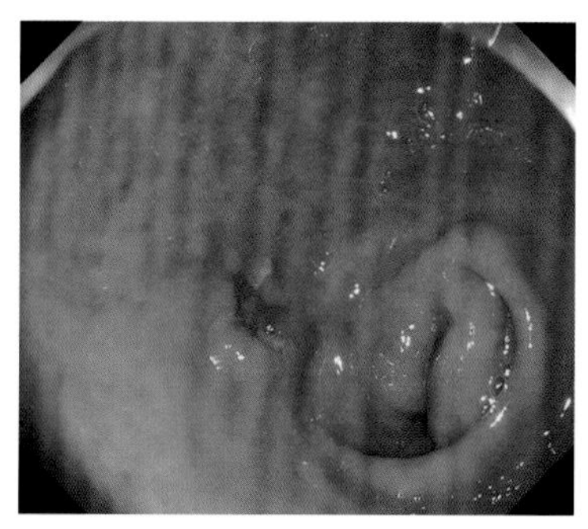

胃窦前壁0-Ⅱa＋Ⅱc型早期胃癌，边界欠清晰

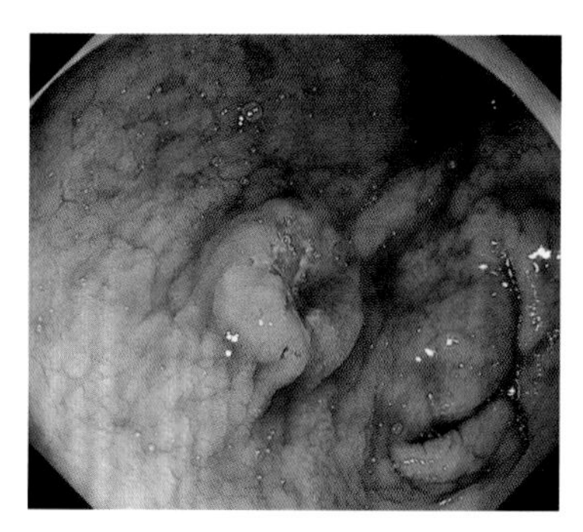

靛胭脂喷洒染色后显示清晰的病灶边界

图5-5-8 胃窦部早期癌靛胭脂染色

（2）亚甲蓝：亚甲蓝作为一种吸收性的染料，可被吸收到细胞内部对细胞核进行着色，浓度为0.1%～0.2%时，不能被正常胃黏膜所吸收，而肠上皮化生、异型增生及癌性病灶黏膜则可吸收亚甲蓝而被染成蓝色，肠上皮化生和异型增生的黏膜着色快而浅，胃癌细胞着色慢（30min以上），颜色深蓝或黑色，不易被冲洗掉（见图5-5-9）。

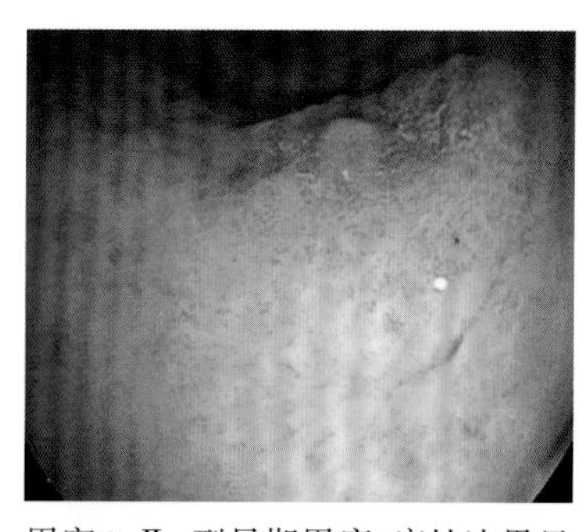

胃窦0-Ⅱa型早期胃癌，病灶边界显示不清

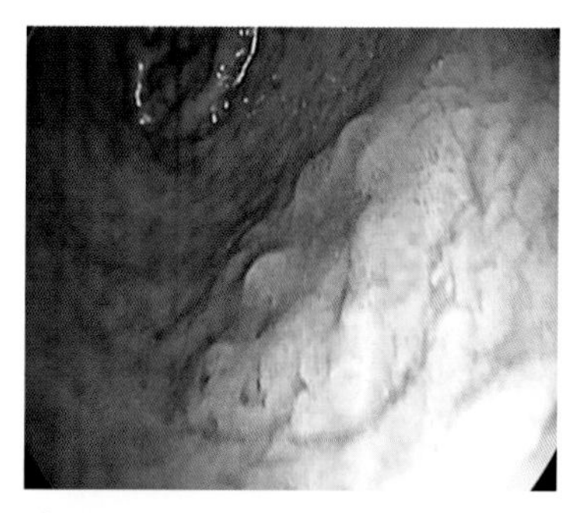

喷洒亚甲蓝后显示清晰的病灶边界

图5-5-9 胃窦部早期癌亚甲蓝染色

(3)醋酸:醋酸喷洒于胃黏膜表面可使黏膜发白,最佳喷洒浓度为1.5%,根据黏膜病变及肿瘤分化程度不同,黏膜发白的持续时间变化较大(见图5-5-10)。一般经过10s左右,癌部位的白色化消失,非癌部位白色化持续1min左右消失,癌部位呈现出有透明感的发红改变,常根据这个红色和白色的对比来进行范围诊断和精准活检。此外,喷洒醋酸后黏膜表面会被漂白,光就不能到达深层黏膜,用放大内镜观察时就能够更清晰地显示黏膜表面的情况。

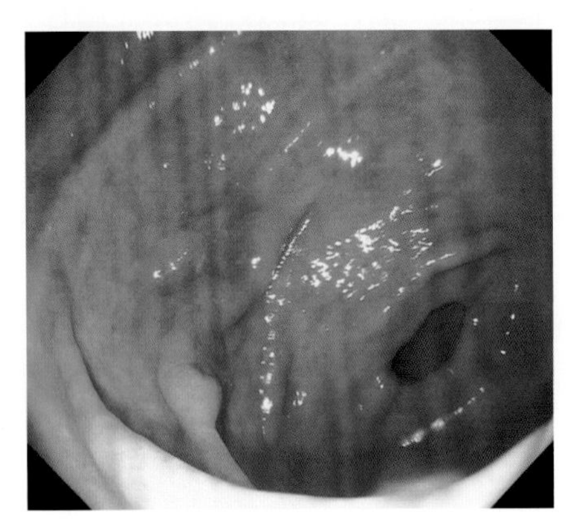

胃窦0-Ⅱa+Ⅱc型早期胃癌,边界尚清晰

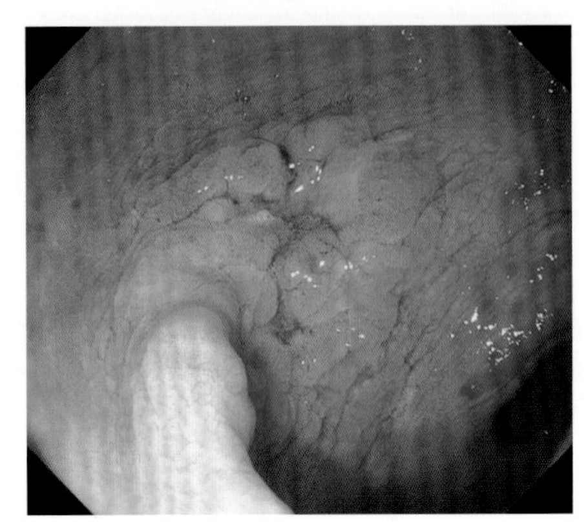

醋酸喷洒染色后观察,病灶表面结构不规则,局部区域发红,提示癌灶位置,该区域活检阳性率高

图5-5-10 胃窦部早期癌醋酸染色

(4)肾上腺素:在喷洒0.05g/L肾上腺素后,非癌黏膜从粉红色变为白色,用放大内镜观察无异常微血管,而癌组织黏膜仍为粉红色,微血管结构扭曲变形。

3. 电子染色内镜和放大内镜检查

电子染色内镜在不喷洒染色剂的情况下就能显示黏膜腺管形态的改变,从而避免了染料分布不均匀造成的对病变的错误判断,同时还可清晰地观察黏膜浅表微血管形态,目前应用最为广泛的电子染色内镜是窄带成像(narrow band imaging,NBI)技术。NBI检查对黏膜表层的血管显示更加清楚,不同病变的黏膜血管有相应的改变,根据血管形态的不同可诊断表浅黏膜的病变。而ME可将胃黏膜放大几十甚至上百倍,可以观察胃黏膜腺体表面小凹结构和黏膜微血管网形态特征的细微变化。将ME与NBI两者结合观察,不仅可鉴别胃黏膜病变的良恶性,还可判断恶性病变的边界和范围。应用ME-NBI诊断早期胃癌与非癌的体系当中,最常用的是微血管及表面结构(vessel plus surface,VS)分类系统。

(1)VS分类的定义:具体如下。

1)微血管(microvascular,MV)结构称之为"V",其微解剖单位和诊断标志为上皮下毛细血管网(subepithelial capillary network,SECN)、集合小静脉(collecting venule,CV)、病理性微血管(MV)。微血管结构又可以分为以下3类:①规则MV型:微血管形态呈开放性袢状或闭合性袢状,形态均一,分布对称且排列规则。②不规则MV型:微血管形态呈开放性袢状或闭合性袢状、蛇形状、分枝状、奇异状等多种形态,形态不均一,分布不对称,排列不规则。③MV形状消失:黏膜表面呈现白色不透明物质(white opaque substance,WOS),无法观察到黏膜上皮下的微血管,导致血管无法判断(见图5-5-11)。

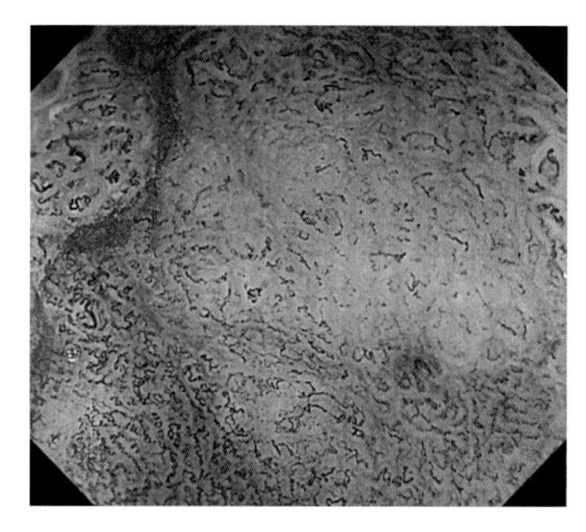

不规则MV:微血管迂曲,形态不均一,分布不对称,排列不规则

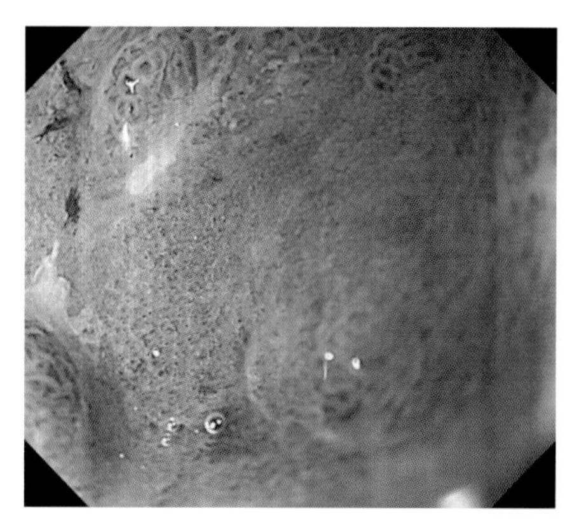

MV消失:表面呈现白色不透明物质,无法观察到微血管

图5-5-11　不规则MV及MV消失

2)表面微结构(microsurface,MS)称之为"S",其微解剖单位和诊断标志为隐窝边缘上皮(marginal crypt epithelium,MCE)、隐窝开口(crypt opening,CO)、隐窝间部(intervening part,IP)、WOS和亮蓝嵴(light blue crest,LBC)。表面微结构可以分为以下3类:①规则MS型:MCE呈均一的圆形、椭圆形、多角形、弧线形、线形,长度和宽度比例正常;分布对称,排列规则;WOS存在且形态均一,排列规则。②不规则MS型:MCE呈现不规则的椭圆形、弧线形、线形、锯齿形等,长度和宽度比例失调;非对称分布且排列不规则;WOS存在,但形态不均一且排列不规则。③MS形态消失:即MCE或WOS等黏膜表面微结构无法观察到(5-5-12)。

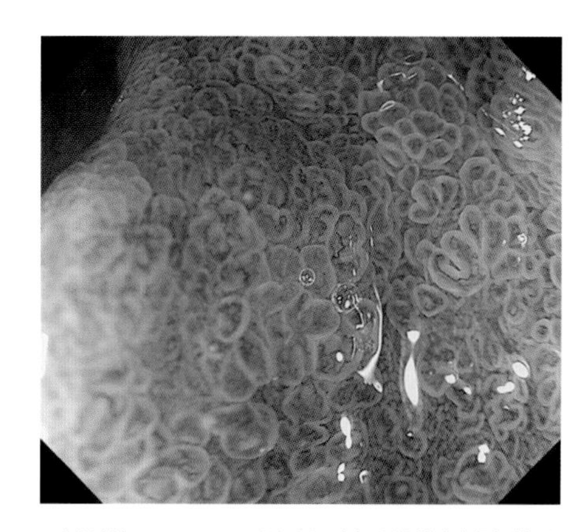

不规则MS:MCE呈现不规则的椭圆形及弧线形,长度和宽度比例失调,非对称分布且排列不规则

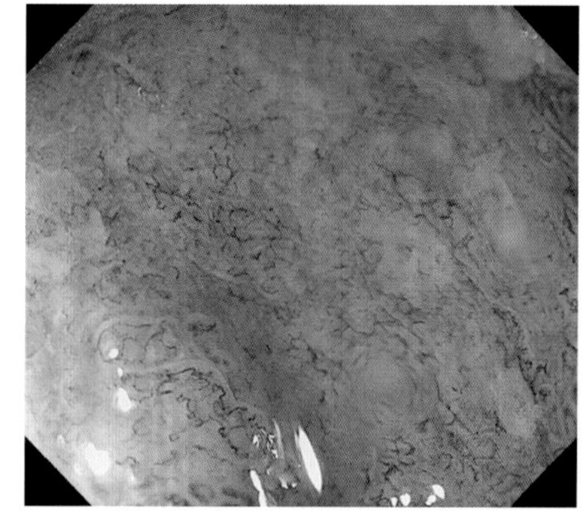

MS形态消失:MCE及CO等表面微结构无法观察到

图5-5-12　不规则MS及MS形态消失

3)病变与周围黏膜之间的分界线(demarcation line,DL)定义为病变与非病变区域之间的分

界，通过微血管构造和黏膜表面微结构的突然变化来识别（见图5-5-13）。DL的存在是重要的诊断标志，能够鉴别微小癌、0-Ⅱb型癌和慢性胃炎，并帮助确定肿瘤边界。在小的平坦红色病变的鉴别诊断中，病变与非病变之间DL的缺失意味着可以比较肯定地排除癌；此外，DL也可见于局限性胃炎的病例，因此癌的诊断还需要有病变内不规则MV或不规则MS结构的存在才可确诊。

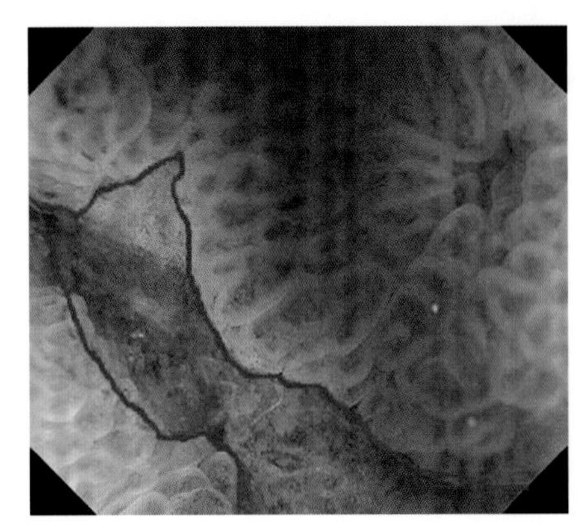
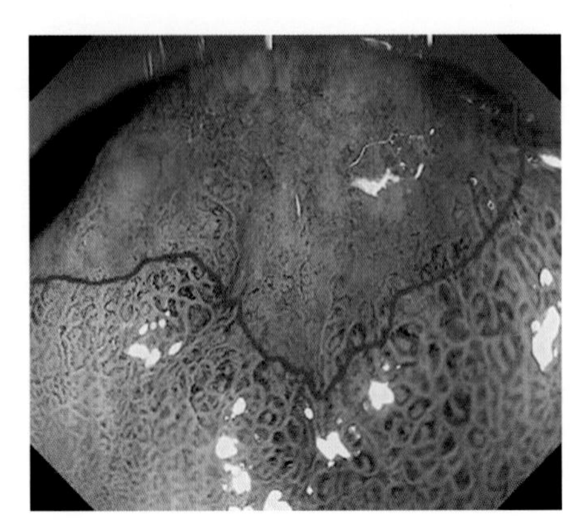

图5–5–13　红线为DL

（2）早期胃癌的诊断标准：癌与非癌的诊断标准：①不规则的MV构造和分界线（DL）；②不规则的MS结构和分界线（DL）。存在①和（或）②时可以诊断癌，不符合①和②时考虑为非癌病变。

4. 激光共聚焦显微内镜检查

激光共聚焦显微内镜（confocal caser endomicroscopy，CLE）检查可在普通内镜检查时同时进行，显示最高可放大1000倍的显微结构，达到“光学活检”的目的。CLE是对形态学和组织病理学同时诊断的技术，对早期胃癌具有较好的诊断价值，能清晰显示目标部位胃小凹、细胞以及亚细胞水平的显微结构，易检出黏膜内早期癌变。

5. 内镜超声检查

内镜超声（endoscopic ultrasound，EUS）被认为是明确的判断胃肠道肿瘤局部分期的最精确方法，在判断肿瘤浸润深度的准确率可达80%～90%，常用以区分黏膜层和黏膜下层病灶。EUS能发现直径＞5mm的淋巴结，并可根据淋巴结回声类型、边界及大小等判断其良恶性。转移性淋巴结多为圆形、类圆形低回声结构，其回声常与肿瘤组织相似或更低，边界清晰，内部回声均匀，直径＞1cm；而非特异性炎性肿大淋巴结常呈椭圆形或三角形高回声改变，边界模糊，内部回声均匀。

6. CT和PET/CT检查

CT检查主要用于判断胃癌有无远处转移。CT诊断进展期胃癌的敏感性为65%～90%，诊断早期胃癌的敏感性约为50%，诊断T分期准确率为70%～90%，诊断N分期为40%～70%。因此，不推荐使用CT作为胃癌的首选诊断方法，而是仅用于评估是否有远处转移以及辅助EUS评估是否有局部淋巴结侵犯。PET/CT对胃癌各站转移淋巴结的检出敏感性均较低，特别是对N_1站，显著低于CT，并且PET/CT检查费用较高，故不推荐应用PET/CT对早期胃癌淋巴结侵犯进行评估。

(四)早期胃癌、癌前病变的治疗

1. 治疗原则

早期胃癌及癌前病变的治疗包括内镜下切除手术和传统外科手术。与传统外科手术相比,内镜下切除手术具有创伤小、并发症少、恢复快、费用低等优点,且患者5年生存率可超过90%。因此,内镜下切除为早期胃癌及癌前病变的首选治疗方案。

2. 内镜下切除治疗的适应证

内镜下切除治疗适应证又分为绝对适应证和相对适应证。内镜下切除治疗主要用于淋巴结转移风险低且可能完整切除的胃癌病变。目前国内尚无统一规范的内镜切除适应证,主要参考日本胃癌治疗指南。日本胃癌治疗指南(2010年版)指出,EMR或ESD治疗早期胃癌的绝对适应证为侵犯深度定义为T_{1a}期、病灶直径≤2cm且无溃疡性病灶的分化型腺癌。相对适应证为(针对T_{1a}期胃癌,只能使用ESD而非EMR治疗):①无溃疡性病灶、病灶直径>2cm的分化型黏膜内癌;②合并溃疡存在、病灶直径≤3cm的分化型黏膜内癌;③无溃疡性病灶、病灶直径≤2cm的未分化型黏膜内癌。

目前,国内较为公认的早期胃癌内镜下切除治疗的适应证如下。

1)绝对适应证:①病灶直径≤2cm、未合并溃疡的分化型黏膜内癌;②胃黏膜高级别上皮内瘤变。

2)相对适应证:①病灶直径>2cm、无溃疡的分化型黏膜内癌;②病灶直径≤3cm、合并溃疡的分化型黏膜内癌;③病灶直径≤2cm、无溃疡的未分化型黏膜内癌;④病灶直径≤3cm、无溃疡的分化型浅层黏膜下癌;⑤除以上条件外的早期胃癌,伴有一般情况差、有外科手术禁忌证或拒绝外科手术者可视为ESD相对适应证。

3. 内镜下切除治疗的禁忌证

国内目前较为公认的内镜下切除治疗的禁忌证为:①明确有淋巴结转移的早期胃癌;②癌症侵犯固有肌层;③患者存在凝血功能障碍。另外,ESD的相对禁忌证还包括抬举征阴性,即指在病灶基底部的黏膜下层注射盐水后局部不能形成隆起,提示病灶基底部的黏膜下层与肌层之间已有粘连;此时行ESD治疗,发生穿孔的危险性较高。但是,随着ESD操作技术的熟练,即使抬举征阴性的患者也可以安全地进行ESD。

4. 内镜下切除术

内镜下切除术主要包括EMR和ESD,两者最大的区别在于能够切除的病变的大小和浸润深度不同。EMR对整块切除的病变大小有限制,且仅能切除黏膜层病灶;而ESD则无大小限制,且可切除SM_1病灶。相比EMR,ESD治疗早期胃癌的整块切除率和完全切除率更高、局部复发率更低,但穿孔等并发症发生率也更高。

(1)EMR:EMR指在内镜下将黏膜病灶整块或分块切除,用于胃肠道表浅肿瘤诊断和治疗的方法,其治疗方式比较多,目前最为常用的是EMRC和EMRL。EMRC是在内镜前端安置透明塑料帽进行吸引、切除,使EMR操作变得更简单方便,能在狭小的操作空间中切除较大病变,且并发症少,但切除的病变大小受透明帽大小的限制。EMRL的圈套器很容易将病变套住,切割过程中视野清晰、凝固完全,易于掌握切除深浅度,局部损伤轻微,术中、术后出血等并发症发生率低,较为安全,且切除成功率不受病变部位影响;其缺点是病变较大时需要分次切除,切除的组织标本体外拼接困难,不易评估根治效果,易导致病变切除不完全或复发。

(2)ESD:ESD是在EMR基础上发展起来的新技术,根据病变的不同部位、大小、浸润深度,选择使用特殊的电切刀,如IT刀、Dual刀、Hook刀等,内镜下逐渐分离黏膜层与固有肌层之间的组织,最后将病变黏膜和黏膜下层完整剥离(见图5-5-14)。操作大致分为5步:①病灶周围进行标记;②黏膜下注射,使病灶明显抬起;③环形切开黏膜;④黏膜下剥离,使黏膜与固有肌层完全分离开,一次性完整切除病灶;⑤处理创面,包括处理创面血管与检查边缘。在国内,对在适应证范围内的早期癌,ESD整块切除率为93.8%~100.0%,完全切除率为84.6%~100.0%。研究表明,ESD与外科治疗的疗效和预后均相当,但复发率相对较高。

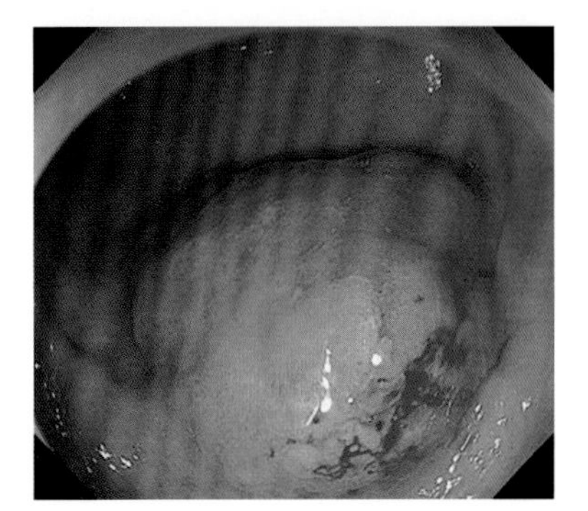

胃窦大弯侧0-Is型癌

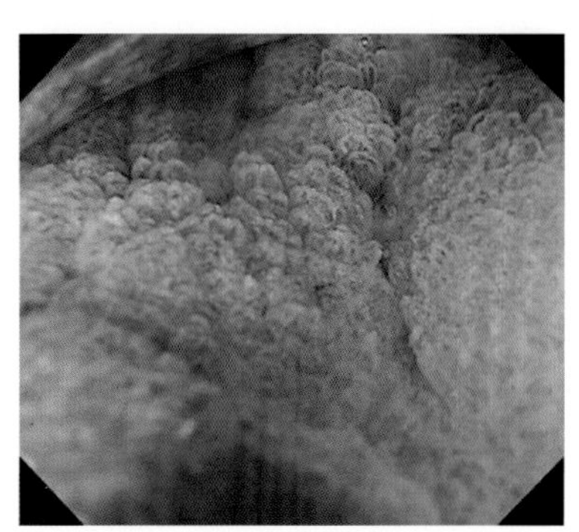

ME-NBI观察,黏膜表面呈现大量白色不透明物质,分布欠规则,MV显示不清

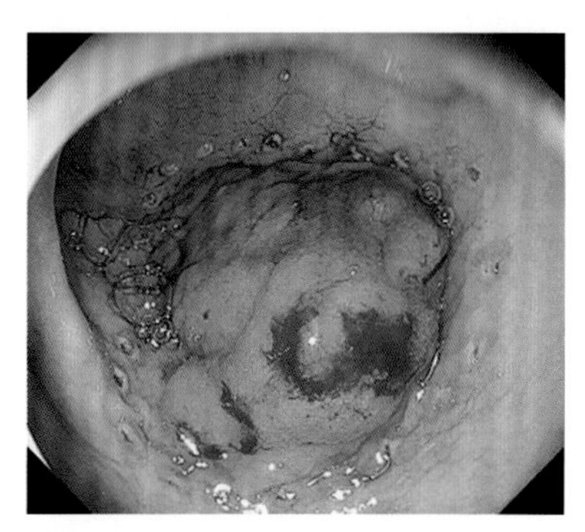

靛胭脂染色后病灶显示更加清晰,并在边界外3~5mm处行环周标记

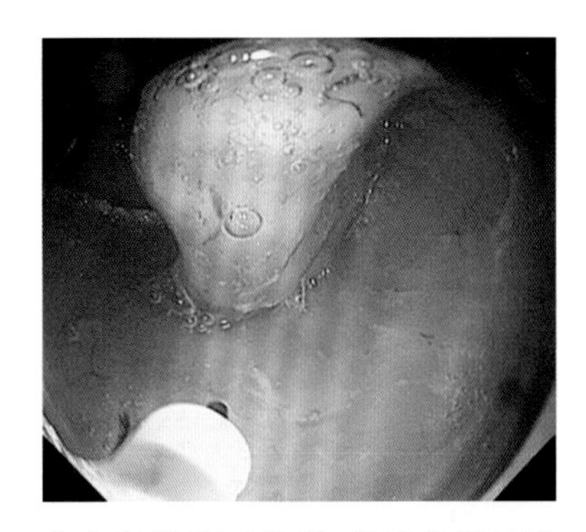

分点行黏膜下注射,使病变明显隆起,沿标记点外侧环形切开黏膜,深至黏膜下层,并沿固有肌层完整剥离病变

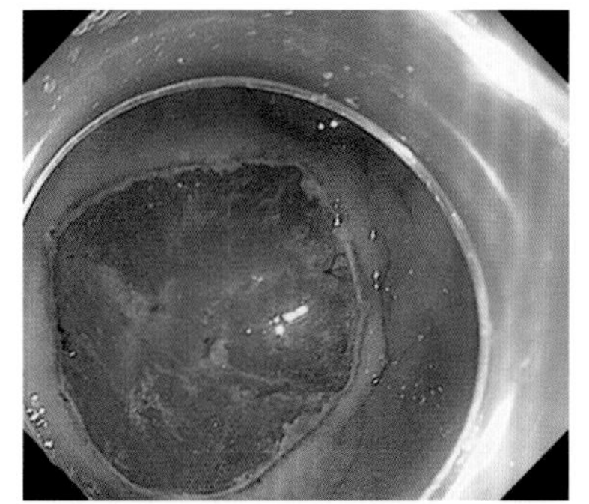

完整剥离病变后创面,无明显出血

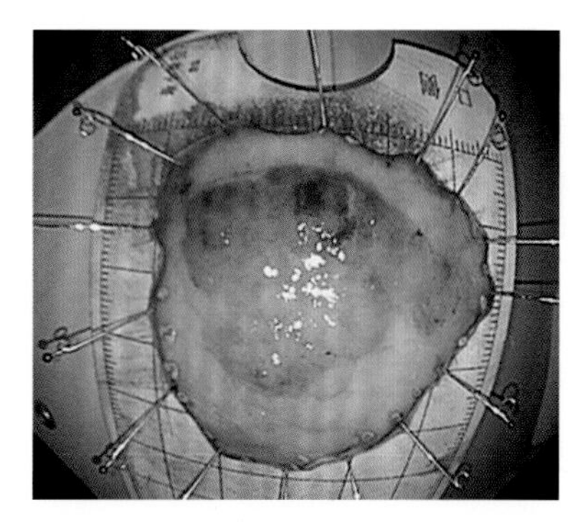

切除后病灶完整固定于标本板,显示病变大小约为3.5cm×4.0cm

图5-5-14 窦部早期癌ESD治疗

(3)其他内镜治疗方法:包括激光疗法、氩气刀和微波治疗等,它们只能去除肿瘤,但不能获得完整病理标本,也不能肯定肿瘤是否已经完整切除。因此,多被用于胃癌前病变的治疗,治疗

后患者需要密切随访,不建议作为早期胃癌的首选治疗方式。

5. 内镜下切除治疗的常见并发症及处理方法

利用EMR和ESD治疗早期胃癌和癌前病变,尽管属于微创手术,但受设备器械、操作者经验、技术方法、患者全身情况等因素的影响,仍存在较高的并发症发生率(以ESD更为常见),并发症主要包括出血、穿孔、狭窄、腹痛、感染等。

(1)出血:内镜治疗并发出血可分为术中急性出血和术后迟发性出血。急性少量出血是指术中创面渗血或喷射性出血持续1min以上,内镜能成功止血。急性大量出血是指术中活动性渗血或喷射性出血,且内镜下止血困难,需中断手术和(或)输血治疗。迟发性出血为内镜治疗术后出血且需要再次内镜下止血的情况,可分为48h内出血和超过48h出血。迟发性大量出血指术后次日检查血红蛋白较术前下降20g/L及以上。胃ESD术中急性出血发生率为22.6%~90.6%;而迟发性出血发生率为3.1%~15.6%。位于胃上2/3的病变行ESD出现大出血的风险高于胃下1/3,可能与胃上2/3黏膜下血管更粗大有关。

止血原则:术中出血可直接电凝止血,常用电止血钳,也可采用治疗中正在使用的适合直接电凝止血的其他ESD配件,而金属夹止血常会影响下一步操作。对于动脉出血,可以选用电止血钳或热凝止血钳夹闭止血。手术过程中预防性止血非常重要,如果发现裸露血管,应预防性行电凝止血;对于早期迟发性出血,溃疡面尚松软,可用止血夹或电止血钳止血;而对于晚期迟发性出血,由于溃疡面基底已纤维化,可采用黏膜下注射药物止血。术后使用止血药物和足量的质子泵抑制剂止血。

(2)穿孔:术中内镜下发现穿孔、术后腹部平片或CT提示纵隔下有游离气体存在、术中造影见造影剂外溢或临床上可见腹膜刺激征,应考虑为穿孔。文献报道,行胃EMR患者穿孔发生率为0.5%,而行胃ESD患者穿孔发生率为1.2%~4.1%,大多数为术中穿孔。病灶直径>2cm、病变位于胃上部被认为是胃ESD术后发生穿孔的危险因素。

穿孔的治疗原则:多数EMR、ESD术中穿孔病例可通过金属夹夹闭裂口进行修补。当穿孔较大时,会有大量气体进入腹腔,形成气腹,可引起生命体征如血压、脉搏、呼吸等发生变化,出现腹腔间隙综合征。一旦腹腔内大量积气,应用空针经皮穿刺抽气,以缓解腹腔内压力。ESD操作过程中,采用CO_2代替空气注气可能降低ESD穿孔导致气腹的发生率。一旦发生穿孔,CO_2注气可预防气腹引起的呼吸循环不稳定,并减轻术后呕吐、腹胀等症状,同时还可预防空气栓塞的发生。而对于术中被忽视的小穿孔,由于术前患者多处于禁食状态,穿孔所致感染相对较轻,经禁食、胃肠减压、抗感染等保守治疗后,小穿孔一般可自行闭合。术后迟发性穿孔可能与大范围肌肉层剥脱有关,内镜治疗常难以修补而需要紧急手术。

(3)狭窄:胃腔狭窄或变形发生率较低,主要见于贲门、幽门或胃窦部面积较大的ESD术后。ESD术后幽门狭窄发生率为1.9%,内镜柱状气囊扩张是一种有效的治疗方式,但存在穿孔风险。黏膜环周缺损>3/4和切除纵向长度>5cm,均是ESD术后发生狭窄的危险因素。

(4)其他并发症:EMR或ESD治疗后可出现短暂菌血症,但一般无感染相关症状和体征,无需特殊处理。在老年人群中，应用ESD被普遍认为是安全有效的，但是年龄＞75岁的患者需要考虑术后发生气胸的可能性，其发生率可达1.6%。

6. 内镜治疗术后患者的处置

1)术后第1天禁食。

2)密切观察血压、脉搏、呼吸等生命体征的变化。

3)进行相关实验室检查和胸部、腹部X线检查，如临床表现及相关检查无异常，术后第2天进流质或软食。

4)术后用药：内镜下切除早期胃癌后，病变处会形成溃疡，对于术后使用质子泵抑制剂还是H_2受体拮抗剂预防溃疡以及使用时限长短目前尚存争议。有研究表明，在预防胃ESD术后出血方面，使用质子泵抑制剂明显优于H_2受体拮抗剂。目前国内专家大多推荐采用足量、持续质子泵抑制剂治疗，疗程为2～4周，并需加用胃黏膜保护剂。对于术前评估切除范围大、操作时间长和可能引起消化道穿孔者，可以考虑预防性使用抗生素(可选用第一或第二代头孢菌素)，同时加用硝基咪唑类药物，抗菌药物用药总时间一般不应超过72h，但可酌情延长。对于HP感染者，建议ESD术后行根除HP治疗，以减少异时性胃癌的发生率。

7. 出现以下情况建议追加外科手术

术后病理检查显示以下情况时，建议追加外科手术：直径＜3cm，分化型，黏膜内癌，伴溃疡者；或直径＜3cm，分化型黏膜下浅层浸润(SM_1)，复查内镜发现有病灶残留的；或者切除的病变实际直径＞3cm者；或病变黏膜下层浸润的部分进行了分片切除或者切缘阳性者。

8. 内镜治疗后随访

关于术后内镜随访的时间，国内较为公认的是治愈性切除后3个月、6个月和12个月各复查1次胃镜，此后每年复查1次胃镜，并行肿瘤指标和相关影像学检查。建议患者同时进行肠镜检查，因为早期胃癌的患者发生肠道腺瘤的可能性明显高于正常人群。

第六节　AJCC第8版TNM分期更新

一、胃食管结合部癌的归属

针对胃食管结合部癌(esophagogastric junction cancers，EGJ)应选择食管癌分期标准还是胃癌分期标准这一问题，东西方学者一直存在争议，且至今尚未达成共识，这也给东西方的学术交流造成了一定障碍。因此，第8版胃癌TNM分期系统对胃食管结合部癌的划分采用目前较为通用的Siewert分型。对于胃食管结合部癌，如果肿瘤侵及胃食管交界线且中心位于胃食管交界线以下2cm范围内，即SiewertⅠ/Ⅱ型，分期应遵循食管癌标准；如果肿瘤中心位于胃食管交界线以下2cm以外的范围，即SiewertⅢ型，则分期应遵循胃癌标准；未侵及胃食管交界线的贲门癌分期应遵循胃癌标准。因此，新版的TNM分期系统对肿瘤中心所在部位、胃食管交界线确切位置以及是否受到肿瘤侵犯等解剖问题的判断提出了更高的要求。

二、N分期的改动

对于区域淋巴结(N)分期,第8版胃癌TNM分期指出,虽然按现有标准送检16枚区域淋巴结即为足够数量,但为了能更准确地得到N分期,送检淋巴结数量最好能够大于30枚。N分期的另一个变化则是对N_{3a}和N_{3b}在分期中进行了区分。从第7版分期开始,N_3根据淋巴结转移数目分为N_{3a}(7～15枚淋巴结转移)和N_{3b}(16枚或16枚以上淋巴结转移),但在总的分期系统中二者仍作为N_3整体参与分期。但在第8版TNM分期中,N_{3a}、N_{3b}则作为两个独立亚组参与分期(见表5-6-1)。例如,在第7版分期中,pT_3N_{3a}和pT_3N_{3b}均按照pT_3N_3定义为ⅢB期。而在第8版分期中,pT_3N_{3a}仍为ⅢB期,但pT_3N_{3b}则被定义为ⅢC期。可见,随着手术精细化程度以及病理诊断水平的不断提高,胃癌根治术后获检淋巴结数会“水涨船高”,今后对转移淋巴结分期也会越来越细致,预后判断也会越来越准确。

三、新增的临床分期和新辅助治疗后病理分期

第8版TNM分期首次提出了临床分期(cTNM)与新辅助治疗后病理分期(ycTNM)的概念。在日常的临床实践中,患者在初步确诊胃癌后,通常会依据各项检查结果得到一个“临床TNM分期”(clinical TNM,cTNM),用以指导后续治疗。过去由于缺少官方版本的临床分期标准,大多数临床医生都选择以病理学分期标准替代临床分期。然而,目前临床上常用的各项检查难以满足对T或N的精准分期,简单的套用病理分期标准可能会导致错误的分期,进而可能导致不合理的临床决策。新版的TNM分期综合了美国和日本的癌症数据库中超过4000例胃癌患者的临床评估与生存数据,提出了全新的临床分期标准(见表5-6-1)。与病理分期不同的是,该分期标准充分考虑了现有临床评估手段和预后数据之间的合理关联,因此也更适于治疗前评价和初始治疗的决策。例如,在临床实践中我们发现,治疗前评估$cT_{4b}N_xM_0$的患者预后往往要差于术后病理分期Ⅲ期的患者,而在新的临床分期系统中$cT_{4b}N_xM_0$的确也被分到了Ⅳ期中。

另一方面,随着针对进展期胃癌术前新辅助治疗或转化治疗的广泛开展,对术前治疗后分期规范的需求也越来越迫切。和治疗前的临床分期一样,由于缺乏标准的术前治疗后的分期标准,临床医生不得不借用病理学分期标准,这同样也会造成后续治疗方案选择的偏差。因此,新版的TNM分期系统尝试提出了术前治疗后的TNM分期标准(见表5-6-1)。但值得注意的是,目前该分期标准仅参考了700例左右的病例数据,由于数据样本量有限,目前的术前分期标准的实际适用性以及临床指导价值仍有待进一步验证。

四、部分胃癌分期的重新定义

除了之前提到的对N_3患者进行了更细致的划分外,第8版的TNM分期根据新的预后数据,对部分亚组也重新进行了定义,总结见表5-6-1。但以上变更是否合理,仍有待于更多临床数据加以检验。

表5-6-1　AJCC第7版和第8版胃癌分期的比较

	AJCC第7版胃癌分期标准	AJCC第8版胃癌分期标准
TNM分期	原发肿瘤(T) T_{is}:原位癌:未侵及固有层的上皮内肿瘤、重度增生 T_{1a}:肿瘤侵及固有层或者黏膜层 T_{1b}:肿瘤侵及黏膜下层 T_2:肿瘤侵及肌层 T_3:肿瘤侵及浆膜下层 T_{4a}:肿瘤穿透浆膜层 T_{4b}:肿瘤侵及周围邻近结构 区域淋巴结(N) N_0:无区域淋巴结转移 N_1:1~2个区域淋巴结转移 N_2:3~6个区域淋巴结转移 N_{3a}:7~15个区域淋巴结转移 N_{3b}:16个或16个以上区域淋巴结转移 远处转移(M) M_0:无远处转移 M_1:有远处转移	T、N、M分期定义同第7版
分期	分期 ⅠA:$T_1N_0M_0$ ⅠB:$T_2N_0M_0$ $T_1N_1M_0$ ⅡA:$T_3N_0M_0$ $T_2N_1M_0$ $T_1N_2M_0$ ⅡB:$T_{4a}N_0M_0$ $T_3N_1M_0$ $T_2N_2M_0$ $T_1N_3M_0$ ⅢA:$T_{4a}N_1M_0$ $T_3N_2M_0$ $T_2N_3M_0$ ⅢB:$T_{4b}N_{0\sim1}M_0$ $T_{4a}N_2M_0$ $T_3N_3M_0$ ⅢC:$T_{4a}N_3M_0$ $T_{4b}N_{2\sim3}M_0$ Ⅳ:任何T,任何N,M_1	临床分期(cTNM) Ⅰ:$T_{1\sim2}N_0M_0$ ⅡA:$T_{1\sim2}N_{1\sim3}M_0$ ⅡB:$T_{3\sim4a}N_0M_0$ Ⅲ:$T_{3\sim4a}N_{1\sim3}M_0$ ⅣA:T_{4b},任何N,M_0 ⅣB:任何T,任何N,M_1 新辅助治疗后病理学分期(ypTNM) Ⅰ:$T_2N_0M_0$ $T_1N_{0\sim1}M_0$ Ⅱ:$T_{4a}N_0M_0$ $T_3N_{0\sim1}M_0$ $T_2N_{1\sim2}M_0$ $T_1N_{2\sim3}M_0$ Ⅲ:$T_{4b}N_{0\sim3}M_0$ $T_{4a}N_{1\sim3}M_0$ $T_3N_{2\sim3}M_0$ $T_2N_3M_0$ Ⅳ:任何T,任何N,M_1

续表

	AJCC第7版胃癌分期标准	AJCC第8版胃癌分期标准
分期	分期 ⅠA:$T_1N_0M_0$ ⅠB:$T_2N_0M_0$ $T_1N_1M_0$ ⅡA:$T_3N_0M_0$ $T_2N_1M_0$ $T_1N_2M_0$ ⅡB:$T_{4a}N_0M_0$ $T_3N_1M_0$ $T_2N_2M_0$ $T_1N_3M_0$ ⅢA:$T_{4a}N_1M_0$ $T_3N_2M_0$ $T_2N_3M_0$ ⅢB:$T_{4b}N_{0\sim1}M_0$ $T_{4a}N_2M_0$ $T_3N_3M_0$ ⅢC:$T_{4a}N_3M_0$ $T_{4b}N_{2\sim3}M_0$ Ⅳ:任何T,任何N,M_1	病理学分期(pTNM) 0:$T_{is}N_0M_0$ ⅠA:$T_1N_0M_0$ ⅠB:$T_2N_0M_0$ $T_1N_1M_0$ ⅡA:$T_3N_0M_0$ $T_2N_1M_0$ $T_1N_2M_0$ ⅡB:$T_{4a}N_0M_0$ $T_3N_1M_0$ $T_2N_2M_0$ ⅢA:$T_{4b}N_0M_0$ $T_{4a}N_{1\sim2}M_0$ $T_3N_2M_0$ $T_2N_{3a}M_0$ ⅢB:$T_{4b}N_{1\sim2}M_0T_{3\sim4a}N_{3a}M_0$ $T_{1\sim2}N_{3b}M_0$ ⅢC:$T_{4b}N_3M_0T_{3\sim4a}N_{3b}M_0$ Ⅳ:任何T,任何N,M_1

注:第7版和第8版对T、N、M分期定义相同。

第七节 局部进展期胃癌围手术期治疗策略

目前,手术仍然是胃癌唯一可能达到治愈的治疗方法。因此,手术时达到R0切除(切缘阴性)和进行标准的D2淋巴结清扫术非常重要。然而,大多数胃癌患者就诊时已处于局部进展期,即使进行了根治性手术,由于复发转移频发,患者预后仍然很差。因此,临床上开始寻求辅助或新辅助治疗等方法。为了改善手术预后,近30年来,越来越多的局部进展期胃癌患者接受了术前、围手术期及术后治疗等综合治疗。但不同国家和地区在进展期胃癌治疗模式的选择上存在不同的倾向性,美国以手术结合术后辅助放化疗为主,欧洲以手术结合围手术期化疗为主,亚洲以D2淋巴结清扫术结合术后辅助化疗为标准治疗方案。我国临床肿瘤治疗学会推荐以D2淋巴结清扫术加术后化疗为进展期胃癌的基本策略,D2淋巴结清扫术结合围手术期化疗或者新辅助放化疗加手术加辅助化疗(胃食管结合部癌)为可选策略。近年来,这些不同的治疗模式和理论开始逐渐融合。以下主要就局部进展期胃癌新辅助和辅助治疗相关的临床研究以及最新的一些研究进展进行阐述。

一、新辅助治疗

(一)新辅助治疗的理论基础

新辅助治疗(术前化疗和术病灶前放化疗)相对术后辅助治疗可能具有的优势如下:①消灭微转移灶,降低肿瘤分期,从而提高手术的根治性切除率;②评估患者对化疗药物的敏感性,从而为术后选择敏感的化疗药物提供指导方向;③肿瘤营养血管、淋巴管未受手术破坏,可使化疗药物更好地进入瘤体,对肿瘤细胞产生作用;④化疗可以直接开始,不会因为手术、术后恢复以及术后并发症而延迟;⑤患者未经历手术的创伤,耐受性好,完成率高;⑥剔除远处转移的高危患者,如在术前治疗期间出现远处转移的证据,则不必进行手术,从而避免了不必要的手术。

新辅助化疗也可能带来一定的风险:①在术前治疗期间可能出现肿瘤进展,患者因出现肿瘤进展而失去手术机会:②新辅助化疗后的手术切除范围仍按照新辅助化疗前的肿瘤分期结果制定,但化疗后瘤体缩小,可能使手术范围难以确定;③术前新辅助治疗的毒副反应可能影响患者的一般状况,从而降低患者对手术的耐受能力,影响术后恢复。

(二)欧洲的新辅助治疗和围手术期化疗

20世纪90年代初,荷兰开展了首个胃癌新辅助化疗的前瞻性随机对照研究。共59例患者入组,29例随机进入术前化疗组,30例进入单纯手术组。术前化疗采用FAMTX(氟尿嘧啶+多柔比星+甲氨蝶呤)方案,此三药联合化疗方案是当时的标准方案,被认为是最有效的化疗方案。术前化疗组的患者在接受了2个或4个周期的化疗后进行评估,若2个周期后病灶进展,则不再继续化疗而直接行手术治疗。若病灶CR、PR或稳定,则再继续进行2个周期的化疗。手术采用胃癌D1淋巴结清扫术。研究结果显示,术前化疗组中只有32%的患者病灶得到了CR或PR,36%的患者在化疗期间出现肿瘤进展;术前化疗组的MST为18个月,而单纯手术组的MST为30个月(P=0.17)。该研究结果显示,胃癌患者并未从术前FAMTX化疗方案中获益。

MAGIC临床研究是第一个证实围手术期化疗对进展期胃癌及胃食管癌有效的大型Ⅲ期随机对照试验研究,被誉为围手术期化疗的里程碑。该研究由英国的医学研究委员会牵头进行,1994—2002年,纳入来自英国、荷兰、德国、巴西、新加坡和新西兰等国家45个中心的503例胃食管癌患者,其中250例患者接受围手术期化疗+手术治疗,253例接受单纯手术治疗。围手术期化疗方案为3个周期的术前和3个周期的术后ECF方案[表柔比星(50mg/m^2,d_1)+顺铂(60mg/m^2,d_1)+氟尿嘧啶(200mg/m^2,$d_{1\sim21}$),q3w]。74%的患者为胃癌患者,15%为胃食管结合部癌,11%为下端食管癌;12%的患者为T_1期,32%为T_2期,56%为$T_{3\sim4}$期。主要终点为OS。结果显示,两组术后并发症发生率及30d住院死亡率相仿(46% vs. 45%)。围手术期化疗组与单纯手术组相比,手术切除率高(79% vs. 70%),切除的肿瘤标本较小(T_1或T_2,52% vs. 37%),淋巴结分期相对较低(N_0或N_1,84% vs. 70.5%),OS(HR=0.75;95%CI:0.60～0.93,P=0.009;5年OS:36% vs. 23%)和PFS(HR=0.66;95%CI:0.53～0.81;P<0.001)显著改善。这项研究结果表明,围手术期化疗ECF方案使进展期胃食管癌的5年生存率提高了13%,同时不显著增加严重的不良反应。然而,MAGIC试验的结果也存在一些争议,包括术前分期模糊(术前未常规进行超声胃镜及腹腔

灌洗细胞学检查)、入组患者的选择(26%为食管或胃食管结合部肿瘤患者)、手术质量问题(淋巴结清扫范围取决于术者的判断,据报道,围手术期化疗组的D2淋巴结清扫率为28%,而单纯手术组为30%。)、缺乏反应性评估的明确标准等。尽管如此,MAGIC试验仍证实了新辅助化疗在提高PFS和OS方面的价值。

另外一项证实围手术期化疗价值的随机对照临床试验是法国的FNCLCC/FFCD-9703试验,224例患者(75%的患者为下段食管或EGJ腺癌,25%为胃癌)被随机分为围手术期化疗组和单纯手术组。围手术期化疗组采用氟尿嘧啶(800mg/m^2,$d_{1\sim5}$)和顺铂(100mg/m^2,d_1)联合方案(术前2或3个周期加术后3或4个周期,q4w)。围手术期化疗组和单纯手术组的5年生存率分别是38%和24%(HR=0.69;95%CI:0.50~0.95,P=0.02),5年无病生存率分别是34%和19%(HR=0.65;95%CI:0.48~0.89,P=0.003),根治性切除率分别是84%和73%(P=0.04)。围手术期化疗组3~4级毒性反应发生率为38%,术后并发症两组没有差异。FNCLCC/FFCD-9703试验同样证实围手术期化疗显著增加了可切除肿瘤患者的根治性切除率、DFS和OS。但FNCLCC/FFCD-9703研究同MAGIC研究一样存在不足,如入组的患者包括了较多的食管下段及食管结合部腺癌患者,D2淋巴结清扫率较低,并不能证实接受D2淋巴结清扫者术前新辅助化疗的价值。

上述两项随机对照临床试验的结果仍得到了西方国家的广泛认可。这两项研究结果为接受了根治性手术但淋巴结清扫有限(D0/D1)的可切除胃癌患者奠定了围手术期化疗作为另一种治疗选择的地位。

MAGIC和FNCLCC/FFCD-9703研究证实了局部进展期胃癌可以从围手术期化疗(包括术前和术后化疗)中获益。为了回答单纯术前新辅助化疗是否对接受D2淋巴结清扫的胃癌患者有益,1999年欧洲癌症研究和治疗组织(European Organisation for Research and Treatment of Cancer,EORTC)设计了EORTC-40954Ⅲ期临床试验。这项研究专门针对局部进展期胃癌或食管结合部腺癌(AEG Ⅱ/Ⅲ)患者,将患者随机分为术前化疗联合手术组和单纯手术组。与前两项研究不同,所有患者入组前均行胃镜、内镜超声、腹部CT和腹腔镜检查,进行严格分期;手术遵循更严格的质量标准,包括D2淋巴结清扫。术前化疗方案采用顺铂、亚叶酸和5-Fu(PLT方案)。该研究最终因为入组情况不佳而被迫提前终止,共入组144例,每组72例,术前化疗联合手术组较单纯手术组获得了更高的R0切除率(81.9% vs. 66.7%,P=0.036),以及更低的淋巴结转移率(61.4% vs. 76.5%,P=0.018),但术前化疗联合手术组术后并发症发生率更高,但差异无统计学意义(27.1% vs. 16.2%,P=0.09)。随访数据(中位随访时间4.4年)显示,术前化疗联合手术组较单纯手术组并没有获得生存获益(64.6个月 vs. 52.5个月,P=0.466)。可能原因为实际入组病例数不足导致检验效力低下,预期入组282例,实际入组144例;近端胃癌包括AEG比例较高;入组患者大多数接受D2淋巴结清扫术,淋巴结清扫更彻底,使得单纯手术的疗效高于预期而降低了化疗获益程度;以及未行术后辅助化疗导致疗效减低。虽然EORTC-40954试验显示新辅助化疗组患者未见生存获益,但其试验结果仍偏向于支持新辅助化疗。

以上三项临床试验均为围手术期或新辅助化疗与单纯手术比较,虽然患者术后并发症、死亡率和住院时间均无明显差异,但同时却证实了新辅助化疗在提高生存时间方面的价值。

基于MAGIC试验结果,ECF方案已成为欧洲进展期胃癌围手术期化疗的标准方案,但通过调整围手术期化疗方案来进一步提高疗效、降低不良反应、提高化疗完成率的研究仍在不断探索中。在2017年ASCO大会上,德国的一项多中心、随机Ⅲ期研究(FLOT4)证实,以多西他赛为基础的FLOT方案显著优于传统以蒽环为基础的ECF/ECX方案,其研究结果或将改变欧洲的胃癌治疗模式。FLOT4在设计上是一个Ⅱ/Ⅲ期试验,入组病例来自德国28个肿瘤中心,入组标准为可切除胃癌或胃食管结合部癌$cT_{2\sim4}N_xM_0$,患者按体力评分、原发肿瘤位置、年龄以及肿瘤分期分层随机1∶1分配至术前和术后各3个周期ECF/ECX组(表柔比星50mg/m^2,d_1+顺铂60mg/m^2,d_1+氟尿嘧啶200mg/m^{2}持续静脉输注或卡培他滨625mg/m^{2}口服bid,q3w)及术前、术后各4个周期FLOT组(多西他赛50mg/m^2、奥沙利铂85mg/m^2、四氢叶酸200mg/m^{2}和5-Fu 2600mg/m^2 24h持续输入,q2w),其Ⅱ期结果于2016年发表在《柳叶刀肿瘤学》(*The Lancet Oncology*)杂志上。Ⅱ期研究的主要结果是新辅助治疗中FLOT方案组较ECF/ECX方案组的病理部分缓解率明显改善(16% vs. 6%,P=0.02)。Ⅲ期研究自2010年8月至2015年2月,共入组716例患者,完成ECF/ECX方案辅助治疗的患者比例为44%,而完成FLOT的患者比例为51%。中位随访时间为43个月,FLOT组主要研究终点OS较ECF/ECX方案组明显提高(50个月 vs. 35个月,HR=0.77,P=0.012),次要终点中位PFS也明显延长(30个月 vs. 18个月,P=0.004)。关于手术安全性,FLOT方案和ECF/ECX方案两组患者的围手术期并发症发生率相似(50% vs. 51%),30d死亡率分别为3%和2%。该研究表明,围手术期FLOT化疗方案相对ECF/ECX方案明显改善了可切除胃癌和胃食管结合部癌患者的生存时间,安全性相似。因此,FLOT方案明显优于ECF/ECX方案。基于上述数据,可以看出这个研究必将会改变整个欧洲的胃癌治疗模式。FLOT方案在中国患者中是否能显示同样的疗效和安全性是目前大家非常关注的问题,目前相关研究正在进行中。

(三)日本的新辅助和围手术期化疗

采用单纯或首先进行手术一直是日本胃癌治疗的主要模式。由于在日本发现的胃癌分期相对较早,大多可手术切除,而且D2淋巴结清扫术比较普及,单纯手术往往可以获得良好的预后,所以很长一段时间都采用先行手术的治疗策略,担心化疗期间导致PD而不愿开展术前化疗。但由于术后恢复不佳的进展期胃癌患者难以进行术后辅助化疗,而西方的新辅助化疗研究的有效结果,促进了日本胃癌新辅助和术前化疗研究的发展。日本临床肿瘤学组(Japan Clinical Oncology Group,JCOG)首先选择了因广泛淋巴结转移不可切除或者预后较差类型的局部进展期胃癌作为研究对象。

1. 胃癌伴广泛淋巴结转移患者的新辅助化疗

广泛淋巴结转移是指3个及以上直径≥1.5cm的第二站淋巴结转移或者2个及以上第二站淋巴结融合成团块≥3cm,或有腹主动脉旁淋巴结转移(No.16a2/16b1)。对这些患者的治疗策略是接受2~3个周期联合化疗后,再进行D2淋巴结清扫术加腹主动脉旁淋巴结清扫。患者入组前均进行腹腔镜分期检查排除腹膜转移或腹水游离癌细胞阳性患者。

JCOG-0001是第1个日本胃癌伴广泛淋巴结转移新辅助化疗的Ⅱ期临床研究。术前化疗方案采用伊立替康(70mg/m^2,$d_{1,15}$,q4w)和顺铂(80mg/m^2,d_1),2~3个周期。在该研究中,钡餐造影、内镜和CT每周期检查1次。预计入组60例，实际入组55例（因死亡率超出预计5%而停止）。虽然该研究未能证明该方案的安全性，但临床反应率和R0切除率结果令人鼓舞，分别为55%和65%。而且，患者3年生存率为27%，超出预计的15%。

JCOG-0405是第2个有关的Ⅱ期临床研究。该研究采用术前2～3个周期的S-1（40mg/m^2，bid，$d_{1\sim21}$，q4w）和顺铂（60mg/m^2，d_1）联合化疗方案。2005年2月至2007年6月，53例患者入组，R0切除率为82%，临床和病理反应率分别为65%和51%。患者3年和5年生存率分别为59%和53%，结果远远高于预期。3～4级中性粒细胞减少发生率为19%，3～4级非血液学毒性反应发生率为15.4%，无治疗相关性死亡。由于该研究获得了令人振奋的生存结果，故S-1和顺铂新辅助化疗后进行根治性切除手术被认为是这类特殊患者的暂时的标准治疗方案。

基于JCOG-0405的研究结果，最近JCOG-1002研究进一步探讨DCS方案（多西他赛40mg/m^2，d_1＋顺铂60mg/m^2，d_1＋S-1　40mg/m^2，bid，$d_{1\sim14}$，q4w）对此类患者的治疗效果。由于此研究在ACTS-GC公布结果之后进行，故在R0切除术后S-1单药服用1年。主要终点为临床反应率。2011年7月至2013年5月，53例患者入组，临床反应率为57.7%，低于预期的80%。R0切除率为84.6%。3～4级化疗不良反应为白细胞减少（18.9%）、中性粒细胞减少（39.6%）、低钠血症（15.1%）。病理临床反应率为50.0%。由于该研究中DCS方案化疗并未达到足够的临床反应率，所以S-1和顺铂联合方案仍然是此类患者的暂时的标准术前化疗方案。

2. 弥漫浸润型胃癌的新辅助化疗

根据日本东京国家癌症中心数据，直径＞8cm的Borrmann Ⅲ型胃癌预后不良，与Borrmann Ⅳ型相似，所以将这2种类型合并在一起进行术前新辅助化疗研究。

JCOG-0210是针对此类患者的一项Ⅱ期研究。入组患者为临床可切除的Borrmann Ⅳ型和巨大Borrmann Ⅲ型胃癌，术前不常规进行腹腔镜分期检查。术前化疗方案为2个周期S-1（80～120mg/d，$d_{1\sim21}$）和顺铂（60mg/m^2，d_8）联合治疗，28d为1个周期。主要终点为治疗方案的完成率（包括2个周期的化疗和D2淋巴结清扫术且达到R0或R1切除，R1切除只是因为腹水游离癌细胞阳性）和治疗相关的死亡率。在49例入组患者中，36例（73.5%，80%CI：63.7%～81.7%）完成了治疗计划，1例发生治疗相关的死亡。MST和3年生存率分别为17.3个月和24.5%。

基于JCOG-0210证实了S-1＋顺铂术前化疗后进行根治术手术的方案的安全性和可行性，JCOG继续进行了Ⅲ期临床研究JCOG-0501，对比新辅助化疗S-1＋顺铂（A组）和单纯手术（B组）的治疗效果，主要终点为OS。同样基于ACTS-GC的结果，JCOG-0501原方案被修改，所有入组患者均接受12个月的S-1单药术后辅助化疗。2007年2月至2013年7月，共有300例患者（A组149例，B组151例）入组。A组和B组分别有98例（65.7%）和112例（74.2%）患者行R0切除。A组有2例发生手术相关死亡，B组有1例。B组131例（86.8%）患者完成新辅助化疗，36例（22.4%）发生3～4级非血液学毒性。由新辅助化疗引起的病理退缩（原发肿瘤退缩超过1/3）在51.0%（95%CI：42.7%～59.2%）的患者中观察到。300例患者的中位随访时间为4.5年时，A组3年生存率为62.4%（95%CI：54.1%～69.6%），B组为60.9%（95%CI：52.7%～68.2%）。B组对A组的风险比（HR）为0.916（95%CI：0.679～1.236，P＝0.284）。两组的OS都远比过去报告的好。A组3年

PFS为47.7%(95%CI:39.4%~55.4%),B组为47.7%(95%CI:39.5%~55.4%)(HR=0.976,95%CI:0.738~1.292)。由此得出,1年的S-1单药术后辅助化疗对于Ⅳ型或大型Ⅳ型胃癌显示出良好的生存获益,但额外的S-1+顺铂新辅助治疗并不推荐。

3. 可切除进展期胃癌的新辅助化疗

术后口服单药S-1是Ⅱ或Ⅲ期胃癌的标准治疗方案,但部分Ⅲ期胃癌患者复发率仍较高。采用S-1+顺铂方案新辅助化疗在因广泛淋巴结转移不可手术切除或者预后较差类型的局部进展期胃癌患者的治疗中取得了比较满意的结果。因此,JCOG尝试扩大新辅助化疗指征,包括临床Ⅲ期胃癌患者。已证实在晚期胃癌化疗中奥沙利铂非劣效于顺铂,故可将新辅助化疗方案S-1+顺铂调整为SOX(S-1+奥沙利铂)方案。Ⅱ期研究已经证实了SOX方案作为新辅助化疗方案在可切除进展期胃癌治疗中具有较高的安全性和病理缓解率。为了比较新辅助化疗和辅助化疗的疗效,2016年9月JCOG开始了一项Ⅲ期临床研究JCOG-1509。患者入组标准为$T_{3\sim4}N+M_0$患者,他们被随机分配至新辅助化疗+D2淋巴结清扫术+术后S-1组和D2淋巴结清扫术+术后S-1组。是否再增加一组新辅助化疗+D2淋巴结清扫术而不进行术后辅助化疗仍在考虑中。新辅助化疗采用3个周期SOX方案(S-1 40mg/m^2,bid,$d_{1\sim14}$+奥沙利铂130mg/m^2,d_1,q3w)。该研究是围手术期化疗与传统的术后辅助化疗的疗效比较,目前正在进行中,其结果或将对两种治疗方法的分歧给出结论。

来自韩国首尔的Yoon-Koo Kang教授在2019年ESMO年会上汇报了一项评估新辅助化疗[多西他赛(D)+奥沙利铂(O)+S-1(S)(DOS)方案]后手术联合术后S-1辅助化疗对比手术联合术后S-1辅助化疗治疗可切除晚期胃癌的Ⅲ期临床研究——PRODIGY研究。研究结果显示,在D2胃切除术和辅助S-1治疗的基础上,增加DOS方案新辅助化疗可改善进展期胃癌患者的无进展生存。该研究纳入530例新诊断的局部进展期胃或胃食管结合部腺癌患者。CSC组:DOS方案新辅助化疗+手术+S-1辅助治疗(n=266);SC组:手术+S-1辅助治疗(n=264)。在CSC组中,214例患者(90.0%)完成了3个周期的DOS方案新辅助化疗。主要的3级及以上毒副反应为中性粒细胞减少(12.6%)、发热性中性粒细胞减少(9.2%)、腹泻(5.0%),1例治疗相关死亡。R0切除率CSC组高于SC组(96.4% vs. 85.8%,P<0.0001)。CSC组与SC组主要手术并发症发生率分别为6.3%和8.5%,CSC组有1例手术死亡。术后病理发现,CSC组有23例CR(10.4%)。CSC组和SC组分别有222例(93.3%)和246例(100%)患者接受了手术。CSC组204例患者开始S-1辅助治疗,170例(83.3%)完成8个周期;SC组187例开始S-1辅助治疗,157例(84.0%)完成8个周期。主要的3级及以上毒副反应有中性粒细胞减少(CSC组6.4%,SC组5.4%)和腹泻(CSC组2.9%,SC组3.2%)。中位随访37.4个月,37.8%患者出现PFS事件。CSC组3年PFS率为66.3%,高于SC组的60.2%(HR0.70,95%CI:0.52~0.95,P=0.023)。敏感性分析同时验证了该结果。研究者认为,PRODIGY研究中,D2胃切除术和S-1辅助治疗的基础上增加DOS方案新辅助化疗可达到降期效果,同时可改善患者PFS,安全性可接受。对于可切除的进展期胃癌,应考虑DOS方案新辅助化疗+D2胃切除术+S-1辅助治疗。

4. 对新辅助化疗周期的探索

新辅助化疗作用的主要目标是术前未被发现的微转移病灶，2个周期的新辅助化疗是否可以根除微转移灶仍未可知。延长新辅助化疗时间，从理论上讲可以在缩小病灶的同时更加确保对微转移灶的杀灭效应。

Yoshikawa等进行了一系列采用2×2析因设计的Ⅱ期随机试验。COMPASS研究是对比了2个周期或4个周期S-1（80mg/m^2，$d_{1\sim21}$，q4w）＋顺铂（60mg/m^2，d_8）或紫杉醇（80mg/m^2，$d_{1,8,15}$，q4w）＋顺铂（25mg/m^2，$d_{1,8,15}$，q4w）在局部进展期胃癌治疗中差别的第1个Ⅱ期临床试验。2009年10月至2011年7月，共纳入83例患者。结果显示，2个周期后病理完全缓解率为0，而4个周期后病理CR率达10%（4例），但在亚组分析中，无论是不同化疗方案还是不同周期之间，生存时间均无明显差异。另一项Ⅱ期随机研究COMPASS-D随后启动，比较了2个周期和4个周期术前S-1＋顺铂或DCS方案（S-1＋顺铂＋多西他赛）治疗浆膜侵犯的可切除性胃癌的疗效。该研究以病理缓解率（CR或残留肿瘤＜10%）为前期观察目标，SC组为19.4%，DCS组为15.4%；2个周期为15.6%，4个周期组为19.0%。SC组和DCS组R0切除率分别为72.7%和81.8%；2个周期和4个周期分别为80.3%和74.2%。这两项研究表明，以S-1为基础的2个周期两药联合方案为未来进展期胃癌患者Ⅲ期研究的推荐方案。

（四）中国的围手术期化疗

东西方学者对局部进展期胃癌围手术期处理的意见一直存在分歧。MAGIC和FFCD-9703研究将新辅助化疗与仅采用手术的患者进行对比，而ACTS-GC或CLASSIC研究为将D2淋巴结清扫术与手术＋术后辅助化疗进行对比。为了比较新辅助化疗与D2淋巴结清扫术后进行辅助化疗的效果和安全性，以北京大学肿瘤医院季加孚教授和沈琳教授为主要研究者发起的，国内多家中心开展的围手术期化疗临床试验（RESOLVE试验，NCT01534546），在2019年ESMO年会上发布最终结果。RESOLVE试验是一项随机、多中心、前瞻性临床研究，共有3组，A组和B组患者先行标准D2淋巴结清扫术，随后分别接受8个周期的辅助化疗，即SOX方案（奥沙利铂＋S-1）和XELOX方案（奥沙利铂＋卡培他滨）；C组在D2淋巴结清扫术前先进行3个周期的SOX方案新辅助化疗，术后序贯3个周期S-1和5个周期SOX辅助治疗。患者纳入标准为胃和（或）胃食管结合部腺癌，临床分期为$cT_{4a}N_{+}M_0$或$cT_{4b}N_{+}M_0$。研究共随机入组1094例患者，主要研究终点（3年DFS率）结果表明，C组和A组的3年DFS率分别为62.0%和54.8%（HR＝0.79，95%CI：0.62～0.99，P＝0.045），B组和A组的3年DFS率分别为60.3%和54.8%（HR＝0.85，95%CI：0.67～1.07，P＝0.162）。A组、B组和C组的切除率分别为90.4%、92.7%和85.5%。A、B和C组的30d死亡率均为0.9%。该研究结果显示，围手术期SOX方案优于术后XELOX方案，而D2淋巴结清扫术后SOX方案非劣效于术后XELOX方案，为局部进展期胃癌的围手术期的SOX方案提供了证据支持。

（五）新辅助或围手术期放化疗与化疗

基于德国POET临床研究结果，大多数欧洲指南推荐新辅助或围手术期放化疗与化疗均可作为局部进展期胃食管结合部腺癌的治疗选择。该研究比较了新辅助化疗和新辅助放化疗在胃食管结合部腺癌中的作用。入组病例为局部进展期胃食管结合部腺癌（Ⅰ～Ⅲ期），患者被随机分配到新辅助放化疗组和新辅助化疗组。新辅助放化疗组先行2个周期的PLF(顺铂+5-Fu+亚叶酸钙)方案化疗,再进行3周同步放化疗(30Gy,2Gy/次,5次/周,顺铂+依托泊苷),然后行手术治疗;新辅助化疗组术前仅进行2.5个周期的PLF方案化疗。该研究由于入组缓慢而提前结束。结果表明,新辅助放化疗组和新辅助化疗组MST分别为33.1个月和21.1个月,但差异没有统计学意义。新辅助放化疗组较新辅助化疗组术后死亡率高(10.2% vs. 3.8%),但差异也不具有统计学意义($P=0.26$)。

与此同时,荷兰进行了一项关于新辅助放化疗在食管癌和胃食管结合部癌中的疗效的多中心、随机、对照Ⅲ期临床研究(CROSS)。入组患者均为可切除肿瘤(分期为T_1N_1或者$T_{2\sim3}N_{0\sim1}M_0$)。患者被随机分配到同步放化疗组(卡铂+紫杉醇,41.4Gy,23次,2Gy/次,5次/周)+手术组和单纯手术组。总共入组366例患者,75%为腺癌。结果表明,新辅助放化疗组R0切除率明显高于单纯手术组(92% vs. 69%,$P<0.001$)。在新辅助放化疗组中,29%的患者达到pCR,其中鳞状细胞癌(49%)较腺癌(23%)病理完全缓解率更高。新辅助放化疗组的MST较单纯手术组明显增加(49.9个月 vs. 24.0个月,$P=0.003$,HR=0.675,95%CI:0.495~0.871),而两组术后并发症和住院死亡率相似(均为4%)。尽管亚组分析结果显示,新辅助放化疗在腺癌和鳞状细胞癌中均有获益,但更推荐用于鳞状细胞癌的治疗。基于此项研究结果,NCCN推荐将新辅助放化疗作为局部进展期胃食管结合部腺癌的首选治疗方式,而新辅助化疗为次要选择。

关于新辅助放化疗是否优于新辅助化疗,目前国际上正在进行一项Ⅱ~Ⅲ期的临床研究(TOPGEAR)。该研究由国际上多个学术团体共同合作,包括澳大利亚胃肠研究组(Australasian Gastro-Intestinal Trials Group, AGITG)、TROG(Trans-Tasman Radiation Oncology Group)、EORTC和加拿大国家癌症研究所(National Cancer Institute of Canada,NCIC)。研究对象为可切除胃癌或胃食管结合部癌患者。患者被随机分为两组,一组为围手术期化疗组,术前和术后各接受3个周期的ECF方案化疗;一组为围手术期放化疗组,术前接受2个周期的ECF方案化疗+放疗(45Gy,5-Fu),术后再行3个周期的ECF方案化疗。该研究分为两部分:第一部分为Ⅱ期试验,入组120例患者,目的是证实试验的可行性、有效性和安全性;第二部分为Ⅲ期试验,计划入组632例患者,总共752例患者。主要终点为pCR(第一部分)和OS(第二部分)。中期(第一部分)结果显示,围手术期放化疗组和围手术期化疗组完成率分别为53%和65%,3级及以上胃肠道毒副反应发生率分别为30%和32%,血液学毒副反应分别为52%和50%,两组3级及以上外科并发症发生率均为22%。以上结果表明,术前放化疗对大多数患者是安全的,没有明显增加治疗的毒性反应和外科并发症。TOPGEAR试验仍在进行,最终结果将可能会为可切除胃癌或胃食管结合部癌的治疗方式建立国际性标准提供依据。

二、辅助化疗

长期以来根治性切除术后辅助化疗并未给胃癌患者带来明显的生存获益。但是,近期亚洲的两项大型Ⅲ期随机对照临床研究(ACTS-GC试验和CLASSIC试验)证实了胃癌患者D2淋巴结清扫术后行术后化疗具有生存获益。

日本的ACTS-GC试验证实了术后使用口服化疗药S-1对接受过D2淋巴结清扫术的Ⅱ～Ⅲ期胃癌患者的疗效。在这个研究中，1059例患者被随机分为单纯手术组和手术＋术后S-1化疗组。手术＋术后S-1治疗组和单纯手术组的3年OS分别为80.1%和70.1%（P＝0.002），5年OS分别为71.7%和61.1%（HR＝0.669，95%CI：0.540～0.828）。这是术后化疗第1次显示出对D2淋巴结清扫术后的日本胃癌患者带来获益。但亚组分析中，S-1单药化疗并未显著改善ⅢB期胃癌患者的预后。

在该研究之后，S-1联合其他药物如铂类或紫杉类辅助化疗的价值一直受到关注。JACCRO GC-7针对ACTS-GC研究中采用S-1单药化疗没有获益的Ⅲ期胃癌患者，探索了D2淋巴结清扫术后，采用S-1联合多西他赛进行辅助化疗的效果。结果显示，S-1联合多西他赛有显著的生存优势，S-1联合多西他赛与S-1单药3年RFS分别为65.9%和49.6%（HR＝0.632，99%CI：0.400～0.998，P＝0.0007）。虽然联合方案具有更高的毒副反应，但仍属于安全和可控范围。对于pⅡ期患者，ACTS-GC研究显示，S-1单药化疗1年可以改善患者的预后，缩短用药时间是否非劣效于用药1年的疗效？JCOG-1104（OPAS-1）研究分析了4个疗程的S-1（相当于半年的疗程）（4个疗效组）对于pⅡ期胃癌患者在RFS上是否非劣效于8个疗程的S-1（相当于1年的疗程）（8个疗效组）。2012年2月至2017年3月，该研究总共入组和分析了590例患者（每组各295例）。随访3年时，8个疗程组和4个疗程组的RFS分别为93.1%和89.8%（HR＝1.84，95%CI：0.93～3.63），总生存率分别为96.1%和92.6%（HR＝3.34，95%CI：1.22～9.12），累积复发率分别为7.7%和5.5%（HR＝1.59，95%CI：0.75～3.39）。主要结果未证实4个疗程S-1在RFS上的非劣效性。出于有效性、毒性耐受及较高依从性的考虑，pⅡ期胃癌患者S-1辅助化疗应持续进行1年。

CLASSIC试验（在韩国、中国大陆和中国台湾进行）对Ⅱ～ⅢB期胃癌患者行D2淋巴结清扫术，术后使用卡培他滨和奥沙利铂进行化疗，至少切除15个淋巴结以确保准确的疾病分期。在该研究中，1035例患者被随机分为单纯手术组和术后化疗组。卡培他滨和奥沙利铂联合术后化疗组与单纯手术相比，显著改善了所有分期（Ⅱ、ⅢA期和ⅢB期）患者的DFS。经过中位时间62.4个月的随访，术后化疗组的5年DFS明显优于单纯手术组（68% vs. 53%），预计5年OS分别为78%和69%。

2010年发表在《美国医学会杂志》（*The Journal of the American Medical Association*，*JAMA*）上的一项Meta分析，比较了胃癌术后辅助化疗与单纯手术的治疗结果，包括了2004—2010年的17项随机对照研究，共3838例患者。化疗方案以5-Fu为基础，中位随访时间＞7年。结果显示，辅助化疗较单纯手术死亡风险降低了18%，两组OS和DFS差异均有统计学意义。接受辅助化疗的患者较单纯手术的患者5年OS提高了近6%（55.3% vs. 49.6%）。相对于单纯手术，术后辅助化疗已逐渐被广泛接受。

三、辅助放化疗

2001年，MacDonald等发表了Intergroup（INT）-0116试验结果。在该研究中，556例可切除胃癌或胃食管结合部癌（占20%）患者被随机分配到手术＋术后辅助放化疗组（CRT组）和单纯手术组。辅助治疗包括采用5-Fu+LV(5-Fu 425mg/m^2,LV 20mg/m^2,$d_{1\sim5}$)化疗,然后放疗(45Gy,1.8Gy/d,5d/w),放疗期间同步化疗(5-Fu 425mg/m^2,LV 20mg/m^2,$d_{1\sim4}$和放疗最后3d),1个月后再进行2个周期5-Fu+LV(5-Fu 425mg/m^2,LV 20mg/m^2,$d_{1\sim5}$)化疗,每月1次。结果显示,单纯手术组和CTR组MST分别为27个月和36个月,HR为1.35(95%CI:1.09～1.66,P=0.005),复发HR为1.52(95%CI:1.23～1.86,P<0.001)。在CTR组,3例患者(1%)因放化疗毒性反应死亡,3级毒性反应发生率为41%,4级毒性反应发生率为32%。2012年公布的INT-0116 10年以上随访结果,再次证实了手术+术后辅助放化疗在OS和RFS中获益,HR分别为1.32(P=0.0046)和1.51(P<0.001)。而且,亚组分析表明,除了组织学为弥漫型患者以外,手术+术后辅助放化疗对其他所有亚组均有明显的治疗获益。基于以上结果,NCCN目前推荐辅助放化疗为胃癌根治性切除术后的标准治疗方案。

为了寻找更安全有效的辅助治疗方案,2001年5月至2004年2月肿瘤放射治疗肿瘤组(Radiation Therapy Oncology Group,RTOG)联合39个癌症中心进行了一项随机对照Ⅱ期临床研究(RTOG-0114)。该研究将胃癌术后患者分为2组,分别接受2个周期的PCF方案(紫杉醇+顺铂+5-Fu)或2个周期的PC方案(紫杉醇+顺铂),然后同步放化疗(45Gy,紫杉醇+5-Fu或紫杉醇+顺铂)。共有78例患者入组,结果表明,2组在生存时间和毒副反应方面均不优于INT-0116试验的结果。

INT-0116试验证实了接受术后辅助放化疗(化疗方案采用5-Fu+LV)的患者与单纯手术患者相比,能够带来明显生存获益。CALGB-80101研究旨在评估通过改变术后化疗方案是否可以进一步提高患者的生存时间。2002年4月至2009年5月,546例接受了根治性切除术的ⅠB期至Ⅳ(M_0)期胃或胃食管结合部腺癌患者被随机分配至以5-Fu+LV(同INT-0116)为化疗方案的术后放化疗组(简称5-Fu+LV)和以ECF(表柔比星+顺铂+氟尿嘧啶,在联合5-Fu的放疗前、后应用)为化疗方案的术后放化疗组(简称ECF组)。69%的5-Fu+LV组患者和75%的ECF组患者完成了治疗计划。经过中位时间6.5年的随访,5-Fu+LV组和ECF组相比,患者5年OS分别为44%和44%($P_{log\text{-}rank}$=0.69,多变量HR=0.98,95%CI:0.78～1.24),5年DFS分别为39%和37%($P_{log\text{-}rank}$=0.94,多变量HR=0.96,95%CI:0.77～1.20)。所有亚组分析结果与总体相似。结果表明,与标准的术后放化疗方案相比(INT-0116),联合多药化疗(ECF方案)的放化疗方案并不能延长患者的生存时间。

INT-0116试验中D0～D1的患者占90%,在亚洲D2淋巴结清扫术的基础上,术后放化疗可否降低患者的复发风险并改善生存,韩国进行了一项Ⅲ期随机对照研究(ARTIST),对比术后化疗与术后放化疗的结果。化疗组接受6个周期的XP化疗(卡培他滨2000mg/m^2,$d_{1\sim14}$+顺铂60mg/m^2,d_1,q3w);放化疗组接受2个周期的XP化疗后行放化疗(45Gy,卡培他滨2000mg/m^2,d_1,5w),然后再进行2个周期的XP化疗。共458例接受D2淋巴结清扫术胃癌患者入组,228例进入化疗组,230例进入放化疗组。化疗组和放化疗组计划完成率分别为75.4%和81.7%。结果表明,放化疗组较化疗组DFS并没有明显延长(P=0.0862)。2014年ASCO会议上公布的最终结果表明,XP化疗方案增加放疗后并没有显著延长DFS(HR=1.352,95%CI:0.952～1.922,P=0.0922)。然而,分层分析显示，在肠型胃癌中，放化疗组的DFS较单纯化疗组明显延长（HR＝2.883，95%CI：1.36～6.111，P＝0.0057）。而在弥漫型的胃癌中，增加放疗并没有延长DFS（HR＝1.161，95%CI：0.753～1.791，P＝0.4985）。淋巴结阳性胃癌患者接受放化疗治疗似乎能获益。因此，随后的ARTIST-Ⅱ试验将评估术后放化疗对淋巴结阳性胃癌患者的作用。ARTIST-Ⅱ评估了S-1、S-1＋奥沙利铂（SOX方案）与S-1＋奥沙利铂＋放疗（SOXRT方案）用于D2淋巴结清扫术后Ⅱ～Ⅲ期淋巴结阳性胃癌辅助治疗的疗效，2019年ASCO大会上公布了中期分析结果。研究共入组528例患者，结果显示，SOX方案和SOXRT方案组的DFS显著优于对照组（S-1），S-1 vs. SOX方案和S-1 vs. SOXRT方案的HR分别为0.617（P＝0.016）和0.686（P＝0.057）。S-1组、SOX组和SOXRT组3年的DFS率分别为64%，78%和73%。SOX组和SOXRT组的DFS差异无统计学意义（HR＝0.910，P＝0.667）。

从以上的临床研究结果可以看出，术后辅助放化疗患者（INT-0116）和围手术期化疗（MAGIC试验）同单独手术相比，均可改善局部进展期胃癌患者的生存时间。荷兰的一项Ⅲ期多中心研究CRITICS针对将围手术期化疗和术后放化疗两种治疗模式融合在一起能否更加改善患者生存时间这一问题，进行了进一步探索。该研究设计将Ⅰb～Ⅳa期可切除胃癌患者随机分配至术后化疗组（CT）和术后放化疗组（CRT）。患者先进行新辅助化疗（表柔比星＋顺铂或奥沙利铂＋卡培他滨，即ECC或EOC）3个周期，再接受D2淋巴结清扫术，术后再进行3个周期的ECC或EOC方案化疗或者进行同步放化疗（45Gy，顺铂＋卡培他滨）。研究主要终点为OS，次要终点为DFS、毒性反应、生活质量。2007年1月至2015年4月，来自荷兰、瑞典和丹麦的788例患者入组，393例进入CT组，395例进入CRT组，基线特征均衡。2016年，ASCO报道了研究结果，84%的患者完成3个周期的新辅助化疗。CT组和CRT组分别有46%和55%的患者完成了治疗计划。中位随访时间为50个月时，CT组5年生存率为41.3%，CRT组为40.9%（P＝0.99）。两组3级及以上血液学毒性反应发生率分别为44%和34%（P＝0.01），3级及以上胃肠道反应发生率分别为37%和42%（P＝0.14）。结果表明，联合新辅助化疗和术后放化疗较围手术期化疗并不能进一步改善生存时间时间。

四、靶向治疗

胃癌患者中HER-2基因扩增和过度表达在很多研究中得到了证实。HER-2阳性的患者，通过抗HER-2的单克隆抗体曲妥珠单抗治疗，其生存时间得以延长。在ToGA试验中，应用曲妥珠单抗和化疗的HER-2阳性晚期胃癌患者生存时间达到16.0个月，而接受单纯化疗的患者生存时间为11.8个月。基于此项研究结果，一些研究探讨了曲妥珠单抗在HER-2阳性胃或胃食管交界腺癌的辅助或新辅助治疗中的作用。

西班牙的一项多中心Ⅱ期临床研究（NEOHX）评估采用围手术期XELOX-T方案（卡培他滨＋奥沙利铂＋曲妥珠单抗）联合术后曲妥珠单抗单一辅助治疗方案，治疗HER-2阳性的可切除进展期胃或胃食管结合部腺癌的疗效和毒性反应。主要终点为18个月的DFS。在2013年ASCO会议上汇报了初步结果，pCR率为19%，R0切除率为78%。DFS和OS有待进一步评估。

德国的一项多中心Ⅱ期研究AIO-STO-0310试验，采用围手术期FLOT方案（5-Fu＋四氢叶酸＋多西他赛＋奥沙利铂)联合曲妥珠单抗方案治疗HER-2阳性的可切除局部进展期胃或胃食管结合部腺癌。主要终点为pCR。在2014年ASCO会议上报道了初步结果，pCR率为22%，接近CR(＜10%的肿瘤残留)为24%，R0切除率为90%。

由EORTC发起的INNOVATION试验，研究了围手术期采用顺铂＋卡培他滨＋曲妥珠单抗对比顺铂＋卡培他滨＋曲妥珠单抗＋帕妥珠单抗在HER-2阳性可切除胃或胃食管结合部腺癌中的作用。试验的第一阶段工作将从2种治疗方案(化疗＋曲妥珠单抗；化疗＋曲妥珠单抗＋帕妥珠单抗)中选出优胜者。2种方案都会在术前和术后应用。试验的第二阶段将设计一个Ⅲ期的随机对照试验，将第一阶段中选出的最好的试验方案与单纯化疗做比较。

五、存在问题和展望

尽管近年来，局部进展期胃癌的围手术期治疗研究已有了一些进展，但仍存在很多问题。术前放化疗可以改善远端食管癌和胃食管结合部癌患者的生存时间，但能否给胃癌患者带来生存获益仍没有明确的结论。在西方的研究中，由于缺乏严格的(D2淋巴结清扫术)手术质量控制，所获得的结果和治疗方案也备受东方学者争议。同时，对于放化疗相对于手术的时机也没有明确的结论。未来的围手术期治疗研究将会针对以上问题进一步探索。除了放化疗以外，胃癌的靶向治疗和生物治疗将会是另一个重点。根据胃癌基因组图谱将胃癌分为4种分子亚型，包括EBV感染型、微卫星不稳定型、基因组稳定型和染色体不稳定型。分子亚型可以明确显示胃癌患者的基因特点，可以帮助我们判断哪些患者适合进行靶向治疗，比如染色体不稳定型中Lauren分型肠型较多，常伴表皮生长因子受体和血管内皮生长因子受体扩增。在未来的围手术期治疗研究中，我们可以利用这些生物学特征制定更有效的治疗方案，来改善患者的生存时间。

第八节　局部晚期食管鳞癌围手术期治疗策略

对于局部晚期食管鳞癌患者，是否能够接受根治性手术治疗是影响预后非常重要的因素。经手术治疗的患者5年生存率为15%～25%，未接受手术治疗患者的5年生存率几乎为0。然而，临床研究结果显示，可接受食管鳞癌根治术的患者仅占54%～69%。即使经过完善的术前检查筛选的适合手术的患者，仍有25%的患者术后镜下切缘为阳性(R1切除)，5年生存率低于40%。另外，即便采用单纯手术(根治切除)治疗的患者，80%以上于术后6～12月内也会出现肿瘤局部复发及远处转移。可手术切除患者短期内复发转移的生物学特性反映了食管鳞癌患者早期易发生全身转移的高度隐匿性。如何提高局部晚期可手术治疗食管鳞癌患者的生存率是当前的研究热点。目前，提倡采用手术结合放疗或化疗的治疗模式，通过提高肿瘤局部区域控制和消除肿瘤镜下转移来达到OS的获益。

目前，对食管鳞癌围手术期治疗的研究较多，国外研究更推荐新辅助治疗。肿瘤对新辅助治疗是否敏感(即pCR率)是评估患者预后的一个重要因素。其中，关于术前放化疗的研究较多，大量证据证明术前放化疗是食管鳞癌较好的治疗模式，可降低肿瘤分期、增加R0切除率、延长生存时间等。因我国食管鳞癌患者初始治疗方式以手术治疗居多，术后放化疗在我国相对常见，术后放化疗被认为可能降低局部复发率和远处转移率，淋巴结阳性患者接受辅助治疗可能显示出生存获益。但对于术后放疗能否提高患者的生存率尚缺乏大量高质量的随机对照研究，解释现在的诸多争议。

目前，中国食管癌规范化诊治指南认为，术前放化疗可降低肿瘤分期，提高R0切除率等。故该指南推荐治疗前分期为$T_3N_0M_0$、$T_{1\sim2}$伴有淋巴结转移、$T_{3\sim4}$伴或不伴淋巴结转移的可切除的胸段食管鳞癌患者，可采用术前放化疗。但由于国内外食管癌疾病谱差异以及国内食管癌治疗中心技术理念发展不均一，术前放化疗未在国内广泛开展。国内推荐术后淋巴结阳性或切除长度不足的患者进行术后放疗或术后放化疗，NCCN指南推荐术前未行放化疗者，非R0切除术后行术后放化疗。

目前，以手术根治为目的的综合治疗在局部晚期可切除食管鳞癌的治疗上已经达成共识，但在局部晚期食管鳞癌围手术期治疗方案选择上却一直没有一个共识。本节将从如下几个方面来探讨目前可切除局部晚期食管鳞癌围手术期综合治疗的研究现状和进展包括：新辅助化疗、新辅助放疗、新辅助放化疗、辅助化疗、辅助放疗、辅助放化疗。对这几种不同治疗手段治疗效果的临床研究很多，但由于影响因素众多，导致研究结果存在争议，主要与具体使用的方案、治疗剂量以及手术技术、术前术后并发症管理等因素相关，因而缺少高级别证据的治疗指引。

一、术前治疗

（一）新辅助化疗

新辅助化疗的作用主要是通过化疗来降低肿瘤分期、缩小原发肿瘤体积、控制和消除微小转移灶。新辅助化疗的目的是通过术前化疗评价化疗药物在体内的敏感性，为术后治疗提供依据，通过降低食管癌分期提高手术切除率，最终提高患者的术后长期生存率。

有多项Ⅲ期临床研究评价食管癌新辅助化疗的临床意义。

最著名的是来自美国的前瞻性试验研究（RTOG-8911）。在这项试验中，440例食管癌患者（鳞癌占46%，腺癌占54%）被随机分为两组，一组（227例）患者接受立即手术治疗，另一组（213例）患者接受3个周期FP（顺铂＋5-Fu）方案化疗后休息2～4周行手术治疗，术后两组行FP方案化疗2个周期。研究的中位随访时间是55.4个月，新辅助化疗组的MST为14.9个月，手术组为16.1个月（$P=0.53$）。新辅助化疗组1年生存率为59%，手术组为60%，2年生存率分别为35%和37%，差异无统计学意义。此项试验结果表明，与单纯手术相比，新辅助化疗＋手术并不能改善患者生存率和生存时间。

而在另一项来自英国Girling团队在2002年发表于《柳叶刀》（*The Lancet*）的MRC研究中，802例食管癌患者（鳞癌占36%，腺癌占64%）被随机分为两组，一组（402例）患者接受单纯手术治疗，另一组（400例）患者行2个周期FP方案的新辅助化疗，序贯手术治疗。结果显示，新辅助化疗联合手术组和单纯手术组2年生存率分别为43%和34%，MST分别为16.8个月和13.3个月

(HR=0.79;95%CI:0.67～0.93,P=0.004)。新辅助化疗带给食管癌患者生存获益。

目前,对于以上两个研究带来的不同的结果,各个研究者给出了不同的解释:MRC研究中有着更高的切除率(92% vs. 80%),而在RTOG-8911研究中包括了更多Ⅰ期和Ⅱ期食管癌患者,且术后接受了辅助化疗,可能影响了接受单一新辅助化疗作为独立影响因素的价值。此外,对RTOG-8911研究结果进行亚组分析后显示,对新辅助化疗后有肿瘤回缩患者,在OS上比单纯手术组有了提高(3年 vs. 1.3年)。后续各中心研究数据,绝大部分支持术前实施新辅助化疗。两个来自西方国家的研究,研究对象同时入组食管鳞癌和食管腺癌。后续相关研究单独入组食管鳞癌相继报道了研究结果。

日本的JCOG-9907研究,纳入了330例Ⅱ～Ⅲ期食管鳞癌患者,一组患者术前接受2个周期的FP方案治疗后序贯手术治疗(新辅助化疗组);一组患者入组手术后序贯辅助化疗(辅助化疗组)。该研究的中期分析结果显示,新辅助化疗组患者的总体生存明显优于辅助化疗组(P=0.01),后续试验入组也就提前终止了。最终,新辅助化疗组与辅助化疗组5年生存率分别为55%和43%(95%CI:0.54～0.99,P=0.04)。因此,强烈推荐将新辅助化疗作为Ⅱ～Ⅲ期食管鳞癌的标准治疗方案。

Sjoquist等在2011年做的一项Meta分析,共纳入10项随机对照试验来分析新辅助化疗对于食管鳞癌和食管腺癌的生存影响。研究结果显示,新辅助化疗可以使患者生存获益(HR=0.87;95%CI:0.79～0.96,P=0.005)。然而,依据组织学分层进行亚组分析,其结果显示新辅助化疗未能降低食管鳞癌患者的死亡风险(HR=0.91,95%CI:0.81～1.04,P=0.18),但可降低食管腺癌患者的死亡风险。越来越多的证据表明,新辅助化疗对食管腺癌患者的生存是有意义的;而从西方的研究数据来看,并无明显的证据支持新辅助化疗对食管鳞癌有意义。新辅助化疗有一定的疗效,但相关研究结果存在争议,而对新辅助化疗有效的患者而言,无论腺癌患者,还是鳞癌患者都可以从中获得生存获益。目前,如何筛选新辅助化疗受益的患者是当前的研究热点,需要更多试验来探究。

(二)新辅助放疗

早期放疗在食管癌治疗干预中具有重要的意义,部分食管癌患者甚至可以达到pCR。Arnott SJ等在1998年发表了一项Meta分析,总共纳入1147例患者(971例死亡),结果显示新辅助放疗组患者整体死亡风险降低11%,2年的绝对生存获益为3%,5年的绝对生存获益为4%,但组间没有统计学意义(P=0.062)。同时,在性别、年龄、肿瘤或位置上没有明显差异性效应。

针对新辅助放疗,中国医学科学院肿瘤医院胸外科与放疗科合作进行了一项具有代表性的随机临床研究。该试验将418例食管癌患者随机分为单纯新辅助放疗组(R组)195例、新辅助放疗序贯单纯手术组(R+S组)223例。研究结果显示,新辅助放疗可以降低患者的肿瘤分期,降低病理淋巴结转移率,降低局部和区域复发率,提高手术可切率,R组和R+S组患者1年、3年和5年生存率分别为64.2%、40%、33.1%和72%、47.6%、42.8%。

对于新辅助放疗而言,尚没有足够多的高级别证据显示其对生存率有显著帮助。部分研究仍有争议,需要更多前瞻性研究来证实新辅助放疗的价值,并确定新辅助放化疗的最佳药物及化放疗的联合方式。但对局部晚期食管癌而言,因新辅助放疗有控制原发病灶、缩小肿瘤、降低分期的作用,部分食管癌患者术前评估显示肿瘤较大而无法完全切除的,或许可以从新辅助放疗中获益。

(三)新辅助放化疗

目前,对于新辅助放化疗,学者们一致认为对于有淋巴结转移和局部分期较晚的ⅡB和Ⅲ期食管癌患者,新辅助放化疗有利于缩小或根治原发肿瘤,提高R0切除率,提高切缘阴性率,降低术后局部复发率,改善OS,且不增加手术并发症发生率。推荐的同步放疗的化疗药物主要以铂类、紫杉醇类、氟尿嘧啶类两药联合化疗,放疗剂量为CTV剂量40Gy(36~46Gy),在放化疗后4~5周左右进行手术。

2012年发表在《新英格兰医学期刊》(*The New English Journal of Medicine*,*NEJM*)上的荷兰CROSS研究共纳入366例可切除的食管或食管结合部癌患者,研究将患者随机分单纯手术组和新辅助放化疗联合手术组。化疗方案为卡铂+紫杉醇,并同步接受放疗(DT=41.4Gy/23f),序贯手术治疗。其中275例(75%)为腺癌、84例(23%)为鳞癌、7例(2%)为大细胞未分化癌。在366例患者中,178例行新辅助放化疗序贯手术治疗,188例行单纯手术治疗。结果显示,新辅助放化疗联合手术组pCR率高达29%,与单纯手术组的R0切除率差异有统计学意义(92% vs. 69%,$P<0.001$),两组术后并发症相似,新辅助放化疗联合手术组与单纯手术组的术后住院死亡率均为4%。新辅助放化疗联合手术组与单纯手术组的MST有显著差异(49.4个月 vs. 24.0个月,$P=0.003$),OS延长2年余。新辅助放化疗后较高的病理缓解率有助于提高生存率。这项研究提示,改进放化疗方案、追求高病理缓解率成为新辅助放化疗提高预后的突破点。

CROSS研究证实了术前新辅助放化疗的优越性。在这项研究之后,NCCN食管癌诊疗指南推荐Ⅰ~Ⅱ期食管鳞癌的治疗模式可以采用术前诱导放化疗($T_{1b}N_+$或$T_{2\sim3}N_0$),证据等级为2A。

然而,这一结果与另外一项重量级的随机对照试验结果几乎“相反”。发表于2014年*JCO*杂志上的法国FFCD-9901多中心随机对照临床研究共纳入了195例Ⅰ~Ⅱ期食管癌患者,Ⅰ期患者占19.0%,ⅡA期占53.3%,ⅡB期占27.7%,组织学以胸中段食管鳞癌为主(占72%)。该研究将195例患者随机分为单纯手术组(97例)和新辅助放化疗联合手术组(98例),新辅助放化疗采用2个周期FP方案+放疗(45Gy)。中位随访时间为93.6个月。研究结果显示,对于早期食管癌,新辅助放化疗联合手术组与单纯手术组的3年生存率差异无统计学意义(47.5% vs. 53.0%,$P=0.94$),但前者术后住院死亡率更高(11.1% vs. 3.4%,$P=0.049$),因此该研究被提前终止。

部分学者通过分析FFCD-9901研究和CROSS研究结果发现,新辅助放化疗的主要作用可能是通过降低肿瘤分期,从而获得更高的手术R0切除率、提高长期生存率,而对于病灶根治性切除没有困难的早中期食管癌患者,新辅助放化疗可能获益不大,但该结论仍然需要通过有针对性的临床研究来加以证明。另外,FFCD-9901研究结果可能更适用于以胸段食管鳞癌为主的中国患者,放疗对下段食管病变毒副作用较小,而对胸中上段肿瘤行同期放化疗则可能产生较大的放射性呼吸道损伤,加之食管鳞癌淋巴结引流区域范围广,放疗可能进一步加重放射性肺炎,导致术后患者死亡率大幅度升高,影响最终OS。因此,对于组织学类型为胸中上段食管鳞癌的患者具体采用何种诱导治疗模式更为有益,值得进一步探讨。

各个研究中心报道结果也存在争议。在韩国,Lee等关于局部晚期食管鳞癌新辅助放化疗的研究,纳入101例Ⅱ~Ⅲ期患者,患者被随机分入新辅助放化疗组与单纯手术组,新辅助放化疗组采用顺铂+5-Fu联合45.6Gy的放疗,结果显示两组MST分别为28.2个月和27.3个月($P=0.69$),未能达到预期效果。此结果可能与新辅助放化疗组手术切除率较低有关(69% vs. 96%,$P<0.001$)。2011年,Sjoquist等做的一项Meta分析显示,新辅助放化疗可以提高食管鳞癌和食管腺癌患者生存率(HR=0.78,$P<0.001$;鳞癌:HR=0.80,$P=0.004$;腺癌:HR=0.75,$P=0.02$)。

由日本相关专家开展的Ⅲ期多中新辅助治疗的JCOG-1109研究正在开展之中,或可为建立食管鳞癌多学科协作诊治模式提供证据。501例ⅠB~Ⅲ期的食管癌患者被纳入到该研究,此项研究将患者分为术前行顺铂+氟尿嘧啶方案组、术前行顺铂+多西他赛+氟尿嘧啶方案组以及术前行顺铂+氟尿嘧啶联合同步放疗方案组。此研究将在总生存率、无病生存率、R0切除率以及pCR率等上进行分析研究,未来将会得到更多有效的研究数据。

目前的研究结果提示,新辅助放化疗的pCR率高于新辅助化疗(pCR率是评价食管癌综合治疗预后的独立因子);pCR患者的术后5年生存率可以提高到40%~60%。Berger等的分析发现,新辅助放化疗后pCR患者的术后5年无复发生存率也高于非pCR患者(62% vs. 31%,$P=0.02$)。

目前的研究数据虽有争议,但总体认为与单纯手术相比,食管鳞癌新辅助放化疗能够提高患者生存率,不同组织学类型的食管癌新辅助放化疗后的生存获益相似;而不同组织学类型的食管癌新辅助化疗后的生存获益与单纯手术比较有差异(鳞癌组差异无统计学意义,腺癌组差异有统计学意义)。仅有2篇随机对照研究提示,与新辅助化疗相比,新辅助放化疗有总体生存获益趋势,但差异无统计学意义。

二、术后治疗

目前,单纯手术治疗局部晚期食管癌的预后仍然是较差的,患者5年生存率只有20%~30%。手术治疗失败的主要原因有:①术前已有潜在的微小转移灶;②术中切除不彻底,淋巴结清扫不完全;③术后患者免疫功能降低,大量肿瘤细胞可能因负反馈而进入增殖周期等。辅助治疗的目的是防止肿瘤复发和远处转移,以及延长术后患者OS。

(一)辅助化疗

手术联合辅助化疗是最早研究的针对食管癌的综合治疗方式,也是我国针对局部晚期食管鳞癌主要的治疗方式。食管癌辅助化疗对远期预后是否有帮助尚有争议。JCOG开展了一系列临床研究。其中,JCOG-8503研究分析了辅助化疗对于临床Ⅱ~Ⅲ期食管癌患者的生存获益情况,该项研究还对比了辅助放疗(总剂量50Gy)(辅助放疗组)和顺铂+长春地辛辅助化疗(辅助化疗组)对总体生存的影响。结果显示,辅助放疗组5年总生存率为44%,与辅助化疗组(42%)相比差异无统计学意义。JCOG-8806研究采用顺铂+长春地辛辅助化疗方案,结果显示食管鳞癌患者单纯手术组与辅助化疗组5年生存率分别为45.1%和48.3%,差异无统计学意义。在淋巴结阳性亚组分析中,单纯手术组与辅助化疗组5年生存率分别为35.5%和43.7%,虽有所提高但差异无统计学意义($P=0.13$)，这可能与其化疗方案有关。JCOG-9204研究纳入了242例食管鳞癌患者，术后采用顺铂＋5-Fu方案化疗(辅助化疗组)，结果显示单纯手术组与辅助化疗组5年生存率分别为52%和61%($P=0.13$)，5年无病生存率分别为45%和55%($P=0.037$)。此研究提示术后FP方案化疗对阻止食管鳞癌术后复发有作用。亚组分析提示，术后淋巴结阳性患者可以从辅助化疗中明显获益。

辅助化疗在日本已成为术前未行诱导化疗或术后病理提示淋巴结阳性患者的辅助治疗选择方案之一。一项纳入11个研究包含2047例胸部食管鳞癌辅助化疗患者的Meta分析结果显示患者3年的OS并没有因辅助化疗而改善($P=0.25$)。但辅助化疗明显延长了患者1年无病生存率($P=0.006$)，但没有延长3年无病生存率($P=0.84$)。进一步的数据分析显示，Ⅲ期患者的3年生存率可以从辅助化疗中获益($P=0.00001$)，但Ⅰ～Ⅱ期患者并未获益($P=0.68$)。此外，数据还显示，淋巴结阳性患者的5年无病生存率可从辅助化疗中获益($P=0.04$)。

综上，食管鳞癌术后淋巴结阳性患者可以从辅助化疗中获益。目前，FP方案是食管癌患者最常用且有效的化疗方案，其他如卡铂、紫杉类药物以及靶向治疗药物等研究也在开展之中。如何寻找到最优化的化疗方案也是未来适应个体化治疗的研究重点。

(二)辅助放疗

食管解剖位置复杂，单纯手术治疗食管癌容易出现肿瘤残留，且淋巴结复发转移率高。而新辅助放疗能杀灭残存的肿瘤细胞，辅助放疗理论上有控制消灭局部残留病灶和局部转移病灶的作用，从而可降低局部复发率。在我国，对于术后切缘阳性的食管癌患者常规行辅助放疗。Schreiber等纳入了术后病理分期为$T_{3\sim4}N_0M_0$、$T_{1\sim4}N_1M_0$共1046例食管癌患者，其中363例患者行辅助放疗，683例患者仅行手术治疗。生存分析显示，辅助放疗提高了病理分期为Ⅲ期的食管癌患者(包括鳞癌和腺癌)的生存率，但未能提高Ⅱ期患者生存率。Chen等入组了1715例接受了食管癌切除与三野淋巴结清扫术的患者，其中438例接受了辅助放疗。结果显示，全组5年生存率为32.8%，辅助放疗组和单纯手术组分别为38%和29.6%($P=0.001$)；进一步分析发现，辅助放疗给阳性淋巴结数量≥3个的患者带来的获益更为明显。

我国的肖泽芬教授的一项有关食管鳞癌单纯手术与术后辅助放疗研究结果显示，术后辅助放疗提高了Ⅲ期食管癌5年生存率(13.1% vs. 35.1%，$P=0.0027$)和术后病理淋巴结阳性患者的5年生存率(14.7% vs. 29.2%，$P=0.0698$)；而对ⅡA期和淋巴结阴性的食管鳞癌患者，却未能从中获益。辅助放疗还降低了胸内淋巴结、锁骨上淋巴结的转移率和肿瘤复发率，辅助放疗组的胸内淋巴结、锁骨上淋巴结转移率和肿瘤复发率分别为16.2%、3.1%和0.5%，而单纯手术组分别为25.9%、13.2%和5.8%($P<0.05$)。随后肖泽芬教授的另一个研究结果提示，对术后病理提示阳性淋巴结数量≥3个的食管癌鳞癌患者可以从辅助放疗中获益，5年生存率明显提高(19.3% vs. 0，$P=0.0336$)。

综上认为，辅助放疗可以降低放射野内肿瘤复发率，从而提高局部晚期食管癌患者的生存率。对于国内而言，目前认为Ⅲ期以上或淋巴结阳性，特别是阳性淋巴结数量≥3个的食管癌患者行辅助放疗具有一定的治疗价值，可能可以给患者带来生存获益，而早期食管癌患者是否从中获益尚无定论。

(三)辅助放化疗

化疗理论上可以解决机体微转移病灶,辅助放疗可以增强局部治疗作用,同时化疗有着放射增敏作用,可增强局部治疗作用。因此,临床上希望通过放化疗结合进一步提高疗效。但食管癌患者术后耐受性差,很难在术后早期进行大剂量放化疗,而国外更关注术前治疗,因此目前对于辅助放化疗研究,尚缺乏大型随机对照研究,都是小样本的回顾性研究。Rice等的一个包含了31例局部晚期食管癌($T_{3\sim4}$)患者的回顾性研究发现,辅助放化疗较单纯手术提高了患者生存率。辅助放化疗组与单纯手术组中位肿瘤复发时间分别为25个月和13个月(P=0.04),DFS分别为22个月和10个月(P=0.02)。这个研究结果支持达到R0切除的局部晚期食管癌患者行辅助放化疗,此种治疗方案提高了患者生存率,推迟了肿瘤复发时间,延长了DFS。林宇等对304例行胸段食管癌三野淋巴结清扫术并术后证实有淋巴结转移、无远处血行转移的患者进行分组分析,其中140例行50Gy的辅助放疗,164例行紫杉醇+顺铂方案化疗联合放疗。结果显示,全组MST为49.7个月,5年生存率为43.3%,其中辅助放化疗组和辅助放疗组5年生存率和MST分别为47.4%、38.6%和53.5个月、41.7个月(P=0.03),结论提示辅助放化疗可提高淋巴结阳性胸段食管鳞癌患者的生存率,毒副反应患者能够耐受。有一项纳入了7个临床试验,共523例患者的荟萃分析显示,辅助放化疗能够显著提高患者生存时间并降低局部复发风险。

目前仅有回顾性研究,还没有前瞻性随机对照研究证实对可切除性食管癌行辅助放化疗可以患者改善生存时间。到目前为止,辅助治疗还没有成为可切除性食管鳞癌的标准治疗。回顾性分析结果提示,辅助放化疗可以提高食管鳞癌术后病理有淋巴结转移患者的DFS和OS。

三、免疫治疗

近几年抗PD-1和PD-L1免疫治疗在各种肿瘤治疗中崭露头角,也有多项研究在食管鳞癌中取得阳性结果。在2019年ASCO和ESMO大会上,一项Ⅲ期临床研究(KEYNOTE-181)结果显示,PD-1抑制剂帕博利珠单抗二线对比标准化疗治疗复发及转移性食道癌,患者可以取得总生存获益。全球队列结果显示,在PD-L1(CPS≥10)组中,帕博利珠单抗对比化疗患者OS显著延长(9.3个月 vs. 6.7个月,P=0.0074),在所有不区分PD-L1表达的鳞癌患者中,OS无统计学差异;亚组分析提示,鳞癌及亚洲患者人群总生存获益更明显,中国队列结果显示无论PD-L1表达如何,患者OS均显著延长。对于PD-L1(CPS≥10)的中国患者,MST长达12个月(12个月 vs. 5.3个月,HR=0.34)。施贵宝和小野药业宣布其合作开发的PD-1抗体纳武利尤单抗也在一项食管癌Ⅲ期临床试验(Attraction 3)中作为二线药物击败化疗,显示生存优势。随着抗PD-1/PD-L1免疫治疗在晚期食管鳞癌成功应用,对于抗PD-1/PD-L1免疫治疗能否在局部晚期食管癌领域应用越来越多临床研究逐步开展,由于前期基础研究提示食管癌放疗后肿瘤组织中PD-L1表达明显上升,CD8+TIL密度增大,因此目前大部分研究探索的模式是免疫治疗联合放化疗作为可手术患者新辅助治疗(如表5-8-1所示均联合放疗),期待未来能有好的研究结果。

表5-8-1 目前正在进行的食管鳞癌免疫新辅助治疗研究

研究中心	试验分期	开展时间	样本量	治疗组合	主要研究终点	NCT
Yonsei University College of Medicine	Ⅱ	2017—2022年	18	帕博利珠单抗/紫杉醇/顺铂	pCR	NCT02844075
AMC-UvA	Ⅱ	2017—2019年	40	atezolizumab/紫杉醇/卡铂	治疗可行性	NCT03087864
华中科技大学附属同济医院	Ⅱ	2019—2022年	44	Teripalima/多西他赛或紫杉醇/顺铂	mPR ORR	NCT04177875
杭州市肿瘤医院	Ⅱ	2018—2020年	21	SHR-1210	pCR	NCT03200691
浙江省肿瘤医院	Ⅰ	2019—2021年	20	sintilimab/紫杉醇/卡铂	不可接受的毒性/pCR /mPR	NCT03940001
Oslo University Hospital	Ⅰ/Ⅱ	2018—2040年	54	纳武利尤单抗/紫杉醇/卡铂	安全性	NCT03544736
河南省肿瘤医院	Ⅱ	2019—2023年	30	teripalimab/紫杉醇/顺铂	pCR	NCT03985670
中山大学肿瘤医院	Ⅱ	2019—2020年	44	toripalimab/紫杉醇/顺铂	pCR	NCT04006041

三、结　语

食管鳞癌患者地域、人种差异性大，各项研究时间跨度大，放疗的方式、技术、剂量不尽相同，化疗药物的选择、剂量等也不相同，疾病的诊断、准确分期、手术方式及手术中心的技术也不尽相同。这就导致多种治疗模式治疗效果差异大，存在地域的差异性。例如，中国和日本倾向于选择术后辅助化疗，美国等将术前放化疗作为食管癌治疗的一种标准模式，英国等则将术前化疗作为标准治疗。当前的研究多支持术前放化疗具有生存优势。更多的研究关注食管鳞癌和腺癌的最佳放化疗方案，包括放疗计划、剂量以及放化疗与手术的时间间隔。在食管癌围手术期综合治理模式探讨过程中，需结合本国国情、循证医学、患者期望、治疗手段等多种因素，制定出能使患者最大限度受益的诊疗方案，以降低患者的复发及转移风险、降低并发症发生率、提高生存率等。

第九节　胃食管结合部腺癌的诊治特点

一、胃食管结合部腺癌的定义、分型和诊断评估

EGJ腺癌是指肿瘤中心位于胃食管交界线（又称Z线、EGJ线）上下各5cm范围内的腺癌。无论是西方国家还是东方国家，EGJ腺癌的发病率和患病率均呈逐年上升的趋势。既往EGJ腺癌常采用Siewert分型（见图5-9-1）：Ⅰ型指肿瘤中心位于EGJ线上1～5cm的范围内；Ⅱ型指肿瘤中心在EGJ线以上1cm至EGJ线下2cm的范围内；Ⅲ型肿瘤中心在EGJ线下2～5cm的范围内。不同分型的EGJ腺癌在具体治疗方式的选择上有所差异。第8版TNM对胃食管结合部癌重新进行

了划分:对肿瘤中心位于贲门下2cm以内的累及EGJ的癌(Siewert Ⅰ型、Ⅱ型),按食管癌分期标准进行分期;对中心距胃食管结合部2cm以外的癌,即使EGJ受累,仍采用胃癌的TNM分期。

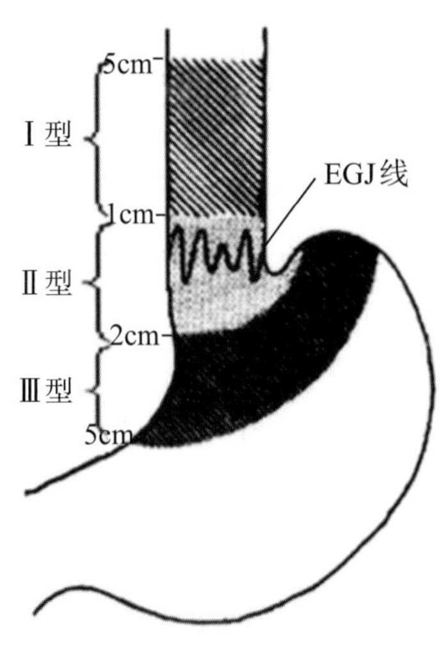

图5-9-1 Siewert分型

肿瘤治疗前完善疾病分期对于随后的治疗方案选择是十分有必要的。目前临床上用于诊断EGJ肿瘤分期的方法,除了常规的DR、CT、MRI、超声、纤维内镜等检查外,还有EUS、PET等。EUS对于评估EGJ肿瘤的侵犯范围是最准确的,其评估T分期和N分期的准确率分别为73%和80%。在内镜下还能通过放大内镜技术来扩大表面结构和血管结构的对比度,从而评估黏膜性质,并判断组织类型。但当肿瘤浸润深度>5cm时,EUS分期的准确性就会下降。

对腹膜或腹腔转移的评估,非侵入性影像手段的诊断准确率均较低。诊断性腹腔镜结合病理活检是目前确定腹膜转移或肝转移准确率最高的方法,上述转移大约发生在25%的局部晚期EGJ肿瘤患者中。

除了治疗前分期,疗效及预后判断也非常重要。有研究显示,PET可有效预测EGJ肿瘤患者的长期预后。早期PET检查可确定对新辅助放化疗无应答者,从而提早手术,避免进一步无效的术前治疗影响生存。目前开展的CALGB/Alliance研究正在对术前化疗期间早期PET的作用进行评估。

二、胃食管结合部腺癌的外科治疗

外科手术仍然是治愈EGJ腺癌的主要手段。R0切除,同T、N、M分期一样,是生存的独立预后因素。肿瘤和主动脉粘连超过90°、内脏转移、远处淋巴结尤其是锁骨上或腹主动脉淋巴结转移,被认为是肿瘤不可切除的因素。由于EGJ腺癌处于胸腹腔交界处,其发病部位的特殊性导致外科手术方法存在诸多争议。目前手术争议的焦点集中在手术入路、淋巴结清扫范围和近端食管与远端胃的切除范围。为了规范EGJ腺癌的手术方式,各国相继开展了诸多临床研究。

（一）手术入路

2002年荷兰学者在*NEJM*上发表了一项Ⅲ期随机对照研究，研究纳入了220例中下段食管腺癌及贲门腺癌侵犯下段食管患者，比较经腹食管裂孔入路食管切除术（106例）与经胸入路食管切除术（114例）的优劣。结果显示，经胸入路手术的围手术期死亡率略高，但两组差异无统计学意义。中位随访4.7年后，有142例患者死亡，其中经腹食管裂孔入路手术组死亡率为70%，经胸入路手术组死亡率为60%，经胸入路手术组有生存获益趋势（$P=0.12$）。随后，在2007年该研究又公布了5年的随访结果，研究者此次将15例不可手术或不可切除的患者剔除，结果显示经腹食管裂孔入路切除和经胸入路切除患者的5年生存率分别为34%和36%（$P=0.71$），两组生存率相仿。亚组分析显示，115例SiewertⅡ型患者组间生存无差异，而90例SiewertⅠ型患者经胸入路手术较经腹食管裂孔入路手术可有14%的生存获益（51% vs. 37%，$P=0.33$）。此外阳性淋巴结数量也会影响不同治疗方案的疗效：阳性淋巴结数量为0或数量＞8时，组间生存无差异；阳性淋巴结为1～8枚时，经胸入路手术优于经腹食管裂孔入路手术（64% vs. 23%，$P=0.02$）。

而另一项日本的Ⅲ期临床试验，则针对的是SiewertⅡ～Ⅲ型EGJ腺癌。该研究纳入了胃体或贲门腺癌伴食管下3cm以内侵犯的患者，受试者根据手术方式被随机分为经腹食管裂孔入路（transesophageal hiatus approach，THA）组和经左胸腹入路（left thoracoabdominal approach，LTA）组。原计划入组302例，因中期分析显示预期最终LTA组疗效优于TH组的可能性仅为3.65%，故研究提前中止。实际入组的167例患者分析结果显示，TH组和LTA组的5年OS分别为52.3%和37.9%，LTA组相较于TH组的死亡风险比为1.36（$P=0.92$）。

（二）淋巴结清扫范围

EGJ腺癌的纵隔淋巴结转移率为7.1%～40.8%。有研究显示，32.9%的SiewertⅡ型肿瘤存在沿大血管的淋巴结侵犯，SiewertⅢ型肿瘤淋巴结转移率更是高达50%。Siwert等也报道了相似的结果，SiewertⅡ型肿瘤淋巴结转移率为25%，SiewertⅢ型为39%。

日本学者对EGJ腺癌的淋巴结清扫范围进行了细致的研究。Goto等回顾性分析了2002—2012年132例接受根治性切除的SiewertⅡ和Ⅲ型EGJ腺癌病例，使用“淋巴结切除预期获益指数（index of estimated benefit from lymph-node dissection，IEBLD）”来评估各站淋巴结切除的有效性。IEBLD是由该站淋巴结转移频率乘以该站淋巴结阳性患者的5年生存率得到，IEBLD＞5的淋巴结被认为有清扫的必要，IEBLD为0的淋巴结被认为没必要清扫或清扫意义不大。在纳入研究的患者中，SiewertⅡ型有92例，64.1%出现淋巴结转移；SiewertⅢ型有40例，75%出现淋巴结转移。SiewertⅡ型和Ⅲ型的5年预期生存率大致相同（54% vs. 53.4%）。SiewertⅡ型EGJ腺癌，IEBLD＞5的腹腔淋巴结有贲门右（1组）、胃小弯（3组）、胃左动脉（7组）；SiewertⅢ型EGJ腺癌，IEBLD＞5的腹腔淋巴结有贲门右（1组）、贲门左（2组）、胃小弯（3组）、胃左动脉（7组）、腹腔干（9组）。SiewertⅡ型EGJ腺癌，IEBLD为0的腹腔淋巴结有胃大弯右群（4d组）、幽门上（5组）、幽门下（6组）、脾门（10组）和肝动脉（12a组）；SiewertⅢ型EGJ腺癌IEBLD为0的有幽门下（6组）、脾门（10组）和肝动脉（12a组）。Hosoda等探讨了纵隔淋巴结的清扫范围。作者回顾性分析了193例接受手术的EGJ鳞癌或腺癌患者。研究结果表明，虽然对于食管侵犯范围≤30mm的患者仍有可能出现纵隔淋巴结转移，但所有纵隔淋巴结的IEBLD均为0；而对于食管侵犯范围＞30mm的患者，下胸部食管旁现淋巴结（110组）IEBLD为13.9，仅低于贲门右（1组）淋巴结。因此，作者建议对食管侵犯范围＞30mm的患者进行下纵隔淋巴结清扫，可能获得较好预后。Mine等的一项单中心回顾性研究认为，左肾静脉旁的腹主动脉外侧淋巴结（16a2lat组）清扫能改善$T_{3\sim4}$期患者预后，但该区域淋巴结清扫也会增加胰瘘的发生风险。因此，16a2lat组淋巴结是否要清扫需要进一步研究证实。

（三）近端食管、远端胃的切除范围

关于近端食管、远端胃的切除范围的问题，目前尚无随机对照研究。一项法国多中心回顾性研究，纳入了1985—2000年共1192例接受手术切除的EGJ腺癌患者，包括SiewertⅠ型480例（占40%）、SiewertⅡ型500例（占42%）和SiewertⅢ型212例（占18%）。SiewertⅠ型和Ⅱ型患者大多行食管＋近端胃切除术，SiewertⅢ型患者大多行全胃＋远端食管切除术。研究结果显示，手术方式同术后并发症率和死亡率无明显相关性。

针对邻近器官是否需要完整切除的问题，Robert等回顾了美国纪念斯隆凯特琳癌症中心1985—2000年2112例原发胃癌，其中1133例接受了R0切除，有50%的患者肿瘤位于胃上1/3区域，其中有865例接受单纯胃癌切除（单纯胃切除组），268例接受了胃联合其他器官的切除（联合切除组）。最常见的联合切除器官为脾脏和胰腺。虽然联合切除组患者的5年OS劣于单纯胃切除组，但在多因素分析中，较高的T分期（T_3及以上）和较高的N分期（N_1及以上）才是生存的不良预后因素。数据显示，联合切除组患者的围手术期死亡率较低（4%），上述患者仍可能获得长期生存，3年生存率为47%。因此，作者认为，对于临床详细评估后确实为T_4期的患者，胃联合其他器官切除仍是可选择的手术方案。

总的说来，目前手术方面普遍接受的观点包括：①R0切除和生存时间延长相关；②淋巴结侵犯是主要的预后不良因素，切除淋巴结能明确肿瘤分期并降低局部复发率，改善生存；③淋巴结清扫的选择和范围很大程度上与手术方式的选择有关；④SiewertⅠ型EGJ腺癌参考食管癌手术方式，SiewertⅡ型和Ⅲ型EGJ腺癌参考胃癌手术方式。

三、胃食管结合部腺癌的辅助治疗和新辅助治疗

（一）辅助化疗

目前，针对EGJ腺癌辅助化疗的随机对照研究较少，现阶段EGJ腺癌的辅助化疗往往依据日韩关于胃腺癌的研究结论。日本ACTS-GC研究考察了胃癌术后应用S-1辅助化疗1年的效果。研究结果显示，S-1组较单纯手术组5年总生存率显著提高（71.7% vs. 61.1%，HR＝0.669，95%CI：0.540～0.828）。另一项韩国的CLASSIC研究则对胃癌术后辅助CapOx方案化疗8个周期与单纯手术进行了比较，辅助化疗组的3年无病生存率显著提高（74% vs. 59%，HR＝0.56，P＜0.0001）。但上述研究中EGJ腺癌只占一小部分，且未进行针对EGJ腺癌的亚组分析。因此，EGJ腺癌患者

能否从辅助化疗中获益尚需大样本的研究数据证实。

（二）围手术化疗和新辅助化疗

与辅助化疗相比，西方学者更关心围手术期化疗在EGJ腺癌治疗中的作用。欧洲的MAGIC研究入组了503例Ⅱ期及以上的可手术的胃或食管下段腺癌患者，其中EGJ腺癌患者占11.5%。研究将患者随机分为围手术期化疗组和单纯手术组，围手术期化疗组接受术前3个周期和术后3个周期的ECF方案（表柔比星＋顺铂＋5-Fu）化疗。围手术期化疗组和单纯手术组分别有69%和66%的患者接受了根治性切除。在疗效和预后方面，围手术期化疗组5年生存率显著高于单纯手术组（36% vs. 23%，$P<0.001$），死亡风险下降25%（HR＝0.75，$P=0.009$）；在安全性方面，围手术期化疗组的耐受性良好，两组术后并发症及术后30d内死亡率大致相同。但因该研究的根治性切除率及D2淋巴结清扫率均较低，其治疗模式并未被东亚同行认可。

法国的FNCLCC/FFCD研究则入组了224例可切除的食管、胃腺癌（包括下段食管腺癌、EGJ腺癌和胃腺癌）患者，其中EGJ腺癌占64%。患者被随机分为围手术期化疗组（CS组）和手术组（S组）。化疗方案为术前2～3个周期以及术后3～4个周期的PF方案（顺铂＋5-Fu）。CS组的根治性切除率明显提高（84% vs. 73%，$P=0.04$），5年OS和DFS较S组也有显著改善（OS为38% vs. 24%，$P=0.02$；DFS为34% vs. 19%，$P=0.003$）。虽然CS组3～4级毒性反应（主要是白细胞减低）发生率为38%，但术后死亡率和S组大致相同。

另有一些研究分析了单纯新辅助化疗的作用。

英国的OEO2研究，纳入了802例可切除食管癌患者，其中腺癌患者占66.5%，下段食管癌患者及贲门癌共占74.3%。入组患者被随机分为新辅助化疗组和单纯手术组，新辅助化疗方案为2个周期的PF方案（顺铂＋5-Fu）。结果显示，新辅助化疗组的5年生存率较单纯手术组明显提高（23% vs. 17.1%，$P=0.03$）。

而EORTC-40954研究的入组对象为局部晚期胃腺癌及SiewertⅡ型和Ⅲ型EGJ腺癌患者，其中Ⅱ型和Ⅲ型EGJ腺癌以及上1/3的胃癌患者共占到了52.8%。该研究共入组了144例患者，因入组缓慢而提前中止。入组患者被随机分为新辅助化疗组（化疗方案为顺铂＋5-Fu）和单纯手术组。研究结果提示，新辅助化疗组的R0切除率明显提高（81.9% vs. 66.7%，$P=0.036$）、淋巴结阳性率更低（61.5% vs. 76.5%，$P=0.018$），但术后并发症发生率也略有增加（27.1% vs. 16.2%，$P=0.09$）。然而经过4.4年的随访，新辅助化疗组未体现出统计学上显著的生存优势（HR＝0.84，$P=0.466$）。这一阴性结果当然和入组病例数不足有关，同时我们也注意到，该项研究的D2淋巴结清扫率高达94.2%，这似乎也暗示新辅助化疗带来的获益或可被广泛且彻底的淋巴结清扫术抵消。

（三）辅助放化疗

INT-0116/SWOG-9008是具有里程碑意义的一项研究，该研究纳入了556例ⅠB期至Ⅳ期（M_0）可切除的胃或EGJ腺癌患者，其中贲门癌患者约占20%。入组患者被随机分为辅助放化疗组和单纯手术组。辅助放化疗包括45Gy放疗和5-Fu＋LV同步化疗。研究结果显示，单纯手术组MST为27个月，辅助放化疗组MST为36个月，两组差异有统计学意义（$P=0.005$）。此外，辅助放化疗组的3年OS和3年无复发生存率均明显提高(OS为50% vs. 41%,P=0.005;RFS为48% vs. 31%,P<0.001)。但该研究中接受D2淋巴结清扫的患者仅占10%,所以研究结论也被东亚学者所质疑。

韩国学者开展的ARTIST研究则主要针对行D2淋巴结清扫术后的胃癌患者。该研究显示,将45Gy放疗加入到CapOx方案辅助化疗中并未提高患者的DFS。值得注意的,该研究入组的都是ⅠB期或Ⅱ期患者,而亚组分析显示淋巴结阳性患者或可从放疗中获益。因此,观察淋巴结阳性患者辅助放疗价值的Ⅲ期研究正在进行。但由于ARTIST研究入组患者中近端胃癌比例较低(5.7%),因此其结论尚不能反映EGJ腺癌的情况。

为了评估用更强的联合化疗替代原有的5-Fu+LV作为术后放化疗方案的价值,美国开展了CALGB-80101研究。546例ⅠB～Ⅳ期(M_0)接受了根治性切除术的胃或EGJ腺癌患者被随机分为5-Fu+LV组和ECF组。5-Fu+LV组患者在术后化疗和放化疗时采用5-Fu+LV方案,而ECF组患者在接受术后化疗和放化疗时采用ECF方案(表柔比星+顺铂+5-Fu)。结果显示,ECF组与5-Fu+LV组比较,在5年总生存率(44% vs. 44%,P=0.69)和无病生存率(37% vs. 39%,P=0.94)方面均无显著改善。因此,希望通过增加化疗强度来提高辅助放化疗疗效的做法,并不能改善患者生存,反而增加了放化疗毒性,降低了患者的依从性。

(四)新辅助放化疗

同样是具有里程碑意义的CROSS研究,分析了新辅助放化疗在局部晚期($T_1N_1M_0$或$T_{2\sim3}N_{0\sim1}M_0$)可切除食管癌及EGJ癌中的作用。研究共入组368例患者,其中75%为腺癌患者,22%为EGJ癌患者。患者被随机分为单纯手术组和新辅助放化疗组。新辅助放化疗方案为术前41.4Gy放疗+同步化疗(每周卡铂曲线下面积=2+紫杉醇50mg/m^2,连续5周)。新辅助放化疗组的R0切除率明显提高(92% vs. 69%,P<0.001),pCR率达到29%,MST显著提高(49.4个月 vs. 24.0个月,P=0.003)。尽管放疗为整体患者带来了额外获益,但亚组分析显示,鳞癌患者是主要获益人群(校正HR=0.422,P=0.007),而腺癌患者并未显示出统计学上的显著获益,但存在获益趋势(校正HR=0.741,P=0.07)。遗憾的是,本研究并未依据肿瘤部位进行分层分析。

另一项法国的FFCD-9901研究则没有得出阳性结论。该研究入组人群为Ⅰ～Ⅱ期($T_{1\sim2}N_{0\sim1}M_0$和$T_3N_0M_0$)患者,195例入组患者被随机分为单纯手术组(S组)和新辅助放化疗组(CRT组),新辅助放化疗方案为45Gy放疗同步5-Fu+顺铂化疗。研究结果显示,CRT组患者不仅术后死亡率高于S组(11.1% vs. 3.4%,P=0.049),且OS与S组比较无差异(HR=0.99,P=0.94)。表5-9-1总结了CROSS研究和FFCD-9901研究入组患者基线cT分期和cN分期的比例,数据显示FFCD-9901纳入了更多早期患者,这也表明早期患者不能从新辅助放化疗中获益。

表5-9-1　CROSS研究和FFCD-9901研究入组患者基线cT分期和cN分期比例(%)

临床研究	cT1	cT2	cT3	cN1
CROSS	1	17	81	64
FFCD-9901	24	56	19	28

德国的一项Ⅲ期研究比较了新辅助化疗和放化疗在EGJ腺癌患者中的作用。纳入的患者均为局部晚期($uT_{3\sim4}N_xM_0$)食管下段腺癌或贲门腺癌患者,随机入组新辅助化疗组(15周的PF方案诱导化疗+手术)和新辅助放化疗组(12周的PF方案+3周的30Gy放疗同步EP方案化疗+手术)。计划入组354例,实际入组126例。结果显示,新辅助放化疗组pCR率明显增高(15.6% vs. 2%,$P=0.03$),3年生存率显著改善(47.4% vs. 27.7%,$P=0.07$),围手术期死亡率较新辅助化疗组有所增加(10.2% vs. 3.8%,$P=0.26$),但差异无统计学意义。

近期在Cochrane上发表的一项Meta分析,针对胃腺癌、EGJ腺癌和下段食管腺癌的围手术期放化疗、化疗和单纯手术的疗效进行了比较。该荟萃分析纳入14项随机对照研究,涉及2422例患者。研究结果显示,围手术期化疗能显著提高OS(HR=0.81,95%PI:0.73~0.89),5年的相对生存率提高19%,绝对生存率提高5%。研究还表明,与其他部位的肿瘤患者相比,EGJ癌患者能从围手术期治疗中获得更大的生存获益,同时对食管癌和EGJ癌患者而言,与单纯化疗相比,放化疗联合能取得更大的生存获益。

综上所述,局部进展期的EGJ腺癌患者似乎能从围手术期治疗尤其是新辅助放化疗中获益。但由于尚缺乏专门针对EGJ腺癌的大样本随机对照试验研究,目前对EGJ腺癌的围手术期治疗模式的选择仍争议不断。若要改变这一局面,有待国际多中心合作以及大数据时代的临床“真实世界”研究。

四、晚期或不可手术胃食管结合部腺癌的治疗

(一)全身化疗

晚期EGJ腺癌患者首选治疗方法为全身化疗。过去用于治疗胃食管癌的常用化疗药物包括5-Fu、顺铂和丝裂霉素,单药治疗反应率为10%~25%。自20世纪80年代以来,5-Fu+顺铂的化疗方案就已经广泛应用于临床并沿用至今。日本的Ⅲ期临床试验显示,PF方案对鳞癌的反应率为33.3%(JCOG-9407),对腺癌的反应率为34%(JCOG-9205)。在PF方案的基础上,人们也在探寻针对晚期EGJ腺癌的其他改进化疗方案。

三药联合方案就是其中一种尝试。研究较多的包括ECF方案、MCF方案、DCF方案,但总的研究结论表明,三药联合方案虽然能提高ORR,但毒副反应也明显增加,因此总生存获益并不明显。

为了进一步降低毒性,提高患者对化疗的依从性,英国学者设计试验评估了卡培他滨和奥沙利铂分别作为5-Fu和顺铂替代药物的可行性。研究结论表明,奥沙利铂和卡培他滨可替代顺铂和5-Fu作为晚期胃食管癌患者的一线化疗药物。因此,在临床实践中,我们可以根据不同化疗药物的毒副反应谱,针对不同患者进行个体化药物选择。

目前尚缺乏大规模的随机研究来检验二线化疗在晚期EGJ癌中的作用。一项针对晚期胃癌二线化疗的回顾性研究比较了体能状态尚可(PS 0~1分)的患者,在先前接受过最多两种方案化疗(含氟尿嘧啶和铂类药物)之后再接受多西他赛、伊立替康或最佳支持治疗的疗效及不良反应

发生情况。结果显示，接受化疗的患者OS更长（5.3个月 vs. 3.8个月，HR=0.66，P=0.007），并且化疗耐受性好，不良反应可接受。而两种化疗药物组间（多西他赛 vs. 伊立替康）差异无统计学意义。因此，作者认为，对体能状态较好的晚期胃癌患者，若一线化疗失败可考虑其他无交叉耐药的化疗方案。

（二）靶向治疗和免疫治疗

对于晚期EGJ腺癌患者，化疗虽然能改善其预后，但MST仍短于1年。在如今的肿瘤精准治疗时代，靶向药物在晚期EGJ腺癌中的应用是目前也是今后临床研究的方向。

既往研究显示，大约20%的EGJ腺癌患者（肠型多于弥漫性，近端多于远端）过表达HER-2（IHC3＋或FISH检测阳性）。ToGA研究是EGJ腺癌以及胃癌治疗的一项里程碑式的研究，其结果显示联合曲妥珠单抗治疗后，EGJ腺癌晚期患者的治疗反应率从35%提高到47%（P=0.0017），MST从11.1个月提高到13.8个月（HR=0.74，P=0.0046）。基于ToGA研究结果，目前曲妥珠单抗已成为晚期HER-2阳性EGJ腺癌患者的一线治疗药物。然而，另一种针对EGFR Ⅰ型和Ⅱ型受体（HER-2）的酪氨酸激酶抑制剂（TKIs）——拉帕替尼，在LOGiC和TyTAN这两项研究中均未达到预期终点。因此，拉帕替尼用于治疗晚期HER-2阳性EGJ腺癌还需进一步深入研究。

在血管靶向药物方面，雷莫卢单抗在REGARD和RAINBOW研究中均显示出了一定的疗效。阿帕替尼是一种小分子靶向药物，一项针对其疗效的中国的Ⅲ期研究主要纳入了至少两线化疗失败的胃癌和EGJ腺癌患者，结果显示MST仍能提高1.8个月（6.5个月 vs. 4.7个月，HR=0.709，P=0.0156）。但同样是血管靶向的贝伐珠单抗，在AVAGAST研究中未能实现总生存的获益。

虽然有27%～55%的EGJ腺癌患者出现EGFR过表达，但一线化疗中加入抗EGFR靶向治疗药物似乎并未带来生存获益。无论是帕尼单抗、西妥昔单抗，还是小分子药物吉非替尼，均未能在临床试验中取得阳性结果。

免疫治疗是目前肿瘤研究的热点。ATTRACTION-2（ONO-4538-12）研究是一项在东亚进行的Ⅲ期随机双盲安慰剂对照研究，共纳入了493例对至少两种化疗方案耐药或不耐受的不可切除晚期或复发胃癌及EGJ癌患者，评估后线治疗中纳武利尤单抗的疗效。其中EGJ癌患者42例，占8.5%。结果显示，纳武利尤单抗组的MST显著长于安慰剂组（5.26个月 vs. 4.14个月，HR=0.63，P<0.0001），1年总生存率也从10.9%提高到26.2%。亚组分析显示，纳武利尤单抗使EGJ癌患者的死亡风险降低了56%。然而，根据另一些已公布结果的Ⅲ期临床研究显示，抗PD-1、PD-L1药物在晚期胃癌、EGJ癌的后线治疗中并不显著优于传统化疗。

第十节　晚期胃癌的转化治疗

在我国，胃癌是最常见的恶性肿瘤，就诊时多数患者已属进展期，其中晚期胃癌患者占

20%～30%，MST为5～12个月，5年生存率＜10%。因此，亟需我们重新审视晚期胃癌的治疗。

以化疗为主的综合治疗是以往晚期胃癌治疗的主要策略。近年来，随着各类新型抗肿瘤药物的发展、化疗方案的优化，部分晚期胃癌患者用药后病灶明显退缩，为后续的根治性手术切除创造了条件。

转化治疗是指初始不可根治性切除的晚期胃癌，通过有计划地全身治疗后，实现原发灶和转移灶的完整性切除。与新辅助化疗针对初始可切除的胃癌不同，转化治疗旨在为发生远处转移的晚期胃癌患者，创造根治性手术的可能。国内外多项回顾性研究结果显示，部分晚期胃癌患者进行积极的手术治疗，其生存时间明显长于非手术患者，这些研究为晚期胃癌患者的转化治疗提供了依据。但晚期胃癌转化治疗的适应证、化疗药物的选择、手术时机的把握等关键问题仍困扰着临床医生。

一、晚期胃癌的分类

众所周知，晚期胃癌通常是多因素、多途径参与的过程，可能同时存在多种转移类型，具有不同的生物学行为。究竟哪一部分晚期胃癌患者能从转化治疗中获益尚无定论。因此，对晚期胃癌进行分类，研究其不同的生物学行为，在转化治疗中具有重要意义。

日本Yoshida教授等基于前期的回顾性研究，结合肿瘤生物学行为基础，提出了迄今为止关于晚期胃癌最为系统的分型方法（见图5-10-1）。该分型方法首先根据是否存在肉眼可见的腹膜转移，将晚期胃癌分为两大类，进而按照可切除性与转化难度递增分为4型。

其中，无肉眼可见有腹膜转移的晚期胃癌可分为：Ⅰ类，可切除潜在转移灶，包括单发肝转移；腹腔游离癌细胞学阳性；腹主动脉旁16a2，16b1组淋巴结转移。Ⅱ类，可大体切除转移灶，包括肝转移灶≥2个；肝转移灶直径＞5cm；肿瘤靠近肝静脉或门静脉；肺转移；16a1，16b2组淋巴结转移或更远的如锁骨上淋巴结转移。这些患者在肿瘤学或操作上难以实现完整切除，手术非治疗的首选方法。

有肉眼可见腹膜转移的晚期胃癌可分为：Ⅲ类，不可切除转移灶，但有外科姑息治疗必要，包括剖腹或腹腔镜探查发现已有腹腔转移，但无其他远处转移。当化疗后探查发现肿瘤消失（CY0或P0）或明显退缩，胃原发癌及转移灶应争取手术切除。Ⅳ类：不可切除转移灶。大部分存在肉眼可见的腹膜播散灶和其他器官转移，被认为是不可切除的。绝大多数患者只能行持续的姑息化疗。

肿瘤转移程度和对治疗的敏感度不同导致晚期胃癌患者生存时间存在差异。Ⅰ、Ⅱ类患者生存时间相对较长，Ⅲ类次之，而Ⅳ类患者生存时间较短。Ⅰ类晚期胃癌，即无论有无新辅助化疗，转移灶为可切除，除非化疗过程中有新发转移灶，否则不应被归为转化治疗的适应证。转化治疗的对象主要以Ⅱ类晚期胃癌为主，也包括部分Ⅲ类患者，而Ⅳ类患者几乎无转化治疗的机会。此分型研究了不同类型晚期胃癌可切除性与转化性的难易，并提出了可能的治疗方式，对临床选择合适的晚期胃癌患者进行转化治疗具有重要的参考价值。

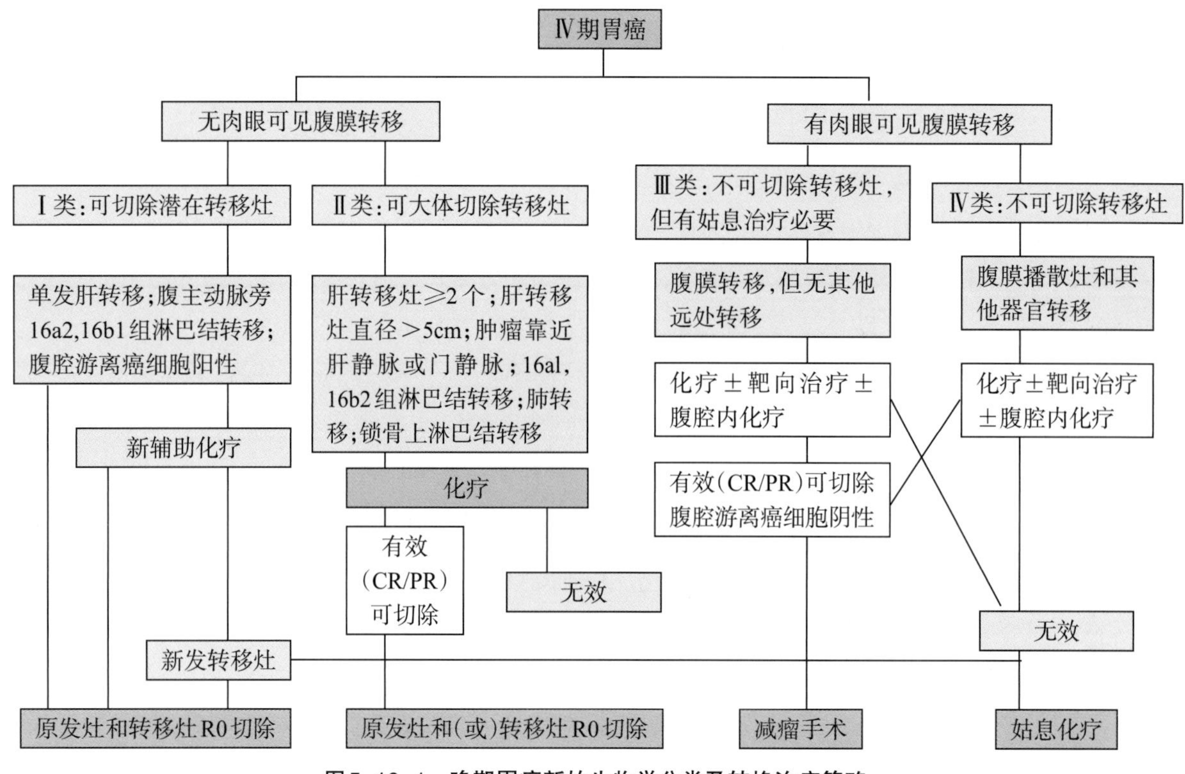

图5-10-1 晚期胃癌新的生物学分类及转换治疗策略

国内季加孚教授结合现有理论基础及中心经验,引入晚期胃癌常见的临床表型,包括腹膜转移、肝转移(实体器官)、第16组淋巴结转移(远处淋巴结)、腹腔游离癌细胞阳性和原发病灶侵犯邻近脏器(T_{4b})等指标,将晚期胃癌分为临床评估后可切除型(resectable Ⅳ)和评估后不可切除型(unresectable Ⅳ)。考虑治疗难度与风险因素,再将可切除型分为低风险组与高风险组;根据转化治疗成功与否将不可切除型分为转化组、部分转化组和未转化组(见图5-10-2)。上述分型包含了一定的主观因素,但也有客观的诊断证据。研究者强调的是,对晚期胃癌可切除与否以及疗效的判断与治疗选择等一定要依托于多学科协作模式。

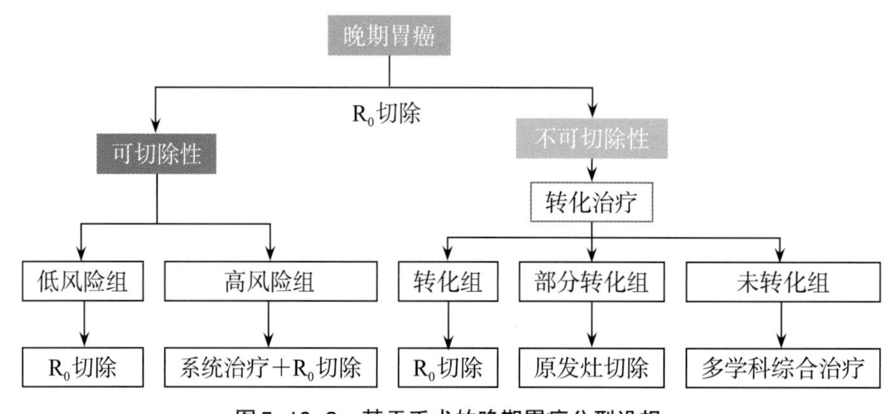

图5-10-2 基于手术的晚期胃癌分型设想

二、转化治疗方案的选择

化疗作为晚期胃癌治疗的一个重要方法，在一定程度上可使肿瘤缩小、降期。尽管不同人群的具体化疗方案有所差异，但较一致的共识是，多药联合方案相比于单独用药，能提高肿瘤的反应率，改善患者的总体生存时间。

NCCN指南将DCF、ECF及其三药改良方案作为晚期胃癌患者的优选化疗方案，其同样也适用于晚期胃癌的转化治疗。一项德国的前瞻性研究，对60例晚期胃癌患者行FLOT方案化疗，36例完成化疗和手术切除（手术切除组），总的缓解率为60.0%，3例（8.3%）患者出现手术相关并发症。手术切除组患者的OS要明显高于非手术组（31.3个月 vs. 15.9个月），这证实了FLOT方案在转化治疗中安全有效。另一项日本的研究，共纳入57例晚期胃癌患者，采用DCS方案进行化疗，总的化疗反应率为73.7%，主要的3～4级不良反应有白细胞减少（17.5%）和中性粒细胞减少（31.6%），转化治疗组MST明显好于单纯化疗组。因此，从目前的研究来看，三药联合方案有效率高，不良反应可控，是多数患者晚期胃癌患者进行转化治疗的首选方案。

两药联合化疗方案同样可作为转化治疗方案。一项韩国的研究回顾性分析了44例不能手术切除或转移性胃癌患者，患者接受了S-1联合顺铂化疗，总的缓解率为40.9%（18/44），手术切除率为27.2%（12/44），MST手术切除组为41个月，姑息治疗时间手术切除组为21个月，而非手术组为8个月。国内的一项研究表明，XELOX方案联合手术治疗腹主动脉旁淋巴结16a2，16b1转移的晚期胃癌患者，临床反应率为85.1%，化疗联合手术组患者相对单纯化疗组患者的PFS、OS均明显延长。虽然两药化疗的有效率较三药化疗的偏低，但同样也可作为程度较轻的或不能耐受三药化疗不良反应的晚期胃癌患者转化治疗的选择之一。

ToGA研究证实，HER-2阳性的晚期胃癌患者使用曲妥珠单抗可延长患者的生存时间。Mitsui等对16例HER-2阳性的转移性胃癌患者进行曲妥珠单抗联合DCS方案化疗，总的缓解率为93.8%（15/16），其中56.3%（9/16）的患者接受了R0切除，术后生存时间均在18.3个月以上。因此，对于HER-2阳性的晚期胃癌患者，可选择化疗联合曲妥珠单抗作为转化治疗方案。

对于有腹膜转移的晚期胃癌患者，单纯全身性化疗效果不佳。故近年来多采取联合腹腔-全身新辅助化疗（neoadjuvant intraperitoneal - systemic chemotherapy，NIPS）。Kitayama等在PHOENIX Ⅱ期研究中，对64例术前经腹腔镜探查证实有腹膜转移伴腹水的胃癌患者予口服S-1并静脉与腹腔内给予PTX方案的NIPS，平均治疗5个疗程，有34例经NIPS后因无其他远处转移、复查腹腔内游离癌细胞转阴、胃癌原发灶与腹膜转移灶缩小或得到有效控制而施行了胃癌根治手术，其中22例（65%）获得R0切除，该组MST为26.4个月，1年生存率达到82%；另30例未行手术者MST为12.1个月，1年生存率为26%。腹腔化疗可使得腹膜转移灶直接受到较高浓度抗癌药物的作用，有利于减少腹膜转移灶，增加手术切除率。因此，对有腹膜转移的晚期胃癌患者进行转化治疗，NIPS是可供选择的方案。

三、手术干预时机

2008年，日本、韩国和新加坡启动了REGATTAⅢ期多中心随机对照试验，旨在对比姑息手术＋化疗与单纯化疗治疗单一不可切除因素转移性胃癌的优劣。从试验设计上我们也可以看出，手术组患者是先行胃切除手术后行化疗，而术后患者身体状态较差，影响了后续化疗的依从性。相反，在单纯化疗组患者中，5例患者化疗后因不可治愈因素消失接受了根治手术，截至最后随访时间，仅有1例死亡。以上结果提示我们，手术并非转移性胃癌患者首选的治疗方法，最优手术干预时机可能在化疗缓解后，即患者先接受化疗再进行手术。

既往的研究表明，2～4个周期的新辅助化疗可提高胃癌根治性手术的切除率，并改善患者预后。但是，对于晚期胃癌的转化治疗应该进行几个周期化疗后再进行手术干预呢？多数研究者认为，转化治疗的患者应采取高反应率的方案，争取在最短的疗程内获得转化，在高强度、高效化疗适当疗程后，肿瘤退缩至符合可切除标准即可，不追求化疗反应最大化。

Yamaguchi教授回顾性分析了259例晚期胃癌患者，其中84例接受了手术治疗，术前平均化疗4个周期，76.2%的患者术前化疗时间＜6个月，生存分析显示化疗联合手术组MST为30.5个月，单纯手术组MST为11.3个月。Yoshida教授认为，参考胃肠道间质瘤的治疗，晚期胃癌手术最佳时机应该是化疗后肿瘤缓解最明显时，而不是等到肿瘤进展或复发时。因此，经过4～6个周期有效的治疗（达到CR或PR），可能是转化手术介入的最佳时间点。当然，手术后应该继续化疗，直至化疗耐药、肿瘤进展或出现严重的副反应使化疗终止。

四、手术方式和切除范围

对于晚期胃癌的治疗，除了判断能否切除、掌握手术时机外，另一个关键问题就是手术方式和切除范围。部分回顾性研究发现，R0切除晚期胃癌患者的预后显著好于R1和R2切除。因此，对于负荷量较小的可切除型肿瘤，手术范围可考虑在D2淋巴结清扫术的基础上进行转移灶的完整切除，力求达到R0切除。

对于合并有第16组淋巴结转移的晚期胃癌，虽然日本JCOG-9501试验否定了预防性腹主动脉周围淋巴结廓清的价值，但临床实践中发现存在第16组淋巴结转移患者行淋巴结清扫后能获得长期生存。日本JCOG-0405试验研究了腹主动脉周围淋巴结转移胃癌患者在S-1＋顺铂化疗2个疗程后行手术治疗的临床疗效。其研究结果显示，患者R0切除率为82%，有效率为65%，3年生存率为59%，5年生存率＞50%。因此，对腹主动脉周围淋巴结转移的晚期胃癌患者行转化治疗，除原发灶切除、D2淋巴结清扫外，第16组淋巴结的廓清可改善其预后。

对腹膜转移作为唯一非治愈因素的晚期胃癌患者，化疗有效后是否应进行手术干预仍有争议。Ishigami教授回顾性分析了100例腹膜转移或腹水游离癌细胞阳性的晚期胃癌患者行NIPS的疗效，结果显示当患者腹水游离癌细胞转阴，腹膜转移病灶消失或明显退缩后，进行原发灶和转移灶的切除（手术切除组），其MST（30.5个月）明显好于非手术组（14.3个月）。因此，当腹膜转移为胃癌唯一非治愈因素时，尽管尚无明确的最佳治疗方案，积极行根治性切除和术后化疗可延长患者生存时间。然而，腹膜转移晚期胃癌患者尽管能大体上做到根治性切除，但存在可能的癌细胞残留、腹膜播散转移的风险性极高是影响预后的重要因素。

胃癌肝转移具有跨叶、多发、弥漫分布等特点，因此仅有不到30%的肝转移患者能够接受根治性切除。国内陈凛教授的一项回顾性研究结果显示，对于同时性肝转移患者，同期行胃癌D2淋巴结清扫术联合肝转移灶切除相对于单存胃癌切除术，其术后MST更长（24个月 vs. 12个月）。此外，Cheon等发现，行胃癌D2淋巴结清扫术联合肝转移灶切除或射频消融相对于单存化疗能够提高患者的MST（17个月 vs. 8.1个月）和3年生存率（31.7% vs. 0）。因此，D2淋巴结清扫术联合肝转移灶切除或射频治疗适用于合并局限性肝转移的晚期胃癌患者。

五、多学科诊疗团队协作模式下的转化治疗

晚期胃癌的病情复杂，单一治疗方式往往难以获得理想的效果，多个学科之间密切配合的系统的综合治疗，可制定最适宜的个体化治疗方案，使患者有望获得最佳的治疗效果。外科专家提出手术时机和手术方式等方面的建议，化疗科专家提出转化化疗等治疗方案，放射治疗专家和病理学专家从各自专业的角度提出合理的建议等，最终共同制定最佳的治疗方案。据文献报道，部分初始不可切除的晚期胃癌患者通过多学科协作诊疗（multi-disciplinary therapy，MDT）诊治，病灶可得以完整手术切除，患者最终获得一个理想的生存时间和生活质量。因此，MDT模式下的综合治疗被证明是积极有效的，也为晚期胃癌的转化治疗提供了良好的保障。

六、总　结

晚期胃癌患者预后差，目前仍然缺乏有效的治疗手段。转化治疗是可能提高晚期胃癌患者预后的方法，相信其将会在晚期胃癌的治疗中起到越来越重要的作用。虽然晚期胃癌的转化治疗仍然处于探索阶段，尚缺乏大样本的前瞻性或随机对照研究证实其临床效果，但是MDT模式通过多个学科之间的密切配合，为晚期胃癌的转化治疗提供了良好的保障。

第十一节　晚期胃癌的内科治疗

胃癌是我国常见的恶性肿瘤之一，严重威胁着人民群众的生命健康。手术是胃癌首选的治疗方法，但约有2/3的患者在诊断时或手术后出现复发转移，因此胃癌的内科治疗对延长患者生存时间有着重要的作用。随着医疗技术的发展与进步，晚期胃癌的药物治疗也一直在更新与发展：20世纪60年代后期的5-Fu至今仍是胃癌治疗的基石；20世纪90年代出现了铂类与紫杉类等药物可应用于胃癌的治疗；2004年，靶向治疗应用于晚期胃癌的治疗；2010年后，免疫治疗也在晚期胃癌中开展了不少探索性研究。随着药物的不断加入、多线治疗的开展，晚期胃癌患者的生存时间得以延长。

一、姑息化疗

晚期胃癌的治疗是以姑息化疗为主的综合治疗，化疗能延长患者的OS并改善症状。化疗药物包括氟尿嘧啶类、铂类、紫杉类以及伊立替康等。常规推荐两药联合的化疗方案。但总体来讲，姑息化疗在晚期胃癌的治疗上进展缓慢。

20世纪中期，包含氟尿嘧啶、顺铂、蒽环类药物等的FAM（5-Fu＋多柔比星＋丝裂霉素），FAMTX（5-Fu＋多柔比星＋甲氨蝶呤）、MCF（丝裂霉素＋顺铂＋5-Fu）、ELF（依托泊苷＋四氢叶酸＋5-Fu），ECF（表柔比星＋顺铂＋5-Fu）和FP（顺铂＋5-Fu）方案之间的比较研究并没有提示哪个方案的疗效更佳。FP方案在多项临床试验中的ORR为21%～51%，PFS为3.5～5.5个月，OS为7.2～9.3个月，成为美国胃癌临床研究的参考。ECF方案的ORR为41%～45%，PFS为6.2个月，OS为8.9～9.9个月，此方案在欧洲被广泛应用。但这些方案的OS都不超过10个月，且毒性较大，患者的耐受性较差。

20世纪末期，紫杉类、奥沙利铂、伊立替康等新药的出现使晚期胃癌的化疗有效率有了提升。V325研究旨在对比多西紫杉醇＋5-Fu＋顺铂与5-Fu＋顺铂在进展期胃癌患者中的有效率、生存时间及安全性。研究表明，在FP方案基础上增加多西紫杉醇（DCF方案）后，疗效明显提高，增加多西紫杉醇前后OS分别为8.6个月和9.2个月（$P=0.02$），ORR分别为25%和37%（$P=0.01$），但DCF方案的患者中性粒细胞减少高达82%。为此，基于已有的临床经验并充分考虑中国患者人群的耐受性，研究者在多西紫杉醇中国晚期胃癌注册研究设计之初，对化疗药物的剂量进行了调整。结果显示，与FP方案相比，剂量调整后的DCF方案（mDCF方案）可显著提高既往未接受过化疗的转移性或复发性胃癌患者的ORR（48.7% vs. 33.9%），延长患者的PFS（7.2个月 vs. 4.9个月）和OS（10.2个月 vs. 8.5个月）。但在2018年ASCO上，日本报道的S-1＋顺铂＋多西他赛三药方案（DCS组）对比S-1＋顺铂两药方案（CS组）治疗进展期胃癌的Ⅲ期临床研究（JCOG-1013）显示，在未接受过化疗的进展期胃癌患者中，在CS方案基础上加入多西他赛并不能改善患者的OS（DCS组和CS组的MST分别为14.2个月和15.3个月）。REAL-2研究是以ECF方案（表阿霉素＋顺铂＋5-Fu）为参考方案评价奥沙利铂、卡培他滨在晚期食管癌胃癌一线治疗中的疗效而设计的2×2的Ⅲ期随机多中心临床研究，目的为试图阐明卡培他滨能否取代5-Fu，奥沙利铂能否取代顺铂治疗食管癌、贲门癌和胃癌。结果显示，含奥沙利铂的方案疗效不劣于含顺铂的方案，含卡培他滨的方案不劣于含5-Fu的方案，EOX方案的OS最长，达11.2月。AIO研究提示，含奥沙利铂的FLO方案（5-Fu＋四氢叶酸＋奥沙利铂）疗效不劣于含顺铂的FLP方案（5-Fu＋四氢叶酸＋顺铂），且毒性明显降低。V306研究表明，含伊立替康的IF方案（伊立替康＋5-Fu）不劣于FP方案，但IF方案的患者耐受性更好。FFCD 03-07研究提示，FOLFIRI方案（伊立替康＋四氢叶酸＋5-Fu）一线序贯ECX方案二线的PFS比ECX方案一线序贯FOLFIRI方案二线长（5.09个月 vs. 4.24个月，$P=0.008$），OS相似，且毒性低。SPIRITS研究提示，SP方案（替吉奥＋顺铂）的疗效优于单用S-1方案。SP方案（ORR为54%，PFS为6.0个月，OS为13.0个月）明显优于单用S-1方案（ORR为31%，PFS为4.0个月，OS为11.0个月）。中国的SC-101研究也获得了相似的结果。但以白种人为主的FLAGS研究显示，SP方案并不优于FP方案，OS分别为8.6个月和7.9个月（P＝0.20）。

目前，对于晚期胃癌一线治疗全球没有统一的标准方案，一般推荐以含氟尿嘧啶或铂类为基础的两药联合方案，选择三药联合的方案则需进行充分的评估，因毒副反应较大，主要适用于体力状况良好且肿瘤负荷较大的患者。2017版NCCN指南1类推荐氟尿嘧啶类药物（5-Fu或卡培他滨）联合顺铂的两药联合方案，而奥沙利铂联合氟尿嘧啶或紫杉类联合氟尿嘧啶均为2类推荐。这里需要补充的是CSCO胃癌指南内容中S-1的推荐差异，在CSCO胃癌指南中，氟尿嘧啶类药物除了5-Fu和卡培他滨，还包括替吉奥。在二线治疗方案中，单药多西紫杉醇、紫杉醇或伊立替康均为1类推荐，也有小样本Ⅱ期研究结果显示对于ECOG评分为0～1分的患者，双药化疗安全性可且带来更好的肿瘤控制。因此，对于体力状况较好的患者，充分衡量治疗利弊后可考虑联合化疗。晚期胃癌三线治疗仅涉及小样本研究，化疗获益不明确，临床实践中，特别强调根据患者体力状况、基础疾病、肿瘤相关症状和并发症分析，衡量治疗风险和利益，综合考虑，建议单药化疗。

晚期胃癌标准治疗持续时间4～6个月，取得疾病控制后定期复查。一项Ⅲ期随机对照研究显示，紫杉醇联合卡培他滨4个周期后序贯卡培他滨单药维持治疗与顺铂联合卡培他滨6个周期比较，未能延长患者OS，但显著改善了患者的生活质量及治疗相关不良反应。

二、靶向治疗

（一）表皮生长因子受体抑制剂

EGFR是上皮生长因子（epidermal growth factor，EGF）家族配体的跨膜糖蛋白受体，在多种胃肠道肿瘤组织中高表达。EGFR高表达的胃癌患者占总患者的30%～50%，EGFR的表达还与患者年龄、肿瘤侵袭性、肿瘤分期相关。

1. HER-1

（1）西妥昔单抗：西妥昔单抗是针对EGFR的人鼠嵌合型IgG1单克隆抗体，通过与EGFR结合，阻断细胞内信号转导途径，来抑制癌细胞的增殖，诱导癌细胞的凋亡。数项Ⅱ期临床试验研究使用西妥昔单抗联合不同化疗方案显示了一定的疗效，客观缓解率为40%～65%，MST为9.5～16.5个月。但Ⅲ期临床试验研究并未获得与Ⅱ期研究相似的结果。EXPAND研究将904例转移性或局部晚期胃癌患者按1∶1随机分入化疗组（卡培他滨＋顺铂）或化疗联合西妥昔单抗组，主要研究终点为PFS，次要终点为OS。两组中位PFS分别为4.4个月和5.6个月（P＝0.3158），MST分别为9.4个月和10.7个月（P＝0.9547）。化疗联合西妥昔单抗组并未显示出生存优势，同时相对于化疗组，化疗联合西妥昔单抗组的3～4级中性粒细胞减少、皮肤反应、皮疹发生率明显增加，严重不良事件发生率更高。结直肠癌患者的基因表达状态与EGFR单抗的疗效密切相关，不通过基因检测难以筛选合适的患者，这可能是EXPAND研究失败的一个重要原因。

（2）帕尼单抗：帕尼单抗是一种完全人源化IgG2抗EGFR单克隆抗体，与EGFR具有高亲和性，作用机制与西妥昔单抗类似。REAL-3研究是一项评价EOC方案（表柔比星＋奥沙利铂＋卡培他滨）联合或不联合帕尼单抗治疗晚期胃癌的Ⅲ期临床试验研究。553例初治的晚期胃癌患者随机接受EOC方案或EOC方案联合帕尼单抗治疗。结果显示，EOC方案联合帕尼单抗组MST明显短于EOC方案化疗组，分别为8.8个月和11.3个月（$P=0.013$）。虽然两组中位PFS和缓解率差异无统计学意义，但是EOC方案联合帕尼单抗组的PFS也较EOC方案化疗组少了1.4个月。与EXPAND研究一样，REAL-3研究也未利用分子靶标进行目标人群的筛选，并且EOC方案联合帕尼单抗组由于不良反应，导致实际治疗剂量低于标准，最终导致患者生存获益更差。

（3）厄洛替尼：TKIs是一类小分子靶向治疗药物，具有与ATP相似的结构，在胞内竞争性结合于酪氨酸激酶催化区域的Mg-ATP结合位点，阻断EGFR通路，抑制肿瘤细胞的增殖和转移。一项Ⅱ期临床试验研究探索了厄洛替尼一线治疗胃癌的疗效。68例未治疗的转移性或不可切除的胃食管结合部癌患者和胃腺癌患者接受厄洛替尼（口服150mg）治疗。结果显示，胃食管结合部癌患者MST为6.7个月，而胃癌患者MST为3.5个月。该研究提示，EGFR-TKI对胃食管结合部腺癌可能有一定疗效，但尚需Ⅲ期临床试验结果验证。

2. HER-2

（1）曲妥珠单抗：表皮生长因子受体家族的HER-2基因在7%～34%的胃癌患者中高表达。曲妥珠单抗是以HER-2为靶点的人源化单克隆抗体，可与HER-2结合阻止HER-2二聚化，抑制其活化。ToGA研究是最具里程碑意义的胃癌靶向治疗研究，该研究在3803例晚期胃癌患者中筛选入组594例HER-2阳性［免疫组化（immunohisto chemistry，IHC）或荧光原位杂交（fluorescence in situ hybirdization，FISH）测定］患者，随机给予曲妥珠单抗联合化疗（顺铂＋5-Fu或卡培他滨）或单纯化疗。结果显示，联合化疗组MST较单纯化疗组显著延长；进一步对HER状态进行分层分析表明，IHC 2＋、FISH＋或IHC 3＋的患者获益最大（联合化疗组与单纯化疗组MST分别为16.0个月和11.8个月，HR＝0.65，95%CI：0.51～0.83）。目前，曲妥珠单抗联合化疗为HER-2阳性胃癌患者的一线治疗方案。

因此，晚期胃癌患者应常规进行HER-2检测，阳性患者推荐抗HER-2治疗。当然，有关HER-2检测，不同类型的胃癌患者阳性率存在差异，肠型、胃食管结合部癌患者HER-2表达略高，胃癌患者的转移灶和原发灶的HER-2表达亦存在一定异质性。

另外，中国、日本和法国分别进行了曲妥珠单抗的跨线治疗研究。2012—2015年，我国3家大型临床中心在此领域已进行了初步探讨。一项观察性队列研究对比了32例接受TBP＋二线化疗者与27例仅接受二线化疗者，结果显示两组的PFS分别为3.1个月和2.0个月（$P=0.008$），OS分别为10.5个月和6.5个月（$P=0.172$）；亚组分析表明，女性、年龄<65岁、一般情况良好、IHC2＋、一线化疗疗效差的患者反而生存获益更优。在日本开展的KSCC-1105的初始报告显示，一线使用曲妥珠单抗治疗后，二线继续使用曲妥珠单抗治疗组与未用组的OS分别为12.8月和7.9月（$P=0.010$）。法国开展的多中心AGEO研究是一项回顾性分析研究。该研究连续收集一线接受曲妥珠单抗联合铂类方案治疗，进展后二线使用伊立替康＋紫杉类（或铂类）联合或不联合曲妥珠单抗的HER-2阳性胃癌患者的病例数据。该研究的结论为二线继续使用曲妥珠单抗加化疗可使胃癌患者获益。但2018年ASCO上报道的曲妥珠单抗跨线治疗的随机对照研究（WJOG-7112G）显示，继续使用曲妥珠单抗治疗并没有明显生存获益（中位PFS是3.19个月和

3.68个月，MST是9.95个月和10.2个月，总有效率是31.6%和33.3%，DCR为71.1%和61.5%）。当然在该研究中观察到，很多患者在一线曲妥珠单抗治疗后出现HER-2状态的改变，这会影响跨线治疗的疗效，入组前16位患者肿瘤组织检测HER-2阳性，治疗后69%患者的肿瘤组织中HER-2转为阴性。

（2）T-DM1：T-DM1采用化学连接器将曲妥珠单抗与有丝分裂抑制剂DM1链接，不仅保留了曲妥珠单抗对HER-2阳性癌细胞的靶向性，也提高了DM1细胞毒作用的选择性，具有提高疗效和降低不良反应的作用。一项多中心随机对照的Ⅱ期和Ⅲ期研究（GATSBY研究）针对345例经治的HER-2阳性晚期胃癌患者，对比了T-DM1和紫杉类药物的治疗效果。结果显示，中位随访时间T-DM1治疗组为17.5个月，紫杉类药物治疗组为15.4个月，MSTT-DM1治疗组为7.9个月，紫杉类药物治疗组为8.6个月。GATSBY研究失败的可能原因包括：①ToGA研究为曲妥珠单抗联合系统性化疗，而GATSBY研究仅单用T-DM1；②一线化疗后有患者HER-2状态发生变化，如HER-2扩增缺失、克隆演变、选择、下调等。另外，曲妥珠单抗治疗前后患者的基因组发生改变，出现新的基因突变。

（3）拉帕替尼：拉帕替尼是HER-2和EGFR的酪氨酸激酶竞争性结合抑制剂，可同时阻断EGFR和HER-2两个靶点。但遗憾的是，TyTAN和LOGIC两项Ⅲ期随机对照研究均以失败告终。TyTAN研究将261例既往接受过5-Fu和（或）顺铂治疗的HER-2阳性的晚期胃癌患者随机分为试验组和对照组。试验组的治疗方案为拉帕替尼（1500mg/d）联合紫杉醇（$80mg/m^2$，$d_{1,8,15}$，q4w），对照组的治疗方案为紫杉醇单药应用（$80mg/m^2$，$d_{1,8,15}$，q4w）。结果显示，试验组客观缓解率明显优于对照组（27% vs. 9%），但是生存时间并不优于对照组。两组OS分别为11个月和8.9个月（$P=0.208$），PFS分别为5.4个月和4.4个月（$P=0.244$）。但是亚组分析显示，试验组HER-2（3+）患者OS优于对照组。试验组包括中性粒细胞减少、腹泻、皮疹等不良事件发生率显著高于对照组。LOGIC研究入组545例HER-2阳性的初治晚期胃癌患者，1∶1随机分入拉帕替尼联合XELOX（奥沙利铂＋卡培他滨）组和XELOX组。结果显示，拉帕替尼联合XELOX组客观缓解率优于XELOX组（53% vs. 40%），但是OS和PFS组间无明显差异，分别为12.2个月和10.5个月，$P=0.35$；6.0个月 vs. 5.4个月，$P=0.1$）。亚组分析显示，在亚洲人群和年龄＜60岁的患者中，拉帕替尼联合XELOX组患者生存时间显著延长。但亚组分析阳性结果尚未被大样本的随机对照研究证实，因此TyTAN和LOGIC研究仍然被认为是阴性结果。同样，针对HER-2靶点并筛选HER-2阳性患者，曲妥珠单抗和TKIs却获得截然不同结果，这提示HER-2的异常激活可能伴有更为复杂的通路和基因的激活。TKIs只有简单的靶点阻断效应，而曲妥珠单抗除了对HER-2的阻断还有更复杂的免疫应答效应，这可能是两者疗效差异的一个原因。

（4）帕妥珠单抗：帕妥珠单抗是一种重组的人源化单克隆抗体，与HER-2的胞外结构域Ⅱ区结合，抑制二聚体的形成，从而抑制受体介导的信号转导通路。JACOB研究是一项拟评价帕妥珠单抗＋曲妥珠单抗＋化疗治疗HER-2阳性初治晚期胃癌患者的有效性和安全性的Ⅲ期临床研究，按1∶1将患者随机分组，分别接受帕妥珠单抗＋曲妥珠单抗＋顺铂＋5-Fu治疗和单纯化疗，主要终点为OS，次要终点包括PFS、客观缓解率和安全性等。很遗憾，该研究并没有达到主要研究终点，两组MST分别为17.5个月和14.2个月（$P=0.0565$）。

因此，目前不建议T-DM1、拉帕替尼和帕妥珠单抗用于治疗HER-2阳性的晚期胃癌。

（二）血管内皮生长因子抑制剂

血管生成是恶性肿瘤的特征之一，它与肿瘤的生长及侵袭转移密切相关。研究发现，与肿瘤血管生成有关的因子有30余种，包括VEGF、VEGFR、成纤维生长因子受体（fibroblast growth factor receptor，FGFR）、血管抑素等。其中，最为重要的是VEGF和VEGFR。VEGF家族成员有VEGF-A、VEGF-B、VEGF-C和VEGF-D；其受体VEGFR包括VEGFR-1、VEGFR-2和VEGFR-3。有研究显示，与正常胃组织相比，VEGF和VEGFR在胃癌组织中的表达率较高，并与肿瘤的浸润深度、淋巴结转移、远处转移及临床分期呈正相关，血清中VEGF浓度升高的胃癌患者预后较差。

针对VEGF和VEGFR的分子靶向药物，见图5-11-1。

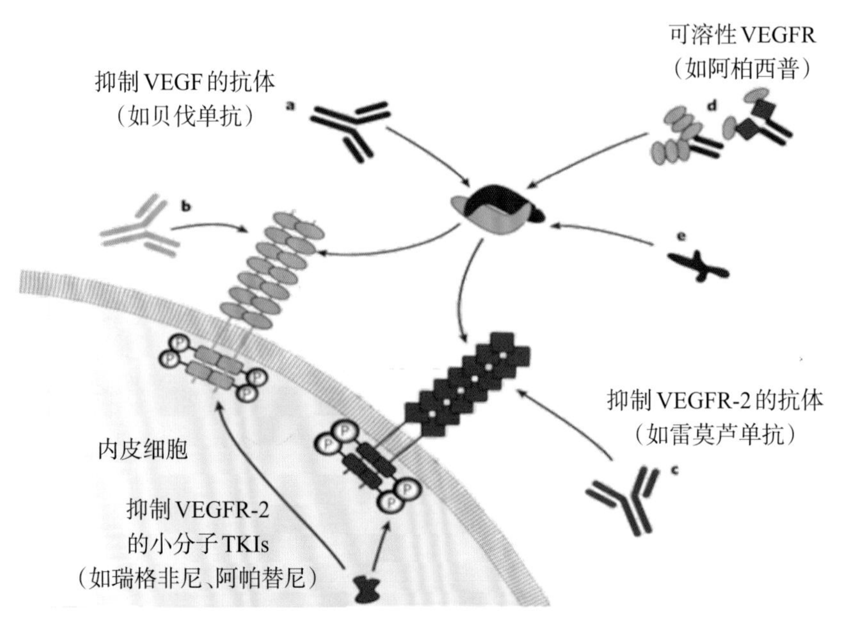

图5-11-1　针对VEGF和VEGFR的分子靶向药物

1. 雷莫芦单抗

雷莫芦单抗（ramucirumab）是一种人源化的单克隆抗体，它能与VEGFR-2特异性结合，从而抑制肿瘤新生血管的生成。REGARD试验是雷莫芦单抗单药对照安慰剂二线治疗晚期胃癌的国际性随机多中心Ⅲ期临床研究。研究结果显示：与安慰剂相比较，雷莫芦单抗单药组的MST有显著延长（5.2个月 vs. 3.8个月，$P=0.047$）。另一项RAINBOW研究是雷莫芦单抗联合紫杉醇对照安慰剂联合紫杉醇二线治疗晚期胃癌的Ⅲ期临床试验，结果表明雷莫芦单抗联合紫杉醇组的MST为9.6个月，而安慰剂联合紫杉醇组为7.4个月，两组差异有统计学意义（$P=0.017$）。正是因为这两个Ⅲ期研究的阳性结果，2014年FDA批准了雷莫芦单抗单药或联合紫杉醇用于晚期胃癌的二线治疗。雷莫芦单抗也是晚期胃癌抗血管生成治疗中首个被证实有效的药物。

基于雷莫芦单抗在晚期胃癌二线治疗中的优良表现，有研究者开展了雷莫芦单抗联合化疗一线治疗晚期胃癌的临床研究。2014年，ASCO报道了雷莫芦单抗联合FOLFOX方案一线治疗晚期胃癌的随机对照多中心的Ⅱ期研究。研究结果表明，虽然加用雷莫芦单抗后提高了DCR，但并没有延长中位PFS。RAINFALL研究是雷莫芦单抗＋顺铂＋卡培他滨±5-Fu对比顺铂＋卡培他滨±5-Fu一线治疗HER-2阴性转移性胃癌或胃食管结合部癌的研究，2018年的结果显示，在化疗基础上加用雷莫芦单抗后，虽改善了主要研究终点（PFS），但是并没有改善次要研究终点（OS）。

2. 阿帕替尼

阿帕替尼（apatinib）是一种口服的小分子TKIs，它能与VEGFR-2高效结合，从而抑制血管生成。一项阿帕替尼对照安慰剂治疗晚期胃癌的Ⅲ期临床试验研究结果显示，阿帕替尼可显著延长二线治疗失败的晚期胃癌患者的生存时间（6.5个月 vs. 4.7个月，$P=0.0149$），同时阿帕替尼可显著延长入组患者的无进展生存时间（2.6个月 vs. 1.8个月，$P<0.0001$），且阿帕替尼组患者的DCR优于安慰剂组。基于这一研究，2014年中国食品药品监督管理局（China Food and Drug Administration，CFDA）批准了阿帕替尼用于晚期胃癌的三线治疗。阿帕替尼是第一个被证实能改善晚期胃癌生存的小分子靶向药物，是晚期胃癌患者二线治疗失败的新选择，也是目前国内唯一可获得的胃癌抗血管靶向药物。

目前，国内对阿帕替尼二线治疗晚期胃癌也进行了一些探索性的研究。解放军总医院戴广海教授团队在2018年举行的欧洲肿瘤内科学会亚洲区域大会（European Society for Medical Oncology Asia Congress，ESMO Asia）上进行了阿帕替尼联合多西他赛在晚期胃癌二线治疗中的临床应用研究的交流，初步结果显示，阿帕替尼联合多西他赛组的30例患者，PR 13例，SD 5例，PD12例，ORR为43.8%，DCR为60%。多西他赛组的29例患者PR 4例，SD 5例，PD 20例，ORR为13.8%，DCR为31%。其中，两组ORR和DCR差异有统计学意义（$P<0.05$）。该结果为晚期胃癌的临床二线治疗提供了更多的循证学依据。

3. 瑞格非尼

瑞格非尼（regorafenib）是一种口服的小分子多靶点酪氨酸激酶抑制剂，它的活性代谢物能抑制RET、VEGFR-1、VEGFR-2、VEGFR-3、KIT和血小板衍生生长因子受体（platelet-derived growth factor receptor，PDGFR）等的活性，显示出抗肿瘤活性。INTERATE研究是一项瑞格非尼对照安慰剂三线治疗晚期胃癌的Ⅱ期临床研究，152例患者以2∶1的比例随机分入瑞格非尼组和安慰剂组，结果显示了两组中位PFS分别为2.6个月和0.9个月，差异有统计学意义（$P<0.001$）。该研究认为，瑞格非尼显著延长了难治性晚期胃癌患者的PFS。目前Ⅲ期临床试验正在计划中。

4. 舒尼替尼

舒尼替尼（sunitinib）是一种口服的小分子多靶点酪氨酸激酶抑制剂，具有抑制肿瘤血管生成和抗肿瘤细胞生长的多重作用。许多研究者在晚期胃癌抗血管生成治疗中开展了舒尼替尼单药治疗和联合化疗的Ⅱ期临床研究。在单药治疗中，一项开放的Ⅱ期多中心研究评估了口服舒尼替尼治疗晚期胃癌患者的疗效。78例患者入组，中位PFS是2.3个月，MST是6.8个月。3级及以上的不良反应是血小板和嗜中性粒细胞减少。另外一项Ⅱ期多中心的临床研究也显示出了类似的结果，中位PFS为1.28个月，MST为5.81个月。在联合治疗中，一项舒尼替尼联合多西他赛治疗晚期胃癌的Ⅱ期研究发现，加用舒尼替尼后患者ORR显著增加（41.1% vs. 14.3%，P=0.002），但TTP并没有得到显著延长（3.9个月 vs. 2.6个月，P=0.206）。因此，从目前开展的研究来看，无论是单药还是联合化疗，舒尼替尼在治疗晚期胃癌方面的疗效有限。

5. 索拉非尼

索拉非尼（sorafenib）是一种口服的多靶点多激酶抑制剂。临床前研究显示，索拉非尼能同时抑制多种存在于细胞内和细胞表面的激酶，包括RAF激酶、VEGFR-2、VEGFR-3、PDGFR-β、KIT和FLT-3。因此，它具有双重抗肿瘤效应。一方面，它可以通过抑制VEGFR和PDGFR来阻断肿瘤新生血管的形成，从而间接抑制肿瘤细胞的生长；另一方面，它又可通过抑制Raf-MEK-ERK信号传导通路，直接抑制肿瘤生长。GEMCAD研究是索拉非尼联合奥沙利铂二线治疗顺铂＋氟尿嘧啶治疗失败的晚期胃癌的多中心的临床研究。入组40例患者，CR为2.5%，SD为47.2%，中位PFS为3个月，MST为6.5个月，3～4级不良反应为中性粒细胞减少（9.8%）、血小板减少（7.3%）、神经毒性（4.9%）、腹泻（4.9%）。目前有两项索拉非尼联合化疗一线治疗晚期胃癌的临床研究，一项是索拉菲尼联合多西他赛和顺铂一线治疗晚期胃癌，其结果显示，加用索拉非尼后，患者获得5.8个月的中位PFS以及13.6个月的MST；另一项是2014年报道的索拉非尼联合XP方案的Ⅱ期临床研究，该研究结果认为，在XP方案基础上加用索拉非尼后并没有体现出更高的有效率。

6. 贝伐珠单抗

贝伐珠单抗（bevacizumab）是重组的人源化单克隆抗体，它通过与VEGF特异性结合，抑制肿瘤血管生成。关于贝伐珠单抗在晚期胃癌一线治疗中比较重要的两个Ⅲ期研究是AVAGST和AVATAR。AVAGST是贝伐珠单抗联合顺铂＋XP方案一线治疗晚期胃癌的随机双盲安慰剂对照的Ⅲ期临床试验。774例患者随机分入XP方案＋贝伐珠单抗组和XP方案＋安慰剂组。结果显示，增加贝伐珠单抗可以提高患者的ORR（46.0% vs. 37.4%，P=0.0315）和中位PFS（6.7个月 vs. 5.3个月，P=0.0037），但组间OS差异无统计学意义（12.1个月 vs. 10.1个月，P=0.1002）。亚组分析显示，抗血管生成药物的治疗效果有地域差异，贝伐珠单抗治疗组中北美和拉丁美洲患者OS获益明显，欧洲患者中等获益，而亚洲患者没有获益。AVATAR是贝伐珠单抗联合XP方案治疗中国晚期胃癌患者的一项随机双盲的Ⅲ期临床试验。结果显示，贝伐珠单抗联合方案没有改善中国患者OS（10.5个月 vs. 11.4个月，P=0.5567），两组的中位PFS也相似。在2014年ASCO GI上报道了一项贝伐珠单抗联合卡培他滨＋卡铂一线治疗晚期胃癌和胃食管结合部腺癌的Ⅱ期临床研究。2009—2013年，研究入组35例患者，PR为49%，SD为17%，PD为17%，中位PFS为8.5个月，OS为14.3个月，虽然贝伐珠单抗联合化疗体现出一定的有效率，但没有达到PFS的首要研究终点。因此，到目前为止，贝伐珠单抗联合化疗在晚期胃癌患者的治疗中并没有获得生存时间的延长。

7. 帕唑帕尼

帕唑帕尼(pazopanib)是一种新型的口服多靶点酪氨酸激酶抑制剂。在体外，帕唑帕尼能抑制VEGFR-2、KIT和PDGFR的配体诱导的自身磷酸化；在体内，帕唑帕尼能抑制小鼠肺中VEGF诱导的VEGFR-2磷酸化。Lee等设计了帕唑帕尼联合奥沙利铂＋卡培他滨一线治疗晚期胃癌的单臂开放的Ⅱ期临床研究。初步的结果显示，患者的中位PFS和MST分别为6.5个月和10.5个月，主要的不良反应为中性粒细胞减少(15.1%)、贫血(10.6%)和血小板减少。

8. 阿柏西普

阿柏西普(aflibercept)是一种重组融合蛋白，由VEGFR-1和VEGFR-2的胞外区与人免疫球蛋白G1的可结晶片段融合而成，具有捕获VEGF的功能，从而抑制VEGF信号通路。在2016年，ASCO GI会议报道了阿柏西普联合FOLFOX方案对照安慰剂联合FOLFOX方案一线治疗晚期胃癌的随机对照研究，患者以2∶1的比例随机分入阿柏西普组和安慰剂组。结果显示，两组PFS为9.9个月和7.3个月($P=0.69$)，OS分别为13.7个月和18.7个月($P=0.30$)，差异均无统计学意义，提示阿柏西普未能在FOLFOX基础上进一步提高疗效。

(三)其他靶向药物

1. c-MET抑制剂

c-MET基因在10%～40%的胃癌患者中过表达，可促进肿瘤细胞的增殖和转移，并与预后相关。c-MET通路及其抑制剂见图5-11-2。Rilotumumab为一种全人源化的抗c-MET单克隆抗体，可选择性结合并中和游离的HGF，阻止其与受体作用，是一个颇具前景的靶向药物。一项Ⅱ期临床试验研究将121例晚期胃癌患者随机分入ECX方案＋rilotumumab(15mg/kg)组和ECX方案＋rilotumumab(7.5mg/kg)或安慰剂组。结果显示，rilotumumab组MST为10.6个月，安慰剂组为8.9个月($P>0.05$)。中位PFS分别为5.7个月和4.2个月($P<0.05$)。ECX方案联合rilotumumab组免疫组化MET阳性患者MST为11.5个月，PFS为6.9个月；安慰剂组OS为5.7个月，PFS为4.4个月，差异均具有统计学意义。但由此进一步开展的Ⅲ期随机对照研究RILOMET-1结果显示，选择MET阳性晚期胃癌患者给予rilotumumab联合ECX方案化疗较单纯ECX方案化疗并不能提高临床治疗效果。Rilotumumab联合ECX方案化疗组的MST为8.8个月，而安慰剂组的MST为10.7个月($P=0.003$)。该研究最终因为组间死亡病例失衡而提前终止。Onartuzumab是人源化单价(单臂)单克隆抗体，可与c-MET受体胞外段SEMA功能域结合，阻止HCG与受体结合，从而阻断信号产生。Ⅰ期临床试验报道，1例进展期胃癌患者采用onartuzumab治疗后持续缓解达2.5年。但一项针对HER-2阴性、MET阳性的进展期胃癌一线治疗的Ⅲ期临床试验MetGastric研究显示，mFOLFOX6联合onartuzumab组与mFOLFOX6联合安慰剂组的中位PFS分别为6.77个月和6.97个月，HR＝1.06(95%CI：0.71～1.63，$P=0.7149$)；两组MET阳性人群的中位PFS分别为5.95个月和6.8个月，HR＝1.38(95%CI：0.60～3.20，$P=0.4514$)，两组的OS、PFS及ORR均未见显著改善。

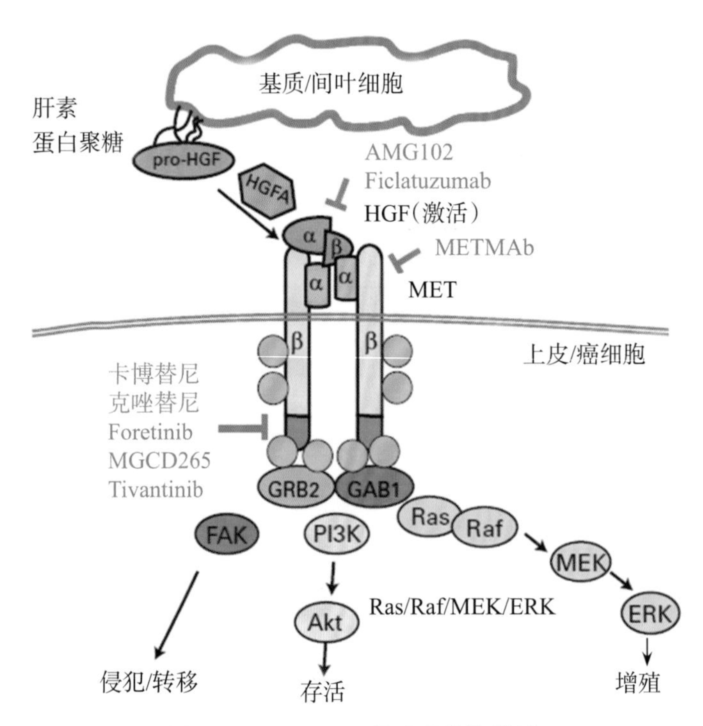

图5-11-2　c-MET通路及其抑制剂

MET过表达与肿瘤恶性生物学行为以及患者生存不佳相关,被认为是一种肿瘤的驱动基因。但阻断MET通路在治疗胃癌的临床研究中未能获得满意的结果,其可能原因有:①MET基因表达变异(异常表达、基因突变和多态性);②MET和HER家族信号通路的交互作用,导致胞内信号旁路的激活;③缺少良好的疗效预测标志物;④抗MET治疗的相关毒性反应。

2. 丝氨酸-苏氨酸激酶抑制剂

mTOR是一种丝氨酸-苏氨酸激酶,为雷帕霉素的作用靶点,具有调控细胞增殖、分化和凋亡及血管生成等多种重要功能,在60%～80%的胃癌患者中过表达。

依维莫司是雷帕霉素的衍生物,可以抑制mTOR通路。一项多中心Ⅱ期临床试验研究了依维莫司单药在复治进展期胃癌中的作用,结果显示,患者中位PFS为2.7个月,MST为10.1个月。GRANITE-1研究将656例一线、二线治疗失败的晚期胃癌患者按2∶1随机分为依维莫司(10mg/d)组和安慰剂组。结果显示,两组MST分别为5.4个月和4.3个月($P=0.124$),中位PFS分别为1.7个月和1.4个月($P<0.001$)。由于主要研究终点OS未获得阳性结果,GRANITE-1仍然是一个阴性结果的试验。

3. PARP抑制剂

在之前亚洲晚期胃癌患者中开展的研究,尤其是在共济失调毛细血管扩张突变(ataxia-telanglectasia mutated,ATM)基因阴性的肿瘤患者中开展的Ⅱ期研究表明,奥拉帕尼(olaparib)联合紫杉醇二线治疗与安慰剂联合紫杉醇相比,可明显延长患者的OS。但一项Ⅲ期的随机双盲安慰剂对照的GOLD研究结果显示,奥拉帕尼联合紫杉醇(奥拉帕尼组)对比紫杉醇单药(安慰剂组)二线治疗复发或转移性胃癌,在总患者人群中,组间的OS无差异,MST奥拉帕尼组为8.8个月，安慰剂组为6.9个月，（HR＝0.79，CI：0.63～1.00，P＝0.026）；在ATM阴性人群中，也无差异（12.0个月 vs. 10.0个月；HR＝0.73，P＝0.25）。GOLD研究未达到主要目的，即在亚洲晚期胃癌患者的总人群和ATM阴性人群中，未能证明奥拉帕尼可显著改善OS。但研究中得到了关于奥拉帕尼联合化疗药物的有效性和安全性数据，这为未来在这一难以治疗的患者人群中开展研究打下了基础。奥拉帕尼的作用机制见图5-11-2。

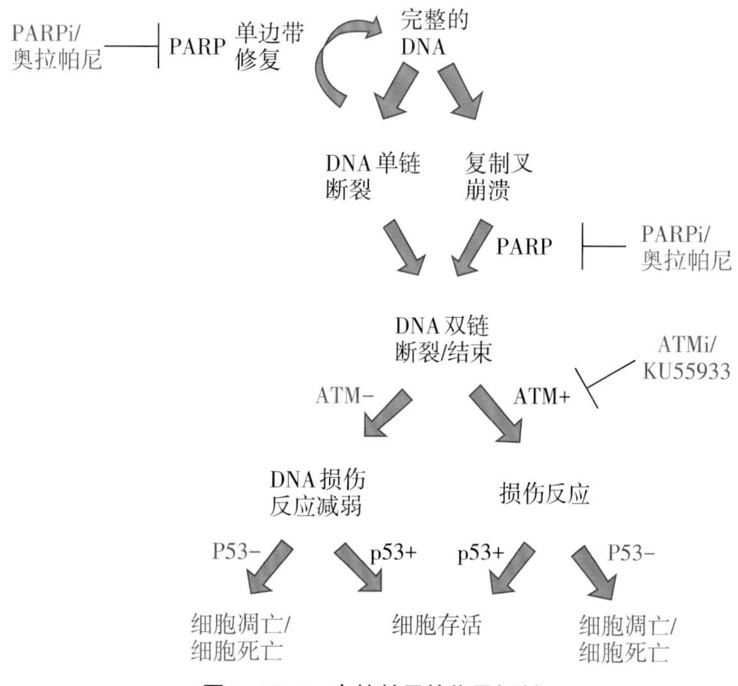

图5-11-2　奥拉帕尼的作用机制

4. 抗CLDN18.2抗体

CLDN18.2属于紧密连接蛋白家族成员，可以控制细胞间分子流动。CLDN18.2广泛表达于多种肿瘤，70%～90%表达在胆管细胞癌、胰腺癌、胃癌和卵巢黏液腺癌，约10%表达在卵巢癌、NSCLC。CLDN18.2在大部分正常组织中不表达，但可以低水平表达于已分化的胃黏膜中。正因为CLDN18.2独特的细胞功能和组织特异性，使其成为药物治疗的特异性靶点。IMAB362（抗CLDN18.2抗体）抗体是一种嵌合型IgG1抗体，对CLDN18.2具有高度特异性。其作用机制包括细胞介导的细胞毒作用以及补体依赖性细胞毒性反应，与化疗联合作用时，可以提高T细胞的渗透性，导致促炎性细胞因子的产生。FAST研究是一项EOX方案联合或不联合IMAB362一线治疗进展期CLDN18.2阳性胃及胃食管结合部腺癌的国际多中心随机Ⅱ期临床研究。研究达到了主要研究终点，IMAB362联合EOX方案组较单纯EOX方案组可以明显改善患者的PFS，中位中位PFS分别为7.9个月和4.8个月（HR＝0.47，95%CI：0.31～0.70，P＝0.001），MST分别为13.2个月和8.4个月（HR＝0.51，95%CI：0.36～0.73，P＝0.001）。IMAB362联合EOX方案组最常见的不良反应为恶心呕吐和中性粒细胞减少，其中大多数不良事件为1～2级，并未显著增加3～4级不良事件的发生率。FAST研究取得了阳性结果，初步证实IMAB362可以明显改善晚期胃癌、胃食管结合部腺癌患者的PFS和OS,IMAB362联合EOX方案是安全有效的治疗策略。FAST研究也为大规模的Ⅲ期临床研究奠定了坚实的基础。

三、免疫治疗

在肿瘤的靶向治疗药物中,只有抗HER-2曲妥珠单抗、抗血管雷莫卢单抗和阿帕替尼取得了生存优势,而其他靶向治疗药物的结果令人沮丧。肿瘤的免疫治疗是一种新型治疗策略,免疫治疗在胃癌中的进展我们将在下一节进行详细阐述,这里不再赘述。

四、总　结

晚期胃癌的传统治疗已经到达一个平台期,靶向治疗是一个重要的突破途径,但胃癌的大部分靶向治疗研究结果均为阴性结果。究其原因,未对患者进行合理的靶基因筛选可能是研究失败的主要原因。因此,选择正确的靶点、筛选合适的人群才能使正确的药物获得成功。免疫治疗异军突起,在晚期胃癌多线治疗后失败仍体现出一定的疗效,在延长患者生存时间上有着较好的前景,可能在不久的将来,免疫治疗会成为胃癌治疗的一个重要选择。

第十二节　胃癌免疫治疗

目前,化疗依旧是晚期胃癌的标准治疗,细胞毒性药物如氟尿嘧啶类、铂类、蒽环类、紫杉类和伊立替康等是基石性的药物,但总体预后依旧差强人意。免疫检查点抑制剂已经改变了多种实体肿瘤的治疗模式,在胃癌中的应用研究也进行得如火如荼,显示出了一定的抗肿瘤作用,但也存在着瓶颈。本节就免疫检查点抑制剂在胃癌中的临床研究进展进行介绍。

一、晚期胃癌免疫检查点抑制剂的研究

(一)后线单臂或与安慰剂对照研究

在2015年ASCO GI上,斯坦福大学医学院肿瘤学主任Ronald Levy教授公布KEYNOTE-012研究的重要结果,研究共筛选了162例晚期胃癌患者,有65例(40%)为PD-L1阳性(即间质内或有≥1%的肿瘤细胞染色),其中的39例最终被纳入了研究。纳入研究的患者接受帕博利珠单抗治疗(10mg/kg,q2w),持续24个月或直到CR或PD或出现不可耐受的毒性。研究结果显示,患者的ORR为22.2%,PFS为1.9个月;6个月PFS率为24%,6个月OS率为69%。KEYNOTE-012研究开启了胃癌免疫治疗的大门。

之后开展的KEYNOTE-059是3个队列的临床研究。队列1是帕博利珠单抗单药用于既往治疗过的晚期胃癌;队列2是帕博利珠单抗联合顺铂+5-Fu或卡培他滨用于晚期胃癌的一线治疗;队列3是帕博利珠单抗单药用于未经过药物治疗的PD-L1阳性晚期胃癌的治疗。2017年的ASCO年会上首先报道了其中2个队列的结果。队列1入组了259例经过二线以上治疗后进展的

晚期胃癌患者，患者接受帕博利珠单抗（2000mg，q3w）长达2年或直到PD患者决定退出试验或出现不可耐受毒性。应用IHC（22C3抗体）确定在≥1%肿瘤或间质细胞中表达的PD-L1阳性患者。研究结果显示，患者的ORR为11.2%，PD-L1阳性患者ORR明显高于阴性患者（15.5% vs. 5.5%），严重不良事件的发生率为16.6%。基于此研究，2017年9月FDA批准了帕博利珠单抗在PD-L1阳性、二线以上进展期胃癌治疗的适应证。

ATTRACTION-2研究是一项Ⅲ期随机双盲安慰剂对照的临床试验，目的是评估纳武利尤单抗对不可切除的、经治晚期或复发性胃癌（包括胃食管结合部癌）的疗效和安全性。结果显示，在495例前线化疗进展或者不耐受的晚期胃癌患者中，与安慰剂对照组相比，纳武利尤单抗（3mg/kg，q2w）可以显著延长患者的MST（5.26个月 vs. 4.14个月，HR＝0.63，P＜0.0001）。2018年ESMO更新了2年随访结果，第24个月时两组OS率分别为10.6%和3.2%（HR＝0.62，95%CI：0.51～0.76，P＜0.0001），纳武利尤单抗使三线胃癌患者的2年生存率较安慰剂组提高超过3倍。纳武利尤单抗治疗组最佳疗效为CR或PR的29例患者MST随访2年尚未达到，2年OS率为61.3%。安慰剂组无患者达到CR或PR。对于最佳治疗疗效为SD的患者亚组，纳武利尤单抗组MST为8.87个月，安慰剂组为7.62个月（HR＝0.80，95%CI：0.52～1.23，P＝0.3084）。对于疗效为PD的患者亚组，纳武利尤单抗组MST为3.84个月，安慰剂组为3.75个月（HR＝0.83，95%CI：0.62～1.12，P＝0.2184）。安全性结果显示，接受纳武利尤单抗的患者治疗相关不良事件多在前3个月内出现，并且在2年的随访过程中，并未发现新的治疗相关不良事件发生。2017年9月，日本厚生劳动省批准了纳武利尤单抗在二线以上进展期胃癌治疗的适应证。

（二）单药对照化疗

2017年12月，默克公司宣布Ⅲ期KEYNOTE-061研究未能达到其主要终点。KEYNOTE-061（NCT02370498）研究是一个全球多中心Ⅲ期临床试验研究，旨在比较帕博利珠单抗和紫杉醇化疗对一线接受以铂类＋氟尿嘧啶为基础的化疗进展后的晚期胃癌或胃食管结合部腺癌患者的疗效。所有纳入研究的患者被随机分成两组，一组为帕博利珠单抗（200mg，q3w）免疫治疗组，另一组为紫杉醇单药化疗组。研究最初患者无论PD-L1表达状态如何均被纳入研究，在入组489名患者后，将入选标准限制在PD-L1阳性且CPS≥1的患者。CPS是PD-L1阳性细胞（肿瘤细胞、淋巴细胞和巨噬细胞）的数目占肿瘤细胞总数的比例乘以100。主要终点修正为PD-L1阳性且CPS≥1的患者的OS和PFS。2015年6月4日至2016年7月26日，共有592名患者被纳入研究，在PD-L1阳性且CPS≥1的395名患者中，196名患者接受帕博利珠单抗免疫治疗，199名患者接受紫杉醇单药化疗。结果显示，在CPS≥1的人群中，帕博利珠单抗免疫治疗未能延长患者OS（9.1个月 vs. 8.3个月，HR＝0.82，95%CI：0.66～1.03，单侧P＝0.0421）。虽然免疫治疗的有效持续时间更长，但组间的PFS和ORR差异无统计学意义。亚组分析中，免疫治疗组在PS评分为0分（HR＝0.69，95%CI：0.49～0.97）和胃食管结合部腺癌患者（HR＝0.61；95%CI：0.41～0.90）中效果更佳，PD-L1阳性且CPS≥5（HR＝0.73；95%CI：0.52～1.03）或CPS≥10（HR＝0.64；95%CI：0.41～1.02）的患者接受帕博利珠单抗治疗效果更好。在所有患者中，帕博利珠单抗免疫治疗组的3～5级不良反应发生率为14.3%，而紫杉醇单药化疗组为34.8%。研究结果显示，帕博利珠单抗对比紫杉醇二线治疗PD-L1阳性且CPS≥1的晚期胃癌或胃食管结合部癌患者，并未显著改善患者OS。但帕博利珠单抗比紫杉醇的安全性更好。

另外一项关于PD-L1单抗avelumab的Ⅲ期研究(JAVELIN Gastric 300)并未达到终点，该研究总共入组了371例既往接受过两种治疗方案后PD的不可手术、复发或转移性胃癌、胃食管结合部腺癌患者(不考虑PD-L1表达水平)。结果显示，avelumab相比化疗(医生根据患者情况选择紫杉醇或伊立替康单药)并未给患者带来OS获益(4.6个月 vs. 5.0个月，$P=0.81$)。

(三)免疫治疗联合抗血管药物

肿瘤的异常血管系统加剧了局部异常微环境的形成，导致免疫细胞的功能紊乱或限制它们进入肿瘤内部。抗血管治疗使血管正常化、改善缺氧、刺激免疫，血管正常化后血流增加，T细胞可更多到达肿瘤，起到更好的杀伤作用。

2017年ASCO报道比较了不同剂量的ramucirumab联合帕博利珠单抗用于治疗二、三线或一线晚期胃和胃食管结合部癌的安全性研究。研究分3个队列，队列A、B为既往接受过治疗的晚期胃癌和胃食管结合部癌(二、三线)，分别予以ramucirumab(8mg/kg，d_1，d_8，q3w)＋帕博利珠单抗(200mg，d_1，q3w)和ramucirumab(10mg/kg，d_1，d_8，q3w)＋帕博利珠单抗(200mg，d_1，q3w)；队列A2为既往未接受过治疗的晚期胃癌和胃食管结合部癌(一线)，予以ramucirumab (8mg/kg，d_1，d_8，q3w)＋帕博利珠单抗(200mg，d_1，q3w)。结果提示3级及以上不良反应在队列A中出现14(58%)、6(25%)；队列B中11(65%)、5(29%)；队列A2中25(61%)、11(27%)。一线治疗组ORR为14%、中位PFS为5.6个月，二、三线治疗组ORR为7%、中位PFS为2.6个月。结果表明，ramucirumab联合帕博利珠单抗治疗二、三线或一线晚期胃癌和胃食管结合部癌有较好的安全性和耐受性，且有一定的临床疗效。

2018年ASCO报道的PD-1(SHR-1210)联合阿帕替尼治疗标准治疗耐药的晚期肝细胞癌，胃癌或胃食管结合部癌的Ⅰ期研究，入组25例胃癌或胃食管结合部癌患者，予以SHR-1210(200mg，q2w，iv)＋阿帕替尼(250mg，qd，po)，ORR达13.6%，MST达9.9个月。

2019年ASCO上的另一个研究报道了ramucirumab联合纳武利尤单抗治疗经治晚期胃腺癌的Ⅰ期和Ⅱ期研究。该研究入组45例晚期胃腺癌患者，分别予ramucirumab(8mg/kg)＋纳武利尤单抗(3mg/kg，q2w)和ramucirumab(8mg/kg)＋纳武利尤单抗(1mg/kg，q2w)治疗。结果表示，全组ORR达26.7%，PD-L1阳性且CPS≥1组的ORR为30.8%，PD-L1阳性且CPS＜1组的ORR为12.5%。全组中位PFS为2.89个月，6个月、12个月PFS率分别为37%和9.6%；PD-L1阳性且CPS≥1组中位PFS为2.3个月，6月、12月PFS率分别为34.2%和15.0%；PD-L1阳性CPS且＜1组中位PFS为4.4个月，6个月、12个月PFS分别为率39.7%和6.6%。全组MST为17.05月，6月、12月OS率分别为86.4%和58.6%；PD-L1阳性且CPS≥1组与CPS＜1组的MST，6个月、12个月的OS率差异不大。研究达到Ⅱ期部分的主要终点，表明ramucirumab联合纳武利尤单抗具有令人鼓舞的抗肿瘤活性且毒性特征轻微，值得进一步在验证性研究中予以评估。

2019年ASCO上报道的REGONIVO研究是一项Ⅰb期临床研究，旨在探索免疫联合治疗在经治，晚期胃癌和结直肠癌中的疗效。结果显示，瑞格非尼(80mg)联合纳武力尤单抗在MSS型胃癌和结直肠癌患者中具有可控的安全性和令人鼓舞的抗肿瘤活性，ORR达到了40%，DCR为88%，中位PFS为6.3个月，这需要在更大队列的研究中进一步探索。

因此，免疫联合抗血管治疗在胃癌二三线有一些小样本的研究，总体上显示联合治疗有进一步的增效作用，期待目前正在进行中的Ⅲ期研究。

（四）免疫治疗联合化疗

2017年，ASCO报道的KEYNOTE-059队列2研究，入组了新确诊的转移性胃癌患者25例，接受帕博利珠单抗（200mg，q3w）＋FP或XP方案（q3w）治疗。结果显示，患者ORR达到60%，DOR达到4.6个月，中位PFS为6.6个月，MST为13.8个月。其中，PD-L1阳性患者ORR达到69%，DOR达到5.4个月，相较PD-L1阴性患者（ORR为38%、DOR为5.4个月）相比有较明显的提升。但研究中的总体3～4级不良反应率达到了76%。该研究提示，PD-1单抗联合化疗的一线治疗，在PD-L1阳性人群中疗效更好，但需关注不良反应。

2017年，ESMO报道的，在日本、韩国和中国台湾开展的ATTRACTION-4研究，是一项比较纳武利尤单抗联合SOX方案与纳武利尤单抗联合CapeOX方案针对未经治疗的、HER-2阴性的胃或GEJ癌患者的Ⅱ期、Ⅲ期研究。21例予纳武利尤单抗（360mg）＋SOX方案（q3w），17例予纳武利尤单抗（360mg）＋CapeOX（q3w）方案。结果显示，纳武利尤单抗联合SOX方案组与纳武利尤单抗联合CapeOX方案组，ORR分别为67%和71%，PFS分别为9.9个月和7.1个月，且结果与PD-L1表达不相关。该研究初步结果显示，化疗和免疫的联合是有前景的。

但是，KEYNOTE-062的研究结果质疑了抗PD-1单抗联合化疗在一线晚期胃癌中的地位。该研究进一步对比了帕博利珠单抗＋化疗与单纯化疗的作用。对于CPS≥1的患者，两组MST分别为12.5个月和11.1个月（HR＝0.85，95%CI：0.70～1.03，P＝0.046）；对于CPS≥10的患者，两组MST分别为12.3个月和10.8个月（HR＝0.85，95%CI：0.62～1.17，P＝0.158）。这个研究的结果不支持在晚期胃癌中PD-L1 CPS≥1使用帕博利珠单抗联合化疗。不同于其他瘤种，1＋1并不大于2。而且在PD-L1阳性且CPS≥10的亚组中，也没有看到明显优势。在胃癌中化疗是否能和免疫治疗联合，期待目前正在进行中的多个Ⅲ期临床研究结果。

（五）双免疫检查点抑制剂的联合治疗

2017年ASCO报道的CheckMate-032是一个化疗失败的胃癌、食管癌、胃食管结合部癌患者的Ⅰ期和Ⅱ期临床研究。其首要研究终点为客观缓解率，共入组了160例患者（西方人群），其中近80%的患者接受过二线以上的治疗。患者被随机分为3组，分别接受：纳武利尤单抗（3mg/kg，q14d）（N3组）、纳武利尤单抗（1mg/kg）＋ipilimumab（3mg/kg，q21d）（N1＋I3组）和纳武利尤单抗（3mg/kg）＋ipilimumab（1mg/kg，q21d）（N3＋I1组）。结果显示，N3组ORR为12%，N1＋I3组为24%，N3＋I1组为8%。在PD-L1阳性患者中，N3组ORR为19%（3/16），N1＋I3组为40%（4/10），N3＋I1组为23%（3/13）。N1＋I3组ORR最佳（40%），DOR达到7.9个月。毒副反应方面，超过10%患者中出现的3～4级治疗相关不良反应，总体上耐受性良好，与其他研究相似。这项研究证实纳武利尤单抗±ipilimumab在西方进展期胃、食管、胃食管结合部癌患者中可获得持续的治疗反应及长期的OS，这与在亚洲人中的ONO-12研究结果相一致。

尽管纳武利尤单抗和帕博利珠单抗获批可用于胃癌后线治疗，但缓解率均在11%～12%，1年OS率为23%～27%，疗效依旧有限。而KEYNOTE-061和JAVELIN Gastric 300两项研究的失败显示了免疫治疗在胃癌中的作用依旧存在巨大的挑战。结合现有的研究结果，免疫治疗与其他疗法的联用也许是更值得探索的方向。

免疫检查点抑制剂有一系列的Ⅲ期临床研究在晚期胃癌一线治疗中开展（见表5-12-1），这些研究基本采用联合治疗策略，探讨免疫和化疗的联合、双免疫检查点抑制剂联合的疗效。根据现有的KEYNOTE-59、ATTRACTION-4的研究结果，目前认为免疫联合治疗的疗效是可值得期待的。

表5-12-1　部分胃癌中正在进行的免疫检查点抑制剂Ⅲ期临床研究

分期	线数	治疗分组	主要终点	注册号	名称
Ⅲ	一线（维持）	avelumab vs. 维持化疗	OS	NCT02625610	JAVELIN Gastric 100
	三线	avelumab vs. 化疗	OS	NCT02625623	JAVELIN Gastric 300
Ⅲ	一线	帕博利珠单抗 vs. 帕博利珠单抗＋顺铂或5-Fu vs. 顺铂或5-Fu	ORR	NCT02494583	KEYNOTE-062
	二线	帕博利珠单抗 vs. 紫杉醇	PFS，OS	NCT02370498	KEYNOTE-061
Ⅲ	三线以上	纳武利尤单抗 vs. 安慰剂	OS	NCT02267343	—
Ⅲ	一线	纳武利尤单抗＋ipilimumab vs. 奥沙利铂或氟尿嘧啶 vs. 奥沙利铂或卡培他滨	OS	NCT02935634	CheckMate-649

（六）免疫治疗联合抗HER-2治疗

2019年ASCO报道的帕博利珠单抗联合曲妥珠单抗＋卡培他滨＋奥沙利铂在HER-2阳性转移性胃食管结合部腺癌的一线治疗研究获得了令人鼓舞的成果。该研究入组35例HER-2阳性IHC3＋或IHC2＋/FISH＞2.0的胃食管结合部腺癌患者，接受曲妥珠单抗（8mg/kg）＋帕博利珠单抗（200mg）1个周期的诱导，随后给予卡培他滨（850mg/m^2，bid，$d_{1\sim14}$）＋奥沙利铂（130mg/m^2）＋曲妥珠单抗（6mg/kg）＋帕博利珠单抗（200mg，q21d）。研究主要终点为6个月PFS，次要终点包括OS、ORR和DCR等。结果表示，根据RECIST，ORR达到87%，12个月OS率达76%。生物标志物分析提示，PD-L1阳性与阴性的患者PFS或OS无差异。表明PD-L1状态不是PFS的预测因素，HER-2低表达与更短的缓解持续时间相关。本研究初步提示了该方案良好的疗效与安全性，之后将开展一项Ⅲ期KEYNOTE-811研究进一步明确。

2019年ASCO-G1上也报道了一项免疫治疗联合HER-2的治疗研究，即马格妥昔单抗联合帕博利珠单抗治疗晚期HER-2阳性IHC3＋胃癌的抗肿瘤活性研究，入组HER-2阳性、PD-L1未经选择的曲妥珠单抗治疗后进展的需接受二线治疗的胃癌患者35例、GEJ腺癌患者31例，予马格妥昔单抗（15mg/kg）＋帕博利珠单抗（200mg，q3w）。研究终点为ORR、MST和PFS等。结果显示，治疗结束后，GEJ腺癌患者组与胃癌患者组HER-2保留率分别为44.8%和65.8%。胃癌患者组ORR为41.1%，中位PFS达5.5个月。研究过程中3级及以上治疗相关不良事件发生率为18.2%（12/66），药物相关严重不良事件5例，脱水、糖尿病酮症酸中毒、低血压和肺炎各1例，自身免疫性肝炎2例。研究提示，马格妥昔单抗联合帕博利珠单抗这种无化疗药物方案的耐受性可接受，并且具有令人鼓舞的初步抗肿瘤活性，尤其适用于二线治疗前仍然保留HER-2扩增的胃癌患者。

二、围手术期治疗的临床研究

从理论上讲，肿瘤负荷小、机体免疫状态好的患者免疫治疗的疗效可以达到最大。临床研究的后续分析显示，PS评分好的患者疗效相对更好。如何使免疫治疗疗效最大化，是否需要在更早期使用，一线还是后线使用，或者在新辅助或辅助治疗中应用是目前的研究热点。2018年ESMO中报道的NICHE研究显示，结直肠癌领域免疫治疗向新辅助治疗前行是非常有吸引力的方向，7例dMMR患者接受CTLA-4单抗ipilimumab（1mg/kg，d_1）和PD-1单抗纳武利尤单抗（3mg/kg，d_1，d_{15}）后，4例为病理CR，而未CR的3例病例，残留癌细胞比例均在2%及以下。2018年发表在*NEJM*的一项试验性研究中，在未治的、可切除的NSCLC（Ⅰ、Ⅱ和Ⅲa期）中，21例患者术前给予2个周期的纳武利尤单抗治疗，9例（45%）达到病理CR。新辅助纳武利尤单抗治疗的不良反应可耐受，不影响手术的时间。纳武利尤单抗治疗可以诱导突发相关、新抗原特异的T细胞克隆在外周血中扩增。这些研究初步显示，免疫治疗前移呈现更强的抗肿瘤活性，同时不影响手术的安全性。可以预见在接下来的几年时间里，该领域的类似研究将会大大增加。

ATTRACTION-5（ONO 38）是国际多中心的Ⅲ期临床研究，该研究目的是观察在辅助化疗的基础上加用纳武利尤单抗能否进一步提高疗效。KEYNOTE-58研究目的是评估在新辅助或辅助化疗的基础上联合帕博利珠单抗患者的获益情况。还有一系列Ⅱ期临床研究正在进行中，研究目的是评估新辅助化疗或者放化疗联合免疫治疗的疗效。

胃癌围手术期治疗的临床研究见表5-12-2。

表5-12-2　胃癌围手术期治疗的临床研究

期数	病例数	终点	用药方案	试验编号
Ⅱ	40	DFS	帕博利珠单抗＋标准化治疗方案	NCT02918162
Ⅱ	38	pCR	帕博利珠单抗＋放化疗	NCT03064490
Ⅱ	0	pCR	mFOLFX6＋帕博利珠单抗	NCT02943603
Ⅰb/Ⅱ	68	pCR/PFS	帕博利珠单抗＋化疗＋放疗	NCT02730546
Ⅲ	860	OS/EFS/pCR	帕博利珠单抗联合化疗优于安慰剂联合化疗	NCT03221426

三、晚期胃癌患者免疫治疗优势人群的筛选

KEYNOTE-061研究PD-L1阳性且CPS评分≥1的患者，应用帕博珠亚单抗未能较紫杉醇显著延长患者OS。这一阴性结果明确表明：对胃癌患者而言，单纯PD-L1表达不足以筛选出能从免疫治疗中充分获益的人群，必须寻找新的疗效相关标记物协助进一步优化患者选择。

近期Seung Tae Kim等在*Nature Medicine*发表的一项Ⅱ期临床研究，旨在阐示对抗PD-1单抗敏感的晚期胃癌患者的分子特征。研究共入组61名韩国籍患者，患者接受帕博利珠单抗(200mg)治疗到PD。结果有6名(9.8%)患者为EBV阳性，7名患者为MSI-H型胃癌。3例CR，12例PR，20例SD，总体客观有效率为24.6%，DCR为57.4%。7例MSI-H患者有效率为87.5%，6名EBV阳性患者均取得PR(有效率为100%)。MSI-H患者和EBV患者无重合。PD-L1阳性患者有效率为50%，PD-L1阴性患者有效率为0，但PD-L1阳性和MSI-H、EBV患者重合性高。肿瘤突变负荷与疗效显著相关，但在8名高突变负荷病例中，6例为MSI-H，1例为MSS，1例为EBV阳性，有效率为88.9%；在20名中等突变负荷患者中，有效率下降至20%。27名低突变负荷患者中，有效率仅为11.1%。在TCGA胃癌亚型中，EBV型4例、MSI-H型6例、CIN型25例、GS型20例。四组的有效率分别为100%、100%、12%和5%。该研究中间叶细胞亚型的患者有效率为0，其中有部分病例PD-L1阳性，意味着利用间叶细胞亚型这一标记物，能够从PD-L1阳性患者中剔除一部分肯定无法获益的人群。23例患者同时检测了组织和ctDNA的突变负荷，结果显示两者相关性较高，且ctDNA高突变负荷的人群免疫治疗有效率明显高于中、低突变负荷人群，ctDNA的动态改变和疗效存在相关性。该研究显示EBV和MSI-H的患者对免疫治疗敏感，对间叶细胞亚型免疫治疗不敏感，在组织标本不可获取的状态下ctDNA可用于指导临床信息。但该研究例数非常有限，必须在大样本人群中进一步验证才能得到更加准确的结果。

KEYNOTE-062的探索性分析显示，在MSI-H型且CPS≥1的患者中，帕博利珠单抗组的MST为尚未达到化疗组的MST为8.5个月(HR=0.29)；在MSI-H型且CPS≥10的患者中，帕博利珠单抗组也观察到显著获益，MST为尚未达到，而化疗组的MST为13.6个月(HR=0.21)；但在非MSI-H型患者中，进一步根据CPS≥1和CPS≥10进行分组，与化疗组相比，帕博利珠单抗组的OS均未观察到显著获益。本次结果显示，MSI-H在各个实体瘤中都是预示免疫治疗疗效更好的生物标记物。

四、结　语

KEYNOTE-012研究开启了胃癌免疫治疗的大门。毫无疑问，免疫治疗在晚期胃癌治疗中大有作为，在未来，我们需要更多的研究进行更多的探索：①方向，包括免疫治疗前移，往一线、辅助治疗中，甚至新辅助治疗推进，确定最佳手术干预时机；②联合应用，包括与传统化疗、抗血管生成药物以及其他免疫节点抑制剂、激动剂和酪氨酸激酶抑制剂联合使用，确定最佳模式；③探索标记，包括突变谱、浸润性T细胞谱等，确定最适合人群。

参考文献

[1] Torre LA, Bray F, Siegel RL, et al. Global cancer statistics, 2012[J]. CA Cancer J Clin, 2015, 65(2): 87-108.

(2):109-114.

[100]任建林,张靖,卢雅丕.放大内镜在胃部疾病诊断中的应用[J].世界华人消化杂志,2007,10(30):3155-3158.

[101] Nagahama T, Yao K, Maki S, et al. Usefulness of magnifying endoscopy with narrow-band imaging for determining the horizontal extent of early gastric cancer when there is an unclear margin by chromoendoscopy[J]. Gastrointest Endosc, 2011, 74(6): 1259-1267.

[102]Nonaka K, Namoto M, Kitada H, et al. Usefulness of the DL in ME with NBI for determining the expanded area of early-stage differentiated gastric carcinoma[J]. World J Gastrointest Endosc, 2012, 4(8): 362-367.

[103] Ezoe Y, Muto M, Uedo N, et al. Magnifying narrowband imaging is more accurate than conventional white-light imaging in diagnosis of gastric mucosal cancer[J]. Gastroenterology, 2011, 141(6): 2017-2025.

[104] Tsuji Y, Ohata K, Sekiguchi M, et al. Magnifying endoscopy with narrow-band imaging helps
determine the management of gastric adenomas[J]. Gastric Cancer, 2012, 15(4): 414-418.

[105]姚礼庆,周平红.内镜黏膜下剥离术[M].上海: 复旦大学出版社,2009.

[106]Mandai K, Yasuda K. Accuracy of endoscopic ultrasonography for determining the treatment method for early gastric cancer[J]. Gastroenterol Res Pract, 2012, 2012: 245390.

[107]Yamamoto S, Nishida T, Kato M, et al. Evaluation of endoscopic ultrasound-d image quality is necessary in endosonographic assessment of early gastric cancer invasion depth [J]. Gastroenterol Res Pract, 2012, 2012: 194530.

[108]八木一芳,味冈洋一.放大内镜诊断图谱[M].吴永友,李锐,译.沈阳: 辽宁科学技术出版社,2017.

[109] Japanese Gastric Cancer Association. Japanese gastric cancer treatment guideline 2010(ver. 3)[J]. Gastric Cancer, 2011, 14(2): 113-123.

[110]崔盈盈,卢忠生,令狐恩强,等.内镜黏膜下剥离术对治疗早期胃癌的临床应用价值[J].胃肠病学和肝病学杂志,2013,22(4):341-343.

[111]周炳喜,李晓芳,张慧丽,等.内镜黏膜下剥离术治疗早期胃癌疗效评价[J].中国实用医药,2013,8(15):57-58.

[112]聂莉华,王新仁,谭细生,等.内镜黏膜下剥离术治疗30例早期胃癌[J].南昌大学学报(医学版),2012,52(8):67-69.

[113]Chung IK, Lee JH, Lee SH, et al. Therapeutic outcomes in 1000 cases of endoscopic submucosal dissection for early gastric neoplasms: Korean ESD Study Group multicenter study [J]. Gastrointest Endosc, 2009, 69(7): 1228-1235.

[114]Akasaka T, Nishida T, Tsutsui S, et at.Short term outcomes of endoscopic submucosal dissection

(ESD) for early gastric neoplasm: multicenter survey by Osaka University ESD Study Group [J]. Dig Endosc, 2011, 23(1): 73-77.

[115] Toyokawa T, Inaba T, Omote S, et al. Risk factors for perforation and delayed bleeding associated with endoscopic submucosal dissection for early gastric neoplasms: analysis of 1123 lesions[J]. J Gastroenterol Hepatol, 2012, 27(5): 907-912.

[116] Miyahara K, Iwakiri R, Shimoda R, et al. Perforation and postoperative bleeding of endoscopic submucosal dissection in gastric tumors: analysis of 1190 lesions in low-and high volume centers in Saga, Japan[J]. Digestion, 2012, 86(3): 273-280.

[117] Kim M, Jeon SW, Cho KB, et al. Predictive risk factors of perforation in gastric endoscopic submucosal dissection for early gastric cancer: a large, multicenter study [J]. Surg Endosc, 2013, 27(4): 1372-1378.

[118] Tsunada S, Ogata S, Mannen K, et al. Case series of endoscopic balloon dilationto treat a stricture caused by circumferential resection of the gastric antrum by endoscopic submucosal dissection[J]. Gastrointest Endosc, 2008, 67(6): 979-983.

[119] Coda S, Oda I, Gotoda T, et al. Risk factors for cardiac and pyloric stenosis after endoscopic submucosal dissection and efficacy of endoscopic balloon dilation treatment [J]. Endoscopy, 2009, 41(5): 421-426.

[120] Amin MB, Edge SB, Greene FL, et al. AJCC Cancer Staging Manual [M]. 8th ed. New York: Springer, 2016.

[121] Ajani JA, Bentrem DJ, Besh S, et al. Gastric cancer, version 2.2013: featured updates to the NCCN Guidelines[J]. J Natl Compr Canc Netw, 2013, 11(5): 531-546.

[122] 陕飞,李子禹,张连海,等.国际抗癌联盟及美国肿瘤联合会胃癌TNM分期系统(第8版)简介及解读[J].中国实用外科杂志,2017,37(1):15-17.

[123] Russell MC. Comparison of neoadjuvant versus a surgery first approach for gastric and esophagogastric cancer[J]. J Surg Oncol, 2016, 114(3): 296-303

[124] Hartgrink HH, van de Velde CJ, Putter H, et al. Neoadjuvant chemotherapy for operable gastric cancer: long term results of the Dutch randomised FAMTX trial[J]. Eur J Surg Oncol, 2004, 30 (6): 643-649.

[125] Cunningham D, Allum WH, Stenning SP, et al. Perioperative chemotherapy versus surgery alone for resectable gastroesophageal cancer[J]. N Engl J Med, 2006, 355(1): 11-20.

[126] Ychou M, Boige V, Pignon JP, et al. Perioperative chemotherapy compared with surgery alone for resectable gastroesophageal adenocarcinoma: an FNCLCC and FFCD multicenter phase Ⅲ trial[J]. J Clin Oncol, 2011, 29(13): 1715-1721.

[127] Schuhmacher C, Gretschel S, Lordick F, et al. Neoadjuvant chemotherapy compared with surgery alone for locally advanced cancer of the stomach and cardia: European Organisation for

Research and Treatment of Cancer randomized trial 40954 [J]. J Clin Oncol, 2010, 28(35): 5210-5218.

[128] Al-Batran SE, Hofheinz RD, Pauligk C, et al. Histopathological regression after neoadjuvant docetaxel, oxaliplatin, fluorouracil, and leucovorin versus epirubicin, cisplatin, and fluorouracil or capecitabine in patients with resectable gastric or gastrooesophageal junction adenocarcnoma (FLOT4-AIO): results from the phase 2 part of a multicentre, open-label, randomised phase 2/3 trial[J]. Lancet Oncol, 2016, 17(12): 1697-1708.

[129] Yoshikawa T, Sasako M, Yamamoto S, et al. Phase Ⅱ study of neoadjuvant chemotherapy and extended surgery for locally advanced gastric cancer[J]. Br J Surg, 2009, 96(9): 1015-1022.

[130] Tsuburaya A, Mizusawa J, Tanaka Y, et al. Neoadjuvant chemotherapy with S-1 and cisplatin followed by D2 gastrectomy with para-aortic lymph node dissection for gastric cancer with extensive lymph node metastasis[J]. Br J Surg, 2014, 101(6): 653-660.

[131] Ito S, Sano T, Mizusawa J, et al. A phase Ⅱ study of preoperative chemotherapy with docetaxel, cisplatin, and S-1 followed by gastrectomy with D2 plus para-aortic lymph node dissection for gastric cancer with extensive lymph node metastasis: JCOG1002 [J]. Gastric Cancer, 2017, 20(2): 322-331.

[132] Iwasaki Y, Sasako M, Yamamoto S, et al. Phase Ⅱ study of preoperative chemotherapy with S-1 and cisplatin followed by gastrectomy for clinically resectable type 4 and large type 3 gastric cancer (JCOG0201)[J]. J Surg Oncol, 2013, 107(7): 741-745.

[133] Yoshikawa T, Morita S, Tanabe K, et al. Survival results of a randomised two-by-two factorial phase Ⅱ trial comparing neoadjuvant chemotherapy with two and four course of S-1 plus cisplatin (SC) and paclitaxel plus cisplatin (PC) followed by D2 gastrectomy for resectable advanced gastric cancer[J]. Eur J Cancer, 2016, 62: 103-111.

[134] Stahl M, Walz MK, Stuschke M, et al. Phase Ⅲ comparison of preoperative chemotherapy compared with chemoradiotherapy in patients with locally advanced adenocarcinoma of the esophagogastric junction[J]. J Clin Oncol, 2009, 27(6): 851-856.

[135] van Hagen P, Hulshof MC, van Lanschot JJ, et al. Preoperative chemoradiotherapy for esophageal or junctional cancer[J]. N Engl J Med, 2012, 366(22): 2074-2084.

[136] Leong T, Smithers BM, Haustermans K. TOPGEAR: a randomized, phase Ⅲ trial of perioperative ECF chemotherapy with or without preoperative chemoradiation for resectable gastric cancer: interim results from an international, intergroup trial of the AGITG, TROG, EORTC and CCTG[J]. Ann Surg Oncol, 2017, 24(8): 2252-2258.

[137] Sakuramoto S, Sasako M, Yamaguchi T, et al. Adjuvant chemotherapy for gastric cancer with S-1, an oral fluoropyrimidine [J]. N Engl J Med, 2007, 357(18): 1810-1820.

[138] Sasako M, Sakuramoto S, Katai H, et al. Five-year outcomes of a randomized phase Ⅲ trial

comparing adjuvant chemotherapy with S-1 versus surgery alone in stage Ⅱ or Ⅲ gastric cancer [J]. J Clin Oncol, 2011, 29(33): 4387-4393.

[139] Bang YJ, Kim YW, Yang HK, et al. Adjuvant capecitabine and oxaliplatin for gastric cancer after D2 gastrectomy (CLASSIC): a phase 3 open-label, randomised controlled trial[J]. Lancet, 2012, 379(9813): 315-321.

[140] GASTRIC(Global Advanced/Adjuvant Stomach Tumor Research International Collaboration) Group, Paoletti X, Oba K, et al. Benefit of adjuvant chemotherapy for resectable gastric cancer: a meta-analysis[J]. JAMA, 2010, 303(17): 1729-1737

[141] Macdonald JS, Smalley SR, Benedetti J, et al. Chemoradiotherapy after surgery compared with surgery alone for adenocarcinoma of the stomach or gastroesophageal junction[J]. N Engl J Med, 2001, 345(10): 725-730.

[142] Smalley SR, Benedetti JK, Haller DG, et al. Updated analysis of SWOG-directed intergroup study 0116: a phase Ⅲ trial of adjuvant radiochemotherapy versus observation after curative gastric cancer resection[J]. J Clin Oncol, 2012, 30(19): 2327-2333.

[143] Schwartz, G, Winter, K., Minsky, B, et al. Randomized phase Ⅱ trial evaluating two paclitaxel and cisplatin containing chemoradiation regimens as adjuvant therapy in resected gastric cancer (RTOG-0114)[J]. J Clin Oncol, 2009, 27(12): 1956-1962

[144] Fuchs CS, Niedzwiecki D, Mamon HJ, et al. Adjuvant chemoradiotherapy with epirubicin, cisplatin, and fluorouracil compared with adjuvant chemoradiotherapy with fluorouracil and leucovorin after curative resection of gastric cancer: results from CALGB-80101(Alliance)[J]. J Clin Oncol, 2017, 35(32): 3671-3677

[145] Lee J, Limdo H, Kim S, et al. Phase Ⅲ trial comparing capecitabine plus cisplatin versus capecitabine plus cisplatin with concurrent capecitabine radiotherapy in completely resected gastric cancer with D2 lymph node dissection: the ARTIST trial[J]. J Clin Oncol, 2012, 30(3): 268-273.

[146] Bang YJ, van Cutsem E, Feyereislova A, et al. Trastuzumab in combination with chemotherapy versus chemotherapy alone for treatment of HER-2-positive advanced gastric or gastro-oesophageal junction cancer (ToGA): a phase 3, open-label, randomised controlled trial[J]. Lancet, 2010, 376(9472): 687-697.

[147] Rivera F, Jiménez P, Garcia Alfonso P, et al. NeoHx study: perioperative treatment with trastuzumab in combination with capecitabine and oxaliplatin (XELOX-T) in patients with HER-2 resectable stomach or esophagogastric junction (EGJ) adenocarcinoma—R0 resection, pCR, and toxicity analysis[J]. J Clin Oncol, 2013, 31: abstract 4098.

[148] Hofheinz R, Hegewisch-Becker S, Thuss-Patience P, et al. HER-FLOT: trastuzumab in combination with FLOT as perioperative treatment for patients with HER-2-positive locally

advanced esophagogastric adenocarcinoma: a phase Ⅱ trial of the AIO Gastric Cancer Study Group[J]. J Clin Oncol, 2014, 32: abstr 4073.

[149] Ferlay J, Soerjomataram I, Dikshit R, et al. Cancer incidence and mortality worldwide: sources, methods and major patterns in GLOBOCAN 2012[J]. Int J Cancer, 2015, 136(5): E359-E386.

[150] 曾倩，崔芳芳，宇传华，等.中国癌症发病、死亡现状与趋势分析[J].中国卫生统计，2016，33(2)：321-323.

[151] Torre LA, Bray F, Siegel RL, et al. Global cancer statistics, 2012[J]. CA Cancer J Clin, 2015, 65(2): 87-108.

[152] 中华医学会消化内镜学分会消化系早癌内镜诊断与治疗协作组，中华医学会消化病学分会消化道肿瘤协作组，中华医学会消化病学分会消化病理学组.中国早期食管鳞状细胞癌及癌前病变筛查与诊治共识(2015年，北京)[J].中华消化内镜杂志，2016，33(1)：3-18.

[153] Pasquali S, Yim G, Vohra RS, et al. Survival after neoadjuvant and adjuvant treatments compared to surgery alone for resectable esophageal carcinoma: a network meta-analysis[J]. Ann Surg, 2017, 265(3): 481-491.

[154] Hulscher JB, van Sandick JW, de Boer AG, et al. Extended transthoracic resection compared with limited transhiatal resection for adenocarcinoma of the esophagus[J]. N Engl J Med, 2002, 347(21): 1662-1669.

[155] Altorki N, Harrison S. What is the role of neoadjuvant chemotherapy, radiation, and adjuvant treatment in resectable esophageal cancer?[J]. Ann Cardiothorac Surg, 2017, 6(2): 167-174.

[156] Wang F, Wang YM, He W, et al. Chemoradiotherapy followed by surgery could improve the efficacy of treatments in patients with resectable esophageal carcinoma[J]. Chin Med J (Engl), 2013, 126(16): 3138-3145.

[157] Deng J, Wang C, Xiang M, et al. Meta-analysis of postoperative efficacy in patients receiving chemoradiotherapy followed by surgery for resectable esophageal carcinoma[J]. Diagn Pathol, 2014, 9(1): 151.

[158] Kelsen DP, Winter KA, Gunderson LL, et al. Long-term results of RTOG trial 8911(USA Intergroup 113): a random assignment trial comparison of chemotherapy followed by surgery compared with surgery alone for esophageal cancer[J]. J Clin Oncol, 2007, 25(24): 3719-3725.

[159] Medical Research Council Oesophageal Cancer Working Group. Surgical resection with or without preoperative chemotherapy in oesophageal cancer: a randomised controlled trial[J]. Lancet, 2002, 359(9319): 1727-1733.

[160] Kunitoh H, Kato H, Tsuboi M, et al. Phase Ⅱ trial of preoperative chemoradiotherapy followed by surgical resection in patients with superior sulcus non-small-cell lung cancers: report of Japan Clinical Oncology Group trial 9806[J]. J Clin Oncol, 2008, 26(4): 644-649.

[161] Sjoquist KM, Burmeister BH, Smithers BM, et al. Survival after neoadjuvant chemotherapy or

chemoradiotherapy for resectable oesophageal carcinoma: an updated meta-analysis[J]. Lancet Oncol, 2011, 12(7): 681-692.

[162] Arnott SJ, Duncan W, Gignoux M, et al. Preoperative radiotherapy in esophageal carcinoma: a meta-analysis using individual patient data(Oesophageal Cancer Collaborative Group)[J]. Int J Radiat Oncol Biol Phys, 1998, 41(3): 579-583.

[163] 汪楣，谷铣之，黄国俊，等.食管癌术前放射治疗的前瞻性临床研究[J].中华放射肿瘤学杂志，2001，10(3)：168-171.

[164] van Hagen P, Hulshof MC, van Lanschot JJ, et al. Preoperative chemoradiotherapy for esophageal or junctional cancer[J]. N Engl J Med, 2012, 366(22): 2074-2084.

[165] Mariette C, Dahan L, Mornex F, et al. Surgery alone versus chemoradiotherapy followed by surgery for stage I and Ⅱ esophageal cancer: final analysis of randomized controlled phase Ⅲ trial FFCD 9901[J]. J Clin Oncol, 2014, 32(23): 2416-2422.

[166] Lee JL, Park SI, Kim SB, et al. A single institutional phase Ⅲ trial of preoperative chemotherapy with hyperfractionation radiotherapy plus surgery versus surgery alone for resectable esophageal squamous cell carcinoma[J]. Ann Oncol, 2004, 15(6): 947-954.

[167] Nakamura K, Kato K, Igaki H, et al. Three-arm phase Ⅲ trial comparing cisplatin plus 5-Fu (CF)versus docetaxel, cisplatin plus 5-Fu (DCF) versus radiotherapy with CF (CF-RT) as preoperative therapy for locally advanced esophageal cancer (JCOG1109, NExT study)[J]. Jpn J Clin Oncol, 2013, 43(7): 752-755.

[168] Berger AC, Farma J, Scott WJ, et al. Complete response to neoadjuvant chemoradiotherapy in esophageal carcinoma is associated with significantly improved survival[J]. J Clin Oncol, 2005, 23(19): 4330-4337.

[169] Bosset JF, Gignoux M, Triboulet JP, et al. Chemoradiotherapy followed by surgery compared with surgery alone in squamous-cell cancer of the esophagus[J]. N Engl J Med, 1997, 337(3): 161-167.

[170] Kelsen DP, Ginsberg R, Pajak TF, et al. Chemotherapy followed by surgery compared with surgery alone for localized esophageal cancer[J]. N Engl J Med, 1998, 339(27): 1979-1984.

[171] None. A comparison of chemotherapy and radiotherapy as adjuvant treatment to surgery for esophageal carcinoma. Japanese Esophageal Oncology Group[J]. Chest, 1993, 104(1): 203-207.

[172] Ando N, Iizuka T, Kakegawa T, et al. A randomized trial of surgery with and without chemotherapy for localized squamous carcinoma of the thoracic esophagus: the Japan Clinical Oncology Group Study[J]. J Thorac Cardiovasc Surg, 1997, 114(2): 205-209.

[173] Ando N, Iizuka T, Ide H, et al. Surgery plus chemotherapy compared with surgery alone for localized squamous cell carcinoma of the thoracic esophagus: a Japan Clinical Oncology Group Study—JCOG-9204[J]. J Clin Oncol, 2003, 21(24): 4592-4596.

[174] Zhang SS, Yang H, Xie X, et al. Adjuvant chemotherapy versus surgery alone for esophageal squamous cell carcinoma: a meta-analysis of randomized controlled trials and nonrandomized studies[J]. Dis Esophagus, 2014, 7(6): 574-584.

[175] Schreiber D, Rineer J, Vongtama D, et al. Impact of postoperative radiation after esophagectomy for esophageal cancer[J]. J Thorac Oncol, 2010, 5(2): 244-250.

[176] Chen J, Pan J, Zheng X, et al. Number and location of positive nodes, postoperative radiotherapy, and survival after esophagectomy with three-field lymph node dissection for thoracic esophageal squamous cell carcinoma[J]. Int J Radiat Oncol Biol Phys, 2012, 82(1): 475-482.

[177] Xiao ZF, Yang ZY, Liang J, et al. Value of radiotherapy after radical surgery for esophageal carcinoma: a report of 495 patients[J]. Ann Thorac Surg, 2003, 75(2): 331-336.

[178] Rice TW, Adelstein DJ, Chidel MA, et al. Benefit of postoperative adjuvant chemoradiotherapy in locoregionally advanced esophageal carcinoma[J]. J Thorac Cardiovasc Surg, 2003, 126(5): 1590-1596.

[179] 林宇，陈俊强，李建成，等. 淋巴结阳性胸段食管鳞癌术后放化疗的价值[J]. 中华肿瘤杂志，2014，36(2)：151-154.

[180] Zheng B, Zheng W, Zhu Y, et al. Role of adjuvant chemoradiotherapy in treatment of resectable esophageal carcinoma: a meta-analysis[J]. Chin Med J(Engl), 2013, 126(6): 1178-1182.

[181] Huang PM, Chen CN. The rapeutic strategies for esophagogastric junction cancer[J]. Formosan J Surg, 2015, 48(6): 185-197.

[182] Uedo N, Fujishiro M, Goda K, et al. Role of narrow band imaging for diagnosis of early-stage esophagogastric cancer: current consensus of experienced endoscopists in Asia-Pacific region [J]. Digest Endosc, 2011, 23(Suppl 1): 58.

[183] Kwee RM. Prediction of tumor response to neoadjuvant therapy in patients with esophageal cancer with use of 18F FDG PET: a systematic review[J]. Radiology, 2010, 254(3): 707.

[184] Hasegawa S, Yoshikawa T. Adenocarcinoma of the esophagogastric junction: incidence, characteristics, and treatment strategies[J]. Gastric Cancer, 2010, 13(2): 63-73.

[185] Gronnier C, Piessen G, Mariette C. Diagnosis and treatment of non-metastatic esophagogastric junction adenocarcinoma: what are the current options?[J]. J Visc Surg, 2012, 149(1): 23-33.

[186] Omloo JM, Lagarde SM, Hulscher JB, et al. Extended transthoracic resection compared with limited transhiatal resection for adenocarcinoma of the mid/distal esophagus: five-year survival of a randomized clinical trial[J]. Ann Surg, 2007, 246(6): 1000-1001.

[187] Sasako M, Sano T, Yamamoto S, et al. Left thoracoabdominal approach versus abdominal-transhiatal approach for gastric cancer of the cardia or subcardia: a randomised controlled trial [J]. Lancet Oncol, 2006, 7(8): 644.

[188] Hasegawa S, Yoshikawa T, Cho H, et al. Is adenocarcinoma of the esophagogastric junction different between Japan and western countries? The incidence and clinicopathological features at a Japanese high-volume cancer center[J]. World J Surg, 2009, 33(1): 95-103.

[189] Siewert JR, Stein HJ, Feith M. Adenocarcinoma of the esophagogastric junction[J]. Scand J Surg, 2006, 95(4): 260-269.

[190] Goto H, Tokunaga M, Miki Y, et al. The optimal extent of lymph node dissection for adenocarcinoma of the esophagogastric junction differs between Siewert type Ⅱ and Siewert type Ⅲ patients[J]. Gastric Cancer, 2014, 18(2): 375-381.

[191] Hosoda K, Yamashita K, Katada N, et al. Impact of lower mediastinal lymphadenectomy for the treatment of esophagogastric junction carcinoma[J]. Anticancer Res, 2015, 35(1): 445-456.

[192] Mine S, Sano T, Hiki N, et al. Lymphadenectomy around the left renal vein in Siewert type Ⅱ adenocarcinoma of the oesophagogastric junction[J]. Br J Surg, 2013, 100(2): 261.

[193] Sasako M, Sakuramoto S, Katai H, et al. Five-year outcomes of a randomized phase Ⅲ trial comparing adjuvant chemotherapy with S-1 versus surgery alone in stage Ⅱ or Ⅲ gastric cancer [J]. J Clin Oncol, 2011, 29(33): 4387.

[194] Bang YJ, Kim YW, Yang HK, et al. Adjuvant capecitabine and oxaliplatin for gastric cancer after D2 gastrectomy (CLASSIC): a phase 3 open-label, randomised controlled trial[J]. Lancet, 2012, 379(9813): 315.

[195] Cunningham D, Allum W H, Stenning SP, et al. Perioperative chemotherapy versus surgery alone for resectable gastroesophageal cancer[J]. N Engl J Med, 2006, 355(1): 11.

[196] Ychou M, Boige V, Pignon JP, et al. Perioperative chemotherapy compared with surgery alone for resectable gastroesophageal adenocarcinoma: an FNCLCC and FFCD multicenter phase Ⅲ trial[J]. J Clin Oncol, 2011, 29(13): 1715-1721.

[197] Allum WH, Stenning SP, Bancewicz J, et al. Long-term results of a randomized trial of surgery with or without preoperative chemotherapy in esophageal cancer[J]. J Clin Oncol, 2009, 27 (30): 5062.

[198] Schuhmacher C, Gretschel S, Lordick F, et al. Neoadjuvant chemotherapy compared with surgery alone for locally advanced cancer of the stomach and cardia: European Organisation for Research and Treatment of Cancer randomized trial 40954[J]. J Digest Oncol, 2010, 28(35): 5210-5218.

[199] Lee J, Lim DH, Kim S, et al. Phase Ⅲ trial comparing capecitabine plus cisplatin versus capecitabine plus cisplatin with concurrent capecitabine radiotherapy in completely resected gastric cancer with D2 lymph node dissection: the ARTIST trial[J]. J Clin Oncol, 2012, 30(3): 268.

[200] Fuchs CS, Niedzwiecki D, Mamon HJ, et al. Adjuvant chemoradiotherapy with epirubicin, cisplatin, and fluorouracil compared with adjuvant chemoradiotherapy with fluorouracil and

leucovorin after curative resection of gastric cancer: results from CALGB-80101(Alliance)[J]. J Clin Oncol, 2017, 35(32): 3671-3677.

[201] van HP, Hulshof MC, van Lanschot JJ, et al. Preoperative chemoradiotherapy for esophageal or junctional cancer[J]. N Engl J Med, 2012, 366(22): 2074-2084.

[202] Mariette C, Dahan L, Mornex F, et al. Surgery alone versus chemoradiotherapy followed by surgery for stage I and Ⅱ esophageal cancer: final analysis of randomized controlled phase Ⅲ Trial FFCD 9901[J]. J Clin Oncol, 2014, 32(23): 2416.

[203] Stahl M, Walz MK, Stuschke M, et al. Phase Ⅲ comparison of preoperative chemotherapy compared with chemoradiotherapy in patients with locally advanced adenocarcinoma of the esophagogastric junction[J]. J Clin Oncol, 2009, 27(6): 851.

[204] Ronellenfitsch U, Schwarzbach M, Hofheinz R, et al. Perioperative chemoradiotherapy versus primary surgery for resectable adenocarcinoma of the stomach, gastroesophageal junction, and lower esophagus[J]. Cochrane Database Syst Rev, 2013, 5(5): CD008107.

[205] Van Cutsem E, Moiseyenko VM, Tjulandin S, et al. Phase Ⅲ study of docetaxel and cisplatin plus fluorouracil compared with cisplatin and fluorouracil as first-line therapy for advanced gastric cancer: a report of thé V325 study group[J]. J Clin Oncol, 2006, 24: 4991-4997.

[206] Cunningham D, Okines AF, Ashley S. Capecitabine and oxaliplatin for advanced esophagogastric cancer[J]. N Engl J Med, 2008, 358(1): 36-46.

[207] Kang JH, Lee SI, Lim DH, et al. Salvage chemotherapy for pretreated gastric cancer: a randomized phase Ⅲ trial comparing chemotherapy plus best supportive care with best supportive care alone[J]. J Clin Oncol, 2012, 30(13): 1513.

[208] Kopp HG, Hofheinz RD. Targeted treatment of esophagogastric cancer[J]. Oncol Res Treat, 2016, 39(12): 788.

[209] Bang YJ, van CE, Feyereislova A, et al. Trastuzumab in combination with chemotherapy versus chemotherapy alone for treatment of HER-2-positive advanced gastric or gastro-oesophageal junction cancer(ToGA): a phase 3, open-label, randomised controlled trial[J]. J Digest Oncol, 2010, 376(9742): 687.

[210] Hecht JR, Bang YJ, Qin SK, et al. Lapatinib in combination with capecitabine plus oxaliplatin in human epidermal growth factor receptor 2-positive advanced or metastatic gastric, esophageal, or gastroesophageal adenocarcinoma: TRIO-013/LOGiC—a randomized phase Ⅲ trial[J]. J Clin Oncol, 2016, 34(5): 443.

[211] Satoh T, Xu RH, Chung HC, et al. Lapatinib plus paclitaxel versus paclitaxel alone in the second-line treatment of HER-2-amplified advanced gastric cancer in Asian populations: TyTAN—a randomized, phase Ⅲ study[J]. J Clin Oncol, 2014, 32(19): 2039.

[212] Fuchs CS, Tomasek J, Yong CJ, et al. Ramucirumab monotherapy for previously treated

advanced gastric or gastro-oesophageal junction adenocarcinoma(REGARD): an international, randomised, multicentre, placebo-controlled, phase 3 trial[J]. Lancet, 2014, 383(9911): 31-39.

[213]Wilke H, Muro K, van CE, et al. Ramucirumab plus paclitaxel versus placebo plus paclitaxel in patients with previously treated advanced gastric or gastro-oesophageal junction adenocarcinoma (RAINBOW): a double-blind, randomised phase 3 trial [J]. Lancet Oncol, 2014, 15(11): 1224-1235.

[214]Li J, Qin S, Xu J, et al. Randomized, double-blind, placebo-controlled phase Ⅲ trial of apatinib in patients with chemotherapy-refractory advanced or metastatic adenocarcinoma of the stomach or gastroesophageal junction[J]. J Clin Oncol, 2016, 34(13): 1448.

[215]Ohtsu A, Shah MA, van CE, et al. Bevacizumab in combination with chemotherapy as first-line therapy in advanced gastric cancer: a randomized, double-blind, placebo-controlled phase Ⅲ study[J]. J Clin Oncol, 2011, 29(30): 3968-3976.

[216] Waddell T, Chau I, Cunningham D, et al. Epirubicin, oxaliplatin, and capecitabine with or without panitumumab for patients with previously untreated advanced oesophagogastric cancer (REAL3): a randomised, open-label phase 3 trial[J]. Lancet Oncol, 2013, 14(6): 481.

[217]Lordick F, Kang YK, Chung HC, et al. Capecitabine and cisplatin with or without cetuximab for patients with previously untreated advanced gastric cancer (EXPAND): a randomised, open-label phase 3 trial[J]. Lancet Oncol, 2013, 14(6): 490.

[218] Dutton SJ, Ferry DR, Blazeby JM, et al. Gefitinib for oesophageal cancer progressing after chemotherapy (COG): a phase 3, multicentre, double-blind, placebo-controlled randomised trial [J]. Lancet Oncol, 2014, 15(8): 894.

[219] Kang YK, Boku N, Satoh T, et al. Nivolumab in patients with advanced gastric or gastro-oesophageal junction cancer refractory to, or intolerant of, at least two previous chemotherapy regimens (ONO-4538-12, ATTRACTION-2): a randomised, double-blind, placebo-controlled, phase 3 trial[J]. Lancet, 2017, 390(10111): 2461.

[220] Taieb J, Moehler M, Boku N, et al. Evolution of checkpoint inhibitors for the treatment of metastatic gastric cancers: current status and future perspectives[J]. Cancer Treat Rev, 2018, 66: 104-113.

[221] Chen XL, Chen XZ, Yang C, et al. Docetaxel, cisplatin and fluorouracil(DCF)regimen compared with non-taxane-containing palliative chemotherapy for gastric carcinoma: a systematic review and meta-analysis[J]. PLoS One, 2013, 8(4): e60320.

[222]Kang YK, Kang WK, Shin DB, et al. Capecitabine/cisplatin versus 5-fluorouracil/cisplatin as first-line therapy in patients with advanced gastric cancer: a randomised phase Ⅲ noninferiority trial[J]. Ann Oncol, 2009, 20(4): 666-673.

[223]Ajani JA, Rodriguez W, Bodoky G, et al. Multicenter phase Ⅲ comparison of cisplatin/S-1 with

cisplatin/infusional fluorouracil in advanced gastric or gastroesophageal adenocarcinoma study: the FLAGS trial[J]. J Clin Oncol, 2010, 28(9): 1547-1553.

[224] Fukuchi M, Ishiguro T, Ogata K, et al. Prognostic role of conversion surgery for unresectable gastric cancer[J]. Ann Surg Oncol, 2015, 22(11): 3618-3624.

[225] Inoue K, Nakane Y, Kogire M, et al. Phase Ⅱ trial of preoperative S-1 plus cisplatin followed by surgery for initially unresectable locally advanced gastric cancer[J]. Eur J Surg Oncol, 2012, 38(2): 143-149.

[226] Kim SW. The result of conversion surgery in gastric cancer patients with peritoneal seeding[J]. J Gastric Cancer, 2014, 14(4): 266-270.

[227] Du Y, Cheng X, Yu P, Y et al. PCF chemotherapy combined with surgical treatment of late gastric cancer[J]. Hepatogastroenterology, 2014, 61(132): 1159-1164.

[228] Yoshida K, Yamaguchi K, Okumura N, et al. Is conversion therapy possible in stage IV gastric cancer: the proposal of new biological categories of classification[J]. Gastric Cancer, 2016, 19 (2): 329-338.

[229] 李子禹，薛侃，季加孚．晚期胃癌转化治疗中基于手术的分型[J]．中华胃肠外科杂志，2017，20(7)：721-725.

[230] Satoh S, Okabe H, Teramukai S, et al. Phase Ⅱ trial of combined treatment consisting of preoperative S-1 plus cisplatin followed by gastrectomy and postoperative S-1 for stage IV gastric cancer[J]. Gastric Cancer, 2012, 15(1): 61-69.

[231] Wagner AD, Unverzagt S, Grothe W, et al. Chemotherapy for advanced gastric cancer[J]. Cochrane Database Syst Rev, 2010,3: CD004064.

[232] Al-Batran SE, Homann N, Pauligk C, et al. Effect of neoadjuvant chemotherapy followed by surgical resection on survival in patients with limited metastatic gastric or gastroesophageal junction cancer: the AIO-FLOT3 trial[J]. JAMA Oncol, 2017, 3(9): 1237-1244.

[233] Kinoshita J, Fushida S, Tsukada T, et al. Efficacy of conversion gastrectomy following docetaxel, cisplatin, and S-1 therapy in potentially resectable stage IV gastric cancer[J]. Eur J Surg Oncol, 2015, 41(10): 1354-1360.

[234] Song JH, Kim SW, Song SK, et al. The resultsof primary chemotherapy of TS-1 / cisplatinregimen in unresectable or metastatic gastric cancer patients[J]. Korean J Clin Oncol, 2014, 10(1): 41-45.

[235] Wang Y, Yu YY, Li W, et al. A phase Ⅱ trial of Xeloda and oxaliplatin (XELOX) neo-adjuvant chemotherapy followed by surgery for advanced gastric cancer patients with para-aortic lymph node metastasis[J]. Cancer Chemother Pharmacol, 2014, 73(6): 1155-1161.

[236] Bang YJ, van Cutsem E, Feyereislova A, et al. Trastuzumab in combination with chemotherapy versus chemotherapy alone for treatment of HER-2-positive advanced gastric or gastro-

oesophageal junction cancer (ToGA): a phase 3, open-label, randomised controlled trial[J]. Lancet, 2010, 376(9742): 687-697.

[237]Mitsui Y, Sato Y, Miyamoto H, et al. Trastuzumab in combination with docetaxel/cisplatin/S-1 (DCS)for patients with HER-2-positive metastatic gastric cancer: feasibility and preliminary efficacy[J]. Cancer Chemother Pharmacol, 2015, 76(2): 375-382.

[238] Imano M, Yasuda A, Itoh T, et al. Phase Ⅱ study of single intraperitoneal chemotherapy followed by systemic chemotherapy for gastric cancer with peritoneal metastasis [J]. J Gastrointest Surg, 2012, 16(12): 2190-2196.

[239]Coccolini F, Cotte E, Glehen O, et al. Intraperitoneal chemotherapy in advanced gastric cancer. Meta-analysis of randomized trials[J]. Eur J Surg Oncol, 2014, 40(1): 12-26.

[240] Kitayama J, Ishigami H, Yamaguchi HY, et al. Salvage gastrectomy after intravenous and intraperitoneal paclitaxel (PTX) administration with oral S-1 for peritoneal dissemination of advanced gastric cancer with malignant ascites[J]. Ann Surg Oncol, 2014, 21(2): 539-546.

[241]朱正纲.胃癌腹膜转移转化性治疗的临床意义[J].中国肿瘤外科杂志,2016,8(4):213-216.

[242]Fujitani K, Yang HK, Mizusawa J, et al. Gastrectomy plus chemotherapy versus chemotherapy alone for advanced gastric cancer with a single non-curable factor(REGATTA): a phase 3, randomised controlled trial[J]. Lancet Oncol, 2016, 17(3): 309-318.

[243] Cunningham D, Allum WH, Stenning SP, et al. Perioperative chemotherapy versus surgery alone for resectable gastroesophageal cancer[J]. N Engl J Med, 2006, 355(1): 11-20.

[244]Yoshikawa T, Tanabe K, Nishikawa K, et al. Induction of a pathological complete response by four courses of neoadjuvant chemotherapy for gastric cancer: early results of the randomized phase Ⅱ COMPASS trial[J]. Ann Surg Oncol, 2014, 21(1): 213-219.

[245]Yamaguchi K, Yoshida K, Tanahashi T, et al. The long-term survival of stage IV gastric cancer patients with conversion therapy[J]. Gastric Cancer, 2018, 21(2): 315-323.

[246]Bauer S, Hartmann JT, de Wit M, et al. Resection of residual disease in patients with metastatic gastrointestinal stromal tumors responding to treatment with imatinib[J]. Int J Cancer, 2005, 117: 316-325.

[247] Bauer S, Rutkowski P, Hohenberger P, et al. Long-term follow-up of patients with GIST undergoing metastasectomy in the era of imatinib — analysis of prognostic factors(EORTC-STBSG collaborative study)[J]. Eur J Surg Oncol, 2014, 40(4): 412-419.

[248] Yu P, Huang L, Cheng G, et al. Treatment strategy and prognostic factors for Krukenberg tumors of gastric origin: report of a 10-year single-center experience from China [J]. Oncotarget, 2017, 8(47): 82558-82570.

[249]Fukuchi M, Ishiguro T, Ogata K, et al. Prognostic role of conversion surgery for unresectable gastric cancer[J]. Ann Surg Oncol, 2015, 22(11): 3618-3624.

[250] Sasako M, Sano T, Yamamoto S, et al. D2 lymphadenectomy alone or with para-aortic nodal dissection for gastric cancer[J]. N Engl J Med, 2008, 359(5): 453-462.

[251] Tsuburaya A, Mizusawa J, Tanaka Y, et al. Neoadjuvant chemotherapy with S-1 and cisplatin followed by D2 gastrectomy with para-aortic lymph node dissection for gastric cancer with extensive lymph node metastasis[J]. Br J Surg, 2014, 101(6): 653-660.

[252] Ishigami H, Yamaguchi H, Yamashita H, et al. Surgery after intraperitoneal and systemic chemotherapy for gastric cancer with peritoneal metastasis or positive peritoneal cytology findings[J]. Gastric Cancer, 2017, 20(Suppl 1): 128-134.

[253] Kodera Y, Fujitani K, Fukushima N, et al. Surgical resection of hepatic metastasis from gastric cancer: a review and new recommendation in the Japanese gastric cancer treatment guidelines [J]. Gastric Cancer, 2014, 17(2): 206-212.

[254] Liu J, Li JH, Zhai RJ, et al. Predictive factors improving survival after gastric and hepatic surgical treatment in gastric cancer patients with synchronous liver metastases[J]. Chin Med J (Engl), 2012, 125(2): 165-171.

[255] Cheon SH, Rha SY, Jeung HC, et al. Survival benefit of combined curative resection of the stomach(D2 resection) and liver in gastric cancer patients with liver metastases[J]. Ann Oncol, 2008, 19(6): 1146-1153.

[256] 竹永宝，赵爱光. 转化治疗在晚期胃癌中的应用[J]. 世界华人消化杂志，2016，24(18)：2830-2837.

[257] Yasuhide Y, Narikazu B, Junki M, et al. Phase Ⅲ study comparing triplet chemotherapy with S-1 and cisplatin plus docetaxel versus doublet chemotherapy with S-1 and cisplatin for advanced gastric cancer (JCOG-1013)[J]. J Clin Oncol, 2018, 36(Suppl): abstr 4009.

[258] Qiu MZ, Xu RH. The progress of targeted therapy in advanced gastric cancer[J]. Biomark Res, 2013, 1(1): 32.

[259] Pinto C, Di Fabio F, Siena S, et al. Phase Ⅱ study of cetuximab in combination with FOLFIRI in patients with untreated advanced gastric or gastroesophageal junction adenocarcinoma (FOLCETUX study)[J]. Ann Oncol, 2007, 18(3): 510-517.

[260] Lordick F, Kang YK, Chung HC, et al. Capecitabine and cisplatin with or without cetuximab for patients with previously untreated advanced gastric cancer (EXPAND): a randomised, open-label phase 3 trial[J]. Lancet Oncol, 2013, 14(6): 490-499.

[261] Okines AF, Ashley SE, Cunningham D, et al. Epirubicin, oxaliplatin, and capecitabine with or without panitumumab for advanced esophagogastric cancer: dose-finding study for the prospective multicenter, randomized, phase Ⅱ/Ⅲ REAL-3 trial[J]. J Clin Oncol, 2010, 28(25): 3945-3950.

[262] Yamamoto H, Watanabe Y, Maehata T, et al. An updated review of gastric cancer in the next-generation sequencing era: insights from bench to bedside and vice versa [J]. World J Gastroenterol, 2014, 20(14): 3927-3937.

[263] Yang J, Luo H, Li Y, et al. Intratumoral heterogeneity determines discordant results of diagnostic tests for human epidermal growth factor receptor(HER)2 in gastric cancer specimens [J]. Cell Biochem Biophys, 2012, 62(1): 221-228.

[264] Bang YJ, van Cutsem E, Feyereislova A, et al. Trastuzumab in combination with chemotherapy versus chemotherapy alone for treatment of her2-positive advanced gastric or gastro-oesophageal junction cancer(ToGA): a phase 3, open-label, randomised controlled trial [J]. Lancet, 2010, 376(9742): 687-687.

[265] Li Q, Jiang HQ, Li H, et al. Efficacy of trastuzumab beyond progression in HER-2 positive advanced gastric cancer: a multicenter prospective observational cohort study [J]. Oncotarget, 2016, 7: 50656-50665.

[266] Akitaka M, Mototsugu Sa, Tomomi K. Trastuzumab beyond first progression in cases of HER-2-positive advanced gastric or gastro-oesophageal junction cancer: initial results from KSCC1105, a trastuzumab observational cohort study. Proceeding of 2017 ASCO GI [J]. Chicago, Illinois: ACSO, 2017.

[267] Juliette P, David T, Astrid P. Trastuzumab beyond progression in patients with HER-2-positive advanced gastric adenocarcinoma: a multicenter AGEO study. Preceeding of 2017 ASCO GI [J]. Chicago, Illinois: ACSO, 2017.

[268] Yasuhide Y, Narikazu B, Junki M, et al. Phase Ⅲ study comparing triplet chemotherapy with S-1 and cisplatin plus docetaxel versus doublet chemotherapy with S-1 and cisplatin for advanced gastric cancer(JCOG-1013) [J]. J Clin Oncol, 2018, 36(Suppl): abstr 4009.

[269] Chen SC, Kagedal M, Gao Y, et al. Population pharmacokinetics of trastuzumab emtansine in previously treated patients with HER-2-positive advanced gastric cancer (AGC) [J]. Cancer Chemother Pharmacol, 2017, 80(6): 1147-1159.

[270] Bang YJ. A randomized, open-label, phase Ⅲ study of lapatinib in combination with weekly paclitaxel versus weekly paclitaxel alone in the second-line treatment of HER-2 amplified advanced gastric cancer(AGC)in Asian population: Tytan study [J]. J Clin Oncol, 2012, 30(34 Suppl): abstr 11.

[271] Hecht JR, Bang YJ, Qin SK, et al. Lapatinib in combination with capecitabine plus oxaliplatin (Capeox) in Her2-positive advanced or metastatic gastric, esophageal, or gastroesophageal adenocarcinoma(AC): the trio-013/LOGIC trial [J]. J Clin Oncol, 2013, 31(18 Suppl): abstr LBA4001.

[272] Tabernero J, Hoff PM, Shen L, et al. Pertuzumab(P)with trastuzumab (T) and chemotherapy (CTX) in patients (PTS) with her2-positive metastatic gastric or gastroesophageal junction (GEJ) cancer: an international phase Ⅲ study (JACOB) [J]. J Clin Oncol, 2013, 31(Suppl): abstr TPS4150.

[273] Hanahan D, Weinberg RA. Hallmark of cancer: the next generation [J]. Cell, 2011, 144(5):

646-674.

[274]Liu YF, Guo S, Zhao R, et al. Correlation of vascular endothelial growth factor expression with tumor recurrence and poor prognosis in patients with pN0 gastric cancer[J]. World J Surg, 2012, 36(1): 109-117.

[275] Abdel-Rahman O. Targeting vascular endothelial growth factor (VEGF) pathway in gastric cancer: preclinical and clinical aspects[J]. Crit Rev Oncol Hematol, 2015, 93(1): 18-27.

[276] Fuchs CS, Tomasek J, Yong CJ, et al. Ramucirumab monotherapy for previously treated advanced gastric or gastro-oesophageal junction adenocarcinoma (REGARD): an international, randomised, multicentre, placebo-controlled, phase 3 trial[J]. Lancet, 2014, 383(9911): 31-39.

[277] Wilke H, Muro K, van Cutsem E, et al. Ramucirumab plus paclitaxel versus placebo plus paclitaxel in patients with previously treated advanced gastric or gastro-oesophageal junction adenocarcinoma (RAINBOW): a double-blind, randomised phase 3 trial[J]. Lancet Oncol, 2014, 15(11): 1224-1235.

[278] Yoon HH, Bendell JC, Braiteh FS, et al. Ramucirumab (RAM) plus FOLFOX as front-line thetrapy (Rx) for advanced gastric or esophageal adenocarcinoma (GE-AC): randomized, double-blind, multicenter phase 2 trial[J]. J Clin Oncol, 2014, 32: (5 Suppl): abstr 4004.

[279]Fuchs CS, Kohei S, Maria Di B, et al. RAINFALL: a randomized, double-bind, placeb-o-controlled phase 3 study of cisplatin (Cis) plus capecitabine (Cape) or 5FU with or without ramucirumab (RAM) as first-line therapy in patients with m-etastatic gastric or gastroesophageal junction (G-GEJ) adenocarcinoma[J]. Proceeding of 2018 ASCO. Chicago: ACSO, 2018. abstr 05.

[280]Li J, Qin S, Xu J, et al. Randomized, double-blind, placebo-controlled phase Ⅲ trial of apatinib in patients with chemotherapy-refractory advanced or metastatic adenocarcinoma of the stomach or gastroesophageal junction[J]. J Clin Oncol, 2016, 34(13): 1448-1454.

[281] Pavlakis N, Sjoquist KM, Martin AJ, et al. Regorafenib for the treatment of advanced gastric cancer (INTEGRATE): a multinational placebo-controlled phase Ⅱ trial[J]. J Clin Oncol, 2016, 34(23): 2728-2735.

[282]Moehler M, Mueller A, Hartmann JT, et al. An open-label, multicenter bioma-rker-oriented AIO phase Ⅱ trial of sunitinib for patients with chemo-refractory advanced gastric cancer[J]. Eur J Cancer, 2011, 47(10): 1511-1520.

[283] Yi JH, Lee J, Lee J, et al. Randomised phase Ⅱ trial of docetaxel and sunitinib in patients with metastatic gastric cancer who were previously treated with fluoropyrimidine and platinum[J]. Br J Cancer, 2012, 106(9): 1469-1474.

[284] Martin-Richard M, Gallego R, Pericay C, et al. Multicenter phase Ⅱ study of oxaliplatin and sorafenib in advanced gastric adenocarcinoma after failure of cisplatin and fluoropyrimidine treatment. A GEMCAD study[J]. Invest New Drugs, 2013, 31(6): 1573-1579.

[285] Kang Y, Lee KH, Shen L, et al. Randomized phase Ⅱ study of capecitabine and cisplatin cancer: stargate study[J]. Ann Oncol, 2014, 25(Suppl 4): iv210-iv253.

[286] Ohtsu A, Shah MA, van Custem E, et al. Bevacizumab in combination with che-motherapy as first-line therapy in advanced gastric cancer: a randomized, double-blind, placebo-controlled phase Ⅲ study[J]. J Clinl Oncol, 2011, 29(30): 3968-3976.

[287] Shen L, Li J, Xu J, et al. Bevacizumab plus capecitabine and cisplatin in Chinese patients with inoperable locally advanced or metastatic gastric or gastroesophageal junction cancer: randomized, double-blind, phase Ⅲ study (AVATAR study)[J]. Gastric Cancer, 2015, 18(1): 168-176.

[288] Kunz PL, Nandoskar P, Koontz MZ, et al. A phase Ⅱ study of capecitabine, carboplatin, and bevacizumab for metastatic or unresectable gastroesophageal junction and gastric adenocarcinoma[J]. J Clin Oncol, 2014, 32(Suppl 3): abstr 115.

[289] Lee MY, Kim ST, Lee JY, et al. Prospective phase Ⅱ trial of pazopanib plus CapeOX (capecitabine and oxaliplatin) in previously untreated patients with advanced gastric cancer[J]. J Clin Oncol, 2015, 33(Suppl): abstr 4049.

[290] Enzinger PC, McCleary NJ, Zheng H, et al. Multicenter double-blind randomized phase Ⅱ: FOLFOX＋ziv-aflibercept/placebo for patients (pts) with chemonaive metastatic esophagogastric adenocar-cinoma (MEGA)[J]. J Clin Oncol, 2016, 34(Suppl 4): abstr 4.

[291] Lee J, Seo JW, Jun HJ, et al. Impact of MET amplification on gastric cancer: possible roles as a novelprognostic marker and a potential therapeutic target[J]. Oncol Rep, 2011, 25(6): 1517-1524.

[292] Davidenko I, Iveson T, Donehower RC, et al. Updated efficacy, biomarker, and exposure-response data form a phase 2 study of rilotumumab (R) plus epirubicin, cisplatin, and capecitabine (ECX) in gastric(G) or esophagogastric junction (EGJ) cancer [J]. Ann Oncol, 2012, 23(Suppl 9): abstr 687.

[293] Catenacci DVT, Tebbutt NC, Davidenko I, et al. Rilotumumab plus epirubicin, cisplatin, and capecitabine as first-line therapy in advanced MET-positive gastric or gastro-oesophageal junction cancer (RILOMET-1): a randomised, double-blind, placebo-controlled, phase 3 trial [J]. Lancet Oncol, 2017, 18(11): 1467-1482.

[294] Shah MA, Bang YJ, Lordick F, et al. Effect of fluorouracil, leucovorin, and oxaliplatin with or without onartuzumab in HER-2-negative, MET-positive gastroesophageal adenocarcinoma: the MET Gastric Randomized Clinical Trial[J]. JAMA Oncol, 2017, 3(5): 620-627.

[295] Li M, Sun HW, Song LJ, et al. Immunohistochemical expression of mTOR negatively correlates with PTEN expression in gastric carcinoma[J]. Oncol Lett, 2012, 4(6): 1213-1218.

[296] Ohtsu A, Ajani JA, Bai YX, et al. Everolimus for previously treated advanced gastric cancer: results of the randomized, double-blind, phase Ⅲ GRANITE-1 study[J]. J Clin Oncol, 2013, 31

(31): 3935-3943.

[297] Bang YJ, Xu RH, Chin K, et al. Olaparib in combination with paclitaxel in patients with advanced gastric cancer who have progressed following first-line therapy (GOLD): a double-blind, randomised, placebo-controlled, phase 3 trial[J]. Lancet Oncol, 2017, 18(12): 1637-1651.

[298] Al-Batran S, Schuler MH, Zvirbule Z, et al. FAST: an international, multicenter, randomized, phase Ⅱ trial of epirubicin, oxaliplatin, and capecitabine (EOX) with or without IMAB362, a first-in-class anti-CLDN18.2 antibody, as first-line therapy inpatients with advanced CLDN18.2 gastric and gastroesophageal junction (GEJ) adenocarcinoma. Proceeding of 2016 ASCO[C]. Chicago: ASCO, 2016.

[299] Kang YK, Boku N, Satoh T, et al. Nivolumab in patients with advanced gastric or gastro-oesophageal junction cancer refractory to, or intolerant of, at least two previous chemotherapy regimens (ONO-4538-12, ATTRACTION-2): a randomised, double-blind, placebo-controlled, phase 3 trial[J]. Lancet, 2017, 390(10111): 2461.

[300] Fuchs CS, Doi T, Raymond Woo-Jun J, et al. KEYNOTE-059 cohort 1: efficacy and safety of pembrolizumab (pembro) monotherapy in patients with previously treated advanced gastric cancer[J]. J Clin Oncol, 2017, 35(15 Suppl): abstr 4003.

[301] Kohei S, Mustafa O, Yung-Jue B, et al. Pembrolizumb versus paclitaxel for previously treated, advanced gastric or gastro-oesophageal junction cancer (KEYNOTE-061): a randomized, open-label, controlled, phase 3 trial[J]. Lancet Oncol, 2018, 14: 123-133.

[302] Muro K, Chung H C, Shankaran V, et al. Pembrolizumab for patients with PD-L1-positive advanced gastric cancer (KEYNOTE-012): a multicentre, open-label, phase 1b trial[J]. Lancet Oncol, 2016, 17(6): 717-726.

[303] Kang YK, Boku N, Satoh T, et al. Nivolumab in patients with advanced gastric or gastro-oesophageal junction cancer refractory to, or intolerant of, at least two previous chemotherapy regimens (Ono-4538-12, Attraction-2): a randomised, double-Blind, placebo-controlled, phase 3 trial'[J], lancet, 2017, 390(10111), 2461.

[304] Ralph C, Elkord E, Burt DJ, et al. Modulation of Lymphocyte Regulation for Cancer Therapy: a Phase Ⅱ Trial of Tremelimumab in Advanced Gastric and Esophageal Adenocarcinoma[J]. Clin. Cancer Res, 2010, 16(5), 1662-1672.

[305] Sharma P, Allison JP. Immune checkpoint targeting in cancer therapy: toward combination strategies with curative potential[J]. Cell, 2015, 161(2), 205-214.

[306] Frederick DT, Piris A, Cogdill AP, et al. BRAF Inhibition Is Associated with Enhanced Melanoma Antigen Expression and a More Favorable Tumor Microenvironment in Patients with Metastatic Melanoma[J]. Clin. Cancer Res, 2013, 19(5), 1225-1231.

[307] Atefi M, Avramis E, Lassen A, et al. Effects of MAPK and PI3K Pathways on PD-L1

Expression in Melanoma[J]. Clin. Cancer Res, 2014, 20(13), 3446-3457.

[308]Puzanov I, Callahan MK, Linette GP, et al. Phase 1 study of the BRAF inhibitor dabrafenib (D) with or without the MEK inhibitor trametinib (T) in combination with ipilimumab(Ipi) for V600E/K mutation-positive unresectable or metastatic melanoma (MM)[J/OL]. J Clin Oncol. [Internet].

[309]Ribas A, Hodi FS, Callahan M, et al. Hepatotoxicity with Combination of Vemurafenib and Ipilimumab[J]. N. Engl. J. Med, 2013, 368(14), 1365-1366.

[310]Gubin MM, Zhang X, Schuster H, et al. Checkpoint blockade cancer immunotherapy targets tumour-specific mutant antigens[J]. Nature, 2014, 515(7528), 577-581.

[311]Terme M, Colussi O, Marcheteau E, et al. Modulation of immunity by antiangiogenic molecules in cancer[J]. Clin Dev Immunol, 2012(1), 492(920).

[312]Yasuda S, Sho M, Yamato I, et al. Simultaneous blockade of programmed death 1 and vascular endothelial growth factor receptor 2(VEGFR2) induces synergistic anti-tumour effect in vivo [J]. Clin Exp Immunol, 2013, 172(3), 500-506.

[313]Pembrolizumab and Monoclonal Antibody Therapy in Advanced Cancer[J/OL]-Full Text View-ClinicalTrials.gov [Internet]. Available from: https://clinicaltrials.gov/ct2/show/NCT02318901?term=NCT02318901&rank=1.

[314] Larkin J, Chiarion-Sileni V, Gonzalez R, et al. Combined Nivolumab and Ipilimumab or Monotherapy in Untreated Melanoma[J]. N Engl J Med, 2015, 373(1), 23-34.

第六章 肝 癌

第一节 流行病学

一、肝癌全球流行状况

(一)流行现状

GLOBOCAN-2012资料显示,2012年全球有782451例新发肝癌病例,其中男性554369例,女性228082例。全球肝癌粗发病率为11.1/10万,世界年龄标准化(简称世标)发病率为10.1/10万,发病构成比为1.14%。GLOBOCAN-2018资料显示,2018年全球有841080例新发肝癌病例,其中男性596574例,女性244506例。全球肝癌粗发病率为11.0/10万,世界标化发病率为9.3/10万。

GLOBOCAN-2012资料显示,全球肝癌死亡病例745533例,其中男性521041例,女性224492例。全球肝癌粗死亡率为10.6/10万,世界标化死亡率为9.5/10万,死亡构成比为1.04%。GLOBOCAN-2018资料显示,全球肝癌死亡病例781631例,其中男性548375例,女性233256例。全球肝癌粗死亡率为10.2/10万,世界标化死亡率为8.5/10万。

2002—2018年,全球男性肝癌死亡率为14.1/10万～14.6/10万,女性肝癌死亡率为6.0/10万～6.5/10万。2002—2018年,肝癌死亡率有轻微的上升,提示肝癌疾病负担依旧严峻,肝癌依然是全球共同关注的健康问题之一。

GLOBOCAN-2018资料显示,常见癌症的世标发病率和死亡率详见表6-1-1。

表6-1-1 常见癌症的世标发病率和死亡率(1/10万)

癌种	男性		女性	
	发病率	死亡率	发病率	死亡率
肺癌	31.5	27.1	14.6	11.2
乳腺癌	—	—	46.3	13.0
肠癌	23.6	10.8	16.3	7.2
胃癌	15.7	11.7	7.0	5.2
肝癌	13.9	12.7	4.9	4.6
前列腺癌	29.3	7.6	—	—

续表

癌种	男性		女性	
	发病率	死亡率	发病率	死亡率
食管癌	9.3	8.3	3.5	3.0
宫颈癌	—	—	8.4	6.9
胰腺癌	5.5	5.1	4.0	3.8
淋巴瘤	6.7	3.3	4.7	2.0

(二)全球肝癌地区分布特征

肝癌在全球范围内具有明显的地域分布差异(见表6-1-2)。肝癌在很大程度上是一个不发达地区的问题。2012年,全球有782451例新发肝癌病例,83%(仅中国就占50%)发生在不发达地区。2018年,全球有841080例新发肝癌病例,中国肝癌发病例数占全球的46.71%。全球范围内,东亚、北亚和南亚是肝癌发病的高发区。2018年,全球肝癌粗发病率最高的5个国家或地区分别为蒙古(71.8/10万)、泰国(33.7/10万)、朝鲜(32.3/10万)、日本(27.9/10万)和中国(27.6/10万)。与全球肝癌粗发病率平均水平相近的国家或地区有卢森堡、美国、英国、匈牙利、瑞士、德国、丹麦、加拿大、危地马拉、新西兰,粗发病率为10.2/10万～11.9/10万。各大洲情况如下,亚洲和北美洲的肝癌粗发病率最高,分别为13.4/10万和11.5/10万;非洲、拉丁美洲和加勒比地区肝癌粗发病率较低,分别为5.0/10万和5.9/10万。

肝癌的发病和死亡地域分布相似。2018年全球肝癌粗死亡率最高的5个国家或地区分别是蒙古(56.8/10万)、泰国(33.5/10万)、越南(26.3/10万)、中国(25.9/10万)和埃及(25.2/10万)。与全球肝癌粗死亡率平均水平相近的国家或地区有澳大利亚、德国、加拿大、芬兰、英国、塞尔维亚、瑞士、波多黎各、危地马拉、丹麦等,粗死亡率为10.1/10万～10.8/10万。各大洲情况如下,亚洲和欧洲的肝癌粗死亡率最高,分别为12.5/10万和10.4/10万;非洲和拉丁美洲和加勒比地区肝癌粗死亡率较低,分别为4.9/10万和5.6/10万。

表6-1-2 中国和世界部分国家肝癌发病率和死亡率(GLOBOCAN-2012)

国家/地区	发病率(1/10万)				死亡率(1/10万)			
	男性		女性		男性		女性	
	粗率	世标率	粗率	世标率	粗率	世标率	粗率	世标率
中国	41.5	33.7	15.5	10.9	39.9	32.3	15.5	10.7
全球	15.6	15.3	6.5	5.4	14.6	14.3	6.4	5.1
发达国家	15.2	8.6	6.6	2.7	13.3	7.1	6.7	2.5
发展中国家	15.7	17.8	6.5	6.6	14.9	17.0	6.4	6.4
蒙古	63.3	97.8	43.7	61.1	56.4	89.3	38.5	54.1
老挝	46.7	78.7	19.7	29.7	44.7	77.0	18.8	28.4
越南	37.9	40.2	11.4	10.9	36.0	39.1	10.9	10.4
韩国	51.9	36.7	12.6	8.7	27.5	25.3	12.1	8.2

续表

国家/地区	发病率(1/10万)				死亡率(1/10万)			
	男性		女性		男性		女性	
	粗率	世标率	粗率	世标率	粗率	世标率	粗率	世标率
柬埔寨	20.4	32.7	11.1	14.2	19.4	32.9	10.5	13.6
泰国	42.9	34.8	16.1	11.3	40.8	33.1	15.3	11.3
摩洛哥	1.2	1.5	0.9	1.0	1.2	1.5	0.8	0.9
突尼斯	1.3	1.4	0.8	0.8	1.3	1.3	0.7	0.7
尼泊尔	0.7	1.2	0.5	0.7	0.7	1.1	0.5	0.6
韩国	51.9	36.7	12.6	8.7	27.5	25.3	12.1	8.2
日本	38.4	14.6	19.3	4.7	34.0	12.0	17.9	4.0
尼泊尔	0.7	1.2	0.5	0.7	0.7	1.1	0.5	0.6
埃及	29.6	38.1	12.3	14.1	28.3	37.0	11.6	13.3
南非	4.6	6.5	3.2	3.5	4.4	6.5	3.0	3.3
摩洛哥	1.2	1.5	0.9	1.0	1.2	1.5	0.8	0.9
危地马拉	9.8	16.0	10.5	16.0	9.5	15.2	10.0	15.0
美国	14.4	9.8	4.9	2.8	10.8	7.0	4.7	2.3
哥伦比亚	2.6	3.2	2.8	2.8	3.5	4.2	3.8	3.7
意大利	24.1	11.0	11.4	3.6	20.1	8.3	10.3	2.8
德国	15.9	7.2	6.7	2.3	12.6	5.4	6.4	2.0
挪威	4.7	2.9	2.9	1.4	3.9	2.1	3.0	1.3
瓦努阿图	16.4	23.6	4.0	6.5	16.4	23.6	4.0	6.5
澳大利亚	10.3	6.4	4.2	2.1	9.2	5.5	4.2	2.0
萨摩亚	3.1	5.0	1.1	0.9	3.1	5.0	1.1	0.9

二、中国肝癌的流行状况

(一)流行现状

GLOBOCAN-2012资料显示,全球肝癌发病782451例,而中国肝癌发病394770例,占全球肝癌发病的50.45%。其中,中国男性肝癌病例293318例,占全球男性肝癌病例的52.91%;中国女性肝癌病例101452例,占全球女性肝癌病例的44.48%。中国肝癌发病率为29.0/10万,其中男性为41.5/10万,女性为15.5/10万。GLOBOCAN-2018资料显示,2018年全球肝癌发病841080例,而中国肝癌发病392868例,占全球肝癌发病的46.71%。其中,中国男性肝癌发病292898例,占全球男性肝癌发病的49.10%;中国女性肝癌发病99970例,占全球女性肝癌发病的40.89%。中国肝癌粗发病率为27.6/10万,其中男性为40.0/10万,女性为14.5/10万。中国肝癌粗发病率是全球粗发病率(11.0/10万)的2.51倍。

GLOBOCAN-2012，中国肝癌死亡病例383203例，其中男性281802例，女性101401例。中国肝癌死亡率为28.1/10万，其男性为39.9/10万，女性为15.5/10万。中国肝癌死亡率(28.1/10万)是世界肝癌死亡率(10.6/10万)的2.65倍。GLOBOCAN-2018资料显示，2018年中国肝癌死亡病例368960例，其中男性273014例，女性95946例。中国肝癌粗死亡率为25.9/10万，其中男性肝癌粗死亡率为37.3/10万，女性肝癌粗死亡率为13.9/10万。中国肝癌粗死亡率(25.9/10万)是全球肝癌粗死亡率(10.2/10万)的2.54倍。

《2016中国肿瘤登记年报》数据显示，2013年中国肿瘤登记地区癌症发病率为284.55/10万(男性为314.06/10万，女性为254.19/10万)，中国年龄标准化(简称中标)发病率为190.10/10万，世标发病率为186.24/10万。2013年全国癌症发病第1位为肺癌，其次是女性乳腺癌、胃癌、肝癌和结直肠癌。2013年中国肿瘤登记地区肝癌新发病例数估计为63794例，其中男性为46768例，女性为17026例。肝癌新发病例数占全部恶性肿瘤发病数的9.90%，肝癌发病率为28.17/10万，中标发病率为18.72/10万，世标发病率为18.36/10万。肝癌位居癌症发病第4位。

《2016中国肿瘤登记年报》数据显示，中国肿瘤登记地区2013年癌症死亡率为176.28/10万(男性为219.03/10万，女性为132.30/10万)，中标死亡率为110.91/10万，世标死亡率为109.92/10万。2013年全国癌症死亡第1位的是肺癌，其次是肝癌、胃癌、食管癌和结直肠癌。2013年中国肿瘤登记地区肝癌死亡病例数估计为55953例，肝癌死亡率为24.70/10万，中标死亡率为16.12/10万，世标死亡率为15.86/10万。中标死亡率男性为女性的3.08倍，农村为城市的1.35倍。肝癌位居癌症死亡顺位第2位。

(二)中国肝癌发病率和死亡率时间变化趋势

2003—2007年，中国肿瘤登记地区肝癌发病率相对稳定为26.09/10万～27.11/10万，中标发病率为13.87/10万～14.82/10万。城市的肝癌发病率和中标发病率分别为23.20/10万～24.63/10万和11.99/10万～12.86/10万，农村的肝癌发病率和中标发病率分别为34.96/10万～37.45/10万和21.82/10万～23.39/10万。

2005—2014年中国肿瘤登记地区肝癌的粗发病率基本稳定，中标发病率呈上升态势(见表6-1-3，图6-1-1～图6-1-3)。肝癌的粗发病率平均值约为27.75/10万，其中男性肝癌粗发病率为40.60/10万，而女性粗发病率由2006年最低的13.65/10万上升到2013年最高的15.25/10万。

表6-1-3　2005—2014年中国肿瘤登记地区肝癌发病率(1/10万)

年份	男女合计			男性			女性		
	粗率	中标率	世标率	粗率	中标率	世标率	粗率	中标率	世标率
2005	26.98	14.70	19.11	39.81	22.70	29.38	13.80	6.85	9.13
2006	26.60	14.28	18.57	39.36	21.99	28.53	13.65	6.75	8.95
2007	27.11	14.36	18.65	40.01	22.10	28.62	13.92	6.73	8.94
2008	28.17	13.99	18.38	40.99	21.30	27.87	15.14	6.81	9.17
2009	28.71	14.78	19.28	41.99	22.49	29.17	15.11	7.11	9.52

续表

年份	男女合计			男性			女性		
	粗率	中标率	世标率	粗率	中标率	世标率	粗率	中标率	世标率
2010	28.53	19.75	19.35	41.65	29.95	29.27	15.08	9.69	9.58
2011	28.02	19.16	18.79	40.91	28.98	28.38	14.85	9.49	9.38
2012	28.57	19.49	19.05	41.89	29.66	28.91	14.90	9.41	9.28
2013	28.17	18.72	18.36	40.72	28.12	27.54	15.25	9.39	9.28
2014	26.67	18.13	17.81	38.37	27.28	26.74	14.38	8.94	8.86

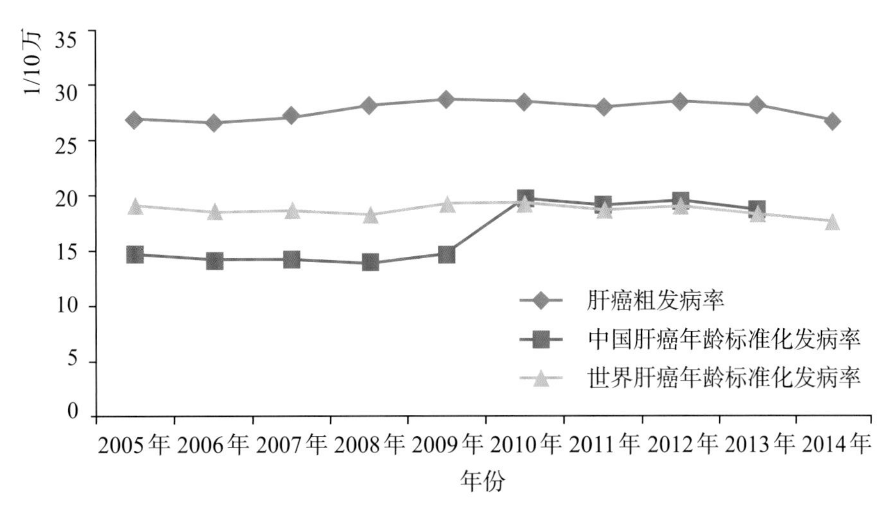

图6-1-1 2005—2014中国肿瘤登记地区年肝癌发病率变化趋势

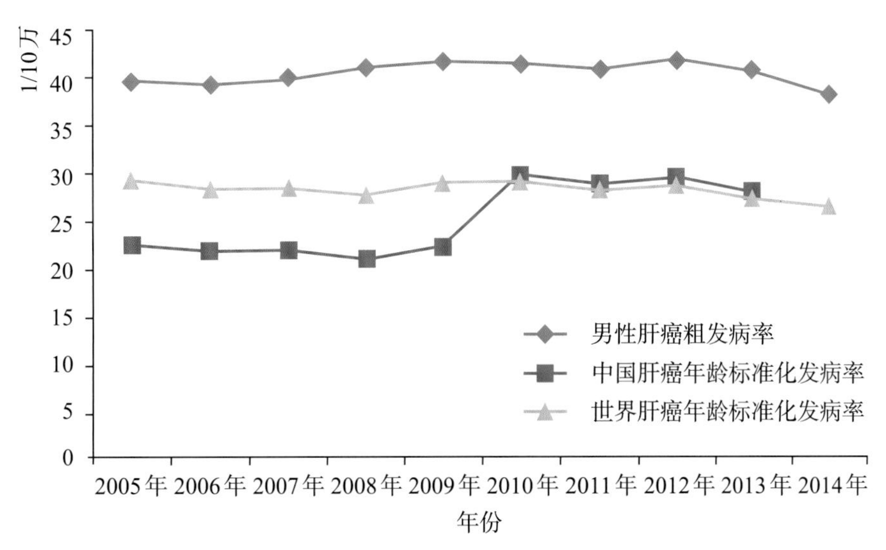

图6-1-2 2005—2014年中国肿瘤登记地区男性肝癌发病率变化趋势

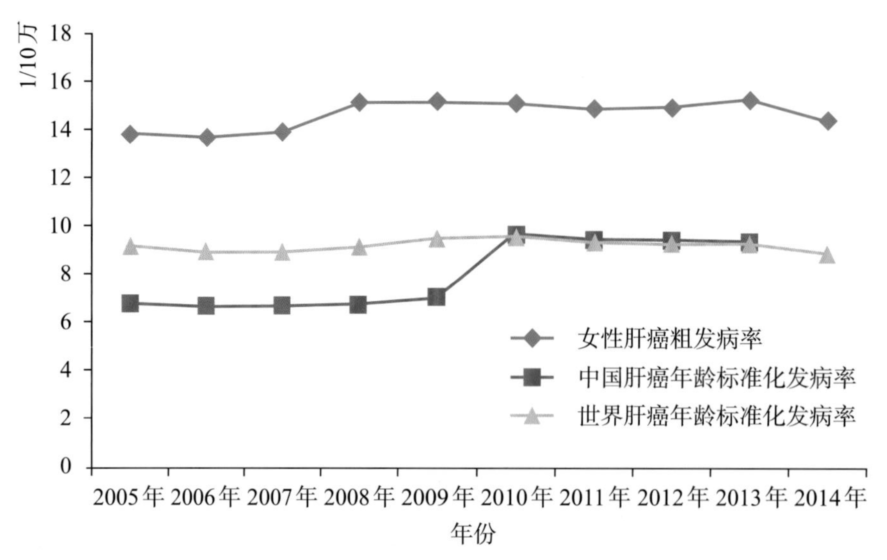

图6-1-3　2005—2014年中国肿瘤登记地区女性肝癌发病率变化趋势

2003—2007年中国肿瘤登记地区肝癌死亡率为23.44/10万～25.78/10万，中标死亡率为12.96/10万～13.49/10万；城市的肝癌死亡率和中标死亡率分别为20.33/10万～23.45/10万和10.64/10万～11.66/10万，农村的肝癌死亡率和中标死亡率分别为32.88/10万～34.78/10万和20.21/10万～21.56/10万。

2005—2014年中国肿瘤登记地区肝癌粗死亡率为24.70/10万～26.67/10万（见表6-1-4，图6-1-4～图6-1-6），平均值约为25.66/10万。其中男性肝癌粗死亡率为35.82/10万～37.94/10万，平均值约为37.21/10万；女性肝癌粗死亡率为13.27/10万～14.38/10万，平均值约为13.83/10万。

表6-1-4　2005—2014年中国肿瘤登记地区肝癌死亡率（1/10万）

年份	男女合计			男性			女性		
	粗率	中标率	世标率	粗率	中标率	世标率	粗率	中标率	世标率
2005	25.04	13.31	17.49	36.36	20.33	26.67	13.41	6.45	8.65
2006	25.83	13.45	17.72	37.34	20.43	26.85	14.14	6.68	8.97
2007	25.91	13.38	17.60	37.94	20.62	27.01	13.62	6.28	8.49
2008	25.84	12.61	16.63	37.40	19.23	25.23	14.08	6.13	8.28
2009	26.04	13.06	17.26	37.96	19.91	26.14	13.84	6.28	8.54
2010	25.76	17.53	17.24	37.11	26.41	25.91	14.14	8.85	8.77
2011	25.61	17.22	16.93	37.23	26.12	25.67	13.74	8.52	8.40
2012	25.22	16.90	16.60	36.56	25.58	25.06	13.56	8.34	8.27
2013	24.70	16.12	15.86	35.82	24.43	24.02	13.27	7.93	7.83
2014	26.67	15.53	17.81	38.37	23.37	26.74	14.38	7.69	8.86

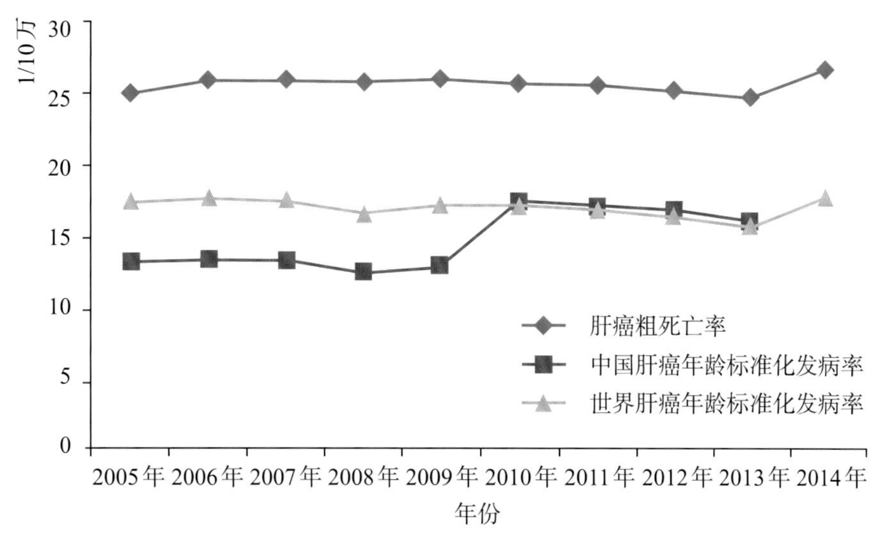

图6-1-4 2005—2014年中国肿瘤登记地区肝癌死亡率变化趋势

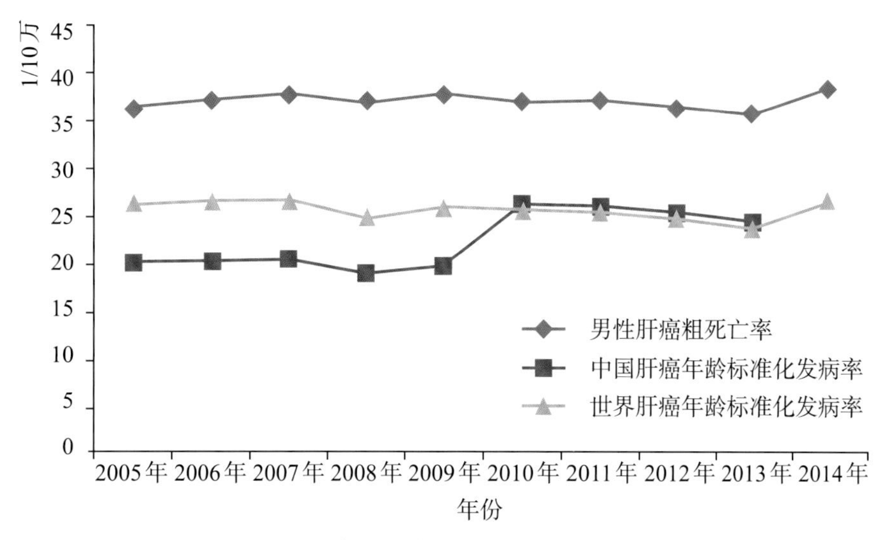

图6-1-5 2005—2014年中国肿瘤登记地区男性肝癌死亡率变化趋势

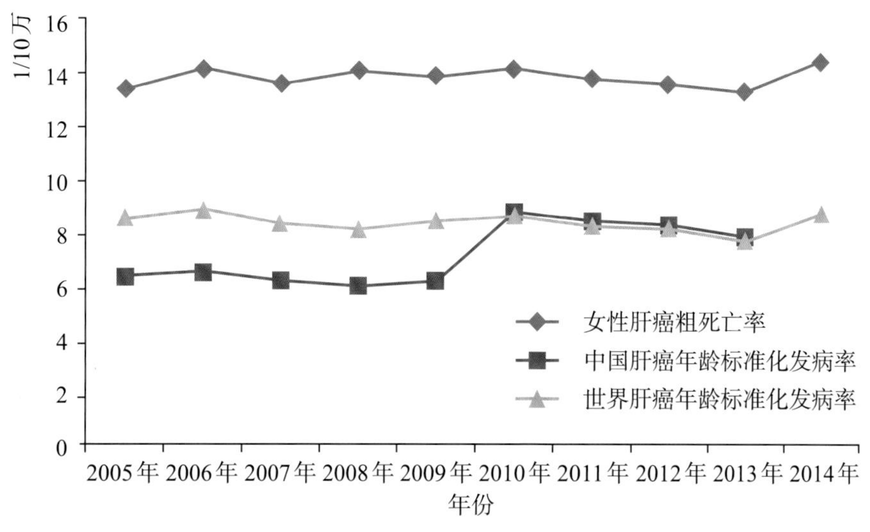

图6-1-6 2005—2014年中国肿瘤登记地区女性肝癌死亡率变化趋势

(三)年龄、地区分布特征

不同地区肝癌发病率和死亡率在29岁之前处于较低的水平,自30岁之后快速上升,在80岁年龄组达高峰。男性高于女性。

中国肝癌发病率和死亡率有明显的城乡差别。农村肝癌发病率和死亡率均高于城市。中国2003—2007年农村肝癌发病率是城市的1.51倍,经中国人口年龄标化后,发病率差别扩大到1.79倍,城市发病率的升高与人口老龄化相关。农村肝癌死亡率是城市的1.52倍。城乡肝癌死亡率的差别比发病率更大,提示农村肝癌的治疗水平和生存率状况与城市的差距较大。

肝癌在全球范围内具有明显的地域分布差异,在中国也有明显的地域分布差异。中国肝癌发病率、中标率和世标率在西部地区最高,中部地区次之,东部地区最低。山东省肝癌死亡率地区分布是鲁中地区高于周边地区,即在东西和南北方向上均表现为中部地区高于周边地区。浙江省肝癌死亡存在地域分布规律,肝癌死亡率从西向东逐渐升高,越靠近沿海地区肝癌死亡率越高。

三、全球肝癌变化趋势

近年来,全球大部分国家和地区的肝癌发病率呈现上升趋势。根据统计资料,美国男性肝癌发病率在20世纪30—70年代呈不断上升趋势,之后趋于稳定,但近期稍有增加。美国在1998—2003年肝癌年度变化百分比(annual percent change,APC)男性为4.80%,女性为4.30%。1972—2006年,澳大利亚新南威尔士州发病资料显示,男性肝癌标化率从2.0/10万上升至2006年的8.4/10万;女性则从0.5/10万上升至3.2/10万。2001—2011年,巴拿马国家人口普查和统计中心资料显示,巴拿马的肝癌发病率呈上升态势。2003—2009年,伊朗的癌症登记系统中的癌症发病资料显示,共有3584例肝癌病例,其中男性2224例和女性1360例,均显示出明显增加的趋势($P=0.001$)。与女性相比,男性的肝癌发病率要高得多,而且随着年龄的增长,发病率也在增加。伊朗的肝癌年龄标准化发病率正在上升。

但也有资料显示,在过去的数十年中,部分国家和地区肝癌发病率总趋势呈下降趋势。1984—1996年,日本福井县男性肝癌发病率呈现升高趋势(APC=2.87%),但1996—2004年呈现下降趋势(APC为-3.90%);1975—1986年、1986—1995年和1995—2002年,日本男性肝癌发病率的APC分别为6.60%、1.46%和-3.18%;女性肝癌死亡率也有类似下降趋势。

同样,肝癌的死亡率也显示不同的变化趋势。部分国家和地区肝癌死亡率总体呈上升趋势。在美国,原发性肝癌的死亡率一直在上升,但35~49岁人群的死亡率有所下降,这可能会导致未来的下降趋势。东欧罗马尼亚报道,1955—2004年,男性肝癌粗死亡率已经从1.77/10万上升到8.80/10万,女性也从0.83/10万上升到3.90/10万。1968—1996年,英国的肝癌死亡率有一个稳定的上升趋势。总的来说,1996—2008年英国男性和女性的肝癌死亡率和世标死亡率都在上升。男性原发性肝癌世标死亡率从1996年的3.70/10万上升到2008年的5.10/10万,女性肝癌世标死亡率从1996年的1.93/10万上升到2008年的2.63/10万。

韩国统计信息服务(Korean Statistics Information Service,KOSIS)数据库显示,韩国的肝癌

标化死亡率直到20世纪90年代早期一直在上升，然后呈下降趋势。1983—2012年肝癌标化死亡率下降，男性APC为-1.55%，女性APC为-0.56%，韩国肝癌死亡率呈显著性下降。

2008—2017年，中国肿瘤登记地区肝癌死亡率为24.70/10万～26.67/10万。农村发病率高于城市地区，男性高于女性。1972—2011年启东肝癌居全部癌症的第1位。40年中肝癌粗发病率有上升趋势，APC为40.77%，但中标率、世标率下降，APC分别为-44.35%和-37.24%。不同时间不同年龄组的发病专率显示，35～44岁及以下各年龄组下降最明显。山东省1970—2005年肝癌死亡率呈上升趋势。1970—1974年，年均增长速率为9.7%；1974—1992年，年均增长速度为2.6%；1992年后，年均增长速率减慢，为0.1%。

肝癌粗死亡率受人口老龄化的影响较大，而全球老年人口，特别是发展中国家老年人口增加更为迅猛，因此预计全球肝癌发病（死亡）绝对数还会进一步上升。有学者估计，到2030年，将增加60%。中国的肝癌粗死亡率情况可能与之类似，即使将来肝癌的标化发病率能够实现逐步下降，但必然会经历一个老年人口增加导致发病死亡绝对数不断增加的时期。

四、肝癌生存率

CONCORD-2研究纳入了1995—2009年67个国家279个癌症登记处确诊的25676887例患者的生存资料。其中，肝癌患者894449例，来自1995—1999年46个国家189个肿瘤登记处、2000—2004年54个国家236个肿瘤登记处和2005—2009年57个国家236个肿瘤登记处的资料。大多数国家肝癌5年生存率很低，仅有10%～20%（表6-1-5）。在2005—2009年只有亚洲东部的日本、韩国等国家肝癌患者的生存率超过20%。但在丹麦、印度、挪威等国家，肝癌患者的生存率仍然非常低，低于10%。该研究报道中，1995—2009年覆盖中国人口37688165人，总上报癌症病例数241044例，2000—2004年中国肝癌患者的5年生存率为10.9%（10.2%～11.7%），2005—2009年为12.5%（11.8%～13.3%）。

CONCORD-3研究纳入了2000—2014年71个国家322个癌症登记处确诊肿瘤患者的生存资料。其中，肝癌患者1178364例来自于61个国家291个肿瘤登记处。2010—2014年，肝癌患者的5年生存率为5%～30%。其中，韩国、新加坡、比利时和意大利肝癌患者的5年生存率为20%～29%。27个国家肝癌患者的5年生存率为10%～19%，包括加拿大、美国、中国、科威特、土耳其、冰岛、爱尔兰、拉脱维亚、挪威、瑞典、英国、葡萄牙、西班牙、波兰、法国、德国、荷兰、瑞士、澳大利亚和新西兰等。肝癌患者5年生存率＜10%的国家有丹麦、斯洛文尼亚、泰国、捷克共和国、俄罗斯和爱沙尼亚。大多数国家，1995—1999年和2000—2014年的肝癌生存率几乎没有改变。加拿大、美国、日本、丹麦、爱尔兰、英国、意大利、西班牙、法国、荷兰、瑞士、澳大利亚和新西兰肝癌患者的5年生存率增加了5%～10%；中国、韩国、挪威、葡萄牙和瑞典肝癌患者的5年生存率增长超过10%。

中国国家癌症中心报道了中国2003—2005年17个肿瘤登记处肝癌患者的生存资料。男女合计肝癌病例16816例，肝癌患者5年生存率为10.1%（95%CI：9.5%～10.7%），城市肝癌患者的5年生存率为16.1%（95%CI：15.0%～17.2%），农村肝癌患者的5年生存率为6.3%（95%CI：5.7%～

7.0%)。2012—2015年中国肝癌患者的5年生存率为12.1%(95%CI:11.7%~12.6%),城市肝癌患者的5年生存率为14.0%(95%CI:13.3%~14.7%),农村肝癌5年生存率为11.2%(95%CI:10.6%~11.8%)。

表6-1-5 1995—2009年世界部分国家肝癌患者5年生存率(%)

国家	1995—1999年	2000—2004年	2005—2009年
中国	2.4(1.6~3.2)	10.9(10.2~11.7)	12.5(11.8~13.3)
日本	21.4(19.5~23.3)	26.4(24.3~28.5)	27.0(25.5~28.4)
韩国	10.8(10.4~11.3)	15.2(14.9~15.6)	20.1(19.8~20.5)
印度	—	1.8(0.0~4.0)	4.3(0.0~9.4)
马来西亚	10.3(5.7~14.9)	19.2(12.1~26.3)	13.3(9.3~~17.4)
美国	8.5(8.2~8.8)	11.9(11.7~12.2)	15.2(14.9~15.5)
加拿大	12.1(11.2~13.1)	15.4(14.5~16.4)	17.7(16.8~18.7)
巴西	15.9(7.1~24.7)	17.9(12.3~23.6)	11.6(7.5~15.7)
奥地利	8.7(7.5~10.0)	11.0(9.8~12.2)	12.9(11.6~14.3)
丹麦	2.6(1.6~3.5)	4.4(3.1~5.7)	6.1(4.4~7.7)
波兰	7.9(6.5~9.3)	9.2(8.4~10.1)	10.4(9.5~11.3)
德国	6.5(4.8~8.2)	10.5(9.0~12.0)	14.4(12.9~16.0)
意大利	11.5(10.8~12.2)	15.5(14.8~16.2)	17.9(17.2~18.7)
挪威	5.6(3.4~7.8)	7.4(5.1~9.7)	9.5(6.9~12.2)

引自:Allemani C, Weir HK, Carreira H, et al. Global surveillance of cancer survival 1995-2009: analysis of individual data for 25,676,887 patients from 279 population-based registries in 67 countries (CONCORD-2)[J].Lancet, 2015, 385(9972):977-1010.

第二节 病因学与预防

一、肝癌的病因

(一)乙型、丙型肝炎病毒感染

慢性肝病和肝硬化是导致肝癌(hepatocellular carcinoma,HCC)发生发展最重要的危险因素,慢性病毒性肝炎能导致肝硬化和(或)肝癌的发生,而乙型肝炎病毒(hepatitis B virus,HBV)、丙型肝炎病毒(hepatitis C virus,HCV)感染是全世界人口发生病毒性肝炎最重要的原因。在我国的肝癌患者中有HBV、HCV感染证据的在90%以上,故预防肝炎病毒感染,有可能可以防止肝癌的发生。

HBV是一种双链环状DNA分子，可通过输血、静脉注射、性接触传播，但母婴垂直传播是全世界导致HBV感染最主要的原因。世界上5%的人口存在HBV感染。流行病学研究已发现，慢性HBV感染有显著的致肝癌作用。相比其他慢性肝炎，乙型肝炎的特点在于可以没有肝硬化证据直接发展为肝癌。HBV携带者的活动性感染是肝癌的一个独立危险因素，HBV-DNA病毒拷贝＞10^5/mL的患者在8～10年的随访期间发展为肝癌的风险较正常人增加2.5～3倍。乙肝核心抗体阳性，但乙肝表面抗原阴性的患者也有发生肝癌的风险。抗病毒治疗能显著降低HBV的致癌性。

接种乙肝疫苗能显著降低HBV感染导致的肝癌的发病率。东亚新生儿疫苗接种计划减少了70%～85%的乙肝相关肝癌的发生率。我国自1990年起将乙型肝炎疫苗的接种列为儿童计划免疫的内容后，迅速在各地推广。在城市儿童疫苗接种率已达96.9%，在农村地区亦达80%以上。自我国推行乙型肝炎疫苗接种以来，HBV感染率有所下降。2005年调查显示，我国居民乙肝表面携带率为9.09%，2010年携带率为7.18%。在采取围产期免疫的情况下，仍有5%～10%的婴儿存在HBV感染风险。在防止母婴传播方面，对慢性乙肝妊娠晚期患者进行核苷类似物治疗，比单独接种疫苗有优势。

HCV是一个小的、单链RNA病毒，具有高度的遗传变异性。一旦感染HCV，80%的患者发展为慢性肝炎，20%的发展为肝硬化，肝癌的发展几乎完全发生在有肝硬化的肝脏。经抗HCV治疗后获得持续应答的患者发生肝癌的风险显著降低。尽管目前抗HCV药物治疗已有较大的进步，但目前仍无有效的抗HCV疫苗。

（二）黄曲霉素及饮用不洁水

在动物实验中，黄曲霉素B_1有强烈的致肝癌作用。流行病学调查发现，在一些肝癌高发地区，粮油、食品受黄曲霉素B_1污染往往较严重。黄曲霉素B_1致肝癌的风险与暴露时间和剂量相关。近年较多的研究认为，黄曲霉素B_1与HBV、HCV的致肝癌作用有协同性。长年饮用不洁水与肝癌的发病相关，有研究证明不洁水中的微囊藻、节球藻等的毒素有致癌和促癌作用，且与黄曲霉素B_1有协同致癌作用。

（三）酒 精

饮酒是肝癌发生的一个重要危险因素。肝病与饮酒量相关，酗酒是肝癌的主要危险因素。在欧美国家，酗酒是比病毒性肝炎更重要的肝癌危险因素。19项前瞻性研究的荟萃分析表明，每天喝3杯以上的酒和每天喝6杯以上的酒，肝癌的风险分别增加16%和22%。一项针对中国人群的Meta分析结果提示，酒精导致肝癌的相对危险度为1.56。如今酒精性肝硬化患者人数在我国日渐增加，2006年世界卫生组织的“西太平洋地区减少酒精危害计划”，已将我国列为酒精危害的“重灾区”。但我国酒精的消费量仍在持续增加，期待进一步的控酒措施。

（四）糖尿病与非酒精性脂肪性肝病

慢性疾病如糖尿病和肥胖可增加肝癌的发生风险。在糖代谢过程中，肝脏发挥着重要作用，因此糖尿病能直接影响肝脏，导致慢性肝炎、脂肪肝、肝功能衰竭和肝硬化。糖尿病发生肝癌的一个独立危险因素。糖尿病患者发生肝癌的风险较非糖尿病患者增加1.8～4倍。高胰岛素血症患者较非高胰岛素血症患者发生肝癌风险增加3倍。有观点认为，由于胰岛素能调节抗炎级联反应和其他诱导细胞增殖的通路，其多效性可对肿瘤形成产生作用。胰岛素样生长因子和胰岛素受体底物-1分别促进细胞增殖和抑制细胞凋亡。众所周知，肥胖与多种肝胆疾病有关，包括非酒精性脂肪性肝病（nonalcoholic fatty liver disease，NAFLD）、脂肪变性和隐源性肝硬化，而这些都能导致肝癌的进展。肥胖本身会增加1.5～4倍肝癌的发生风险。超重者发生肝癌的相对危险度为117%，肥胖者为189%。NAFLD相关肝癌大多数发生在男性，高达50%的NAFLD相关肝癌不发生肝硬化。相比女性，男性肝癌中肝纤维化和肝硬化的发生相对较少。NAFLD相关肝癌往往α甲胎蛋白（α-fetoprotein，α-AFP）的合成水平较低，但相比HCV相关肝癌可能右旋-γ-羧基凝血酶原（des-ã-carboxy prothrombin，DCP）水平升高更明显。

（五）其他易感因素

性别可能在肝癌的发展中发挥作用。肝癌多发生于男性，男女比例为2∶1～4∶1，但这可能是因为男性更容易感染病毒性肝炎、饮酒量大、吸烟且BMI高于女性。也可能是因为男性具有更高的睾酮水平。睾酮水平高或者服用合成代谢甾类药物与肝癌的发生风险增加相关。与肝癌相关的代谢和遗传疾病包括血色沉着病、Wilson病、α-1抗胰蛋白酶病、酪氨酸血症、糖原贮积病Ⅰ型、糖原贮积病Ⅱ型和卟啉症。其他易感因素可能包括吸烟，吸烟与肝癌发生风险增加显著相关。在过去的研究中认为，使用口服避孕药与肝癌发生风险的相关性是不确定的。然而，最近一项纳入6项研究的回顾分析结果显示，长期（＞5年）暴露于口服避孕药者发生肝癌的风险显著增加。

二、肝癌的预防

（一）一级预防

1. 预防肝炎病毒感染

我国已在儿童当中普遍推广乙型肝炎疫苗接种计划，为HBV感染父母的新生儿注射疫苗和免疫球蛋白；为HBV感染的高危对象，如医务工作者、乙肝患者家属，积极推广乙型肝炎疫苗的接种，预期有可能降低肝癌发病率。目前尚无针对HCV的疫苗。因此，预防HCV感染主要通过慎用血制品，避免共用注射针头，对血液透析患者和献血者进行定期肝炎病毒筛查等措施。

2. 改善生活方式

避免食用霉变的食物，避免饮用不洁水。随着生活水平提高以及生活习惯的改变，我国居民酗酒、脂肪性肝病、糖尿病及肥胖的发生率逐渐增加，这些均为发生肝癌的危险因素。因此，倡导减少酒精摄入、戒烟、控制脂肪饮食、控制体重、增加体育运动等。

（二）二级预防

1. 肝癌筛查

肝癌的治疗目前仍是以手术治疗为主，而不可手术肝癌的治疗手段及治疗获益有限。因此，早发现、早诊断、早治疗对肝癌患者的预后生存至关重要。肝癌早期筛查的对象主要包括年龄＞

40岁，HBV、HCV感染者以及有慢性肝炎病史5年以上者，尤其是男性以及有肝癌家族史者。我国于20世纪70年代首创应用甲胎蛋白（α-fetoprotein，AFP）与超声联合检测肝癌，其对早期肝癌的检出率高。高危人群每6个月应至少检查1次。

2. 抗病毒治疗

除了传统的早期筛查，抗病毒治疗也是肝癌二级预防的重要手段，能延缓肝硬化、肝癌的发生。对于HBV复制活跃或者肝脏组织有炎症改变的患者应给予抗病毒治疗，目前常用的抗HBV药物主要包括核苷类似物和干扰素。所有HCV RNA阳性患者，只要有治疗意愿，且无治疗禁忌证的，均可接受抗病毒治疗。我国目前常用的抗病毒治疗方案是聚乙二醇化干扰素联合利巴韦林（ribavirin，PR）治疗，而近年直接抗病毒药物（direct-acting antiviral agents，DAAs）（针对HCV生活周期中病毒蛋白靶向特异性治疗的许多小分子化合物的统一命名）可作为抗HCV治疗的新手段，部分DAAs已在我国上市。

第三节 AJCC第8版TNM分期更新

一、T分期的改动

在AJCC第7版肝癌分期中，T_1的定义仅描述为“无血管浸润的单个肿瘤”。而一项包含6个国际大型肝胆疾病诊治中心，涉及1019例肝癌患者的生存分析结果显示，直径＜2cm的单发肿瘤，无论有无微血管侵犯，患者均有较长生存时间。因此，在第8版分期中，T_1期被细分为T_{1a}和T_{1b}，T_{1a}指单发肿瘤直径≤2cm，不论有无血管侵犯；T_{1b}指单发肿瘤直径＞2cm且没有血管侵犯。而对于单发肿瘤直径＞2cm且伴有血管侵犯和多发肿瘤直径最大不超过5cm，两类患者生存率大致相当，因此在第8版分期中均被归为T_2期。在第7版肝癌分期中，T_3被细分为T_{3a}（即多个肿瘤，任何一个的最大直径＞5cm）和T_{3b}（即肿瘤侵犯门静脉或肝静脉的主要分支）。然而来自中国香港的一项包含754例肝癌患者的回顾性研究分析结果显示，T_{3b}和T_4患者的OS没有显著差别（$P=0.227$）。因此，在第8版的肝癌分期系统中，T_3期即为第7版的T_{3a}，而第7版的T_{3b}和T_4（肿瘤直接侵犯除胆囊以外的邻近器官，或穿破脏腹膜）在第8版中合并为T_4。

二、系统分期的改动

第8版肝癌分期中的T分期出现了较大的改动，因此第8版总的分期系统也进行了相应的调整（见表6-3-1）。在第8版肝癌分期中，T_1期被细分成T_{1a}和T_{1b}，因此第7版的Ⅰ期也被分成了第8版的ⅠA期和ⅠB期；第7版的Ⅱ期未改动；由于第7版的T_{3a}期就是第8版中的T_3，因此第7版的ⅢA期（$T_{3a}N_0M_0$）和第8版中的ⅢA期（$T_3N_0M_0$）指同一类患者；由于第7版的T_{3b}与T_4合并成第8版的T_4，因此第7版的ⅢB（$T_{3b}N_0M_0$）和ⅢC（$T_4N_0M_0$）也合并为第8版中的ⅢB期（$T_4N_0M_0$）。

表2-2-7　AJCC第7版和第8版肝癌分期的比较

AJCC第7版肝癌分期标准	AJCC第8版肝癌分期标准
原发肿瘤(T)	原发肿瘤(T)
T_1:无血管浸润的单个肿瘤	T_{1a}:单个肿瘤≤2cm
T_2:有血管浸润的单个肿瘤或多个肿瘤,其最大直径≤5cm	T_{1b}:单个肿瘤>2cm且没有血管侵犯
T_{3a}:多个肿瘤,任何一个的最大直径>5cm	T_2:单个肿瘤>2cm且伴有血管侵犯,或多发肿瘤,最大直径≤5cm
T_{3b}:肿瘤侵犯门静脉或肝静脉的主要分支	T_3:多发肿瘤,最大直径>5cm
T_4:肿瘤直接侵犯除胆囊以外的邻近脏器,或穿破内脏腹膜	T_4:无论肿瘤数目和肿瘤大小,只要有门静脉或肝静脉主要分支的血管侵犯;或肿瘤直接侵犯胆囊或者腹膜以外的其他脏器
区域淋巴结(N)	区域淋巴结(N)
N_0:无区域淋巴结转移	N_0:无区域淋巴结转移
N_1:有区域淋巴结转移	N_1:有区域淋巴结转移
远处转移(M)	远处转移(M)
M_0:无远处转移	M_0:无远处转移
M_1:有远处转移	M_1:有远处转移
分期	分期
Ⅰ:$T_1N_0M_0$	ⅠA:$T_{1a}N_0M_0$
Ⅱ:$T_2N_0M_0$	ⅠB:$T_{1b}N_0M_0$
ⅢA:$T_{3a}N_0M_0$	Ⅱ:$T_2N_0M_0$
ⅢB:$T_{3b}N_0M_0$	ⅢA:$T_3N_0M_0$
ⅢC:$T_4N_0M_0$	ⅢB:$T_4N_0M_0$
ⅣA:任何T,N_1,M_0	ⅣA:任何T,N_1,M_0
ⅣB:任何T,任何N,M_1	ⅣB:任何T,任何N,M_1

第四节　原发性肝癌局部治疗进展

肝癌是我国第4位常见恶性肿瘤,居恶性肿瘤死因的第3位。肝癌的治疗方法主要包括手术切除、肝移植、局部消融、经血管介入治疗、放疗及局部治疗的联合应用,综合治疗模式有助于达到最优个体化治疗。随着技术的进步和研究的深入,肝癌的局部治疗发展迅速,日趋规范。

一、手术切除

外科手术切除是肝癌根治性治疗的首选方法。肝切除术的基本原则是彻底和安全。肝切除术要求完整切除肿瘤,切缘无残留肿瘤;保留足够的有功能肝组织,以保证术后肝功能代偿,降低手术死亡率、减少并发症。回顾性研究结果显示,行肝切除术的肝癌患者5年生存率>50%。肝功能良好的早期肝癌患者5年生存率约为70%。然而，肝切除术后患者5年复发率>70%。

2016年，我国《肝细胞癌外科治疗方法的选择专家共识》建议肝癌行肝切除术的适应证如下。

患者一般情况和肝脏储备功能需符合以下标准：①一般情况较好（PS评分为0～1），无明显心、肺、肾、脑等重要器官器质性病变。②肝功能Child-Pugh分级为A级，或虽为B级但经短期护肝治疗后可恢复至A级。③肝脏储备功能良好。

行根治性肝切除术患者局部病变情况需符合以下标准：①单发肝癌：周围界限较清楚或有假包膜形成，受肿瘤破坏的肝组织体积<全肝体积的30%，或虽受肿瘤破坏的肝组织体积>全肝体积的30%，但无瘤侧肝脏明显代偿性增大，达全肝体积的50%以上。②多发肝癌：肿瘤结节数目<3个，且局限在肝脏的一段或一叶内。

患者存在下述情况时，仅可行非根治性肝切除术：①有3～5个多发性肿瘤，超越半肝范围，行多处局限性切除。②肿瘤局限于相邻的2～3个肝段或半肝内，影像学检查显示无瘤肝脏组织明显代偿性增大，达全肝体积的50%以上。③肝门区有淋巴结转移，如原发肝脏肿瘤可切除，应切除肿瘤，同时进行肝门区淋巴结清扫，淋巴结难以清扫者，可术中行射频消融、微波、冷冻或无水乙醇注射等治疗，也可术后进行放疗。④周围器官（结肠、胃、膈肌或右肾上腺等）受侵犯，如原发肝脏肿瘤可切除，应连同受侵犯器官一并切除。⑤远处器官单发转移性肿瘤（如单发肺转移），可同时或分期行肝癌切除和转移瘤切除术。

常用的肝切除技术主要包括入肝、出肝血流控制技术和肝脏离断技术。目前，常用的肝门阻断方式包括第一肝门阻断、全肝血流阻断、选择性肝血流阻断、Belghiti绕肝提拉技术、不解剖肝门直接结扎患侧血管与胆管的肝切除术等。近年来，随着超声刀、Ligasure、直线切割闭合器和超声外科吸引系统（cavitron ultrasonic surgical aspirator，CUSA）等手术器械的应用，在不阻断肝血流的情况下"无血切肝"成为可能。微创手术具有创伤小和术后恢复快等优点。回顾性分析显示，腹腔镜肝切除术后1年、3年和5年患者的总生存率分别为72.8%～100%、60.7%～93.5%和38%～89.7%，无病生存率分别为45.5%～91.5%、20%～72.2%和19%～67.8%。Andreou等报道，微创手术较传统开腹手术具有更低的并发症发生率，患者的5年总体生存和RFS虽优于开腹手术，但差异无统计学意义。微创手术与传统开腹手术的优劣比较，仍需前瞻性多中心随机对照研究提供依据。我国2017版原发性肝癌诊疗规范建议腹腔镜肝癌切除的指征为：①病变位于Couinaud Ⅱ、Ⅲ、Ⅳb、Ⅴ、Ⅶ段。②病变大小以不影响第一和第二肝门的解剖为准，一般不超过10cm。③有丰富经验的医师可逐步开展腹腔镜半肝切除、肝3叶切除和Couinaud Ⅰ、Ⅶ、Ⅷ段肝切除。

精准肝切除术是目前肝脏精准外科关注的热点。精准外科核心理念和科学内涵是立足于手术安全性、治疗有效性、干预微创化和合理效费比四个维度的交集上，给予恰当的干预，获取病灶清除、脏器保护和损伤控制三个外科要素的最大公约数，从而实现外科实践最优化和患者获益最大化的终极目标。精准外科具有一系列与传统经验外科不同的技术特征，确定性、预见性、可控性、规范化、个体化、系统化是其核心要素，其中前三个要素是精准外科的基本特征，而后三者则是实现精准外科的基本途径。精准外科理念指导肝癌的外科治疗：依托可视化技术，增加手术的确定性；依托可量化技术，加强手术风险的预见性；应用可控化技术，增强肝切除手术风险的可控性；重视肝癌肝切除的规范化；实现肝癌肝切除的个体化；多学科协作，实现肝癌外科治疗的系统化。精准肝切除理念已经被临床广泛采用，追求最小创伤侵袭、最大肝脏保护及最佳康复效果，是肝脏外科的发展方向之一。

足够的肝功能储备是手术切除的必要条件。我国2017版原发性肝癌诊疗规范建议：实施手术切除的必要条件是肝功能Child-Pugh分级为A级、吲哚氰绿15min滞留率＜20%～30%；剩余肝脏体积（future liver remnant，FLR）在肝硬化患者须占标准肝脏体积的40%以上，无肝硬化患者需占标准肝脏体积30%以上。2019年版《NCCN肝胆肿瘤指南》推荐，无肝硬化者FLR至少占20%，肝硬化且肝功能Child-Pugh分级为A级者FLR应有30%～40%。对于因FLR不足不能切除的肝癌患者，降期切除、经门静脉栓塞（portal vein thrombosis，PVE）或门静脉结扎（portal vein ligation，PVL）主瘤所在半肝，使余肝代偿性增大后再切除，或联合肝脏分隔和门静脉结扎的分期肝切除术（associating liver partition and portal vein ligation for staged hepatectomy，ALPPS），使以前不能治愈的晚期肝癌患者获得治愈的机会。有Meta分析结果显示，术前经动脉化疗栓塞（transarterial chemoembolization，TACE）＋PVE切除率（90%；n＝315）高于PVE或PVL（75%；n＝254，P＝＜0.001），与ALPPS（84%；n＝43，P＝0.374）和经动脉放疗栓塞（transarterial radioembolization，TARE）（100%；n＝28，P＝0.14）相似；与PVE、PVL或TACE＋PVE相比，ALPPS有较高的肝切除后肝功能不全发生率和围手术期死亡率，而ALPPS和TARE显示出更高的手术并发症发生风险。

二、肝移植

肝移植已成为肝癌根治性治疗手段之一，是对肝癌患者最有吸引力的治疗选择。相对于手术切除，肝移植可以清除肝脏可检测和不可检测的肿瘤病变，治疗潜在的肝硬化，并可避免发生与FLR不足相关的手术并发症。

1996年，意大利Mazzaferro等划时代地提出了肝癌肝移植“米兰标准”（单个肿瘤直径≤5cm，多发肿瘤数目≤3个且最大直径≤3cm）。符合“米兰标准”的肝癌患者肝移植术后4年总体生存率和无复发生存率达到了85%和92%。“米兰标准”随后成为公认的肝癌患者肝移植标准，但“米兰标准”过于严格，将大量有可能通过肝移植获得长期生存的肝癌患者排除在外。因此，世界各地不同的中心提出了各自的标准，扩大了肝癌患者肝移植的适应证。

2000年美国匹兹堡大学Marsh等提出的改良TNM标准，即匹兹堡标准，将出现大血管侵犯、淋巴结转移和远处转移三者中任一项作为肝移植禁忌证，而肿瘤的大小、数目及分布范围不作为排除标准。2001年的加利福尼亚标准（单个肿瘤≤6.5cm；或多发肿瘤数目≤3个，且最大直径≤4.5cm，全部肿瘤直径总和≤8cm）、2006年的“上海复旦标准”（单发肿瘤直径≤9cm；或多发肿瘤数目≤3个，且最大肿瘤直径≤5cm，全部肿瘤直径总和≤9cm）、2007年日本学者的Kyoto标准（肿瘤数目≤10个，最大直径≤5cm，异常凝血酶原（protein induced by vitamin K absence on antagonist-Ⅱ，PIVKA-Ⅱ）＜400mAU/mL）、2008年的Up-To-7标准（肿瘤数目≤7个，最大直径≤7cm）

和“杭州标准”(肿瘤最大直径≤8cm；或肿瘤最大直径>8cm，且组织学分级Ⅰ～Ⅱ级、AFP≤400ng/mL)，以及2015年的以肿瘤体积为基础的适应证标准，(即TTV标准，肿瘤总体积≤115cm^3，AFP≤400ng/mL)，这些标准在肿瘤的大小和个数上对“米兰标准”进行不同程度的放宽，有些标准整合了甲胎蛋白和组织学分级等生物学行为标志物作为评价指标，但均把血管侵犯和肝外病灶排除在肝移植适应证之外。

分析数据显示，选择标准放得越宽，患者肝移植术后生存率越低。大多数研究认为，生存率差异与“米兰标准”无统计学意义。樊嘉等回顾性分析上海中山医院2001年4月至2006年1月251例肝癌肝移植病例，93例符合“米兰标准”的肝癌患者肝移植术后1年、2年、3年的生存率分别为86%、77%、77%，无瘤生存率分别为91%、86%、86%；131例符合加利福尼亚标准的肝癌肝移植患者术后1年、2年、3年的生存率分别为90%、83%、83%，无瘤生存率分别为92%、89%、89%；207例符合匹兹堡标准的肝癌肝移植患者术后1年、2年、3年的生存率分别为84%、74%、67%，无瘤生存率分别为85%，83%，73%；符合“上海复旦标准”术后1年、2年、3年生存率分别为88%，80%，80%，无瘤生存率分别为90%，88%，88%，与符合“米兰标准”比较差异无统计学意义，但入选病例显著增至151例。Mazzaferro等报道符合Up-To-7标准的肝癌肝移植患者术后5年生存率为71.2%，与符合“米兰标准”的肝癌肝移植患者术后5年生存率比较差异无统计学意义。Zheng等报道符合“杭州标准”的肝癌肝移植患者术后5年生存率为72.3%，符合“米兰标准”的肝癌肝移植患者术后5年生存率为78.3%(P>0.05)。Toso等报道符合TTV标准与符合“米兰标准”的肝癌肝移植患者术后4年复发率分别为9.4%和4.5%(P=0.138)，4年生存率分别为74.6%和78.7%(P=0.932)。免疫抑制剂的使用是肝移植术后一项重要的治疗措施，合理应用免疫抑制剂对肝移植患者的预后有着重要影响。mTOR抑制剂(西罗莫司和依维莫司)是新近获得批准的免疫抑制剂，由于同时具有抗血管生成等肿瘤抑制作用而备受瞩目，mTOR抑制剂能否作为肝癌肝移植患者术后最合适的免疫抑制剂是研究热点。

三、局部消融

局部消融治疗是通过影像引导对肿瘤进行定位，局部采用物理或化学的方法直接杀灭肿瘤组织的治疗手段，具有创伤小、疗效确切、易于多次重复的特点。

我国肝癌局部消融治疗规范的专家共识推荐适应证如下：①单发肿瘤，最大直径≤5cm；或者肿瘤数目≤3个，最大直径≤3cm。②没有脉管癌栓和邻近器官的侵犯。③肝功能分级为Child-Pugh A或B级，或经内科治疗达到该标准。④不能手术切除的直径>5cm的单发肿瘤，或最大直径>3cm的多发肿瘤，局部消融可作为姑息治疗或联合治疗的一部分。

目前，消融技术主要包括射频消融(radiofrequency ablation，RFA)、微波消融(microwave ablation，MWA)、冷冻消融(cryosurgery ablation，CSA)、无水乙醇注射治疗(percutaneous ethanol injection，PEI)以及不可逆电穿孔消融(irreversible electroporation，IRE)等。

(一)射频消融

RFA是目前最流行的肝癌消融技术，患者术后5年生存率为39.9%～68.5%。Meta分析结果显示，RFA术后患者1年生存率与手术切除相似，但5年生存率低于手术切除。随肿瘤直径增大，RFA术后肿瘤复发率升高，依次为14.1%（直径＜3cm）、24.5%（直径为3～5cm）、58.1%（直径＞5cm）。Ng等的一项随机对照研究提示，对于早期肝癌（单个肿瘤直径＜5cm；多发肿瘤数目≤3个，最大直径＜3cm）RFA的治疗效果并不优于手术切除。手术切除组与RFA组的肿瘤总复发率相似（71.3% vs. 81.7%）；手术切除组1年、3年、5年和10年总生存率分别为94.5%、80.6%、66.5%和47.6%，RFA组分别为95.4%、82.3%、66.4%和41.8%（P=0.531）；手术切除组1年、3年、5年和10年无病生存率分别为74.1%、50.9%、41.5%和31.9%，RFA组分别为70.6%、46.6%、33.6%和18.6%（P=0.072）。Kutlu等比较了1894例单发肝癌行RFA、肝切除术和肝移植的疗效。在1894例肝癌患者中，对于肿瘤直径为20mm和21～30mm的患者无论是行RFA还是行肝切除术，总体生存或疾病特异生存差异均无统计学意义，但行RFA患者在总体生存和疾病特异生存方面劣于行肝移植患者；在肿瘤直径为31～50mm的患者中，与行肝切除术或肝移植的患者相比，行RFA患者的总体生存和疾病特异生存更差；最重要的是，肿瘤直径＞30mm时（肿瘤仅增加5mm）行RFA的患者在总体生存和疾病特异生存方面均劣于行肝切除术或肝移植的患者。

（二）微波消融

与RFA相比，MWA具有物理优势，具体包括消融时间更短、对碳化不敏感、组织温度高于水汽化阈值，以及对导致不完全消融的血流热沉效应敏感性较低。Giorgio等报道，MWA对直径为1.5～3.5cm的肿瘤完全消融率为100%；对直径为3.5～5cm的肿瘤，1次完全消融率为89%，2次完全消融率为100%；对于直径为5～8cm的肿瘤，完全消融率也高达92%。1年、3年和5年总体生存率分别为89%、60%和21%。其中，肿瘤直径为1.5～3.5cm组分别为89%、66%和34%；肿瘤直径为3.5～5cm组分别为88%、60%和11%；肿瘤直径为5～8cm组分别为86%、55%和0。组间5年生存率差异有统计学意义（P＜0.001）。Meta分析结果显示，MWA和RFA在完全消融率、疾病无复发生存率、总体生存率上相似。

（三）冷冻消融

与RFA和其他热消融方式相比，冷冻消融通过对肿瘤组织局部进行低温与复温的反复循环来破坏和杀灭肿瘤，具体包括直接损伤细胞、损伤相关血管两个方面。有报道称，冷冻消融组1年、2年和3年的局部肿瘤进展率分别为3%、7%和7%，射频消融组分别为9%、11%和11%（P=0.043）；对于直径＞3cm的肿瘤，冷冻消融组的局部肿瘤进展率明显低于射频消融组（7.7% vs. 18.2%，P=0.041）；冷冻消融组1年、3年和5年的总生存率分别为97%、67%和40%，射频消融组分别为97%、66%和38%（P=0.747）；冷冻消融组1年、3年和5年无瘤生存率分别为89%、54%和35%，射频消融组分别为84%、50%和34%（P=0.628）。

与射频消融相比，冷冻消融具有消融时冰球有良好的可视性、患者无剧烈疼痛、冷冻消融对大血管和胆囊无严重损伤等优点。

（四）无水乙醇注射治疗

PEI适用于直径≤3cm的肿瘤，尤其对于直径≤2cm的肿瘤消融效果确切。Takayasu等报道，对于直径≤2cm的肿瘤，虽然在局部复发率方面PEI高于RFA和肝切除术，但在3年、5年总体生存率和无复发生存率差异无统计学意义，肝切除术、RFA和PEI的3年、5年总生存率分别为94%和70%、90%和75%、94%和73%，3年和5年无复发生存率分别为64%和54%、59%和41%、48%和33%。PEI不易造成邻近组织损伤，特别适用于贴近肝门、胆囊、胃肠道的病灶。

(五)不可递电穿孔消融

IRE利用高频电脉冲作用于细胞膜脂质双分子层，使膜孔从可逆性开放发展到不可逆性开放，细胞膜通透性增加，通过凋亡途径诱导细胞死亡。对于直径＜3cm的肿瘤，IRE的疗效和热消融相当。目前，IRE主要用于因热沉效应(如邻近大血管)或病灶邻近重要器官(如肝门)不适合热消融的肝癌患者。Sutter等报道，75个直径为6～90mm的肿瘤(中位24mm)，1次、2次和3次完全消融率分别为77.3%、89.3%和92%，6个月和12个月肿瘤无进展率分别为87%和70%。Zeng等报道，对于直径为3～4cm的肿瘤，IRE的完全消融率为66.6%；对于直径为5～11cm的肿瘤，IRE的完全消融率为25%，且无严重并发症发生。目前，还缺乏接受IRE治疗患者长期生存的临床研究结果。

四、经血管介入治疗

经血管介入治疗是肝癌非手术治疗最常用的方法之一，可显著延长患者生存时间。Llovet等报道，无法切除的肝癌患者TACE治疗组1年和2年生存率分别为82%和63%，显著高于对症治疗组的63%和27%，TACE治疗组6个月客观缓解率为34%。肝癌经血管介入治疗技术主要包括经动脉灌注化疗(transarterial infusion，TAI)、经动脉栓塞(transarterial embolization，TAE)、TACE和TARE。

目前，肝癌经血管介入治疗常用技术为TACE，即经皮将导管超选择插管至肝癌的供血动脉内，给予带有化疗药物的碘化油乳剂、微球、PVA或明胶海绵等，对肝癌供血动脉分支进行栓塞。根据栓塞剂的不同，TACE分为常规TACE(conventional-TACE，c-TACE)和药物洗脱微球TACE(drug eluting beads-TACE，DEB-TACE或drug-eluting microspheres-TACE，DEM-TACE)。c-TACE是指采用带有化疗药物的碘化油乳剂对肝癌供血动脉末梢进行栓塞，可辅以空白微球、PVA和明胶海绵。DEB-TACE是指先采用加载化疗药物的药物洗脱微球对肝癌供血动脉末梢进行栓塞。Lencioni等的系统回顾分析显示，TACE的客观有效率为52.5%，1年、2年、3年和5年生存率分别为70.3%、51.8%、40.4%和32.5%，MST为19.4个月。最常见的不良反应是肝脏酶学异常，其次是栓塞后综合征相关症状。总体死亡率为0.6%，最常见的死亡原因为急性肝功能不全。

目前，TACE主要研究方向在于改进栓塞技术、研制新型栓塞剂，以期提高TACE的治疗效果。随着微导管的发展，超选择栓塞技术的出现减少了TACE对正常肝组织的损伤，扩大了TACE治疗的适应证，也进一步提高了肝癌介入治疗的效果。目前研究较多的新型栓塞剂包括载药微球和钇-90微球。载药微球可携带化疗药物，具有缓释抗肿瘤药物的能力。这种微球可以通过离子交换或吸收等机制装载多种药物，经导管或微导管直接注入肿瘤，可以长期持续释放化疗药物，不仅对肿瘤细胞有细胞毒性，而且会引起缺血和肿瘤坏死。此外，DEM-TACE使高浓度的化疗药物被输送到肿瘤而不提高全身浓度。因此，使用DEM-TACE可减少与c-TACE相关的典型不良反应。在一项韩国前瞻性多中心临床试验中，有152名患者使用DEB-TACE，其中103名（67.8%）患者肝功能Child-Pugh分级为A级，114名（75.0%）患者的PS评分为0，77名（50.7%）患者根据BCLC分类为A期疾病。在加载阿霉素的药物洗脱微球治疗1个月后，完全缓解率和客观缓解率分别为40.1%和91.4%。121例患者随访6个月结果显示，完全缓解率和客观缓解率分别为43.0%和55.4%。Yu等对60例肝移植前接受评估的肝癌患者进行了DEB-TACE的前瞻性研究。结果显示，DEB-TACE后，40%的患者获得CR，33.3%的患者获得PR，15%的患者病情稳定，11.7%的患者病情进展。在最初不符合加利福尼亚标准的23例患者中，17例（73.9%）在TACE术后成功获得降期。根据最近发表的研究，DEM-TACE治疗患者的30d死亡率为0～1.2%；总体MST为43.8～54个月；1年、2年、3年、4年和5年生存率分别为88.2%～93.6%、83.8%、62.0%～67.8%、41.04%～54.2%和33.9%～39.4%。关于DEB-TACE的临床疗效是否优于c-TACE，目前研究结论不尽一致。多个Meta分析提示，DEB-TACE和c-TACE在1年、2年和3年生存率及并发症发生率差异无统计学意义。利用钇-90微球行肝动脉栓塞，可使放射性物质高选择的沉积于肿瘤内，并持续释放高能、低穿透性射线作用于肿瘤。Meta分析显示，c-TACE和钇-90微球栓塞在4年总体生存率、CR率及PR率方面差别无统计学意义，并发症情况也相似。但PREMIERE试验结果显示，钇-90微球栓塞较c-TACE虽然在生存时间差别无统计学意义，但可显著延长中位TTP。

五、放　疗

放疗是肝癌常用治疗方法之一，原发性肝细胞性肝癌α/β≥10，对放射治疗相对敏感。近年来，随着计划系统、呼吸门控、3DCRT、调强放疗（intensity modulated radiation therapy，IMRT）、图像引导放疗（image guided radiation therapy，IGRT）、立体定向体部放射治疗（stereotactic body radiotherapy，SBRT）等放射治疗技术的发展，肿瘤局部可以获得更高的放射治疗剂量，并且肿瘤周围的正常组织可以获得更好的保护，放射治疗在肝癌治疗中的地位日益提高。

SBRT是一种先进的放射治疗技术，可以提供大剂量的放射线，越来越多的证据支持SBRT治疗不可切除、局部晚期或复发性肝癌。Su等采用SBRT治疗132例不可切除的原发性或复发性小肝癌，1年局部控制率达90.9%，1年、3年和5年的总生存率分别为94.1%、73.5%和64.3%，无进展生存率分别为82.7%、58.3%和36.4%。Seo等比较了SBRT与RFA治疗直径≤3cm的肝癌（总数目≤3个）的疗效，接受RFA治疗后患者与接受SBRT治疗后患者的预期生存时间分别为6.45年和6.37年，预期总生存率几乎相同。双向敏感性分析表明，如果肿瘤直径为2～3cm，则SBRT是更好的治疗方案。Markov模型表明，对于直径＜3cm的肝癌，SBRT的预期总生存率与RFA几乎相同，但对于直径＞2cm的肿瘤，SBRT可能具有优势。Wahl等也报道，对于直径＞2cm的肿瘤，与SBRT相比，RFA的局部无进展期降低（HR＝3.35，P＝0.025）。Nakano等的一项倾向匹配分析结果显示，手术切除和SBRT的5年总生存率分别为75.2%和47.8%（P＝0.0149），无病生存率分别为33.8%和16.4%（P＝0.0512）。多变量分析表明，手术切除是小肝癌患者总生存率和无病生存率的重要有利因素。

放疗的优势在于几乎不受肿瘤位置限制，对肿瘤大小也没有严格限制。Gkika报道大肝癌

(直径为5～10cm)患者采用SBRT治疗1年局部控制率为77%,MST为9个月。Que等报道SBRT治疗巨大肝癌(直径≥10cm)可使肿瘤实质缩小,延长患者生存时间,22例不可行手术切除的巨大肝癌行SBRT治疗后,客观缓解率、1年总体生存率、1年无进展生存率和MST分别为83.6%、55.6%、50.0%和11个月。

放疗在肝癌合并门静脉癌栓(portal vein tumor thrombus,PVTT)患者的治疗上具有重要地位。中国2016版肝癌合并门脉癌栓诊疗共识推荐原发灶不能切除、PVTT所有类型、肝功能Child-Pugh分级为A级或B级的患者可行放疗,肝功能Child-Pugh分级为A级、PVTT Ⅰ～Ⅲ型患者建议放疗联合TACE。Koo等报道,放疗联合TACE与单独行TACE治疗肝细胞性肝癌合并PVTT患者,有效率分别为43%和14%,而且联合治疗总体生存时间更长(11.7个月 vs. 4.7个月)。Tang等比较与3DCRT联合TACE与手术治疗肝细胞性肝癌合并PUTT患者的生存时间。结果显示,3DCRT联合TACE组患者MST长于手术治疗组患者(12.3个月 vs. 10个月);3DCRT联合TACE组1年、2年、3年的总体生存率分别为51.6%、28.4%和19.9%,手术组分别为40.1%、17.0%和13.6%。Meta分析结果也表明,3DCRT联合TACE治疗可显著提高肝细胞性肝癌合并PVTT患者的客观反应率和总体生存率。

粒子束治疗是利用加速的重离子或回旋或同步加速器产生的高能质子在其停止前到达病变部位并释放巨大能量(Bragg峰),达到杀灭肿瘤细胞的目的,是克服常规放疗缺点的有效方式。Sorin等报道了粒子束(包括碳离子和质子束)治疗不同BCLC分期肝癌的疗效,6个月、1年和2年的局部控制率分别为91.9%、86.3%和84.8%,1年、2年和3年的总生存率分别为83.0%、65.6%和55.1%。BCLC分期为A期的患者存活率最高(1年为100.0%,2年为85.9%),C期1年生存率为63.6%。尽管如此,局部肿瘤控制率仍高达74.7%。Hong等采用质子束大剂量低分割治疗手术不可切除的肝细胞性肝癌和肝内胆管细胞癌,中位剂量均为58.0Gy,随访2年,肝细胞性肝癌和肝内胆管细胞癌的局部控制率分别为94.8%和94.1%,2年总生存率分别为63.2%和46.5%。Bush等比较了质子束和TACE治疗肝细胞性肝癌的Ⅱ期临床试验中期分析结果,69名受试者被随机分为TACE组(36名)和质子组(33名)。治疗后10例TACE组患者和12例质子组患者接受肝移植。TACE组和质子组病理CR率分别为10%和25%(P=0.38),所有患者的2年总生存率为59%,组间差异无统计学意义,MST为30个月,质子组2年局部肿瘤控制(88% vs. 45%,P=0.06)和无进展生存(48% vs. 31%,P=0.06)有改善的趋势。

六、局部治疗的联合应用

在联合模式中,TACE联合局部消融是最常用的,两者的联合具有明显的互补性。TACE阻断了肿瘤的动脉血供和动静脉分流,减少消融过程中血液流动的“热沉效应”;TACE治疗后病灶在一定程度上缩小,增加了消融范围完全覆盖病灶的可能性。TACE联合RFA的OS和RFS都优于单独RFA,而主要并发症的发生率并不增加。

(1)局部消融联合肝切除:多灶性肝癌,尤其是肿瘤位于肝实质深部的患者,手术切除可能导致其FLR不足,增加肝功能不全的发生风险,而局部消融联合肝切除可有效保留肝组织,扩大手术切除适应证。Meta分析提示，肝切除联合RFA治疗多灶性肝癌可以达到近似治愈性肝切除的长期生存率。

(2)桥接治疗(bridge therapy)：桥接治疗主要用于肝移植等待期间延缓肿瘤进展。Xing等研究提示，桥接治疗是肝移植后影响患者生存的独立预后因素之一。目前研究用于桥接治疗的方法主要包括TACE、RFA、SBRT、IRE、TARE等。

综合上述，肝切除或肝移植是符合肝切除或肝移植标准肝癌患者的首选治疗方法。消融术、经血管介入治疗、EBRT或SBRT是不适合肝切除或肝移植患者的首选治疗方法，其在肝癌的综合治疗中占举足轻重的地位，在肝癌的局部治疗中也有越来越广阔的应用前景。根据肿瘤的特征、患者肝功能状态和体力状态等，个体化综合运用各种治疗方法，可以提高治疗效果，延长患者生存时间。

第五节　原发性肝癌内科治疗进展

据报道2015年中国新发肝癌病例数为37.0万，占全球新发病例的46.7%，有32.6万患者因肝癌死亡，占全球因肝癌致死人数的47.2%。在我国年龄＜60岁的男性中，肝癌已经成为发病率和死亡率居前列的瘤种。肝癌严重威胁着人民生命健康，但是既往可供选择的治疗晚期肝癌的药物品种有限且疗效有限。2017年，多个靶向药物及免疫治疗进入临床实践阶段，有效改变了晚期肝癌患者的治疗格局，改善了肝癌患者的生存。

一、系统化疗

系统化疗用于肝癌的治疗已有很长的历史。用于系统化疗的药物包括阿霉素、顺铂、丝裂霉素等，但临床疗效差。绝大多数肝癌患者有基础肝病，包括肝炎、肝硬化、肝功能障碍和相关并发症等，而此类传统化疗药物毒性相对明显，且其总体疗效有限。

(一)单药化疗

静脉内注射阿霉素治疗肝癌的效果较差。一项前瞻性随机对照试验研究表明，相比于未化疗患者阿霉素单药治疗晚期原发性肝癌与无化疗患者仅提高了患者3周的MST。而在阿霉素治疗过程中，患者出现了一些不良反应，如败血症、心脏毒性等。吉西他滨的治疗效果与阿霉素相似，但其毒性比阿霉素低。但在治疗晚期原发性肝癌患者的一项Ⅱ期临床研究中显示，吉西他滨的抗肿瘤效果不佳。由Patt等发起的对卡培他滨治疗原发性肝癌效果的一项回顾性研究，共纳入了37例肝癌患者，其中包括18例胆管癌患者和8例胆囊癌患者。研究结果表明，在晚期原发性肝癌患者中卡培他滨治疗组的整体反应率为1%，主要毒副作用为手足综合征和血小板减少症。

(二)联合化疗

由中国研究者发起的以奥沙利铂为主的FOLFOX4方案一线治疗晚期肝癌的亚太区地区多

中心临床研究(EACH研究),在2010年获得成功。结果显示,FOLFOX4方案组在PFS、ORR和DCR方面均优于阿霉素组。FOLFOX4方案组和阿霉素组患者的MST分别为6.4个月和4.97个月。因此,在2013年3月12日,CFDA批准了含奥沙利铂的FOLFOX4方案治疗晚期肝癌的适应证,这是全球首次批准,系统化疗用于治疗肝癌。而且欧美国家也重复出类似研究结果。目前,日本、韩国以及美国NCCN指南也已经把包含奥沙利铂的系统化疗列为肝癌治疗的可选方案。一项联合顺铂+干扰素+阿霉素+5-Fu(PIAF方案)的Ⅱ期研究结果提示,PIAF方案的部分缓解率为20%,但其胃肠道和血液系统的毒副作用较大。由Yeo等发起的PIAF方案和阿霉素单药治疗不可切除的原发性肝细胞癌患者的Ⅲ期临床比较试验结果显示,PIAF方案组和阿霉素组的MST分别为8.67个月和6.83个月($P=0.83$),但研究未能达到主要终点。

目前,关于原发性肝癌系统化疗的总体疗效尚存在一定争论,但以奥沙利铂为主联合5-Fu或卡培他滨的方案得到指南的认可。而单药化疗方案已经基本不被采用。

二、分子靶向药物治疗

肝癌的发病机制十分复杂。肝癌的发生、发展和转移与多种基因突变、细胞信号传导通路异常和新生血管增生异常等密切相关,其中有多个关键性环节正是分子靶向治疗的理论基础和潜在的靶点。近年来,分子靶向药物在治疗肝癌中的作用已逐渐引起重视,并成为新的研究热点。

(一)索拉非尼

索拉非尼(sorafenib)为多靶点的小分子酪氨酸激酶抑制剂,可作用于VEGFR-1、VEGFR-2、VEGFR-3、PDGFR-β、Raf、RET和FLT-3等靶点。其于2007年上市,是全球首个被批准用于治疗进展期肝癌的一线分子靶向药物。

2007年,在ASCO年会上,Uovet等报告了SHARP研究,即索拉非尼与安慰剂对照治疗晚期肝癌的欧美国家多中心、随机对照、Ⅲ期临床研究,其最终结果已于2008年7月发表于*NEJM*。研究共入组了602例晚期未接受过系统化疗的肝癌患者,患者随机接受索拉非尼(400mg,bid)或安慰剂(口服)。在对321例死亡病例资料进行分析的结果显示,索拉非尼组与安慰剂对照组总生存率的HR为0.69(95%CI:0.5~0.87,$P=0.0006$),即索拉非尼组的生存率较安慰剂对照组改善了44%,MST分别为10.7个月和7.9个月;索拉非尼组的TTP较安慰剂对照延长了,分别为5.5个月和2.8个月,HR为0.58,95%CI:0.45~0.74,$P=0.000007$),DCR分别为43%和32%;但是,两组的症状进展时间差异无统计学意义。两组的严重不良反应发生率相似(52% vs. 54%),主要的3~4级不良反应有腹泻(8% vs. 2%)、手足综合征(8% vs. 1%)、腹部疼痛(2% vs. 1%)和高血压(2% vs. 1%以下);两组患者因不良事件导致停药的概率相似。这是肝癌系统化疗领域里前所未有的一次突破,先前的药物临床试验从未取得过类似的结果。由此,索拉非尼成为第一个可以显著延长晚期肝癌患者OS的分子靶向药物。

Oriental研究(Bayll849)是另一项在亚洲进行的多中心、随机对照、Ⅲ期临床研究,其目的是探讨索拉非尼对亚太地区肝癌人群的安全性及生存时间改善情况,入组的主要是中国和韩国的患者,有关结果已在2008年ASCO年会上公布,并在《柳叶刀》(*The Lancet*)杂志上发表。研究入组了226例晚期未接受过系统治疗的肝癌患者，患者随机接受索拉非尼单药治疗或安慰剂。研究结果显示，索拉非尼能显著改善患者的OS（延长了47%），索拉非尼组和安慰剂对照组的MST分别为6.5个月和4.2个月，HR为0.68（95%CI：0.50～0.93，$P=0.014$）；索拉非尼组中位TTP较安慰剂对照组延长1倍，分别为2.8个月和1.4个月，HR为0.57（95%CI：0.42～0.79，$P<0.001$）；索拉非尼组DCR也有提高，两组DCR分别为35%和16%，但是两组的症状进展时间差异无统计学意义。最常见的3～4级不良反应有手足综合征（10.1% vs. 0）、腹泻（6.0% vs. 0）、高胆红素血症（3.4% vs. 2.7%）、乏力（3.4% vs. 1.3%）等。索拉非尼组仅有13例患者（9%）发生了与研究药物相关的严重不良反应。进一步的亚组分析也表明，不论患者的年龄如何、是否有MVI和（或）EHS、ECOG评分如何，索拉非尼治疗都显示出了明显的生存获益。

2010年ESMO临床实践指南推荐将索拉非尼作为晚期肝癌的一线用药。索拉非尼联合放射治疗的试验结论认为，索拉非尼联合放射治疗是可行的。索拉非尼联合阿霉素治疗和阿霉素单药治疗的DCR分别为69%和40%，提示索拉非尼联合阿霉素治疗的有效性比阿霉素单药更高。在一项索拉非尼联合阿霉素（联合用药组）对比索拉非尼单药治疗的Ⅲ期临床试验中，联合用药组和单药组的MST分别为9.3个月和10.5个月，中位PFS分别为3.6个月和3.2个月。此项临床试验的结果显示，索拉非尼联合阿霉素并没有提高患者的OS和PFS。在索拉非尼联合TACE对比TACE治疗晚期原发性肝癌的一项临床试验中，索拉非尼联合TACE组和TACE组患者的OS分别为14.9个月和4.7个月。可见，索拉非尼联合TACE可以更有效治疗晚期原发性肝癌，这也是值得探索的方向。其他关于索拉非尼的Ⅱ线临床试验及辅助治疗的研究也相继被报道。

舒尼替尼（sunitinib）、利尼伐尼（linifanib）、多韦替尼（dovitinib）、尼达尼布（nintedanib）、tivantinib（ARQ 197）等药物对比索拉非尼的Ⅲ期临床试验结果均为阴性，也因此均未能成为治疗肝癌的新药物。

（二）仑伐替尼

仑伐替尼（lenvima）是一种多靶点受体酪氨酸激酶抑制剂，可以阻滞肿瘤细胞内包括VEGFR-1、VEGFR-2、VEGFR-3、FGFR1、FGFR2、FGFR3、FGFR4、PDGFR-α、KIT、RET在内的一系列调节因子。这是继索拉非尼之后，第二个治疗晚期肝癌取得成功的靶向药物。

在治疗晚期肝癌的Ⅱ期临床研究中，仑伐替尼显示出了一定的药物活性，研究数据发表于《胃肠病学杂志》（*Journal of Gastroenterology*）。该研究纳入了46例来自日本和韩国的晚期肝癌患者。结果显示，仑伐替尼组（12mg/d，口服）ORR为37%，DCR为78%，MST为18.7个月。

REFLECT研究是近年来肝癌一线靶向药物治疗领域唯一获得阳性结果的Ⅲ期临床研究，作为一项与索拉非尼头对头比较的全球性、多中心、随机对照、非劣效Ⅲ期临床研究，在全球入组了954例肝癌患者。研究结果显示，研究达到主要终点，仑伐替尼组MST较索拉非尼组有延长趋势（13.6个月 vs. 12.3个月），但尚未达到统计学差异；在次要终点方面，仑伐替尼组的中位无进展生存时间（7.4个月 vs. 3.7个月）、中位TTP（8.9个月 vs. 3.7个月）、客观有效率（24% vs. 9%）则显著优于索拉非尼组；在安全性方面，两组发生治疗相关副反应的患者数目相似，分别有13%和9%患者因副反应而停止治疗。REFLECT研究入组的患者绝大多数为亚太地区患者。

2017年CSCO上报道的中国患者亚组分析显示，与索拉非尼组相比，仑伐替尼组患者的MST显著延长（10.2个月 vs. 15.0个月），死亡风险也显著降低27%（HR＝0.73）。在次要终点方面，与索拉非尼组相比，仑伐替尼组患者的中位PFS（3.6个月 vs.9.2个月，HR＝0.55）与中位TTP（ 3.7个月 vs.11.0个月，HR＝0.53）均显著延长，ORR改善也有统计学意义（8.3% vs. 21.5%，OR＝3.17）。安全性方面，仑伐替尼组和索拉非尼组均与此前报道的结果一致。对于我国的HBV型肝癌患者，仑伐替尼可明显延长MST。REFLECT研究的成功预示着肝癌的靶向治疗将出现新的格局，仑伐替尼已成为晚期肝癌一线治疗药物。

（三）瑞戈非尼

瑞戈非尼是一种多激酶抑制剂，通过抑制肿瘤血管生成、抑制肿瘤细胞新生、维持肿瘤微环境来抑制肿瘤生长。

在晚期肝癌二线治疗方面，瑞戈非尼于2017年12月被CFDA批准用于经索拉非尼治疗失败的晚期肝癌患者。一项多中心开放Ⅱ期研究评估了瑞戈非尼作为二线治疗药物用于索拉非尼一线治疗失败的晚期原发性肝癌患者的安全性和疗效。其结果显示，瑞戈非尼的安全性良好，中位TTP为4.3个月，MST为13.8个月，对于索拉非尼一线治疗进展的晚期原发性肝癌具有抗肿瘤活性。Ⅲ期临床试验RESORCE研究，观察了瑞戈非尼应用于索拉非尼治疗后PD的原发性肝癌患者的疗效和安全性。其中，应用瑞戈非尼与安慰剂患者的OS分别为10.6个月和7.8个月，PFS分别为3.1个月和1.5个月。瑞戈非尼试验的成功，为晚期肝癌患者提供了更多的治疗选择。

近期报道了一项对该研究的探索性分析结果，旨在评估基线AFP和c-Met蛋白水平是否影响瑞戈非尼的疗效。遗憾的是，分析结果表明瑞戈非尼治疗肝癌的疗效与患者基线AFP和c-Met蛋白水平无关。

目前，还没有发现可以预测瑞戈非尼疗效的生物标志物。

（四）雷莫芦单抗

雷莫芦单抗（ramucirumab）是一种VEGFR-2全人源化的IgG1单克隆抗体，高度选择性地抑制VEGFR-2的激活。2014年6月开展的REACH Ⅲ期临床试验研究将入组的565名肝癌患者随机分为雷莫芦单抗组（8mg/kg，i.v.）和安慰剂组。在REACH研究中，与安慰剂相比，雷莫芦单抗二线治疗晚期肝癌并没有改善患者OS，雷莫芦单抗组患者的MST为9.2个月，而安慰剂组为7.6个月（P＝0.14），组间OS差异无统计学意义。但是亚组分析发现，基线AFP＞400ng/mL的患者，雷莫卢单抗组MST为7.8个月，而安慰剂组为4.2个月（P＝0.0059），组间OS差异有统计学意义，这说明AFP高的患者可以从雷莫卢单抗治疗中获益。基于这些发现，后续开展了REACH-2Ⅲ期临床试验研究，该研究比较了雷莫芦单抗和安慰剂在对索拉非尼不耐受或使用后PD并表现出高AFP血清水平（≥400ng/mL）的肝癌患者的疗效。该试验于2015年开始，在全球20个国家共招募了292例患者，是首个在经生物标志物检测分类的患者群体中进行的Ⅲ期肝癌试验。2018年，ASCO会议上报到的结果显示，该研究抵达了主要终点OS（雷莫卢单抗组与安慰剂组的OS分别为8.5个月和7.3个月，HR＝0.710，P＝0.0199）和次要终点PFS（雷莫卢单抗组安慰剂组的PFS分别为2.8个月和1.6个月，HR＝0.452，P＜0.0001），即在AFP≥400ng/mL的经索拉非尼治疗失败的肝癌患者中,雷莫卢单抗相比安慰剂可显著延长患者OS。该研究中,雷莫卢单抗的安全性数据与以前单独使用该药的毒性数据相似。其中,高血压和低钠血症是雷莫芦单抗的常见不良反应。REACH-2Ⅲ期临床试验研究是生物标志物选择群体中的第一个阳性Ⅲ期试验,大约一半的晚期肝癌患者具有高甲胎蛋白水平,这是预后不良的标志。

(五)卡博替尼

卡博替尼(cabozantinib)是一种小分子抑制剂,能够有效地抑制MET、AXL以及VEGFR-1、VEGFR-2、VEGFR-3等受体靶点。CELESTIAL是一项随机双盲安慰剂对照的Ⅲ期临床试验,该研究在全球19个国家超过100个临床中心用卡博替尼对肝癌患者进行治疗。该试验纳入了760例接受过索拉非尼,并且可能接受过针对肝癌的两项系统性治疗且有足够肝功能的晚期肝癌患者,将患者随机分配到卡博替尼(60mg/d)治疗组和安慰剂对照组,试验的主要终点为OS,次要终点有ORR和PFS。2018年,ASCO年会上报道的研究结果显示,卡博替尼治疗组与安慰剂对照组的MST分别10.2个月和8.0个月(HR=0.76,95%CI:0.63~0.92,$P=0.0049$),中位PFS分别为5.2个月和1.9个月(HR=0.44,95%CI:0.36~0.52,$P<0.001$),ORR分别为4%和0.4%($P=0.0086$)。

(六)Galunisertib

Galunisertib是一种TGF-β受体激酶抑制剂,TGF-β信号传导与肝癌进展有关,TGF-βR1的抑制可增强索拉非尼在体内和体外模型中的活性。在最新公布的galunisertib联合索拉非尼一线治疗晚期肝癌的Ⅱ期临床研究中,galunisertib联合索拉非尼在晚期肝癌患者中表现出可接受的安全性,中位TTP为4.1个月(2.8~5.5个月),MST为17.9个月(14.8个月~NE)。Galunisertib联合索拉非尼用于一线治疗晚期肝癌展现了潜能。

(七)Tepotinib

Tepotinib是一种新型高选择性c-MET小分子抑制剂。2017年,ASCO年会上发布了tepotinib在亚洲晚期肝癌患者中的安全性和疗效评价(Ⅰb期)研究的最终结果。研究结果表明,tepotinib(1000mg/d)在亚洲肝癌患者中耐受性良好,且c-MET阳性患者经tepotinib治疗后似乎获益更多。该研究Ⅱ期部分正在进行中,主要对比tepotinib和索拉非尼一线治疗c-MET阳性肝癌的疗效。

(八)Tivantinib

Tivantinib(ARQ 197)是一种口服选择性MET抑制剂。对经索拉非尼治疗失败的晚期肝癌患者进行二线治疗的多中心随机安慰剂对照双盲的Ⅱ期研究。结果显示,tivantinib组比安慰剂组患者TTP长(1.6个月 vs. 1.4个月,$P=0.04$),在MET高表达的患者中,tivantinib组比安慰剂组患者中位TTP长(2.7个月 vs. 1.4个月,$P=0.03$)。于是,开展了METIV-HCC具有生物标志物特异性的随机双盲国际多中心安慰剂对照的Ⅲ期临床研究,但惨遭失败。该研究入选了经索拉非尼治疗失败的MET高表达的晚期肝癌患者。与安慰剂相比,tivantinib(120mg,bid)未能延长入组患者的OS和PFS。

(九)布立尼布

布立尼布(brivanib)可以选择性双重抑制VEGF和FGF信号通路。一项布立尼布用于一线治疗晚期肝癌患者的Ⅱ期临床试验结果显示,中位无进展生存时间为2.7个月,MST为10个月。

在一线临床试验BRISK-FL中，肝癌患者被随机分配到索拉非尼组和布立尼布组，两组患者的MST分别为9.9个月和9.5个月。最终结果未达到布立尼布OS非劣效的研究终点。次要研究终点为TTP、ORR和DCR，两组基本一致。在二线临床试验（BRISK-PS）中，布立尼布在治疗无法耐受索拉非尼或经索拉非尼治疗失败的晚期原发性肝癌患者中，其TTP和ORR要优于安慰剂对照组；但在OS方面，布立尼布组和安慰剂对照组未表现出明显差异。无法耐受索拉非尼或经索拉非尼治疗失败的晚期肝癌患者在接受布立尼布治疗后OS方面并没有受益。

基于上述的循证医学证据，索拉非尼目前仍然是晚期肝癌的标准一线治疗药物，因为仑伐替尼的OS被证明非劣效于索拉非尼，所以也已被CFDA批准作为晚期肝癌的标准一线治疗药物。抗血管生成的多激酶抑制剂瑞戈非尼在全球被批准用于经索拉非尼治疗后的肝癌患者的二线治疗。与安慰剂相比，卡博替尼可改善经索拉非尼治疗不耐受或PD的晚期肝癌患者的OS。在AFP＞400ng/mL的肝癌患者的二线治疗中，雷莫芦单抗显示同样有OS获益。这些靶向药物虽然在一线、二线治疗中提高了患者的生存率，但患者获益十分有限，并且这些药物中的许多副作用仍明显。因此，迫切需要针对这些患者的新型治疗策略。

三、免疫治疗

程序性细胞死亡蛋白-1（programmed death-1，PD-1）及其配体（PD-L1）是一对免疫共刺激因子。在正常情况下，PD-1通过PD-L1发挥免疫调控作用。近年来，PD-1和PD-L1因参与肿瘤免疫逃逸机制而受到关注。PD-1和PD-L1信号通路的激活，导致免疫抑制性肿瘤微环境形成，使肿瘤细胞逃避机体的免疫监视和杀伤；而阻断PD-1和PD-L1信号通路可逆转肿瘤免疫微环境形成，增强内源性抗肿瘤免疫效应。

肝癌已被证明与炎症和抑制性免疫环境密切相关。肝癌患者肿瘤周围肝组织中存在炎症基因表达谱，这被认为与预后较差有关。基础研究显示，肿瘤组织PD-L1高表达患者的预后比PD-L1低表达的患者差。T细胞上PD-1和PD-L1表达的上调也与疾病分期晚和复发率高相关。浸润的调节性T细胞亚群和耗竭的CD8＋细胞的特征基因被确认可能与这些细胞产生的免疫抑制有关。以上的免疫学研究结果均提示，免疫疗法可能令肝癌患者获益。

（一）纳武利尤单抗

2017年9月23日，FDA批准将纳武利尤单抗用于接受过索拉非尼治疗后的肝癌患者，标志着肝癌治疗正式进入免疫时代。

回顾免疫抑制剂在肝癌治疗中的发展历程，CheckMate-040试验发挥了关键性的作用，这是纳武利尤单抗单臂治疗晚期肝癌的Ⅰ期、Ⅱ期剂量递增及扩展临床试验。该试验入组既往接受过索拉非尼治疗的患者262例（剂量递增期48例，剂量扩展期214例），不排除慢性病毒性肝炎患者，以评价纳武利尤单抗的有效性和安全性。

2017年，在ASCO年会上公布的最新随访结果显示，Ⅰ期试验患者并未达到最大耐受剂量；Ⅱ期试验患者的ORR为16.8%，索拉非尼初治患者DOR为17个月，索拉非尼经治患者DOR为19个月，DCR达到68%。Ⅱ期试验中，索拉非尼经治患者的MST还未达到，12个月生存率为60%，

18个月生存率为44%；索拉非尼初治患者的12个月生存率为73%，18个月生存率为57%。Ⅰ期试验中，已有37例患者生存时间超过15.0个月；Ⅱ期试验中，对于未感染病毒性肝炎的患者，索拉非尼初治和经治患者的ORR接近(21% vs. 15.5%)。在不同病因和不同肿瘤PD-L1表达情况下，患者均对治疗产生了反应。在安全性方面，纳武利尤单抗治疗晚期肝癌的情况与治疗其他肿瘤相似，未出现新的安全警示。后续分析结果显示，纳武利尤单扰对亚洲患者的疗效与对全球其他地区患者的疗效无差别，无论患者是否伴有丙肝、乙肝病毒感染，均能从纳武利尤单抗治疗中获益；不同PD-L1表达状态的患者也都能从纳武利尤单抗治疗中获益。

2019年，ESMO会议上公布了一项随机多中心大型Ⅲ期临床试验(CheckMate-459)的研究结果。CheckMate-459评估了纳武利尤单抗与索拉非尼分别作为无法完整切除肝癌患者一线治疗方案的疗效，研究直至PD或毒性无法接受。该试验的主要终点是MST，次要终点包括总体反应率、中位无进展生存时间和肿瘤PD-L1表达与疗效之间的相关性。726例患者按1∶1的比例随机分入纳武利尤单抗治疗组和索拉非尼治疗组。研究结果，未达到其预设的主要终点，纳武利尤单抗治疗组和索拉非尼治疗组的MST分别为16.4个月和14.7个月(HR＝0.85，95%CI：0.72～1.02，*P*＝0.0752)。次要终点中位无进展生存时间相似，分别为3.7个月(95%CI：3.1～3.9个月)和3.8个月(95%CI：3.7～4.5个月)。纳武利尤单抗治疗组的客观应答率更高(15% vs. 7%)。PD-L1肿瘤表达水平可预测治疗应答率，PD-L1肿瘤表达水平越高，治疗发生客观缓解的概率越低。在3～4级治疗相关不良事件方面，纳武利尤单抗治疗组明显低于索拉非尼治疗组(22% vs. 49%)。亚组分析显示，亚洲地区、AFP≥200ng/mL，以及HBV和HCV感染的患者更能从纳武利尤单抗一线治疗中获益。该研究没有达到主要终点可能与试验设计以及入组患者有一定的关系，因此不能片面地认为该试验是失败的。

(二)帕博利珠单抗

2018年，ASCO年会上首次报道了帕博利珠单抗单药用于经索拉非尼治疗失败的进展期肝癌患者的Ⅱ期单臂研究(KEYNOTE-224试验)结果。在108例患者中，有18例患者对帕博利珠单抗产生应答，其中有1例患者达到CR，有46例患者达到SD。除6例无法评估的患者外，有34例患者为PD。在PR的18例患者中，有12例患者的应答时间至少达到9个月，中位应答时间为2.1个月。截至数据分析时，104例患者的中位PFS为4.9个月，MST为12.9个月，6个月的PFS和生存率分别为43.1%和77.9%，1年的PFS和生存率分别为28%和54%。对已经发生索拉非尼耐药的肝癌患者来说，这是一个令人振奋的数据。另外，该研究也发现联合阳性分数(combined positive score，CPS)PD-L1≥1与ORR更高和PFS更持久显著相关，而肿瘤细胞阳性比例分数(tumorproportion score，TPS)则无此相关性。但是在组织可以检测到PD-L1的患者中，即使是PD-L1＜1的患者，ORR仍达到20%，高于整体人群的17%，而CPS的PD-L1表达是否可作为生物标志物还有待研究。总体来说，治疗产生的不良反应是可控的。

2019年，ASCO大会上公布了帕博利珠单抗二线治疗HCC的Ⅲ期临床试验KEYNOTE-240的研究结果。该研究入组了413例经索拉非尼治疗进展或不能耐受的肝癌患者，以2∶1的比例随机分入帕博利珠单抗治疗组和安慰剂对照组。帕博利珠单抗治疗组患者OS(HR＝0.78，单侧

$P=0.0238$)和PFS(HR=0.78,单侧$P=0.0209$)延长了,但未达到预设的统计学显著性差异;帕博利珠单抗治疗组ORR为18.3%,中位DOR达到了13.8月;安全性方面与既往帕博利珠单抗研究类似,没有HBV或HCV突发感染病例。该Ⅲ期临床试验主要结果与KEYNOTE-224研究结果类似。该研究显示,帕博利珠单抗治疗延缓了肿瘤进展,延长了患者生存时间,降低了22%的死亡风险,进一步支持了帕博利珠单抗可应用于晚期HCC二线治疗的结论。现在看来,KEYNOTE-240的研究设计其实存在一些问题,研究者对其期望值过高,研究的样本量较小,研究以PFS和OS为共同主要终点,α值的分配、P值的设定等都不太理想,研究者对后续治疗的评估不足。KEYNOTE-240研究公布的亚洲人群的结果比全球其他地区的好。尤其是日本人群数据,与安慰剂对照组相比,帕博利珠单抗治疗组可显著延长晚期肝癌患者的OS(18.6个月 vs. 10.4个月,HR=0.494,延长了8.2个月),死亡风险降低了51%,PFS延长近3倍(3.9个月 vs. 1.4个月,HR=0.371),PD风险降低了63%。剔除日本人群的亚洲人群数据也显示好于全球其他地区的数据,提示经帕博利珠单抗治疗亚洲肝癌患者的获益似乎优于欧美患者。期待将帕博利珠单抗用于亚洲接受过系统治疗的HCC患者二线治疗的Ⅲ期临床试验KEYNOTE-394研究的结果。

2019年,CSCO大会上报道了卡瑞利珠单抗治疗既往系统性治疗失败的晚期肝癌患者的中国多中心Ⅱ期临床试验研究结果。该研究是一项前瞻性、随机、平行对照的全国多中心Ⅱ期临床研究。研究纳入了接受过以索拉非尼和(或)奥沙利铂为主的系统化疗失败或不可耐受的晚期肝癌患者,这些患者均不适合手术或局部治疗。将入组患者随机分为卡瑞利珠单抗2周治疗组(3mg/kg,q2w,$n=109$例)和卡瑞利珠单抗3周治疗组(3mg/kg,q3w,$n=108$例)。研究的主要终点为客观缓解率和6个月生存率。与其他同类药物研究相比,入组患者的基线情况更差。研究结果显示,在研究的主要终点方面,所有患者($n=217$例)的ORR为14.7%,6个月生存率为74.4%,MST为13.8个月,DCR为44.2%,中位缓解时间为2个月,中位DOR尚未达到,还有18例患者(56.3%)仍在缓解。卡瑞利珠单抗2周治疗组和3周治疗组的ORR差异无统计学意义,总体与帕博利珠单抗和纳武利尤单抗相当。在研究的次要终点方面,所有患者的DCR为44.2%,中位缓解时间为2个月,疗效持续时间尚未达到NR。中位TTP为2.3个月,中位PFS为2.1个月,MST为13.8个月。在卡瑞利珠单抗二线治疗的患者中,有161例患者病情发生进展,其中有95例患者继续使用卡瑞利珠单抗治疗,OS达到13.2个月的OS;而进展后停止卡瑞利珠单抗治疗的66例患者,其OS只有8.6个月。卡瑞利珠单抗治疗的整体不良反应较低,其不良事件的发生率与其他PD-1单抗相似,同时发生谱也类似,仅有反应性毛细血管增生症为其特殊的不良事件,但发生情况多为1~2级,且RCEP的发生与ORR成正相关。

(三)免疫联合治疗

2018年7月20日,FDA批准PD-L1抑制剂atezolizumab联合bevacizumab作为进展期或转移性肝细胞癌的突破性一线治疗方法,标志着在肝癌的治疗中免疫联合治疗将成为主流的研究方向。在2018年的ASCO年会上,报道了该治疗方法Ⅰb期临床试验研究的结果。组A入组了未接受免疫检查点药物治疗的肝癌患者,他们接受atezolizumab(1200mg,iv)+bevacizumab(15mg/kg,iv,q3w)直至PD或毒性不可耐受或无临床获益。在43例安全性可评估的患者中,所有级别不良反应的发生率为98%，3级以上中毒性反应的发生率为35%，毒副反应可耐受。在疗效方面，在23例疗效可评估的患者中，ORR为65%（独立评审委员会评估），DCR为96%。生存数据还没有成熟，各个亚组均可以获益。帕博利珠单抗联合lenvatinib的Ⅰb期临床试验研究，同样可见非常好的疗效，ORR为42.3%，DCR为100%；毒性略高，所有级别毒性反应的发生率为100%，3级以上毒性反应的发生率为60%。在中国SHR-1210联合阿帕替尼Ⅰ期临床试验中，将阿帕替尼（250mg/d）＋SHR-1210（200mg，q2w）的治疗方案应用于18例肝癌患者，14例可评价疗效，其中阿帕替尼125mg组4例、250mg组9例、500mg组1例，全部为HBV感染患者。ORR和DCR分别为50%和85.7%，目前尚未达到PFS，7例PR患者仍在治疗，5例持续用药时间已达47周以上。Ⅲ期临床试验研究也正在进行中。以上3个Ⅰ期研究显示，免疫联合治疗是非常有希望调整现有标准治疗的新型方式，值得期待。

2019年11月，ESMO ASIA会议上公布了IMbrave-150研究结果。IMbrave-150研究是一项纳入了501例既往未接受过系统性治疗的不可切除的HCC患者的全球性、多中心、开放性Ⅲ期临床试验研究。患者按照2∶1的比例随机接受阿替利珠单抗＋贝伐珠单抗联合治疗（联合治疗组）或索拉非尼治疗（索拉非尼治疗组）。研究的共同主要终点为独立审查机构（IRF）根据RECIST v1.1评估的OS和PFS。联合治疗组MST尚未达到，索拉非尼组MST为13.2个月（10.4个月～NE）（HR＝0.58，95%CI：0.42～0.79，P＝0.0006）；联合治疗组PFS为6.8个月，而索拉非尼组PFS为4.3个月（HR＝0.59，95%CI：0.47～0.76；P＜0.0001）。次要终点包括根据RECIST v1.1［研究者评估的（INV）和IRF］和HCC mRECIST（IRF）评估的ORR、TTP和DOR、患者报告结局、药物安全性和药代动力学。联合治疗组患者的ORR达到27%，其中完全缓解率达6%。此外，与索拉非尼治疗组相比，联合治疗组患者报告生活质量发生恶化的时间延缓（3.6个月 vs. 11.2个月，HR＝0.63，95%CI：0.46～0.85）。接受阿替利珠单抗与贝伐珠单抗治疗的患者耐受性普遍良好。IMbrave-150研究报道了十多年来首个显示出能够改善既往未接受过系统治疗、不可切除的肝癌患者OS的治疗方案，具有里程碑意义。

目前，免疫治疗是原发性肝癌的一个重要研究方向，也是最有可能进一步提高肝癌患者生存率的一种治疗方法。纳武利尤单抗和帕博利珠单抗的研究没有达到终点并不代表药物无效。根据既往的临床研究和实践，可以看出肝癌患者在接受帕博利珠单抗治疗后的临床获益。目前，这两个药物均已在欧美获批可用于治疗肝癌，在CSCO原发性肝癌诊疗指南上也被推荐作为二线治疗药物。免疫治疗与抗血管生成治疗的联合，有望成为一种新型的治疗方式。

四、总　结

传统的细胞毒性药物单药或传统联合用药治疗肝癌的效果有限。2007年，索拉非尼成为全球首个被批准用于一线治疗进展期肝癌的分子靶向药物，迄今仍是基本治疗药物。REFLECT研究结果提示，仑伐替尼组患者OS较索拉非尼组患者有延长趋势；在中位无进展生存时间、中位无进展生存时间、客观有效率方面仑伐替尼组则显著优于索拉非尼组；在安全性方面，两组相似。该研究结果使仑伐替尼成为一线治疗的新选择。AFP≥400ng/mL的肝癌患者在应用瑞戈非尼、卡博替尼、雷莫芦单抗作二线治疗后，均可见明显生存获益。但真正令人振奋的还是在免疫疗法在肝癌治疗中所取得的疗效。PD-1和PD-L1单抗在肝癌的治疗中相继出现了较好的生存数据。2017年，FDA批准了将纳武利尤单抗用于索拉非尼治疗失败的肝癌，开启了肝癌免疫治疗的新时代。肝癌领域的未来研究发展方向是联合治疗。联合治疗包括PD-1和PD-L1单抗联合化疗、PD-1和PD-L1单抗联合抗血管生成药物，以及不同的免疫治疗药物，比如两种免疫检查点抑制剂的联合应用。

参考文献

[1]Fitzmaurice C, Allen C, R yan M, et al. Global, regional, and national cancer incidence, mortality, years of life lost, years lived with disability, and disability-adjusted life-years for 32 cancer groups, 1990 to 2015: a systematic analysis for the global burden of disease study[J]. JAMA Oncol, 2017, 3(4): 524-548.
[2]赵平，陈万青.2008中国肿瘤登记年报[M].北京：军事医学科学出版社，2008.
[3]赵平，陈万青.2009中国肿瘤登记年报[M].北京：军事医学科学出版社，2010.
[4]赵平，陈万青.2010中国肿瘤登记年报[M].北京：军事医学科学出版社，2010.
[5]赫捷，陈万青.2011中国肿瘤登记年报[M].北京：军事医学科学出版社，2012.
[6]赫捷，陈万青.2012中国肿瘤登记年报[M].北京：军事医学科学出版社，2012.
[7]赫捷，陈万青.2013中国肿瘤登记年报[M].北京：清华大学出版社，2014.
[8]赫捷，陈万青.2014中国肿瘤登记年报[M].北京：清华大学出版社，2014.
[9]赫捷，陈万青.2015中国肿瘤登记年报[M].北京：清华大学出版社，2017.
[10]赫捷，陈万青.2016中国肿瘤登记年报[M].北京：清华大学出版社，2017.
[11]陈建国，陈万青，张思维，等.中国2003—2007年肝癌发病率与死亡率分析[J].中华流行病学杂志，2012，33(6)：547-553.
[12]陈建国，张思维，陈万青.中国2004—2005年全国死因回顾抽样调查肝癌死亡率分析[J].中华预防医学，2010，44(5)：383-389.
[13]韩兢，王洁贞，李会庆，等.山东省主要恶性肿瘤死亡率地域分布的趋势面分析[J].山东医科大学学报，2000，38(3)：255-257.
[14]王浩，胡如英，张新卫.浙江省肝癌死亡率地理特征分析[J].浙江预防医学，2009，21(11)：1-3.
[15]Jemal A, Siegel R, Xu J, et al. Cancer statistics, 2010[J]. CA Cancer J Clin, 2010, 60(5): 277-300.
[16]Beal EW, Tumin D, Kabir A, et al. Trends in the mortality of hepatocellular carcinoma in the United States[J]. J Gastrointest Surg, 2017, 21(12): 2033-2038.

[17]Politis M, Higuera G, Chang LR, et al. Trend analysis of cancer mortality and incidence in PANAMA, using Joinpoint regression analysis[J]. Medicine (Baltimore), 2015, 94(24): e970.

[18]Mirzaei M, Ghoncheh M, Pournamdar Z, et al. Incidence and trend of liver cancer in Iran[J]. J Coll Physicians Surg Pak, 2016, 26(4): 306-309.

[19]Mach II R, Saika K. Incidence rate for liver cancer in Japanese in Japan and in the United States from the Cancer Incidence in Five Continents[J]. Jpn J Clin Oncol, 2016, 46(12): 1181-1182.

[20]Hattori M, Fujita M, Ito Y, et al. Use of a population-based cancer registry to calculate twenty-year trends in cancer incidence and mortality in Fukui Prefecture[J]. J Epidemiol, 2010, 20(3): 244-252.

[21]Ladep NG, Khan SA, Crossey MM, et al. Incidence and mortality of primary liver cancer in England and Wales: changing patterns and ethnic variations[J]. World J Gastroenterol, 2014, 20 (6): 1544-1553.

[22]Jack RH, Konfortion J, Coupland VH, et al. Primary liver cancer incidence and survival in ethnic groups in England, 2001—2007[J]. Cancer Epidemiol, 2013, 37(1): 34-38.

[23]Lim D, Ha M, Song I. Trends in major cancer mortality in Korea, 1983-2012, with a joinpoint analysis[J]. Cancer Epidemiol, 2015, 39(6): 939-946.

[24]Fang JY, Wu KS, Zeng Y, et al. Liver cancer mortality characteristics and trends in China from 1991 to 2012[J]. Asian Pac J Cancer Prev, 2015, 16(5): 1959-1964.

[25]陈建国,朱健,张永辉.肝癌流行趋势的改变:基于启东40年癌症登记资料的分析[J].中国肿瘤,2014,23(8):621-628.

[26]刁玉涛,李会庆,尹畅,等.山东省1970—2005年肝癌死亡率的变化趋势[J].实用肿瘤杂志,2009,24(6):578-582.

[27]Liu W, Liu Q, Huang Q, et al. Time trend analysis of primary liver cancer incidence in Sihui county of Guangdong province, China (1987—2011)[J]. BMC Cancer, 2016, 16(1): 796.

[28]Jemal A, Center MM, DeSantis C, et al. Global patterns of cancer incidence and mortality rates and trends[J]. Cancer Epidemiol Biomarkers Prev, 2010, 19(8): 1893-1907.

[29]Torre LA, Siegel RL, Ward EM, et al. Global cancer incidence and mortality rates and trends—an update[J]. Cancer Epidemiol Biomarkers Prev, 2016, 25(1): 16-27.

[30]Allemani C, Weir HK, Carreira H, et al. Global surveillance of cancer survival 1995-2009: analysis of individual data for 25,676,887 patients from 279 population-based registries in 67 countries (CONCORD-2)[J]. Lancet, 2015, 385(9972): 977-1010.

[31]Zeng H, Zheng R, Guo Y, et al. Cancer survival in China, 2003—2005: a population-based study [J]. Int J Cancer, 2015, 136(8): 1921-1930.

[32]Allemani C, Matsuda T, Di Carlo V, et al. Global surveillance of trends in cancer survival 2000-14 (CONCORD-3): analysis of individualrecords for 37,513,025 patients diagnosed with one of

18 cancers from 322 population-basedregistries in 71 countries[J]. Lancet, 2018, 391(10125): 1023-1075.

[33]Zeng H, Chen W, Zheng R, et al. Changing cancer survival in China during 2003-15: a pooled analysis of 17 population-basedcancer registries[J]. Lancet Glob Health, 2018, 6(5): e555-e567.

[34]梁江宏，袁正英.原发性肝癌的预防[J].饮食保健，2016，3(20)：246-248.

[35]杨秉辉，张博恒.重视肝癌的病因和预防[J].临床肝胆病杂志，2012，28(4)：253-255.

[36]Julius B., David V., Emad HA., et al. Hepatocellular carcinoma: a review[J]. J Hepatocell Carcinoma, 2016, 3: 41-53.

[37]Fujiwara N, Friedman SL, Goossens N, et al. Risk factors and prevention of hepatocellular carcinoma in the era of precision medicine[J]. J Hepatol, 2018, 68(3):526-549.

[38]Li Y, Yang H, Cao J. Association between alcohol consumption and cancers in the Chinese population—a systematic review and meta-analysis[J]. PLoS One, 2011, 6(4): e18776.

[39]Wang C, Wang X, Gong G, et al. Increased risk of hepatocellular carcinoma in patients with diabetes mellitus: a systematic review and meta-analysis of cohort studies[J]. Int J Cancer, 2012, 130(7): 1639-1648.

[40]杨秉辉，任正刚.原发性肝癌诊断标准[J].中华肝脏病杂志，2000，8(7)：135-139.

[41]周友乾，何学贤，唐云献，等.422例原发性肝癌与乙肝病毒感染及相关肿瘤标志物的关系[J].中华医学会，2001，12(6)：211-216.

[42]中华医学会肝病学分会，中华医学会感染病学会分会.丙型肝炎防治指南(2015年更新版)[J].中国肝脏病杂志(电子版)，2015，3：19-35.

[43]Shindoh J, Andreou A, Aloia TA, et al. Microvascular invasion does not predict long-term survival in hepatocellular carcinoma up to 2cm: reappraisal of the staging system for solitary tumors[J]. Ann Surg Oncol, 2013, 20(4): 1223-1229.

[44]Chan AC., Fan ST, Poon RT, et al. Evaluation of the seventh edition of the American Joint Committee on Cancer tumour-node-metastasis (TNM) staging system for patients undergoing curative resection of hepatocellular carcinoma: implications for the development of a refined staging system[J]. HPB, 2013, 15(6): 439-448.

[45]Chen W, Zheng R, Baade PD, et al. Cancer statistics in China[J]. CA Cancer J Clin, 2016, 66(2): 115-32.

[46]陈孝平，张志伟.《肝细胞癌外科治疗方法的选择专家共识》解读[J].中华外科杂志，2017，55(1)：7-10.

[47]Di Sandro S, Danieli M, Ferla F, et al. The current role of laparoscopic resection for HCC: a systematic review of past ten years[J]. Transl Gastroenterol Hepatol, 2018, 3: 68.

[48]Andreou A, Struecker B, Raschzok N, et al. Minimal-invasive versus open hepatectomy for hepatocellular carcinoma: Comparison of postoperative outcomes and long-term survivals using

propensity score matching analysis[J]. Surg Oncol, 2018, 27(4): 751-758.

[49]中华人民共和国卫生和计划生育委员会医政医管局.原发性肝癌诊疗规范(2017年版)[J].中华消化外科杂志.2017;16(7):635-645.

[50]Fan ST. Precise hepatectomy guided by the middle hepatic vein[J]. Hepatobiliary Pancreat Dis Int, 2007, 6(4): 430-434.

[51]杨世忠,冯晓彬,董家鸿.精准外科理念指导下的肝癌外科治疗[J].精准医学杂志,2018,33(3):189-196.

[52]Tustumi F, Ernani L, Coelho FF, et al. Preoperative strategies to improve resectability for hepatocellular carcinoma: a systematic review and meta-analysis[J]. HPB(Oxford), 2018, 20(12): 1109-1118.

[53]Mazzaferro V, Chun YS, Poon RTP, et al. Liver transplantation for hepatocellular carcinoma[J]. Ann Surg Oncol, 2008, 15(4): 1001-1007.

[54]Zheng SS, Xu X, Wu J, et al. Liver transplantation for hepatocellular carcinoma: Hangzhou experiences[J]. Transplantation, 2008, 85(12): 1726-1732.

[55]Toso C, Meeberg G, Hernandez-Alejandro R, et al. Total tumor volume and alpha-fetoprotein for selection of transplant candidates with hepatocellular carcinoma: a prospective validation[J]. Hepatology, 2015, 62(1): 158-165.

[56]Giakoustidis AE, Giakoustidis DE. Immunosuppression strategies in liver transplantation patient; patients with hepatocellular carcinoma[J]. Immunotherapy, 2017, 9(2): 197-206.

[57]中国抗癌协会肝癌专业委员会,中国抗癌协会临床肿瘤学协作专业委员会,中华医学会肝病学分会肝癌学组.肝癌局部消融治疗规范的专家共识[J].肿瘤,2011,31(5):385-388.

[58]Sh Ⅱ na S, Sato K, Tateishi R, et al. Percutaneous Ablation for Hepatocellular Carcinoma: Comparison of Various Ablation Techniques and Surgery[J]. Can J Gastroenterol Hepatol. 2018 Jun 3;2018: 4756147.

[59]Xu XL, Liu XD, Liang M, et al. Radiofrequency Ablation versus Hepatic Resection for Small Hepatocellular Carcinoma: Systematic Review of Randomized Controlled Trials with Meta-Analysis and Trial Sequential Analysis[J]. Radiology, 2018, 287(2): 461-472.

[60]Ng KKC, Chok KSH, Chan ACY, et al. Randomized clinical trial of hepatic resection versus radiofrequency ablation for early-stage hepatocellular carcinoma[J]. Br J Surg, 2017, 104(13): 1775-1784.

[61]Kutlu OC, Chan JA, Aloia TA, et al. Comparative effectiveness of first-line radiofrequency ablation versus surgical resection and transplantation for patients with early hepatocellular carcinoma[J]. Cancer, 2017, 123(10): 1817-1827.

[62]Giorgio A, Gatti P, Montesarchio L, et al. Microwave Ablation in Intermediate Hepatocellular Carcinoma in Cirrhosis: an Italian Multicenter Prospective Study[J]. J Clin Transl Hepatol, 2018

28, 6(3): 251-257.

[63] Tan W, Deng Q, Lin S, et al. Comparison of microwave ablation and radiofrequency ablation for hepatocellular carcinoma: a systematic review and meta-analysis[J]. Int J Hyperthermia, 2019, 36(1):264-272.

[64] Wang C, Wang H, Yang W, et al. Multicenter randomized controlled trial of percutaneous cryoablation versus radiofrequencyablation in hepatocellular carcinoma[J]. Hepatology, 2015, 61 (5): 1579-90.

[65] Song KD. Percutaneous cryoablation for hepatocellular carcinoma[J]. Clin Mol Hepatol, 2016, 22(4): 509-515.

[66] Takayasu K, ArⅡ S, Sakamoto M, et al. Impact of resection and ablation for single hypovascular hepatocellular carcinoma⩽2cm analysed with propensity score weighting[J]. Liver Int, 2018, 38 (3): 484-493.

[67] Zimmerman A, Grand D, Charpentier KP. Irreversible electroporation of hepatocellular carcinoma: patient selection and perspectives[J]. J Hepatocell Carcinoma, 2017, 4: 49-58.

[68] Sutter O, Calvo J, N'Kontchou G, et al. Safety and Efficacy of Irreversible Electroporation for the Treatment of Hepatocellular Carcinoma Not Amenable to Thermal Ablation Techniques: a Retrospective Single-Center Case Series[J]. Radiology, 2017, 284(3): 877-886.

[69] Zeng J, Liu G, Li ZH, et al. The Safety and Efficacy of Irreversible Electroporation for Large Hepatocellular Carcinoma[J]. Technol Cancer Res Treat, 2017, 16(1): 120-124.

[70] Lencioni R, de Baere T, Soulen MC, et al. Lipiodol Transarterial Chemoembolization for HepatocellularCarcinoma: a Systematic Review ofEfficacy and Safety Data[J]. Hepatology, 2016, 64(1): 106-116.

[71] Lee M, Chung JW, Lee KH, et al. Korean multicenter registry of transcatheter arterial chemoembolization with drug-eluting embolic agents for nodular hepatocellular carcinomas: six-month outcome analysis[J]. J Vasc Interv Radiol, 2017, 28(4): 502-512.

[72] Yu CY, Ou HY, Weng CC, et al. Drug-eluting bead transarterial chemoembolization as bridge therapy for hepatocellular carcinoma before livingdonor liver transplantation[J]. Transplant Proc, 2016, 48(4): 1045-1048.

[73] Nouri YM, Kim JH, Yoon HK, et al. Update on Transarterial Chemoembolization with Drug-Eluting Microspheres for Hepatocellular Carcinoma[J]. Korean J Radiol, 2019, 20(1): 34-49.

[74] Chen P, Yuan P, Chen B, et al. Evaluation of drug-eluting beads versus conventional transcatheter arterial chemoembolization in patients with unresectable hepatocellular carcinoma: a systematic review and metaanalysis[J]. Clin Res Hepatol Gastroenterol, 2017, 41(1): 75-85

[75] Facciorusso A, Di Maso M, Muscatiello N. Drug-eluting beads versus conventional chemoembolization for the treatment of unresectable hepatocellular carcinoma: a meta-analysis

[J]. Dig Liver Dis, 2016, 48(6): 571-577.

[76] Lobo L, Yakoub D, Picado O, et al. Unresectable Hepatocellular Carcinoma: Radioembolization Versus Chemoembolization: a Systematic Review and Meta-analysis [J]. Cardiovasc Intervent Radiol, 2016, 39(11): 1580-1588.

[77] Salem R, Gordon AC, Mouli S, et al. Radioembolization Significantly Prolongs Time to Progression Compared With Chemoembolization in Patients With Hepatocellular Carcinoma [J]. Gastroenterology, 2016, 151(6): 1155-1163.

[78] Su TS, Liang P, Lu HZ, et al. Stereotactic body radiation therapy for small primary or recurrent hepatocellular carcinoma in 132 chinese patients [J]. J Surg Oncol, 2016, 113(2): 181-187.

[79] Seo YS, Kim MS, Yoo HJ, et al. Radiofrequency ablation versus stereotactic body radiotherapy for small hepatocellular carcinoma: a markov model-based analysis [J]. Cancer Med, 2016, 5 (11): 3094-3101.

[80] Wahl DR, Stenmark MH, Tao Y, et al. Outcomes After Stereotactic Body Radiotherapy or Radiofrequency Ablation for Hepatocellular Carcinoma [J]. J Clin Oncol, 2016, 34(5): 452-459.

[81] Nakano R, Ohira M, Kobayashi T, et al. Hepatectomy versus stereotactic body radiotherapy for primary early hepatocellular carcinoma: a propensity-matched analysis in a single institution [J].Surgery, 2018, 164(2): 219-226.

[82] Gkika E, Schultheiss M, Bettinger D, et al. Excellent local control and tolerance profile after stereotactic body radiotherapy of advanced hepatocellular carcinoma [J]. Radia Oncol, 2017, 12 (1): 116

[83] Que JY, Lin LC, Lin KL, et al. The efficacy of stereotactic body radiation therapy on huge hepatocellular carcinoma unsuitable for other local modalities [J]. Radia Oncol, 2014, 9(120): 1-8.

[84] 全国肝癌合并癌栓诊治研究协作组.肝细胞癌合并门静脉癌栓多学科诊治中国专家共识(2016年版)[J].中华医学杂志,2016,96(18):1399-1404.

[85] Tang QH, Li AJ, Yang GM, et al. Surgical resection versus conformal radiotherapy combined with tace for resectable hepatocellular carcinoma with portal vein tumor thrombus: a comparative study [J]. World J Surg, 2013, 37(6): 1362-1370.

[86] Zhao Q, Zhu K, Yue J, et al. Comparison of intra-arterial chemoembolization with and without radiotherapy for advanced hepatocellular carcinoma with portal vein tumor thrombosis: a meta-analysis [J]. Ther Clin Risk Manag, 2017, (13): 21-31.

[87] Sorin Y, Ikeda K, Kawamura Y, et al. Effectiveness of Particle Radiotherapy in Various Stages of Hepatocellular Carcinoma: a Pilot Study [J]. Liver Cancer, 2018, 7(4): 323-334.

[88] Hong TS, Wo JY, Yeap BY, et al. Multi-institutional phase Ⅱ study of high-dose hypofractionated proton beam therapy in patients with localized, unresectable hepatocellular

carcinoma and intrahepatic cholangiocarcinoma[J]. J Clin Oncol, 2016, 34(5): 460-468.
[89]Bush DA, Smith JC, Slater JD, et al. Randomized clinical trial comparing proton beam radiation therapy with transarterial chemoembolization for hepatocellular carcinoma: results of an interim analysis[J]. Int J Radiat Oncol Biol Phys, 2016, 95(1): 477-482.
[90]Wang X, Hu Y, Ren M, et al. Efficacy and safety of radiofrequency ablation combined with transcatheter arterial chemoembolization for hepatocellular carcinomas compared with radiofrequency ablation alone: a time-to-event meta-analysis[J]. Korean J Radiol, 2016, 17(1): 93-102
[91]Xu LL, Zhang M, Yi PS, et al. Hepatic resection combined with radiofrequency ablation versus hepatic resection alone for multifocal hepatocellular carcinomas: a meta-analysis[J]. J Huazhong Univ Sci Technolog Med Sci, 2017, 37(6): 974-980.
[92]Xing M, Sakaria S, Dhanasekaran R. et al. Bridging Locoregional Therapy Prolongs Survival in Patients Listed for Liver Transplant with Hepatocellular Carcinoma[J]. Cardiovasc Intervent Radiol, 2017, 40(3): 410-420.
[93] Cannon RM, Bolus DN, White JA. Irreversible Electroporation as a Bridge to Liver Transplantation[J]. Am Surg, 2019, 85(1): 103-110.
[94]Lee MW, Raman SS, Asvadi NH, et al. Radiofrequency ablation of hepatocellular carcinoma as bridge therapy to liver transplantation: a 10-year intention-to-treat analysis[J]. Hepatology, 2017, 65(6): 1979-1990.
[95]Oligane HC, Close ON, Xing M, et al. Bridging locoregional therapy: Longitudinal trends and outcomes in patients with hepatocellular carcinoma[J]. Transplant Rev(Orlando), 2017, 31(2): 136-143.
[96]Chen W, Zheng R, Baade PD, et al. Cancer statistics in China[J]. CA Cancer J Clin, 2016, 66(2): 115-132.
[97]Sciarrino E, Simonetti RG, Le Moli S, et al. Adriamycin treatment for hepatocellular carcinoma. Experience with 109 patients[J]. Cancer, 1985, 56(12): 2751-2755.
[98]Qin S, Bai Y, Lim HY, et al. Randomized, multicenter, open-label study of oxaliplatin plus fluorouracil/leucovorin versus doxorubicin as palliative chemotherapy in patients with advanced hepatocellular carcinoma from Asia[J]. J Clin Oncol, 2013, 31(28): 3501-3508.
[99]Wang J, He XD, Yao N, et al. Ameta-analysis of adjuvant therapy after potentially curative treatment for hepatocellular carcinoma[J]. Can J Gastroenterol, 2013, 27(6): 351-363.
[100]McDermott U, Sharma SV, Dowell L, et al. Identification of genotype correlated sensitivity to selective kinase inhibitors by using high throughput tumor cell line profiling[J]. USA: Proc Natl AcadSci, 2007, 104(50): 19936-19941.
[101]Uovet J, Ricci S, Mazzaferro V, et a1.Sorafenib in advanced hepatocellular carcinoma[J]. N

Engl J Med, 2008, 359(4): 378-390.

[102] Cheng AL, Kang Y, Chen Z, et al. Randomized phase Ⅲ trial of sorafenib versus placebo in Asian patients with advanced hepatocellular carcinoma[J]. J Clin Oncol, 2008, 26(19 Suppl): 4509.

[103] Jelic S, Sotiropoulos GC. Hepatocellular carcinoma: ESMO Clinical Practice Guidelines for diagnosis, treatment and follow-up[J]. Ann Oncol, 2010, 21(Suppl 5): 59-64.

[104] Theysohn JM, Schlaak JF, Müller S, et al. Selective internal radiation therapy of hepatocellular carcinoma: Potential hepatopulmonary shunt reduction after sorafenib administration[J]. J Vasc Interv Radiol, 2012, 23(7): 949-952.

[105] Richly H, Schultheis B, Adamietz IA, et al. Combination of sorafenib and doxorubicin in patients with advanced hepatocellular carcinoma: Results from a phase I extension trial[J]. Eur J Can, 2009, 45(4): 579-587.

[106] Ghassan K, Abou-Alfa, Donna Niedzwieski, et al. Phase Ⅲ randomized study of sorafenib plus doxorubicin versus sorafenib in patients with advanced hepatocellular carcinoma (HCC): CALGB 80802 (Alliance)[J]. J Clin Oncol, 2016, 1: 21-23.

[107] Zhang YF, Wei W, Wang JH, et al. Transarterial chemoembolization combined with sorafenib for the treatment of hepatocellular carcinoma with hepatic vein tumor thrombus [J]. Onco Targets and Therapy, 2016, 9: 4239-4246.

[108] Ikeda K, Kudo M, Kawazoe S, et al. Phase 2 study of lenvatinib in patients with advanced hepatocellular carcinoma[J]. J Gastroenterol, 2017, 52(4): 512-519.

[109] Ann-L Ⅱ Cheng, Richard S. Finn, Shukui Qin, et al. Phase Ⅲ trial of lenvatinib(LEN)vs sorafenib (SOR) in first-line treatment of patients (pts) with unresectable hepatocellular carcinoma (uHCC)[M]. Chicago: ASCO, 2017.

[110] Bruix J, Tak WY, Gasbarrini A, et al. Regorafenib as econdline therapy for intermediate or advanced hepatocellular carcinoma: multicentre, open-label, phase Ⅱ safety study[J]. Eur J Cancer, 2013, 49(16): 3412-3419.

[111] Bruix J, Merle P, Granito A, et al. Efficacy and safety of regorafenib versus placebo in patients with hepatocellular carcinoma (HCC) progressing on sorafenib: results of the international, randomized phase 3 RESORCE trial[J]. Ann Oncol, 2016, 27: 140-141.

[112] Zhu AX, Baron AD, Malfertheiner P, et al. Ramucirumab as second-line treatment in patients with advanced hepatocellular carcinoma: analysis of REACH trial results by Child-Pugh score [J]. JAMA Oncol, 2017, 3(2): 235-243.

[113] Chau I, Peck-Radosavljevic M, Borg C, et al. Ramucirumab as second-line treatment in patients with advanced hepatocellular carcinoma following first-line therapy with sorafenib: patient-focused outcome results from the randomised phase Ⅲ REACH study[J]. Eur J Cancer, 2017,

81: 17-25.

[114]Ghassan K. Abou-Alfa, Tim Meyer, Ann-L Ⅱ Cheng, et al. Cabozantinib (C) versus placebo (P) in patients (pts) with advanced hepatocellular carcinoma (HCC) who have received prior sorafenib: results from the randomized phase Ⅲ CELESTIAL trial[M]. San Francisco: ASCO-GI, 2018.

[115]Robin Kate Kelley, Edward Gane, Eric Assenat, et al. A phase 2 study of galunisertib (TGF-β R1 inhibitor) and sorafenib in patients with advanced hepatocellular carcinoma (HCC)[M]. Chicago: ASCO, 2017.

[116]Shukui Qin, Tae-You Kim, Ho Yeong Lim, et al. Phase Ib trial of tepotinib in Asian patients with advanced hepatocellular carcinoma (HCC): final data including long-term outcomes[M]. Chicago: ASCO, 2017.

[117] Santoro A, Rimassa L, Borbath I, et al. Tivantinib for second-line treatment of advanced hepatocellular carcinoma: a randomised, placebo-controlled phase 2 study[J]. Lancet Oncol, 2013, 14(1): 55-63.

[118]Lorenza Rimassa, Eric Assenat, Markus Peck-Radosavljevic, et al. Second-line tivantinib (ARQ 197) vs placebo in patients (Pts) with MET-high hepatocellular carcinoma (HCC): results of the METIV-HCC phase Ⅲ trial[M]. Chicago: ASCO, 2017.

[119]Bhide RS, Cai ZW, Zhang YZ, et al. Discovery and Preclinical Studies of (R)-1-(4-Fluoro-2-methyl-1H-indol-5-yloxy) - 5-methylpyrrolo 2, 1-f 1, 2, 4 triazin-6-yloxy)propan-2-ol (BMS-540215), an In Vivo Active Potent VEGFR-2 I-nhibitor[J]. J Med Chem, 2006, 49(7): 2143-2146.

[120]Park JW, Finn RS, Kim JS, et al. Phase Ⅱ, open-label study of brivanib as first-line therapy in patients with advanced hepatocellular carcinoma[J]. Clin Cancer Res, 2011, 17(7): 1973-1983.

[121]Johnson PJ, Qin S, Park JW, et al. Brivanib vs Sorafenib as first-line therapy in patients with unresectable, advanced hepatocellular carcinoma: results from the randomized phase Ⅲ BRISK-FL study[J]. J Clin Oncol, 2013, 31(28): 3517-3524.

[122] Llovet JM, Decaens T, Raoul JL, et al. Brivanib in patients with Advanced hepatocellular carcinoma who were intolerant to sorafenib or for whom sorafenib failed: results from the randomized Phase Ⅲ BRISK-PS study[J]. J Clin Oncol, 2013, 31(28): 3509-3516.

[123] Pardoll DM. The blockade of immune checkpoints in cancer immunotherapy[J]. Nat Rev Cancer, 2012, 12(4): 252-264.

[124] El-KhoueiryAB, SangroB, YauT, et al. nivolumab in patients with advanced hepatocellular carcinoma (CheckMate 040): an open-label, non-comparative, phase 1/2 dose escalation and expansion trial[J]. Lancet, 2017, 389(10088): 2492-2502.

[125]Sangro B, Park JW, Dela Cruz C, et al. A randomized, multicenter, phase 3 study of nivolumab vs sorafenib as first-line treatment in patients (pts) with advanced hepatocellular carcinoma (HCC): CheckMate-459 (abstract)[M]. Chicago: ASCO, 2016.

第七章　胰腺癌

第一节　流行病学

一、概　述

胰腺癌是发达国家的主要疾病死因，也是全球最致命的恶性肿瘤之一。GLOBOCAN-2012资料显示，2012年全球范围内胰腺癌新发病例约为338000例，位居恶性肿瘤发病第12位，每年胰腺癌导致的死亡病例超过331000例，占所有恶性肿瘤死亡病例的4%，位居恶性肿瘤死亡第7位。不同地区胰腺癌发病率和死亡率差异较大。发达国家胰腺癌发病率和死亡率最高。胰腺癌的发病率和死亡率随年龄的增加而升高，男性比女性更为常见。胰腺癌患者的5年生存率约为6%，发达国家和发展中国家之间的差别不大。胰腺癌的病因尚不清楚，但某些危险因素已被证实，如吸烟、家族史、遗传、糖尿病、肥胖、不良饮食习惯、饮酒、缺乏体育锻炼等。目前没有关于胰腺癌的筛查建议，因此需要强调一级预防。了解胰腺癌的流行病学是阐明胰腺癌病因的关键，也是制定预防战略的基石。

二、发病率

GLOBOCAN-2012资料显示，2012年全球胰腺癌发病率为4.2/10万。全球范围内胰腺癌发病率地区间差异较大。北美和西欧最高，分别为7.4/10万和7.3/10万；其次是除西欧之外的欧洲其他地区以及澳大利亚和新西兰，发病率约为6.5/10万；中非和中南亚胰腺癌发病率最低，约为1.0/10万。发病率最高的国家（捷克为9.7/10万）与发病率最低的国家（巴基斯坦为0.5/10万）差异达到20倍。全球55.5%的胰腺癌病例发生在发达国家，41.0%发生在亚洲。

全球男性胰腺癌发病率为4.9/10万，女性为3.6/10万。不同性别胰腺癌发病率地区间分布亦不同。男性发病率最高的国家为亚美尼亚（11.9/10万）、捷克（11.8/10万）、斯洛伐克和匈牙利（均为11.5/10万），其次为日本和立陶宛（均为10.6/10万），发病率最低的为巴基斯坦和几内亚，分别为0.5/10万和0.4/10万。女性发病率最高的国家为匈牙利、丹麦、芬兰和亚美尼亚，发病率约为7.5/10万，而坦桑尼亚、几内亚和科迈隆，胰腺癌发病率低于1.0/10万。

《2016中国肿瘤登记年报》显示，2013年全国肿瘤登记地区胰腺癌发病世标率为4.3/10万，发病率处在全球平均水平。城市地区胰腺癌发病率高于农村地区，东部地区发病率高于中部地区和西部地区，其中华东、东北地区发病率最高，华南地区最低。

胰腺癌发病率随年龄增长而升高，约90%的病例是在55岁以后被诊断，年龄>70岁组发病率最高。

虽然不能完全解释胰腺癌发病率地区间的差异，但这种地区差异绝大部分是由于暴露于与生活方式和环境相关的危险因素，如吸烟、肥胖、衰老和遗传因素。男性胰腺癌发病率较高的原因尚未明确，可能的原因有女性不易感，或女性不易暴露于导致疾病发生的危险因素中。此外，地区间的差异也反映了诊断能力和诊断技术的差异，如欧洲发病人数占全球发病总人数的1/3，这可能反映了欧洲对胰腺癌的诊断能力更强。应该指出的是，世界各地胰腺癌发病率的差异可能是由各肿瘤登记处上报数据的质量高低不同造成的，因为不同国家肿瘤登记覆盖面、数据完整性和准确性良莠不齐。

三、死亡率

GLOBOCAN-2012资料显示，2012年全球胰腺癌死亡率为4.0/10万。全球范围内胰腺癌死亡率地区间差异较大。北美和西欧最高，分别为6.9/10万和6.8/10万；其次是除西欧之外的欧洲其他地区以及澳大利亚和新西兰，死亡率约为6.0/10万。中非和中南亚胰腺癌死亡率最低，约为1.0/10万。死亡率最高的国家（亚美尼亚为8.9/10万）与死亡率最低的国家（坦桑尼亚为0.2/10万）差异达到50倍。全球41.5%（137251人）的胰腺癌死亡病例来自亚洲，1/3（111029人）来自欧洲。发达国家胰腺癌死亡人数占全球胰腺癌死亡总数的55.8%（184429人）。

《2016中国肿瘤登记年报》显示，2013年全国肿瘤登记地区胰腺癌死亡世标率为3.8/10万，低于全球平均水平。城市地区胰腺癌死亡率高于农村地区，东部地区死亡率高于中部地区和西部地区，其中华东、东北地区死亡率最高，华南地区最低。

胰腺癌患者死亡率随年龄增长而增加，90%的死亡病例发生在55岁以后。全球男性胰腺癌死亡率最高的是地区是中欧和东欧，其中拉脱维亚为11.9/10万，匈牙利为11.5/10万；伯利兹和巴林男性胰腺癌死亡率最低，低于1.0/10万。女性胰腺癌死亡率最高的国家是匈牙利和马耳他，分别为7.5/10万和7.2/10万；伯利兹女性死亡率最低，为0.8/10万。

胰腺癌死亡率差异巨大的原因尚未被完全阐明。可能是疾病诊断和死亡原因的差异，也可能是发病率和（或）死亡率的实际变化。虽然大多数发展中国家死因登记质量和死因登记地区覆盖率有限，但死因登记仍然是唯一可用的资料来源。与美国、英国、芬兰等发达国家相比，在塞尔维亚、俄罗斯和希腊等国家将症状、体征和死因不明作为死因的情况更为常见，因此在进行死亡率地区间比较时需要更为谨慎。高吸烟率是导致胰腺癌高死亡率的主要危险因素。大量证据表明，饮食（动物脂肪和肉类等）在胰腺癌的发展中起着重要作用。此外，东欧国家胰腺癌死亡率最高提示如糖尿病、肥胖、饮酒等因素可能影响胰腺癌的死亡率。

四、时间趋势

胰腺癌的死亡率与发病率相当，死亡发病比高达98%。因此，分析胰腺癌的死亡趋势可代表发病趋势。全球范围内胰腺癌死亡率趋势有很大差异。

分析1955—2012年7个国家胰腺癌死亡病例数据发现，大多数发达国家(美国、英国、澳大利亚、日本和芬兰)男性胰腺癌死亡率在20世纪50年代末至80年代末有所上升，90年代以来趋于平稳。而东欧和南欧(如匈牙利和希腊)男性胰腺癌死亡率持续上升。英国、芬兰、日本、美国和澳大利亚女性胰腺癌死亡率上升至20世纪90年代后趋于平稳。东欧和南欧(如匈牙利和希腊)女性胰腺癌死亡率从20世纪70年代开始持续上升。此外，有研究显示，在过去的几十年里，英国、瑞典、澳大利亚、荷兰和墨西哥男女合计胰腺癌死亡率出现下降趋势。而在法国、日本、巴西、韩国以及大多数的中欧(如德国、匈牙利)、东欧(如俄罗斯联邦、波兰、罗马尼亚、塞尔维亚)和南欧(如意大利和西班牙)国家，男女合计胰腺癌死亡率都出现了增长趋势。

在美国，白人和黑人两个种族的胰腺癌死亡率在1970—2009年这段时间出现相反的变化趋势。在白人女性人群中，胰腺癌死亡率以每年0.4%的速度从1970年的14.6/10万上升到1984年的15.3/10万，在1984—1998年保持平稳，随后再以每年0.5%的速度上升至2009年的15.9/10万。而在白人男性人群中，死亡率以每年0.7%的速度从1970年的24.8/10万下降到1995年的20.4/10万，随后以每年0.4%的速度上升至2009年的21.5/10万。在黑人女性人群中，胰腺癌死亡率以每年1.3%的速度从1970年的18.3/10万上升至1989年的23.1/10万，随后以年均0.5%的速度下降至2009年的20.9/10万。在黑人男性人群中，死亡率以每年0.5%的速度从1970年的29.0/10万上升至1989年的31.3/10万，随后以每年0.9%的速度下降至2009年的27.5/10万。

2000—2011年，中国男性胰腺癌死亡率呈上升趋势，年度变化百分比(annual percentage change，APC)为1.2%。

然而，迄今为止，胰腺癌发病率和死亡率的时间趋势尚未得到很好的解释。吸烟率与胰腺癌死亡率的时间趋势关联大约有几十年的时间滞后。控烟，尤其是针对男性的控烟，已被广泛认为是发达国家胰腺癌死亡率下降的主要因素。在较早实施烟草管制的国家(如美国、英国、澳大利亚)，胰腺癌的死亡率已开始下降。然而，欧盟一些国家最近的增长趋势表明，除吸烟外，其他因素(主要包括肥胖、缺乏运动、糖尿病和饮食因素)也可能影响胰腺癌死亡率。近年来，发展中国家人们生活方式的改变，如吸烟、高饱和脂肪和高热量食品的摄入以及体育活动的减少也可能影响胰腺癌死亡率的趋势。此外，胰腺癌诊断和死因登记水平的提高可以解释部分死亡率的增长趋势。然而，胰腺癌治疗的进展对死亡率趋势的影响不大，而且在过去的几十年中，患者生存率的变化微乎其微。

五、生存率

胰腺癌患者5年生存率约为6%。由于胰腺癌尚无可行的筛查和早诊早治方法，因此发达国家和发展中国家胰腺癌患者生存率变化不大。胰腺癌难以诊断且治疗方法也很有限，胰腺癌患者诊断时多处于疾病晚期，80%～90%的患者无法手术，即使手术切除后患者的长期生存率也很低。NCI 2007—2013年数据显示，10%局限性胰腺癌患者5年生存率为31.5%，而52%的发生远处转移的胰腺癌患者5年生存率仅为2.7%。欧洲不同国家之间胰腺癌生存率亦存在差异。英国、威尔士、丹麦和瑞典胰腺癌患者的5年生存率为3.8%，而意大利为1.2%。欧洲保护和重建计划工作组分析了1990—1994年欧洲22国肿瘤患者生存数据。结果显示，爱沙尼亚男性和捷克女性胰腺癌患者的5年生存率最高，分别为7.0%和7.5%；而马耳他男性和斯洛文尼亚女性胰腺癌患者的5年生存率最低，分别为0和1.3%。21世纪初，德国胰腺癌患者的5年生存率为9.0%，中国胰腺癌患者的5年生存率为11.7%。

胰腺癌患者的生存率受诸多因素影响，如肿瘤类型、肿瘤分期、血清白蛋白水平、肿瘤大小、治疗方式、卫生保健资源的可及性和差异，以及其他因素，如年龄、性别、健康状况和生活方式。除此以外，肿瘤登记数据的可靠性和准确性、随访数据的完整性均会影响胰腺癌患者的生存率数据。

第二节 AJCC第8版TNM分期更新

一、T分期的改动

在AJCC第7版胰腺癌分期系统中，首先根据肿瘤是否局限于胰腺以区分T_1、T_2和T_3，再以肿瘤最大直径是否超过2cm以区分T_1和T_2。但既往对胰腺癌切除标本的研究显示，大部分的胰腺癌浸润至胰腺外，从而导致T_3期肿瘤比例明显高于T_1、T_2期；同时胰腺癌的预后似乎与肿瘤是否浸出胰腺无关，而与肿瘤直径相关性更密切。因此，在第8版的胰腺癌分期系统中，取消了以肿瘤是否局限于胰腺作为T分期的依据，而单纯以肿瘤最大直径作为T分期依据。具体来说，T_1期定义为肿瘤最大直径≤2cm，又以0.5cm和1cm为界，将T_1期细分为T_{1a}（肿瘤最大直径≤0.5cm）、T_{1b}（肿瘤最大直径＞0.5cm，且＜1cm）和T_{1c}（肿瘤最大直径≥1cm，且≤2cm）；T_2期定义为肿瘤最大直径＞2cm，且≤4cm；T_3期定义为肿瘤最大直径＞4cm。另外，第8版胰腺癌分期取消了T_4期中“原发肿瘤不可切除”这一主观色彩较浓的描述。同时，除了腹腔干、肠系膜上动脉之外，肝总动脉受侵也被划入T_4期。

二、N分期的改动

第7版的胰腺癌N分期，仅根据是否有淋巴结转移，分为N_0和N_1。而第8版胰腺癌分期系统将转移淋巴结的数目纳入到N分期依据中。一些大样本的临床研究表明，转移淋巴结数目是影响预后的重要因素之一。因此，在第8版胰腺癌分期系统中，N＋患者又分为N_1（1～3枚区域淋巴结转移)和N_2(4枚及以上区域淋巴结转移)。随着对转移淋巴结数目重视程度的提高,第8版分期也对胰腺外科医师在胰腺癌术中淋巴结清扫的数量提出更高的要求。标准的淋巴结清扫范围可参考国际胰腺外科研究组(international study group on pancreatic surgery,ISGPS)的推荐:①胰十二指肠切除术清扫No.5、8a、12b1、12b2、12c、13a、13b、14a、14b、17a及17b淋巴结;②胰体尾切除术清扫No.10、11、18淋巴结,若肿瘤局限在胰体,可考虑清扫No.9淋巴结;③术中应至少清扫15枚淋巴结,以确保获得准确的淋巴结分期。

三、系统分期的改动

由于第8版分期系统中N分期的改动,总分期系统也相应作出调整,将不伴有远处转移的N_2期胰腺癌划为Ⅲ期,地位等同于原发肿瘤T_4期,详见表7-2-1。

表7-2-1 AJCC第7版和第8版胰腺癌分期的比较

AJCC第7版胰腺癌分期标准	AJCC第8版胰腺癌分期标准
原发肿瘤(T)	原发肿瘤(T)
T_{is}:原位癌	T_{is}:原位癌
T_1:肿瘤局限于胰腺内,且最大直径≤2cm	T_{1a}:肿瘤最大直径≤0.5cm
T_2:肿瘤局限于胰腺内,且最大直径>2cm	T_{1b}:肿瘤最大直径>0.5cm,且<1.0cm
T_3:肿瘤浸润至胰腺外,但未侵犯腹腔干或肠系膜上动脉	T_{1c}:肿瘤最大直径≥1cm,且≤2cm
T_4:肿瘤不论大小,侵犯腹腔干或肠系膜上动脉(不可手术切除)	T_2:肿瘤最大直径>2cm,且≤4cm
	T_3:肿瘤最大直径>4cm
	T_4:肿瘤不论大小,侵犯腹腔干、肠系膜上动脉,和(或)肝总动脉
区域淋巴结(N)	区域淋巴结(N)
N_0:无区域淋巴结转移	N_0:无区域淋巴结转移
N_1:有区域淋巴结转移	N_1:1~3枚区域淋巴结转移
	N_2:4枚及以上区域淋巴结转移
远处转移(M)	远处转移(M)
M_0:无远处转移	M_0:无远处转移
M_1:有远处转移	M_1:有远处转移
分期	分期
0:$T_{is}N_0M_0$	0:$T_{is}N_0M_0$
ⅠA:$T_1N_0M_0$	ⅠA:$T_1N_0M_0$
ⅠB:$T_2N_0M_0$	ⅠB:$T_2N_0M_0$
ⅡA:$T_3N_0M_0$	ⅡA:$T_3N_0M_0$
ⅡB:$T_{1\sim3}N_1M_0$	ⅡB:$T_{1\sim3}N_1M_0$
Ⅲ:T_4,任何N,M_0	Ⅲ:任何T,N_2,M_0 T_4,任何N,M_0
Ⅳ:任何T,任何N,M_1	Ⅳ:任何T,任何N,M_1

第三节　局部进展期胰腺癌的探索方向

在确诊胰腺癌时，约30%的患者处于局部进展期。这些患者被定义为无法手术切除，但没有远处转移，如肿瘤包绕肠系膜上动脉或腹腔干范围大于180°、肠系膜上静脉或门静脉闭塞无法重建，以及大动脉或淋巴结受侵超出手术范围且无远处转移证据（T_4）。局部进展期胰腺癌患者的预后介于可手术切除和转移性患者之间，MST为9～11个月。

对于转移性胰腺癌患者，治疗的主要目标是姑息治疗和延长患者生存时间。而对于局部进展期胰腺癌患者，应基于患者的体力状况选择不同的系统治疗。针对体力状况较差的患者，可选择单药化疗、姑息治疗以及最佳支持治疗（包括姑息放疗）；而针对体力状况较好的患者，则应采用更加积极的治疗方案。目前手术切除仍是唯一可能治愈胰腺癌的手段，新辅助治疗能否将局部进展期不可切除的肿瘤转化为可切除，是目前及今后研究的重点。

一、新辅助化疗

目前胰腺癌的主要化疗药物包括了吉西他滨、氟尿嘧啶以及铂类药物等。1998年，Todd等首次报道了单纯化疗对局部进展期胰腺癌降期后手术的疗效。在该研究中，有38例局部进展期胰腺癌患者接受了四药联合化疗，即5-Fu＋亚叶酸钙＋丝裂霉素C＋双嘧达莫。其中，14例患者化疗后评估结果为PR，1例为CR，ORR为39%，所有患者的MST为15.5个月，1年生存率为70%；在15例有客观反应的患者中，有6例肿瘤消退程度满足再次手术标准，其中4例接受了根治性切除术，手术切除率为10.5%。这6例患者的MST为28个月，1年生存率为83%，其中1例患者在53个月后仍为无瘤状态，这证明了这种治疗方案的有效性。

2011年发表在*NEJM*上的一项多中心随机Ⅲ期临床研究发现，与吉西他滨单药化疗相比，FOLFIRINOX方案（伊立替康＋氟尿嘧啶＋奥沙利铂＋亚叶酸钙）可给转移性胰腺癌患者带来更显著生存获益，ORR分别为9%和31.6%，MST分别为6.8个月和11.1个月，但毒副反应也相应增加。这一令人鼓舞的结果，使得FOLFIRINOX方案也开始被应用于局部进展期不可切除胰腺癌的治疗中。

2016年，德国海德堡大学的一项研究分析了575例接受新辅助治疗的局部进展期胰腺癌患者资料。其中，FOLFIRINOX方案组125例、吉西他滨联合放疗组322例，以及其他不含FOLFIRINOX方案组128例。在所有患者中，有292例（50.8%）在接受新辅助治疗后成功的进行了手术治疗。其中，FOLFIRINOX方案组76例（61%）、吉西他滨联合放疗组66例（52%），其他不含FOLFIRINOX方案治疗组66例（52%），新辅助化疗后手术转化率的差异有统计学意义（$P=0.026$）；与仅接受剖腹探查术的患者相比，接受根治性切除术的患者MST显著提高（8.5个月 vs. 15.3个月，$P<0.001$）；亚组分析结果显示，FOLFIRINOX方案组、吉西他滨联合放疗组和其他不含FOLFIRINOX方案治疗组，MST分别为16.0个月、16.5个月和14.5个月，3年生存率分别为

28.1%、23.2%和19.7%，差异无统计学意义（$P=0.8582$）。这一研究结果提示，FOLFIRINOX方案新辅助化疗可有效提高局部进展期胰腺癌的手术切除率，但由于这种化疗方案的强度较大，也给患者带来了较大的毒副反应，导致有相当一部分患者未能完成全量化疗。因此，虽然FOLFIRINOX方案新辅助化疗有效率较高，但并不适合所有患者，在开始治疗前，要确定患者的体力状态是否适合这种治疗。

白蛋白紫杉醇是一种紫杉醇与白蛋白结合的全新制剂，克服了普通紫杉醇水溶性差、效率低和副作用大等缺点，在治疗转移性乳腺癌和非小细胞肺癌中临床获益较普通紫杉醇显著。一项大型的全球多中心前瞻性随机对照Ⅲ期临床研究（MPACT研究）证实了在晚期胰腺癌治疗中应用白蛋白紫杉醇＋吉西他滨（GnP方案）比吉西他滨单药患者生存优势显著。基于此项研究成果，NCCN指南专家组建议，GnP方案化疗可拓展应用于局部进展期胰腺癌。目前仅有少数个案报道了，GnP方案在局部进展期胰腺癌中的应用。仍需前瞻性临床研究来证实GnP方案对局部进展期胰腺癌患者的手术转化作用以及治疗的安全性。

二、新辅助放化疗

目前，有多项研究报道了新辅助放化疗对初诊时不可切除的局部进展期胰腺癌的降期作用。1980年，Pilepich等首次报道了在局部进展期胰腺癌患者中应用单纯放疗对肿瘤进行降期，以便后续进行手术切除。该研究共分析了17例不可切除或潜在可切除的胰腺癌患者，放疗剂量为40～50Gy，放疗结束6周后重新评估是否可接受手术，11例接受了剖腹探查术，6例接受了根治性切除术，手术切除率为35%，其中2例患者在术后5年仍处于无瘤状态。该研究建议将原发肿瘤对放疗的反应作为进行手术切除患者的筛选标准。

早些年有关局部晚期胰腺癌新辅助放化疗的临床研究，大多采用以5-Fu为基础的治疗方案。1993年，Jessup等报道了5-Fu联合放疗对不可切除胰腺癌的手术转化作用。该研究将16例局部不可切除胰腺癌患者新辅助放化疗结果与24例潜在可切除胰腺癌患者手术切除的结果进行对比。新辅助放化疗方案为5-Fu持续泵入联合放疗，治疗结束4～6周后重新评估是否可尝试根治性切除。2例患者因PD未能完成新辅助放化疗，其余14例顺利完成新辅助放化疗，但仅2例在新辅助放化疗后接受了胰十二指肠切除术，手术切除率为14%。新辅助放化疗组与初诊潜在可切除组相比，MST差异无统计学意义（8个月 vs. 12个月）。值得注意的是，新辅助放化疗组中全是Ⅱ期和Ⅲ期的患者，而初诊潜在可切除组中，Ⅰ期患者比例较高。这一研究提示，新辅助放化疗在一定程度上对肿瘤有降期作用，并可改善不可切除胰腺癌患者的预后。

在临床获益方面，吉西他滨比氟尿嘧啶有优势，因此吉西他滨单药化疗已经成为晚期胰腺癌的标准一线化疗药物。吉西他滨可降低辐射诱导细胞凋亡的阈值，已被证明是一种有效的放射增敏剂。多项研究表明，不可切除胰腺癌患者应用吉西他滨联合放疗的新辅助放化疗方案治疗后有一定比例的患者肿瘤发生降期，并可接受根治性切除术。新辅助放化疗后接受根治性切除的患者，其预后与初诊可切除患者的预后相当，且手术风险并未增加。但总体而言，放化疗后不可切除肿瘤转化为可切除肿瘤的比例仍偏低，其降期作用并未得到公认，因此，仍需制定更有效的放化疗方案来提高疗效。

基于MPACT的研究结果，一项来自日本名古屋大学医学院的Ⅰ期临床研究，初步探讨了GnP方案联合同步放疗的新辅助治疗方案对局部进展期胰腺癌患者的推荐剂量及相关毒副反应。该研究共入组12例局部进展期不可切除的胰腺癌患者，依据吉西他滨和白蛋白紫杉醇的剂量水平对患者进行分组，同步放疗剂量统一为50.4Gy（1.8Gy×28次），GnP方案每周给药1次，连续给药3周后休息1周，6个周期后对患者进行全面评估，肿瘤稳定且肿瘤标志物降至正常水平的患者考虑手术切除。12例患者中仅1例发生了剂量限制毒性反应(4级血小板减少症)，GnP方案的推荐剂量为吉西他滨800mg/(m^2·w)＋白蛋白紫杉醇100mg/(m^2·w)，9例患者(75.0%)发生3～4级白细胞减少，7例患者(58.3%)发生3～4级中性粒细胞减少，反应率为41.7%，DCR为100%。6例患者(50%)接受了根治性切除术，R0切除率为100%。接受根治性切除术的6例患者1年内均未复发。这一研究提示，推荐剂量下GnP方案联合同步放疗的新辅助治疗方案对局部进展期胰腺癌患者安全可靠，值得今后进一步的临床研究来验证这一方案的有效性。

三、立体定向放疗

立体定向放疗(stereotactic body radiotherapy，SBRT)可通过精确定位及照射时位置的验证精确地给予小体积肿瘤单次较高剂量照射，在保证肿瘤区照射剂量的同时，尽可能保护周围正常器官和组织，并且与常规分割放疗模式相比缩短了总体治疗时间，从而避免了长时间的中断全身治疗。大量的研究已经证实了SBRT在局部进展期胰腺癌中的有效性和可耐受性。2004年，Koong等最早报道了SBRT在局部进展期胰腺癌中的应用，并证实了单次25Gy放疗可以有效实现局部控制且不增加急性胃肠道毒性反应。2013年，Michael等报道的一项回顾性研究发现，诱导化疗后应用SBRT使50%以上的局部进展期胰腺癌患者转化为可手术切除，接受R0切除的患者，其生存时间较未手术患者显著延长，且毒副反应可耐受，未出现3级以上急性毒性反应。2017年，Jim Zhong等通过应用美国国家癌症数据库(national cauler database，NCDB)分析了SBRT对比常规分割放疗在8450例局部进展期胰腺癌患者中的疗效，单次剂量≤2Gy为常规分割放疗，单次剂量≥4Gy为SBRT。分析结果发现，SBRT与常规分割放疗相比，可显著提高局部进展期胰腺癌患者的MST（13.9个月 vs. 11.6个月，P＝0.0014）和2年生存率（21.7% vs. 16.5%，P＝0.001）。当然，考虑到胃肠道毒性反应（胃肠道溃疡和穿孔是需要重点关注的毒副反应），筛选合适的患者进行SBRT显得尤为重要。在未来的研究中，可探索在更有效的诱导化疗，发挥SBRT对局部进展期胰腺癌的转化作用。

四、靶向治疗

在过去的十年中，医生们尝试用多种靶向药物单独或联合化疗应用于转移性胰腺癌患者，但不幸的是，大多数靶向药物均未能延长患者的生存时间。这些靶向药物中，有VEGF抑制剂贝伐珠单抗和阿柏西普，抗血管生成活性的多激酶抑制剂舒尼替尼、索拉非尼和阿昔替尼。到目前为止，尝试应用于胰腺癌中的所有抗血管生成药物都是无效的，推测可能是由于这种肿瘤周围基质中的血管成分偏低，肿瘤的生长并非主要依赖周围基质中的血管。厄洛替尼是目前在胰腺癌中唯一能延长患者生存时间的靶向药物。在一项针对晚期或转移性胰腺癌的前瞻性双盲安慰剂对照Ⅲ期临床研究中，与吉西他滨单药相比，厄洛替尼联合吉西他滨可延长患者生存时间（约2周）。基于此研究结果，NCCN指南专家组推荐将厄洛替尼联合吉西他滨可作为局部进展期胰腺癌的治疗方案。然而，由于仅有一小部分患者可取得获益，且实际临床获益较小，所以筛选合适的患者，并探索新的靶向药物，仍是今后的一个研究方向。

五、总　结

在过去的几十年时间里，随着放疗技术的革新及化疗新药的不断涌现，局部进展期胰腺癌患者经过放化疗综合治疗后，局部控制率和MST均有了一定的改善，但患者的长期生存时间并未有显著改善。目前的治疗仍有一定的局限性。在未来的研究中，通过探索新的更有效的并有放疗增敏作用的药物，以及深入探索该肿瘤的基础生物学，有可能显著改善此类患者的长期生存时间。

第四节　胰腺癌内科治疗

90%的胰腺癌为起源于腺管上皮的导管腺癌。胰腺癌早期诊断困难，手术切除率低，放化疗联合多学科治疗是局部晚期和转移性胰腺癌的主要治疗手段。新药的研发和临床试验的不断开展，给晚期胰腺癌的治疗带来了新希望。

一、胰腺癌辅助化疗研究进展

JASPAC-01 ESPAC-1、CONKO-001、JSAP-02、ESPAC-3奠定了吉西他滨在胰腺癌辅化疗中的地位，但结果远不能令人满意。随后进行的ESPAC-4研究表明，对于切缘阴性的患者，吉西他滨＋卡培他滨双药联合方案要优于吉西他滨单药方案。结果显示，吉西他滨＋卡培他滨组的患者MST为28.0个月，而吉西他滨组单药为25.5个月；吉西他滨＋卡培他滨组的总生存率也高于吉西他滨单药组；两组常见的不良反应及3～4级不良反应的发生率差异无统计学意义。因此，吉西他滨＋卡培他滨辅助化疗方案成为欧美胰腺癌切除术后的标准治疗方案，但吉西他滨＋卡培他滨在亚洲人群中的治疗效果仍需进一步验证。

非劣效性Ⅲ期随机对照临床试验（JASPAC-01）对比了S-1与吉西他滨在胰腺癌术后辅助化疗中的疗效和安全性。结果显示，与吉西他滨相比，胰腺癌切除术后接受口服S-1辅助化疗可显著提高患者生存率（5年生存率接近50%），MST显著延长21个月，无进展生存时间显著延长11.6个月，局部复发和肝转移的风险也显著降低。此外，S-1辅助化疗患者耐受性良好，可有助于改善患者生活质量。S-1可作为亚洲胰腺癌根治术后辅助化疗的一线药物，但是对于高加索人或其他族裔患者，其有效性仍需进一步验证。

2018年，胰腺癌辅助治疗领域有了重大进展。PRODIGE-24/CCTG-PA.6是一项Ⅲ期随机临床试验，纳入来自法国和加拿大77个中心经组织学证实的胰腺导管腺癌（pancreatic ductal adenocarcinoma，PDA）患者，R0或R1切除、WHO患者体力活动状态评分≤1、一般功能良好。按照中心、pN分期、切缘状态和术后糖类抗原199水平（≤90U/mL或91～180U/mL）进行分层。术后21～84d，将患者随机分配至A组或B组，A组接受吉西他滨治疗6个周期，B组接受mFOLFIRINOX方案治疗12个周期。主要终点是DFS，次要终点是总OS、MFS和不良事件。mFOLFIRINOX方案组的DFS长于吉西他滨组（21.6个月 vs. 12.8个月），且3年无病生存率更高（39.7% vs. 21.4%）。mFOLFIRINOX方案组患者的MST为54.4个月，吉西他滨组为35.0个月。mFOLFIRINOX方案组患者出现严重副作用（主要是血液学）的患者概率比吉西他滨组高（76% vs. 53%），但副作用是可控的。与标准吉西他滨辅助治疗比，接受mFOLFIRINOX辅助治疗的胰腺癌患者，平均生存时间延长了20个月，DFS和MFS也均有延长，毒副反应可耐受，mFOLFIRINOX将成为可耐受患者的标准治疗。

2019年ASCO会议报道了白蛋白紫杉醇联合吉西他滨与吉西他滨比较辅助治疗可切除胰腺癌的国际性、多中心、开放性随机Ⅲ期临床研究APACT。该研究纳入了179个研究中心、21个国家的866例患者。APACT是第一个单独用DFS作为主要研究终点，评估胰腺导管腺癌（pancreatic ductal adenocarcinoma，PDA）辅助治疗效果的研究。独立委员会评估的中位DFS白蛋白紫杉醇联合吉西他滨组和吉西他滨组分别为19.4个月 18.8个月（HR＝0.88，P＝0.1824）。但是研究者评估的中位DFS分别为16.6个月和13.7个月（HR＝0.82，P＝0.0168）；MST分别为40.5个月和36.2个月（HR＝0.82，P＝0.045）。可以看出，独立委员会评估的主要研究终点DFS，白蛋白紫杉醇联合吉西他滨方案并没有优于吉西他滨，而研究者评估的DFS则有统计学差异。OS获益还需要进一步随访。在安全性方面，白蛋白紫杉醇联合吉西他滨的安全性与MPACT试验研究的结果一致。尽管研究没有达到统计学终点，但是白蛋白紫杉醇联合吉西他滨辅助治疗胰腺导管腺癌患者的有效性和安全性却得到了证明。

同时，新的临床试验也在不断开展。RTOG试验表明，吉西他滨＋特罗凯较吉西他滨单药治疗患者获益并不明显，TG01＋沙格司亭＋吉西他滨作为RAS突变型胰腺癌患者术后辅助化疗方案的Ⅰ期、Ⅱ期临床试验表明，TG01＋沙格司亭可使84%的R0和R1切除胰腺癌患者产生早期的免疫应答，患者对该药物的耐受性较好，该药或可成为新的胰腺癌术后患者辅助化疗方案。吉西他滨具有亲水性，不易透过细胞膜，需要借助核苷载体（nucleotidase，NT）进入胰腺癌细胞，S-1的体内代谢物氟尿嘧啶脱氧核苷酸可以抑制胸苷酸合成酶（thymidylate systhase，TS），导致NT表达亢进，从而促进了细胞摄取吉西他滨。基于此研究结果，吉西他滨＋S-1与吉西他滨单药比较，术后辅助治疗可切除胰腺癌的Ⅲ期研究（JSAP-04）正在进行中。其他正在进行的研究如APACT等前瞻性Ⅲ期临床试验仍在进行中。

二、胰腺癌新辅助治疗进展

随着胰腺癌治疗理念的转变，胰腺癌的新辅助治疗逐渐受到关注。NCCN指南推荐对所有可能切除的胰腺癌患者行新辅助治疗，而对可切除胰腺癌患者是应用新辅助治疗还是直接手术尚存在争议。

质疑或反对新辅助治疗作用的观点主要有：①基于胰腺癌的生物学行为，肿瘤对化疗药物敏感性差，治疗有效率低。②部分患者在新辅助治疗期间肿瘤进展，延误手术时机，甚至会失去手术机会。③新辅助治疗影响患者术前一般情况，降低其对手术的耐受性。④新辅助治疗前实施的有创操作，如病理学穿刺、胆道引流等，有一定操作风险。

新辅助治疗的安全性非主要矛盾，主要矛盾是其有效性尚存在争议。Youngwirth等回顾性分析美国国家癌症数据库1998—2011年18243例Ⅰ期或Ⅱ期胰腺癌患者的临床资料发现，接受新辅助治疗的患者比例从1998年的4.3%上升至2011年的17.0%，以人口统计学和疾病特异变量为基础，接受新辅助治疗与直接手术的患者进行匹配，二者的MST分别为24.3个月和18.7个月（$P<0.001$），R0切除率分别为85.5%和77.8%（$P<0.001$）。该研究对给可切除胰腺癌患者行新辅助治疗持肯定态度。Gillen等对1980年以来的111篇文献进行Meta分析发现，术前行新辅助治疗与术后辅助治疗可切除胰腺癌患者的手术R0切除率与MST差异无统计学意义。

互为矛盾的结论反应出目前在评价新辅助治疗效果过程中存在的共性问题，即在入组标准、可切除与可能切除的定义等方面客观存在的异质性，以及在化疗方案、放疗与否等存在差异性，导致不同研究之间存在可比性问题。

新辅助化疗方案的变化大致经历3个阶段。早期以5-Fu为基础；1997年后，以吉西他滨为基础；目前，以FOLFIRINOX方案（5-Fu＋亚叶酸钙＋伊利替康＋奥沙利铂的联合方案）和吉西他滨＋白蛋白结合型紫杉醇最常见。

Hackert等开展了目前为止样本量最大的前瞻性试验研究。研究共纳入了海德堡大学2000—2015年进行新辅助治疗的575例患者，其中292例（50.8%）患者在新辅助化疗后成功切除肿瘤。结果显示，接受FOLFIRINOX化疗方案患者的手术切除率为61%（76/125），接受吉西他滨联合放疗患者的手术切除率为46%（150/322），接受其他治疗方案患者的手术切除率为52%（66/128）。根治性切除与非根治性切除相比，患者的平均OS分别为15.3个月和8.5个月，但接受FOLFIRINOX化疗方案、吉西他滨联合放疗和其他治疗方案组患者的MST和3年生存率差异无统计学意义。综上所述，FOLFIRINOX化疗方案是胰腺癌患者新辅助治疗的一个有价值的治疗选择。

一项日本的Ⅱ期临床研究对19例可切除和16例可能切除胰腺癌患者行吉西他滨（1000mg/m^2，d_1、d_8）＋S-1（40mg/m^2，$d_{1\sim14}$）化疗2个周期，3周为1个周期，手术切除率达86.0%，26例患者获得R0切除，接受手术患者较其他患者的MST明显延长（34.7个月 vs. 10.0个月）。此项研究与其后续的Ⅲ期临床研究结果，验证了S-1对日本人群的有效性。

与术后放疗相比，术前放疗虽然未能改善患者OS，但可显著提高R0切除率。Colbert等回顾性分析了277例新辅助放疗和5137例辅助放疗的可切除胰腺癌患者的临床资料，新辅助治疗组中行同步放化疗者占92.9%，单纯放疗者占7.1%，两组患者OS差异无统计学意义，但新辅助治疗组R0切除率显著高于辅助治疗组。术前放疗可致局部组织纤维化，影响CT分期的准确性，增加手术难度，在可切除胰腺癌中的应用存在较大争议，多应用于可能切除或进展期胰腺癌患者。

三、晚期胰腺癌一线治疗进展

一项Ⅲ期临床研究显示，与5-Fu相比，吉西他滨单药可明显延长晚期胰腺癌患者的OS（1年存活率分别为6.0%和18.0%），并显著改善患者生活质量（吉西他滨单药组患者临床获益是5-Fu组的近5倍）。该研究结果奠定了吉西他滨作为治疗晚期胰腺癌标准方案的地位。后续研究探索了以吉西他滨为基础的多种联合方案，包括联合氟尿嘧啶类、铂类、伊立替康、多西紫杉醇以及培美曲塞等，但OS改善与吉西他滨单药相比差异无统计学意义。2013年，一项Ⅲ期临床研究（MPACT）显示，在吉西他滨单药基础上加用白蛋白结合型紫杉醇可显著延长患者MST（8.5个月 vs. 6.7个月，$P<0.01$），且联合用药的不良事件可接受并可管理。基于该结果，NCCN指南将吉西他滨联合白蛋白结合型紫杉醇治疗晚期胰腺癌的证据级别提高为Ⅰ类。

PRODIGE研究比较了FOLFIRINOX方案（5-Fu＋亚叶酸钙＋伊立替康＋奥沙利铂）与吉西他滨单药治疗转移性胰腺癌的疗效与安全性。结果显示，应用FOLFIRINOX方案组较吉西他滨单药组患者OS（11.1个月 vs. 6.8个月）和无进展生存时间（6.4个月 vs. 3.3个月）均明显延长（$P<0.001$），但FOLFIRINOX方案毒性较大，尤其是化疗后患者发生了骨髓抑制。但总体上，该毒性反应可以控制，如可预防性使用非格司亭。因此，NCCN指南推荐FOLFIRINOX方案可用于身体状态好的晚期胰腺癌患者。2013年，日本和中国台湾地区开展的GEST研究探索了S-1在晚期胰腺癌一线治疗中的疗效。结果证实，S-1单药疗效不劣于吉西他滨单药（生存时间分别为9.1个月和8.8个月），且患者耐受性良好。因此，将S-1作为晚期胰腺癌患者的标准治疗药物之一，但该项研究结果可能针对亚洲人群，仍需要进一步在其他人群中进行试验。在研究中吉西他滨联合S-1方案虽然表现出显著延长无进展生存时间的趋势，但并未延长OS。鉴于S-1在亚洲人群中的有效率，白蛋白紫杉醇＋S-1方案是值得期待的亚洲晚期胰腺癌患者的一线治疗方案。

关于晚期胰腺癌的治疗，目前的研究重视肿瘤微环境和新的靶点。透明质酸（hyaluronic acid，HA）是天然存在的、线形、大分子多糖，是肿瘤基质的主要成分。HA累积会增加肿瘤间质中的凝胶－流体压力，从而压缩血管导致血流受限。HA累积与促肿瘤生长相关，同时也是影响PDA患者生存的一个独立的危险预测因素。透明质酸酶α是一种重组人透明质酸酶PH20的聚乙二醇化形式，能够降解HA，重建肿瘤基质。HALO202研究对比了透明质酸酶α＋白蛋白结合型紫杉醇＋吉西他滨与白蛋白结合型紫杉醇＋吉西他滨治疗胰腺癌的疗效。达到了主要研究终点患者PFS得到改善。高HA患者中PFS和OS均有显著的有效性倾向。在高HA患者中开展的生物标记物驱动的Ⅲ期HALO-301试验以失败告终，其在吉西他滨＋白蛋白结合型紫杉醇方案基础上比较透明质酸酶α与安慰剂作为晚期胰腺癌一线药物对患者OS的影响。结果显示，两组OS分别为11.2和11.5个月，疗效差异无统计学意义。伊鲁替尼是全球首个BTK抑制剂。伊鲁替尼联合化疗一线治疗胰腺癌的Ⅲ期临床研究RESOLVE(PCYC-1137)未能达到研究的主要终点。结果显示,与化疗(白蛋白结合型紫杉醇+吉西他滨)相比,伊鲁替尼联合化疗未能延长患者PFS或OS。伊鲁替尼在多种肿瘤中获突破性药物资格,但是在胰腺癌中,结果依然是以失败告终。Pegilodecakin是一种聚乙二醇化的重组人细胞因子IL-10,可以有效刺激肿瘤环境中的CD8和T细胞,促进CD8和T免疫细胞的存活、扩增以及对肿瘤缓解的杀伤力。Ⅲ期SEQUOIA研究在接受一线含吉西他滨方案治疗期间或经治后病情进展的转移性胰腺癌患者中开展,评估了pegilodecakin联合FOLFOX方案(叶酸+5-Fu+奥沙利铂)的疗效和安全性。结果显示,研究也没有达到主要终点OS。

四、晚期胰腺癌二线治疗进展

经吉西他滨治疗后进展的胰腺癌二线治疗尚缺乏标准治疗方案。NAPOLI-1试验对比了纳米脂质体伊立替康联合5-Fu+亚叶酸钙与5-Fu+亚叶酸钙对在一线吉西他滨治疗后进展的转移性胰腺癌患者的疗效和安全性。结果显示,接受纳米脂质体伊立替康联合5-Fu+亚叶酸钙与5-Fu+亚叶酸钙患者的MST分别为6.1个月和4.2个月,但与5-Fu+亚叶酸钙相比,纳米脂质体伊立替康单药并不能明显改善患者生存时间。综上所述,纳米脂质体伊立替康联合5-Fu+亚叶酸钙可作为经吉西他滨方案治疗后进展的转移性胰腺癌二线治疗选择。然而,对比将5-Fu+亚叶酸钙单用或联合奥沙利铂(mFOLFOX6方案)作为经吉西他滨治疗后进展期胰腺癌患者的二线治疗药物的Ⅲ期临床试验却以失败告终。PANCREOX试验结果显示,mFOLFOX6方案组和5-Fu+亚叶酸钙组无进展生存时间差异无统计学意义,而mFOLFOX6方案组OS明显缩短,且不良反应明显增多,更多的患者由于无法耐受不良反应退出了试验。因此,吉西他滨一线化疗失败的进展期胰腺癌患者,并未从mFOLFOX6或5-Fu+亚叶酸钙二线化疗中取得明显生存获益。

五、胰腺癌免疫治疗进展

胰腺癌免疫机制和生物免疫治疗已成为近年来的研究热点。部分免疫治疗方法已进入临床试验阶段,初步结果显示出了一定的抗肿瘤效果。加拿大肿瘤研究组的PA.7的研究对比了吉西他滨+纳米紫杉醇与吉西他滨+纳米紫杉醇+durvalumab+tremelimumab治疗转移性胰腺癌的疗效。11例患者入组该研究,截至数据锁定前中位随访时间为8.3个月。8例患者(73%)达到PR,中位持续时间为7.4个月,DCR为100%。全组患者中位PFS为7.9个月(95%CI,3.5～9.2个月)6个月生存率为80%(95%CI,40.9%～94.6%),MST未达到。

纳武利尤单抗+白蛋白紫杉醇+帕立骨化醇+吉西他滨方案治疗初治胰腺导管腺癌的Ⅱ期前瞻性研究显示,采用该方案治疗的患者在缓解率和糖类抗原199反应率方面均有获益。10例患者中8例患者达到PR,仅有1例患者糖类抗原199升高。期待更大样本的免疫治疗研究。

六、晚期胰腺癌序贯及维持治疗进展

2011年,PRODIGE4-ACCORD11研究证实了在转移性胰腺癌患者PFS和OS获益方面,

FOLFIRINOX方案均明显优于吉西他滨单药治疗方案。但FOLFIRINOX方案的不良反应发生率较高，尤其易发生奥沙利铂的剂量限制性毒性所致的周围神经病变。在此基础上，研究者继续开展了一项Ⅱ期随机临床研究（PRODIGE 35-PANOPTIMOX），目的是比较不同用药策略与方式对转移性胰腺癌的疗效，为今后Ⅲ期研究选择最佳的治疗模式。

2015年1月至2016年11月，研究纳入了273例胰腺癌患者。将其随机分为3组，A组（$n=91$）接受6个月的FOLFIRINOX方案治疗；B组（$n=92$）在4个月的FOLFIRINOX方案治疗病灶控制后，接受LV＋5-Fu维持治疗，直至PD；C组（$n=90$）接受每2个月的吉西他滨单药与FOLFIRI3方案交替治疗。结果显示，A、B、C三组患者治疗时间分别为5.1个月、6.2个月和4.4个月，患者MST分别为10.1个月、11.2个月、7.3个月，中位PFS分别为6.3个月、5.7个月、4.5个月，6个月PFS率分别为47%、44%、34%，4个月ORR分别为35%、41%、17%。A组3～4级神经毒性事件发生率为10%，B组为19%，A组和B组奥沙利铂的中位用药比率分别为83%和92%。B组中位维持治疗时间为3.3个月。该研究证实在4个月的FOLFIRINOX方案诱导化疗后，采用LV＋5-Fu维持治疗转移性胰腺癌是可行且有效的。然而，不可忽视维持B组（治疗组）的严重毒性反应率，研究者认为这可能与奥沙利铂的积累量更高相关。

POLO研究是一项随机双盲安慰剂对照Ⅲ期临床试验研究。该研究纳入了154例接受一线铂类药物化疗后疾病未发生进展的生殖系BRCA突变的转移性胰腺癌患者，研究目的是评估奥拉帕尼对这类患者的疗效。将患者随机分为两组，分别接受奥拉帕尼（300mg/次，2次/d）治疗和安慰剂。主要研究终点为PFS，次要研究终点为ORR和OS。试验结果表明，奥拉帕尼组与安慰剂组患者的中位PFS分别为7.4个月和3.8个月（组间差异有统计学意义），MST分别为18.9个月和18.1个月（组间差异无统计学意义），中位DOR分别为24.9个月和3.7个月，ORR分别为23.1%和11.5%，有2例患者达到CR。患者对奥拉帕尼维持治疗耐受性良好，不良反应与奥拉帕尼治疗其他类型肿瘤相似。这是第一个在胰腺癌患者中进行生物标志物筛选后进行靶向治疗的Ⅲ期研究数据，也提示了生殖系BRCA突变检测在胰腺癌维持治疗方案选择中的重要性。

在序贯治疗方面，PRODIGE37/FIRGEMAX研究，纳入了2015年11月至2016年11月来自法国16家中心的127例转移性胰腺癌患者，将患者随机分为试验组和对照组。试验组采用白蛋白紫杉醇＋吉西他滨（GN方案）与FOLFIRI3方案2个月交替1次；对照组采用GN方案直至PD。主要研究终点为6个月PFS（从40%提高至60%）。对照组6个月PFS为23.3%，试验组为45.2%。虽然两组均未达到主要研究终点，但试验组的6个月PFS为对照组的近2倍，提示试验组采用的治疗方案有更好的疗效。

胰腺癌传统化疗现状是药物少（无药可维）、有效率低（无效可维）、PFS短（无命可维），维持治疗意义不大。新药引进后，化疗有效率提高，患者PFS得以延长，因此内科治疗的理念得到更新，维持治疗逐渐成为一个研究方向。维持治疗的用药方案、治疗时间等问题都值得深入探讨，奥拉帕尼为维持治疗打开了新的思路。在有效率和PFS方面，序贯治疗较标准化疗有明显的提高，这提示序贯治疗可能有一定的探索价值。但序贯治疗涉及多药联用，因此药物毒性、患者耐受性的问题都将带来巨大的困扰。使用多种药物序贯治疗无效的患者将面临无药可选择的尴尬境地。

七、总　结

胰腺癌是一种高度恶性的肿瘤，进展快，预后极差。胰腺癌相关的基础和临床研究，应更多地着眼于胰腺特殊的解剖位置和肿瘤生物学行为。随着对胰腺癌临床病理特征和分子生物学特性研究的逐步深入，更多的新药将会被开发出来应用于临床，造福患者，改善其预后。

参考文献

[1] Saka B, Balci S, Basturk O, et al. Pancreatic ductal adenocarcinoma is spread to the peripancreatic soft tissue in the majority of resected cases, rendering the AJCC T-Stage Protocol(7th Edition) inapplicable and insignificant: a size-based staging system (pT1: ≤2, pT2: >2 –≤4, pT3: >4 cm)is more valid and clinically relevant[J]. Ann Surg Oncol, 2016, 23(6):2010-2018.

[2] Park H, An S, Eo SH, et al. Survival effect of tumor size and extrapancreatic extension in surgically resected pancreatic cancer: proposal for improved T classification[J]. Hum Pathol, 2014, 45(11):2341-2346.

[3] Strobel O, Hinz U, Gluth A, et al. Pancreatic adenocarcinoma: number of positive nodes allows to distinguish several N categories[J].Ann Surg, 2015, 261(5):961-969.

[4] 白雪莉，马涛，梁廷波．美国癌症联合委员会第8版胰腺癌分期系统更新简介及解读[J].中国实用外科杂志，2017，37(2)：146-148.

[5] Hartwig W, Vollmer CM, Fingerhut A, et al. Extended pancreatectomy in pancreatic ductal adenocarcinoma: definition and consensus of the International Study Group for Pancreatic Surgery (ISGPS)[J].Surgery, 2014, 156(1):1-14.

[6] Hidalgo M. Pancreatic cancer[J].N Engl J Med, 2010, 362(17):1605-1617.

[7] Tempero MA, Malafa MP, Behrman SW, et al. Pancreatic adenocarcinoma, version 2.2014: featured updates to the NCCN guidelines[J].J Natl Compr Canc Netw, 2014, 12(8):1083-1093.

[8] Gillen S, Schuster T, Meyer ZBC, et al. Preoperative/neoadjuvant therapy in pancreatic cancer: a systematic review and meta-analysis of response and resection percentages[J]. PLoS Med, 2010, 7(4):e1000267.

[9] Conroy T, Desseigne F, Ychou M, et al. FOLFIRINOX versus gemcitabine for metastatic pancreatic cancer[J].N Engl J Med, 2011, 364(19):1817-1825.

[10] Hackert T, Sachsenmaier M, Hinz U, et al. Locally Advanced pancreatic cancer: neoadjuvant therapy with folfirinox results in resectability in 60% of the patients[J].Ann Surg, 2016, 264(3):457-463.

[11] Gradishar WJ, Tjulandin S, Davidson N, et al. Phase Ⅲ trial of nanoparticle albumin-bound paclitaxel compared with polyethylated castor oil-based paclitaxel in women with breast cancer[J].J Clin Oncol, 2005, 23(31):7794-7803.

[12] Socinski MA, Bondarenko I, Karaseva NA, et al. Weekly nab-paclitaxel in combination with carboplatin versus solvent-based paclitaxel plus carboplatin as first-line therapy in patients with advanced non-small-cell lung cancer: final results of a phase Ⅲ trial[J]. J Clin Oncol, 2012, 30(17):2055-2062.

[13] Von Hoff DD, Ervin T, Arena FP, et al. Increased survival in pancreatic cancer with nab-paclitaxel plus gemcitabine[J].N Engl J Med, 2013, 369(18):1691-1703.

[14] Hiyoshi M, Nanashima A, Wada T, et al. A successful case of locally advanced pancreatic cancer undergoing curative distal pancreatectomy with en bloc celiac axis resection after combination chemotherapy of nab-paclitaxel with gemcitabine[J].Clin J Gastroenterol, 2017, 10(6):551-557.

[15] Nakamoto S, Nishiyama R, Kaneda T, et al. Conversion surgery for initially unresectable locally advanced pancreatic cancer following gemcitabine plus nab-paclitaxel — a case report[J].Gan To Kagaku Ryoho, 2017, 44(2):173-176.

[16] Seufferlein T, Bachet JB, van Cutsem E, et al. Pancreatic adenocarcinoma: ESMO-ESDO Clinical Practice Guidelines for diagnosis, treatment and follow-up[J].Ann Oncol, 2012, 23(Suppl 7):i33-i40.

[17] Habermehl D, Kessel K, Welzel T, et al. Neoadjuvant chemoradiation with gemcitabine for locally advanced pancreatic cancer[J].Radiat Oncol, 2012, 7(1):28.

[18] Massucco P, Capussotti L, Magnino A, et al. Pancreatic resections after chemoradiotherapy for locally advanced ductal adenocarcinoma:analysis of perioperative outcome and survival [J].Ann Surg Oncol, 2006, 13(9):1201-1208.

[19] Yamada S, Fuj Ⅱ T, Yokoyama Y, et al. Phase I study of chemoradiotherapy using gemcitabine plus nab-paclitaxel for unresectable locally advanced pancreatic cancer[J]. Cancer Chemother Pharmacol, 2018, 81(5):815-821.

[20] Koong AC, Christofferson E, Le QT, et al. Phase Ⅱ study to assess the efficacy of conventionally fractionated radiotherapy followed by a stereotactic radiosurgery boost in patients with locally advanced pancreatic cancer[J].Int J Radiat Oncol Biol Phys, 2005, 63(2):320-323.

[21] Schellenberg D, Kim J, Christman-Skieller C, et al. Single-fraction stereo-tactic body radiation therapy and sequential gemcitabine for the treatment of locally advanced pancreatic cancer[J].Int J Radiat Oncol Biol Phys, 2011, 81(1):181-188.

[22] Schellenberg D, Goodman KA, Lee F, et al. Gemcitabine chemotherapy and single-

fraction stereotactic body radiotherapy for locally advanced pancreatic cancer[J]. Int J Radiat Oncol Biol Phys, 2008, 72(3):678-686.

[23] Chuong MD, Springett GM, Freilich JM, et al. Stereotactic body radiation therapy for locally advanced and borderline resectable pancreatic cancer is effective and well tolerated [J].Int J Radiat Oncol Biol Phys, 2013, 86(3):516-522.

[24] Zhong J, Patel K, Switchenko J, et al. Outcomes for patients with locally advanced pancreatic adenocarcinoma treated with stereotactic body radiation therapy versus conventionally fractionated radiation[J].Cancer, 2017, 123(18):3486-3493.

[25] Schellenberg D, Goodman KA, Lee F, et al. Gemcitabine chemotherapy and single-fraction stereotactic body radiotherapy for locally advanced pancreatic cancer[J]. Int J Radiat Oncol Biol Phys, 2008, 72(3):678-686.

[26] Kindler HL, Niedzwiecki D, Hollis D, et al. Gemcitabine plus bevacizumab compared with gemcitabine plus placebo in patients with advanced pancreatic cancer:phase Ⅲ trial of the Cancer and Leukemia Group B (CALGB 80303)[J].J Clin Oncol, 2010, 28(22): 3617-3622.

[27] Rougier P, Riess H, Manges R, et al. Randomised, placebo-controlled, double-blind, parallel-group phase Ⅲ study evaluating aflibercept in patients receiving first-line treatment with gemcitabine for metastatic pancreatic cancer[J].Eur J Cancer, 2013, 49(12): 2633-2642.

[28] Kindler HL, Wroblewski K, Wallace JA, et al. Gemcitabine plus sorafenib in patients with advanced pancreatic cancer:a phase Ⅱ trial of the University of Chicago Phase Ⅱ Consortium[J].Invest New Drugs, 2012, 30(1):382-386.

[29] Kindler HL, Ioka T, Richel DJ, et al. Axitinib plus gemcitabine versus placebo plus gemcitabine in patients with advanced pancreatic adenocarcinoma: a double-blind randomised phase 3 study[J].Lancet Oncol, 2011, 12(3):256-262.

[30] Michl P, Gress TM. Current concepts and novel targets in advanced pancreatic cancer[J]. Gut, 2013, 62(2):317-326.

[31] Moore MJ, Goldstein D, Hamm J, et al. Erlotinib plus gemcitabine compared with gemcitabine alone in patients with advanced pancreatic cancer:a phase Ⅲ trial of the National Cancer Institute of Canada Clinical Trials Group[J].J Clin Oncol, 2007, 25(15): 1960-1966.

第八章　结直肠癌

第一节　流行病学

一、全球结直肠癌流行状况

GLOBOCAN-2018资料显示，2018年全球范围内结直肠癌估计新发病例1849518例，约占所有癌症病例的10.2%，为第3位最常见恶性肿瘤。结直肠癌为男性第3位常见癌症（1026215例，约占所有男性癌症病例的10.9%）、为女性第2位（823303例，约占所有女性癌症病例的9.5%）。在全球范围内结直肠癌发病率有很大的地区差异，男女发病地域分布趋势一致，发达地区的发病率高于欠发达地区。高收入地区结直肠癌新发病例为803400例，世标发病率为30.8/10万；低收入地区新发病例为34891例，世标发病率为8.5/10万。全球结直肠癌发病率最高的国家或地区为澳大利亚、新西兰（男性和女性世标发病率分别为41.7/10万和32.1/10万），欧洲部分地区（如匈牙利、斯洛文尼亚、斯洛伐克、荷兰和挪威）、北美和东亚（日本、韩国及新加坡）等地区的发病率也较高；中亚、南亚地区结直肠癌发病率最低（男女世标发病率分别为6.1/10万和3.8/10万），而非洲大部分地区的结直肠癌发病率往往也较低。

2018年，全球结直肠癌估计死亡880792例，占所有癌症死亡病例的9.2%，在所有恶性肿瘤死亡顺位中排第2位，在男性恶性肿瘤死亡顺位中排第4位，在女性中排第3位。发达地区结直肠癌死亡率同样高于欠发达地区。GLOBOCAN-2018资料显示，高收入地区结直肠癌死亡327473例，世标死亡率为10.6/10万；低收入地区死亡24503例，世标死亡率为6.1/10万。全球结直肠癌世标死亡率最高的地区为中东欧（男性为20.5/10万，女性为11.9/10万），中南亚地区世标死亡率最低（男性为4.6/10万，女性为2.6/10万）。

21世纪以来，全球结直肠癌发病和死亡例数呈增长趋势。2000年结直肠癌新发病例数为94.5万，2002年为102.3万，2008年为123.3万，2012年为136.0万。2018年比2000年增加了95.8%，平均年增加3.8%。死亡病例数也逐年上升，2000年为49.2万，2002年为52.9万，2008年为60.8万，2012年为69.4万，至2018年死亡增加了78.9%，年均增加了3.3%。

二、我国结直肠癌流行状况

随着社会经济发展、居民生活方式转变以及人口老龄化的加剧，我国的结直肠癌发病和死亡病例数呈现明显增长趋势。GLOBOCAN-2018资料显示，我国结直肠癌世标发病率为23.7/10万，居世界第54位，世标死亡率为10.9/10万，居世界第39位。

2016年，国家癌症中心共收集到全国347个肿瘤登记处提交的2013年肿瘤登记资料，其中对符合质控标准纳入的255个登记处的数据进行汇总分析，中标率采用2000年全国普查标准人口年龄构成。根据国家癌症中心全国肿瘤登记数据报告，2013年全国新发结直肠癌病例数约为34.79万，占全部恶性肿瘤发病例数的9.45%，位居恶性肿瘤发病的第4位。全国结直肠癌粗发病率为25.57/10万，其中男性为28.64/10万，女性为22.34/10万，中标发病率为17.45/10万，世标发病率为17.20/10万，累积发病率为2.05%。城市地区发病率为30.92/10万，农村地区发病率为19.35/10万。

2013年，全国结直肠癌死亡病例数约为16.49万，占全部恶性肿瘤死亡的7.39%，位居恶性肿瘤死亡的第5位。结直肠癌粗死亡率为12.11/10万，其中男性为13.49/10万，女性为10.67/10万，中标死亡率为7.87/10万，世标死亡率为7.76/10万，累积死亡率为0.82%。城市地区死亡率为14.41/10万，农村地区死亡率为9.45/10万。男性结直肠癌的发病率和死亡率均高于女性，城市高于农村，年龄别发病率和死亡率在35岁或40岁之后快速增长，至80岁或85岁以上达到高峰。

2013年全国255个肿瘤登记处结直肠癌发病与死亡情况见表8-1-1。

表8-1-1　2013年全国255个肿瘤登记处结直肠癌发病与死亡情况

项目	发病				死亡			
	例数（$\times 10^5$）	中标率（$1/10^5$）	世标率（$1/10^5$）	顺位	例数（$\times 10^5$）	中标率（$1/10^5$）	世标率（$1/10^5$）	顺位
男女合计	34.79	17.45	17.20	4	16.49	7.87	7.76	5
男性	19.97	20.44	20.22	4	9.41	9.42	9.34	5
女性	14.82	14.59	14.31	3	7.08	6.42	6.32	4
城市	22.61	20.39	20.15	2	10.54	9.01	8.93	4
城市男性	13.00	23.98	23.79	4	6.00	10.79	10.74	4
城市女性	9.61	16.97	16.67	3	4.54	7.36	7.27	2
农村	12.19	13.86	13.60	5	5.95	6.46	6.33	5
农村男性	6.97	16.12	15.88	5	3.41	7.74	7.62	5
农村女性	5.22	11.68	11.42	5	2.54	5.27	5.15	5

引自：杜灵彬，李辉章，王悠清，等.2013年中国结直肠癌发病与死亡分析[J].中华肿瘤杂志，2017，39(9)：701-706.

我国结直肠癌由低发趋向于高发。调查显示，1998—2007年，城乡男女结直肠癌发病率均呈上升趋势，其中城市男性APC值为5.5%，女性APC值为4.0%；农村男性APC值为6.0%，女性APC值为4.3%，农村不同性别APC值上升速度均大于城市，男性大于女性。同时，全国第三次死因回顾调查结果也显示结直肠癌死亡率呈上升趋势，结直肠癌在我国全部恶性肿瘤死因中的顺位由1973—1975年的第7位已上升至2012年的第5位。既往报道一直认为，中国结直肠癌患者发病年龄比欧美国家提前12～18岁，但近年的统计表明我国结直肠癌发病年龄有老龄化趋势，20世纪80年代我国结直肠癌平均发病年龄为56.83岁，至20世纪90年代则为59.55岁。

三、生存率

基于人群的癌症生存分析研究提示，全球范围内结直肠癌患者的生存率在不同国家和地区有很大的变化，且近几年结直肠癌患者的生存率持续升高，不同年龄组患者的生存率差异较大。

CONCORD研究是IARC委托伦敦大学热带与卫生医学院负责对全球范围的癌症患者生存数据进行跟踪监测和分析的研究。CONCORD-2研究收集了来自全球67个国家279个肿瘤登记处基于全人群的癌症生存数据。CONCORD-2研究结果显示，美国、加拿大等发达国家的结直肠癌患者5年年龄标准化净生存率相对较高，而我国的结直肠癌患者5年年龄标准化净生存率相对较低，但是近几年持续升高（见表8-1-2）。

表8-1-2　部分国家结肠癌和直肠癌5年年龄标准化净生存率

国家	年限	5年年龄标准化净生存率(%)	
		结肠癌	直肠癌
美国	1995—1999年	60.5	60.0
	2000—2004年	63.7	63.1
	2005—2009年	64.7	64.0
加拿大	1995—1999年	56.8	56.5
	2000—2004年	60.1	60.5
	2005—2009年	62.8	62.8
澳大利亚	1995—1999年	60.8	57.0
	2000—2004年	60.9	59.8
	2005—2009年	61.6	60.8
德国	1995—1999年	48.7	51.9
	2000—2004年	62.1	60.2
	2005—2009年	64.6	62.1
英国	1995—1999年	48.1	49.1
	2000—2004年	51.4	53.9
	2005—2009年	53.8	56.6
保加利亚	1995—1999年	39.5	31.0
	2000—2004年	43.8	36.9
	2005—2009年	47.0	40.8
日本	1995—1999年	61.4	56.6
	2000—2004年	62.2	57.8
	2005—2009年	64.4	60.3

续表

国家	年限	5年年龄标准化净生存率(%)	
		结肠癌	直肠癌
中国	1995—1999年	33.5	28.9
	2000—2004年	52.2	48.0
	2005—2009年	54.6	53.2

引自:Allemani C, Weir H K , Carreira H , et al. Global surveillance of cancer survival 1995 - 2009: analysis of individual data for 25676887 patients from 279 population-based registries in 67 countries (CONCORD-2)[J]. The Lancet, 2015, 385(9972):977-1010.

第二节　病因学与预防

一、结直肠癌发病因素

结直肠癌与大多数肿瘤的发病原因类似,是环境因素与遗传因素长期交互作用的结果。环境因素是个体所在的地域环境、饮食、环境污染物、药物接触、病原微生物、社会心理等体外暴露与作用因素的集合。非外界或非外来的个体因素在肿瘤的发病中也起到一定的作用。遗传因素是个体因素中重要的部分,它决定了个体的生物性状。除遗传因素,个体因素还包括年龄、性别、免疫状态、内分泌状态、营养状况和社会心理应激经历与状态等,也包括个体的运动情况、疾病情况等。目前已知,遗传因素改变导致的肿瘤占总肿瘤发病率的5%~10%,而环境因素导致的肿瘤发病率占90%~95%,其中饮食因素导致的肿瘤发病占30%~35%。在结直肠癌中,与遗传相关的发病率约占结直肠癌总发病率的20%。

(一)遗传因素

研究显示,家族遗传因素引发的结直肠癌约占结直肠癌发病总数的6%。结直肠癌相关的家族遗传病主要有家族性腺瘤性息肉病(familial adenomatous polyposis,FAP)、魏纳-加德娜综合征(Gardner综合征)、胶质瘤息肉病综合征(Turcot综合征)和遗传性非息肉病性结直肠癌(Lynch综合征)。遗传性结直肠癌相关的遗传病大致分为两类,即息肉病性(多发息肉)和非息肉病性。此类结直肠癌相关的遗传病表现为常染色体显性遗传特性。流行病学调查显示,有结直肠癌家族史的人群比一般人群患结直肠癌的风险高2~6倍,且发病年龄明显提前,中位发病年龄为45岁。除此之外,还有部分散发性结直肠癌也具有一定的遗传特征。

1. 遗传性结肠腺瘤性息肉病

遗传性结肠腺瘤性息肉病包括FAP、Gardner综合征、Turcot综合征等。其主要特征为结直肠黏膜生长出数十到数百个大小不等的息肉,严重者从口腔一直到直肠肛管均可出现息肉,多者可达数千个。息肉病发病初期多无明显症状,随着息肉的增大、增多,患者可表现出腹部不适、腹痛、大便次数增多、黏液血便等。有结直肠息肉者结直肠癌的发病率高出无结肠息肉者约5倍。遗传性家族性息肉病与结直肠癌的发病关系密切，其中超过80%的遗传性家族性息肉病患者在50岁以后可能发展成为结直肠癌。多数结直肠癌是由腺瘤癌变而来，整个癌变过程需要10年左右，发病迅速者可在2年以内发生癌变。腺瘤内一旦发生癌灶，可在1年内形成溃疡型癌。

FAP是一种常染色体显性遗传性疾病，表现为整个结直肠布满大小不一的腺瘤。FAP患者多在15岁前后出现息肉，起初息肉数量稀少，随着年龄增长而逐渐增多。FAP患者可出现腹痛、腹部不适感、大便带血或带黏液、大便次数增多等症状。流行病学调查显示，FAP患者如不及时治疗，随着年龄的增大，FAP患者100%会发生癌变，可形成同时或异时多原发性肠癌。观察研究显示，FAP患者肠道内任何大小的息肉均可发生癌变，息肉越大癌变风险越高，与形态无明显相关。

Gardner综合征又称为魏纳-加德娜综合征、家族性结肠息肉症、家族性多发性结肠息肉—骨瘤—软组织瘤综合征。1905年，Gardner首度报道了结肠息肉病合并家族性骨瘤、软组织瘤病患者发生结肠癌的概率更高。1958年，Smith提出结肠息肉、软组织肿瘤和骨瘤三联症为Gardner综合征。时至今日，Gardner综合征发病机理尚不明确，而其与结肠息肉均为腺瘤性息肉，癌变率达50%，并发的骨瘤均为良性。此病男女均可罹患，有明显的家族遗传特征。

Turcot综合征又名胶质瘤息肉病综合征。疾病特征为家族性多发性结肠腺瘤伴有中枢神经系统恶性肿瘤。临床罕见，男女共患，可全年龄段发病（2～84岁），平均发病年龄为17岁，以青年人多见。

2. 遗传性非息肉病性结直肠癌

Lynch综合征是常染色体显性遗传病，发病的遗传学基础是DNA错配修复基因发生种系突变。约70%的Lynch综合征患者是由MSH2和hMLH1突变诱发，约30%多由MSH6和PMS2突变诱发。Lynch综合征患者多在45岁以前出现结直肠癌，病位多为右半结肠，病理组织学上多为低分化黏液腺癌或印戒细胞癌，肿瘤组织内可见有大量淋巴细胞浸润。DNA错配修复基因种系突变患者往往有多器官癌变倾向，如胃、子宫、卵巢、胆道、胰腺等均易发生癌变，但癌变最常见的靶器官为结肠和子宫内膜。Lynch综合征诱发结直肠癌的发生率高，在年龄＞70岁的结直肠癌患者中，女性约占35%，男性约占45%，而50%～80%的Lynch综合征患者会发生结直肠癌。子宫内膜是Lynch综合征的第2个癌变靶器官，40%～60%的Lynch综合征患者会发生子宫内膜癌。在女性Lynch综合征患者中，子宫内膜癌的发病率与结直肠癌发病率相当，甚至超过结直肠癌发病率。Lynch综合征诱发的子宫内膜癌患者约占全部子宫内膜癌患者的2%。

3. 部分散发性结直肠癌

研究显示，部分散发性结直肠癌也具有一定的遗传特征。流行病学研究发现，若父母得过结直肠癌，其子女在一生中结直肠的发生风险比普通人群要高8倍。遗传背景和相同的生活状况可能在这种肠癌发生中共同发挥作用。

（二）饮食因素

尽管肿瘤受遗传因素影响，但大部分结直肠癌的发病都与包括饮食在内的环境因素有关。

流行病学研究表明，有70%～90%的肿瘤发病与环境因素和生活方式有关，其中40%～60%的环境因素在一定程度上与饮食、营养相关。故在肿瘤发病中饮食因素是极为重要的诱发因素。

1. 蛋白质、脂肪

目前认为，高动物脂肪、高蛋白质、低食物纤维饮食是发生结直肠癌，尤其是结肠癌的主要高危因素；而食物中的其他营养成分，包括维生素和一些微量元素等是保护性因素。一些小分子营养物，如叶酸和蛋氨酸可以降低结肠癌发病风险。另有研究发现，结直肠癌的发病率与总蛋白摄入量，尤其是动物蛋白摄入量（主要是红肉类）呈正相关，与植物蛋白呈负相关。而一些动物实验则发现，大豆可以降低结直肠癌的发病风险。

2. 维生素

有研究发现，腺瘤患者经平均31个月内的补充多种维生素和钙，均能使新生腺瘤的发生危险率降低40%～50%。这一结果提示，通过简单地补充维生素和矿物质可预防结直肠腺瘤和癌的发生。前瞻性对照研究表明，胡萝卜素、维生素B_2、维生素C、维生素E均与降低结肠癌发病相对危险度有关，且呈现剂量依赖关系。维生素D和钙也是保护性因素。

3. 葱蒜类

葱蒜类食品对机体的保护作用已受到广泛的重视，一些基础研究多次证实了葱蒜类食物对肿瘤生长具有抑制作用。大蒜油能明显减少致癌物二甲基胆蒽引起的结肠黏膜细胞损伤，可能使小鼠结肠癌诱发率降低75%。病例对照研究结果，蒜类食品摄入量多者结肠癌的发病危险是摄入量少者的74%。

4. 食盐和腌制食品

对食盐摄入量与胃癌、结肠癌、直肠癌之间的关系进行研究发现，食盐摄入量多者3种癌症的相对危险度均增高。病例对照研究提示，每周摄取3次以上腌制食品者结肠癌的发生风险是每周摄入不足1次者的2.2倍，左半结肠癌的发生风险为2.1倍，右半结肠癌的发生风险为1.8倍。这可能与食品腌制过程所产生的致癌物有关，而食盐摄入量多可能是一种伴随状态。

5. 茶和咖啡

茶多酚能抑制致癌物的致癌作用。每周饮茶（绿茶或红茶）3次以上者直肠癌发生风险为每周饮茶不足1次者的75%，而与结肠癌发生风险关系报道不一。有研究提示，饮茶与结肠癌发生风险呈显著负相关性，但也有与此结果相反的报道。将饮茶作为结肠癌保护性因素的研究较少，目前还难以评价饮茶在结肠癌发病过程中所起的作用。咖啡与结肠癌之间的关系尚难以确定，但最新的报道认为，咖啡也是一种致癌物。

6. 微量元素和矿物质

（1）硒：包括结肠癌在内的多种癌症的病死率与当地膳食硒的摄入量及土壤中硒含量呈负相关。因此，推测硒的摄入量多与结肠癌发生风险低相关。但也有人认为这可能仅仅是一些伴随因素，并不直接影响人群结肠癌的发生风险。

（2）钙：有动物实验表明，钙能改善脱氧胆酸对肠道上皮的毒性作用。有学者认为，肠道中胆汁酸与游离脂肪酸的浓度增加可以促进结肠癌的发生，而钙可以与之结合形成不溶性的皂化物，使它们对肠道上皮的刺激与毒性作用减轻。一些流行病学研究也提示，摄入钙可防止结肠癌的发生。

7. 糖

最新研究表明，高糖饮食亦是结直肠癌发病的一大诱因。实验研究发现，肿瘤干细胞或成体干细胞均要求高糖培养环境。肿瘤干细胞与成体干细胞多为静息状生长，糖利用与消耗少，高糖低氧高酸的环境有利于其生长。最新的大宗前瞻性研究已证实高糖饮食与癌的相关性，高糖饮食易造成肥胖，体内脂肪过多，也是诱发肿瘤的强烈因素之一。

8. 其　他

肉食的加工方式亦是结直肠癌发生的重要诱因，油炸、烧烤、腌肉或腌制的肉食和蔬菜均含有大量的致癌物质，现已明确长期食用增加患癌风险。

（三）体力活动、肥胖

流行病学认为，长年久坐办公室而很少从事体力活动，是发生结直肠癌的一种危险因素，体力活动或长期的体育运动可以降低结直肠癌的发生风险。因此，体力活动是结直肠癌最重要的保护性因素之一。既往研究发现，BMI与结肠癌，尤其是男性结肠癌的发生风险增加相关，而在女性中这种关系则表现得较弱。但BMI与直肠癌的发生风险之间未发现明显相关性。

肥胖与肿瘤之间的关系，现在尚缺乏明确的数据。但一些器官发生肿瘤与肥胖有明确的相关性，如肾癌等。

（四）生活方式

早睡早起，顺应天时，是古人的养生之道。随着现代生活方式的改变，越来越多的人养成了晚睡晚起的不良生活习惯。长期熬夜导致人体天然的生物节律发生改变，造成神经系统和内分泌系统的紊乱，成为多种恶性肿瘤的一大诱发因素。

排便习惯与结直肠癌发病也有密切的相关性。规律的排便能够使肠道形成其固有生物节律，排便在特定的时间自然顺畅，可明显减少肠功能紊乱的发生。而排便不规律、生物节律紊乱的人群，则有更多包括结直肠癌在内的肠道疾病。

（五）药物因素

有越来越多的现代研究证据提示，激素替代疗法（hormone replacement therapy，HRT）与降低结直肠癌的发生风险有关，但仍需进一步研究明确HRT的作用。

（六）疾病因素

结直肠息肉史、慢性结肠炎性疾病及胆囊切除术史等也与结直肠癌的发生有关。慢性结直肠炎如溃疡性结肠炎、克罗恩病患者，发生结直癌的风险高于一般人群，炎症在增生性病变过程中，常伴有慢性溃疡或形成炎性息肉等。据资料统计，有结肠息肉患者的结肠癌发病率是无结肠息肉患者的5倍。而个人肿瘤史、感染、血吸虫病、糖尿病等也与肠癌发生有一定相关性。结肠疾病如克罗恩病或溃疡性结肠炎，可能增加结直肠癌的发病风险。此类患者结肠癌的发生风险是常人的30倍。大部分结直肠癌是从息肉这一小的癌前病变发展而来的。其中，绒毛样腺瘤样息肉更容易发展成癌，恶变的概率约为25%，管状腺瘤样息肉恶变概率为1%～5%。

1. 肠道炎症与息肉

肠道慢性炎症和息肉、腺瘤及患广泛溃疡性结肠炎超过10年者，结肠癌的发生风险较一般人群高数倍。有严重不典型增生的溃疡性结肠炎患者演变为结肠癌的概率约为50%。显然，溃疡性结肠炎患者发生结肠癌的风险较一般人群高。我国的资料提示，发病5年以上溃疡性结肠炎患者结肠癌的发生风险较一般人群高2.6倍，但与直肠癌的关系不密切。病变局限且炎症间歇性发作者，患结肠癌的发生风险较小。

克罗恩病也是一种慢性炎症性疾病，多侵犯小肠，有时也累及结肠。越来越多的证据表明，克罗恩病与结肠癌、小肠腺癌的发生有关，但其相关关系不及溃疡性结肠炎。

2. 血吸虫病

有研究根据1974—1976年浙江省肿瘤死亡回顾调查、1975—1978年中国恶性肿瘤调查资料和中华血吸虫病地图集资料，探讨了血吸虫病流行区与结肠癌发病率和病死率之间的相关性。我国南方12个省市自治区和浙江省嘉兴地区10个县的血吸虫病发病率与结肠癌病死率之间具有非常显著的相关性。这提示在我国血吸虫病严重流行地区，血吸虫病可能与结肠癌高发有关。但从流行病学研究得到的关于结肠癌与血吸虫病相关的证据很少。浙江嘉善县结肠癌发病率、病死率与血吸虫病发病率均曾为我国最高的地区。近年来该地区的血吸虫病日渐得到控制血吸虫病感染率明显下降，结直肠癌发生率与病死率亦有所下降。近年来结肠息肉癌变的流行病学及病理学研究报告也认为，息肉癌变与息肉中血吸虫虫卵的存在与否无关。此外，在上述两个地区进行的人群结肠癌普查结果也不支持血吸虫病是结肠癌的危险因素。病例对照研究结果未发现血吸虫病史与结肠癌发病存在相关性。

3. 胆囊切除术

近年来，我国有多篇文献论及胆囊切除术与结肠癌发病的关系。其中一些研究表明，胆囊切除术后患者结肠癌尤其是近端结肠癌的发生风险增加。男性在胆囊切除术后结肠癌的发生风险增加；与之相反，女性在胆囊切除术后结肠癌的发生风险反而降低了。也有观点认为，胆囊切除后对女性结肠癌发生风险的影响比男性大。

（七）其他因素

1. 年龄因素

结直肠癌可以发生在任何年龄，但90%都发生在50岁以上，而且年龄越大，结直肠癌的发生风险越高。高龄几乎是所有致癌因素中相关性最强的一个因素。现在有多种理论用以解释其中可能的发病机制：基因突变累积说、免疫功能下降说和癌变概率累积说等。甚至有人提出新的假说认为，随着年龄增加，人体的一些成体干细胞在经历过多的自我更新式分裂之后，逐渐获得更为原始化干细胞属性，具备了更强的自我复制能力，于是缺乏自我约束的癌细胞渐次出现。

2. 吸　烟

吸烟导致人体摄入多种致癌物质，包括杂环胺、亚硝胺。已经证实，吸烟是结直肠腺瘤的危险因素。目前研究认为，吸烟是结直肠癌基因突变产生的刺激因素，但需要经过大约40年的时间才能发生作用，而吸烟所诱发的癌症更多地体现在肺癌上。总之，吸烟与结直肠癌的关系目前尚不十分肯定。

3. 饮　酒

许多队列研究和病例对照研究都认为，酒精的摄入与结直肠癌有关。此外，酒精的摄入与结直肠腺瘤发生风险增加有关。

4. 职业暴露

有研究发现，从事与石棉暴露相关职业的人易患结直肠癌。动物实验也证实，石棉在通过消化道时能够穿透肠黏膜。

5. 感染因素

感染幽门螺杆菌、梭杆菌属细菌及其他的一些潜在传染病原体可能与结直肠癌的发病有关。

二、结直肠癌的预防

肿瘤学界已普遍认可肿瘤的发生是多种因素共同作用的结果，当然结直肠癌也不例外。遗传因素在结直肠癌发病中所产生的影响仅占小部分，而结直肠癌作为一种与饮食密切相关的疾病，饮食因素在诱发结直肠癌中占据重要的地位。多数研究认为，高脂、高蛋白、高热量及低纤维素摄入的饮食模式占据结直肠癌发病诱因的主导地位。而其他一些致癌因素的作用相对较弱，如疾病因素、遗传因素、职业因素等。可以认为结肠癌是以饮食因素作用为主，与其他因素长期共同作用的结果。因此，病因的确认为结直肠癌预防提供了明确的技术手段与方法。

WHO认为，1/3的癌症完全可以预防，1/3的癌症可以通过早期发现得到根治，1/3的癌症可以通过科学的治疗延长患者生存时间、改善其生存质量。结直肠癌发病因素较为明确，未发病之前可防，早期病症或癌前病变又可早期发现，其预防与早期治疗效果显著。

基于以上各危险因素，以结直肠癌发病为终点事件，肿瘤学界将社会人群划分为高危人群和一般危险人群。高危人群主要指存在结直肠癌高危因素的人群，如一级亲属有结直肠癌史，FAP，有遗传性非息肉病性结直肠癌家族史，发现有结直肠息肉（腺瘤性息肉），既往有结直肠癌的人群，有炎症性肠病、慢性腹泻、慢性便秘的人，经历较大精神创伤或痛苦的不良生活事件史的人群，有慢性胆囊炎史、胆囊切除术史或慢性阑尾炎或阑尾切除史的人群。那些无高危因素的人群则划归为一般危险人群。

我们改变不了个体的遗传特征，但可以根据有无高危因素，或根据具体的高危因素采取相应的预防性措施，在结直肠癌未发病之前进行有效的预防，以降低结直肠癌发病率。

（一）饮食管理

摄入过多的糖类可增加结直肠癌的发病率，因此在饮食中适当控制糖类和淀粉类的摄入，有助于降低结直癌的发病率。也有研究认为，高肉食饮食是结直肠癌的高危因素，因此，饮食中也应控制肉食的摄入量。膳食中多蔬菜水果与结直肠癌发生风险降低有明确的相关性，其中最为典型的一个证据是“地中海饮食”。地中海饮食以高纤维素、高维生素、低脂、低热量为特点，长期坚持地中海饮食的人，糖尿病、结直肠癌呈现明显的低发状态。

摄食过多，尤其是高糖、高肉食摄入过多，是明确的结直肠癌危险因素。因此，在平素进食中控制进食量尤为重要。中国早就有谚语告诫后人，如“早吃好，午吃饱，晚吃少”和“饭吃七分饱”。

饮食管理还包括对食物加工方式的管理。现在已有充足的证据表明，油炸和腌制食品、剩的饭菜以及红烧、烧烤类食物中含有大量的致癌物质。禁食这类食物有利于预防结直肠癌。

（二）生活方式管理

起居有时，饮食有度，顺应天时。养成定时排便的习惯，形成良好的生活作息，坚持早睡早起，不抽烟，不酗酒，避免久坐，多运动。

（三）药物预防

长期服用非甾体类抗炎药者，结直肠癌发病率降低。每月服用10～15次小剂量阿司匹林，可以使结直肠癌的发生风险下降40%～50%。舒林酸、塞来考昔和罗非考昔对预防结直肠癌也有明确的价值。

（四）对家族遗传病进行早期干预

一般人群不具备识别家庭遗传病的能力，流行病学工作者、医务工作者有必要掌握各个结直肠癌遗传病的诊断标准，在调研与临床实践中，当遇到有遗传特征的病患者时，应当及时识别判断。当识别判断明确后，则应以适当的方式告知患者与亲代家属，并告知筛查预防措施。

结直肠息肉性腺瘤与结肠癌有密切关系。因此，一旦发生结直肠腺瘤应尽早切除。而这就需要相关的检查手段来早期发现结直肠息肉性腺瘤。目前主要应用手段有大便潜血检查、电子结肠镜检查等。结肠镜检查如发现多发腺瘤或1个直径＞1cm的腺瘤，应在内镜下切除，并每1～3年查1次肠镜。遗传性非息肉病性结直肠癌家族成员应从20岁开始随访，每1～2年行全结肠镜检查1次，40岁以后每年检查1次。观察结果表明，遗传性非息肉病性结直肠癌家族成员从20岁开始患结直肠癌的风险增加，而且小腺瘤可很快发展为癌。

家族性腺瘤性息肉病患者50岁以后的癌变率几乎为100%，一般此类人群宜从40岁开始筛查。

（五）早期筛查，积极治疗与结直肠癌发病相关的基础病变

结直肠癌患者术后第1年，进行1次全结肠镜检查，如正常，3年后再查，再次复查仍正常者，可每5年进行一次肠镜检查。一旦肠镜检查发现腺瘤，则应按腺瘤进行监视检查。

炎症性肠病患者并发结直肠癌的概率明显高于正常人，约为5%，病程超过10年者，则高达20%。炎症性肠病患者应尽早治疗，在药物治疗失败或无效时，可求助外科手术治疗，切除病发部位。炎症性肠病患者应在患病8年后，每1～2年检查一次全结肠镜；如病变仅累及左半结肠，可以在患病15年后进行监视检查。

（六）一般危险人群的预防

一般危险人群发生结直肠癌，一般为散发性，其发病晚，多出现于50岁以后。因此，对此类人群，一般建议50岁起进行大便隐血筛查和肠镜筛查，早期发现病变，早期进行干预。

第三节　影像学

一、结肠癌

与直肠癌不同的是，目前结肠癌新辅助治疗尚无官方指南。因此，结肠癌的CT评估主要用于判断肿瘤的侵犯范围、有无并发症、以及治疗后的随访和发现远处转移方面。

（一）治疗前评估（基线评估）

结肠癌的TNM分期是决定治疗策略和影响疾病预后的重要因素，也是CT评估的主要内容。

1. T分期

结肠癌原发灶的主要CT征象包括肠壁的增厚、肿块、肠腔狭窄和局部肠壁的异常强化。目前CT很难鉴别T_1和T_2期，CT主要还是用来判断浆膜及邻近脏器受侵的情况。通常将肠壁的浆膜面在CT上的表现分为以下几种情况：①肠壁外缘光滑锐利，表明癌肿仍局限于肠壁内。②肠壁浆膜面模糊不清，或伴有浆膜外的索条状影，表明癌肿已穿透肠壁。③邻近脏器间脂肪层消失，表示周围脏器受侵。采用此标准判断的准确率可达60%～80%。对于判断穿透肠壁的癌肿准确率更高，最新研究表明其敏感性可达90%。

因此，相应的T分期的征象为：①T_1、T_2期：肠壁外缘光滑。②T_3期：肠周可见结节状或条索状凸出于肠壁之外。③T_{4a}期：浆膜面模糊、增厚。（见图8-3-1～图8-3-4）④T_{4b}期：与邻近脏器脂肪间隙消失或直接侵犯脏器。按照以上的标准会有约1/3的病变存在过分期。出于将分期低估风险最小化的目的，通常将肠周的促纤维化反应所造成的肠周脂肪间隙的条状影认为是肿瘤浸润，这也是结肠癌CT分期的一个难点。在这里需要强调的是薄层CT（层厚＜5mm）较常规CT（层厚≥5mm）的诊断敏感性更高，更易发现肿瘤的肠周微小浸润。根据肠周被的侵犯深度又将T_3具体细分为T_{3a}～T_{3d}期（T_{3a}期深度＜1mm，T_{3b}期深度为1～5mm，T_{3c}期深度为5～15mm，T_{3d}期深度＞15mm）。在FOXTROT临床试验中，T_{3c}、T_{3d}和T_4期的患者需要进行新辅助治疗，以改善患者的预后，提高生存率。事实上，在实际临床工作中有时很难用CT进行T_3亚分期。原因可能有以下两点：第一，与欧美人不同，亚洲人结肠浆膜下纤维组织厚度很薄，很多甚至都不超过5mm；第二，不规范的CT扫描方式也增加了判断的难度。

2. N分期

结直肠癌的淋巴结转移多为小淋巴结（31%的淋巴结直径＜4mm），而反应性和炎性肿大的淋巴结又常与转移淋巴结鉴别困难。如将淋巴结直径的异常标准定得过高，虽然可提高诊断的特异性，但敏感性也随之大大降低；反之，如将标准定得过低，虽确能提高敏感性，但却降低了特异性。因此，仅通过直径判断是否为转移淋巴结显然已经不能满足诊断的要求，还要结合淋巴结的数量、形态、密度和强化等。目前，大多数观点认为，在CT上显示的淋巴结的正常大小应小于1cm，但也有学者将直径＞8mm作为判定淋巴结异常的一个指标。有文献将区域淋巴结数量不

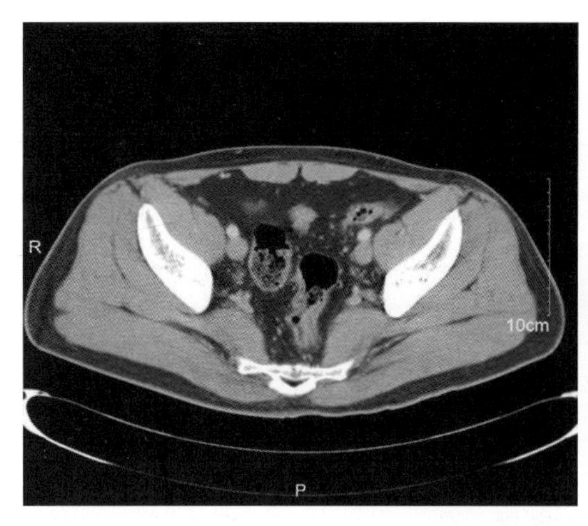

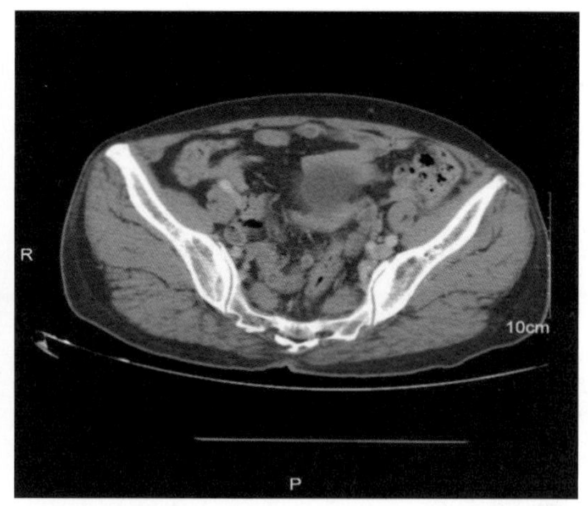

局部肠壁显示稍厚，病灶显示不明显，浆膜面光整

图8-3-1　T_1期乙状结肠癌

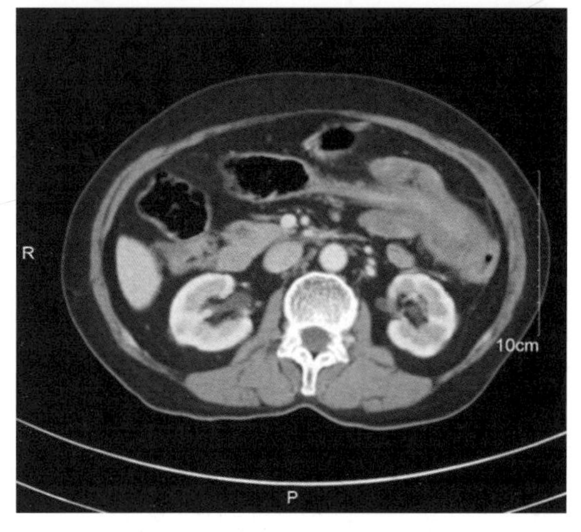

局部肠壁不均匀增厚伴显著强化，肠壁外缘光滑

图8-3-2　T_2期横结肠癌

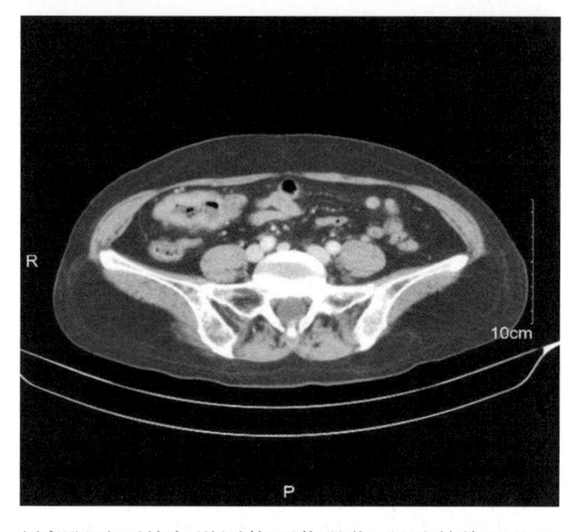

局部肠壁不均匀增厚伴显著强化，肠壁外缘凹凸不平，呈结节状

图8-3-3　T_3期升结肠癌

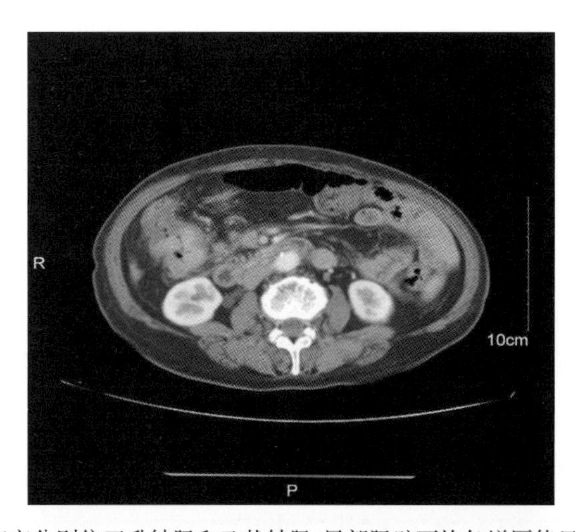

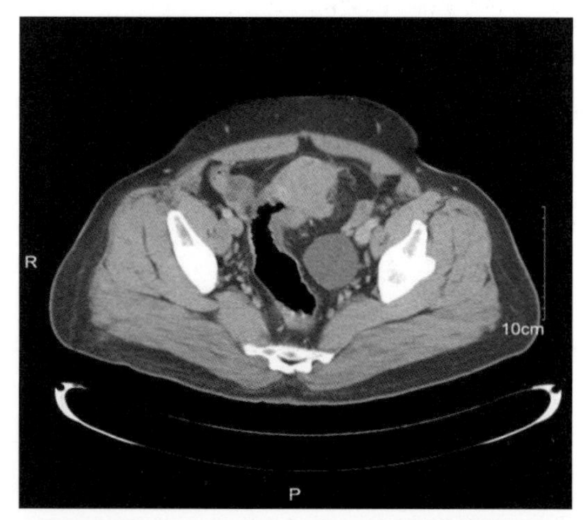

病变分别位于升结肠和乙状结肠，局部肠壁不均匀增厚伴显著强化，局部肿块状，浆膜面毛糙、模糊，肠周散在小淋巴结

图8-3-4　T_{4a}期结肠癌

少于3个、形态不规则、显著强化、密度和强化不均匀或出现坏死等作为判断淋巴结转移的补充指标(见图8-3-5)。薄层CT比常规CT敏感性高,薄层CT能发现更多常规CT不能发现的小淋巴结。

3. M分期

结直肠癌的远处转移以肝脏最为多见,其次为肺、肾上腺、卵巢、骨、脑等(见图8-3-6和图8-3-7)。肝转移主要为门脉血行转移,常为多发,偶有钙化。CT还可显示腹膜的转移(见图8-3-8)。

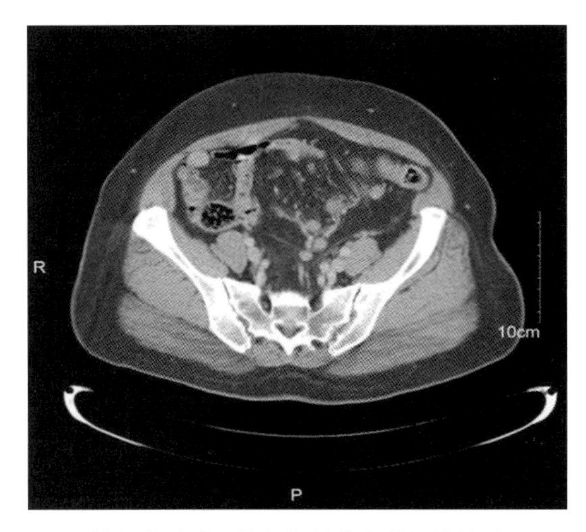

结肠癌系膜血管根部的多发淋巴结转移

图8-3-5　术后病理提示为N_2期的结肠癌

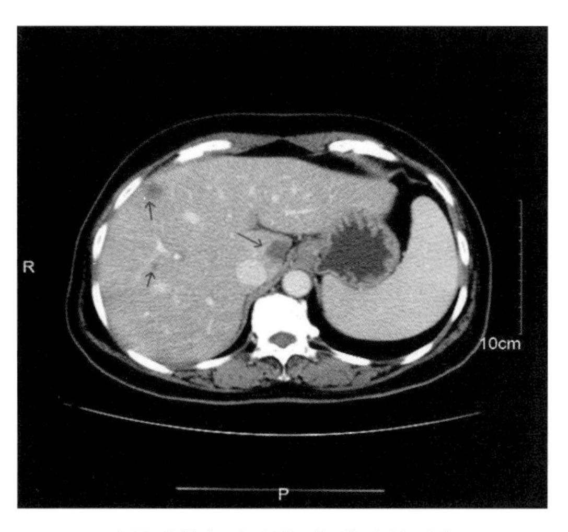

病灶边缘轻度强化,部分边界不清

图8-3-6　结肠癌多发肝转移瘤(箭头)

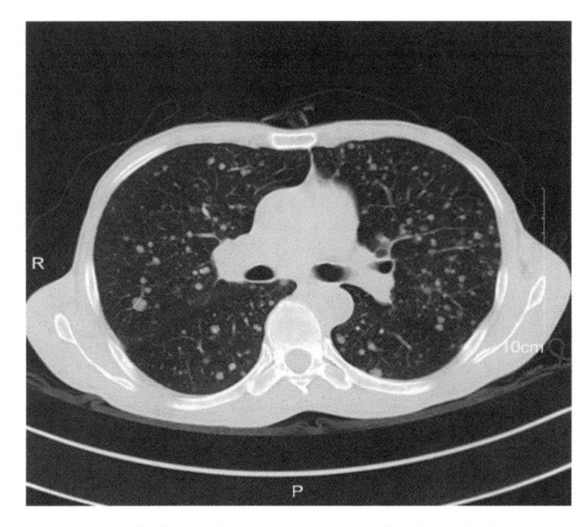

两肺可见多发、随机分布、大小不等的结节灶,边缘光整,密度偏高

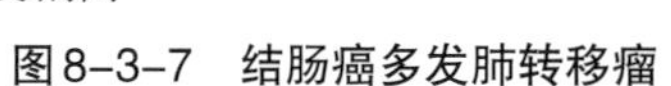

图8-3-7　结肠癌多发肺转移瘤

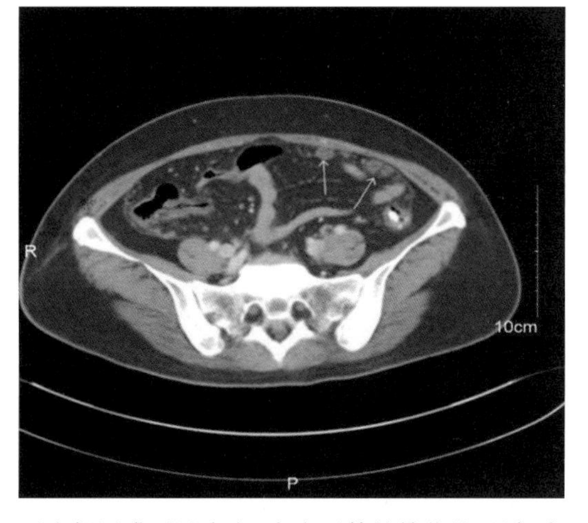

下腹部网膜可见多发、大小不等的结节灶,呈轻度强化

图8-3-8　结肠癌网膜转移

(二)并发症的判断和治疗后的随访

CT可显示结肠癌造成的穿孔、腹腔脓肿、套叠、窦道以及管腔狭窄所致的肠梗阻(见图8-3-9)。治疗后的随访包括新辅助治疗疗效的评估、术后复发和并发症的判断等。

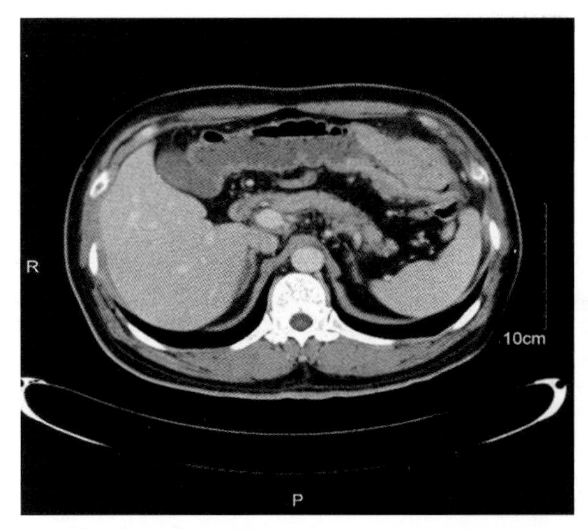

病灶位于横结肠，浆膜面模糊，局部肠腔狭窄，近端结肠内见气液平面

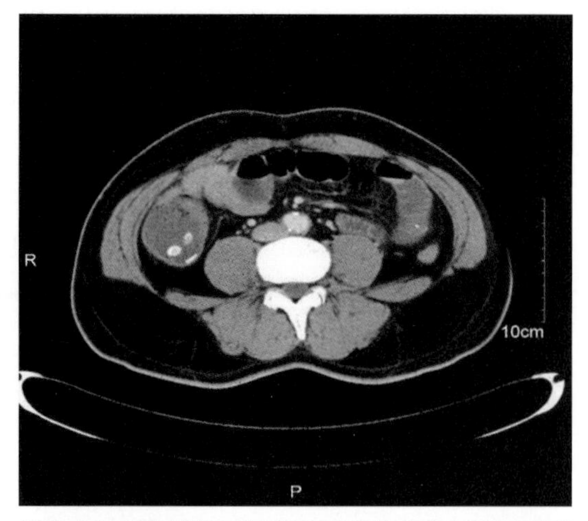

部分小肠及升结肠可见管腔扩张伴多发气液平面形成，提示肠梗阻

图8-3-9　横结肠癌伴近端肠梗阻

（三）鉴别诊断

结肠癌目前主要依靠结肠镜进行确诊，但根据不同的影像学特点，CT在结肠癌的鉴别诊断中仍具有一定的作用。结肠癌的CT鉴别诊断主要包括结肠来源的非肿瘤性病变和其他类型肿瘤两大类。

1. 结肠来源的非肿瘤性病变

（1）肠结核：好发部位为回盲部，早期在肠系膜缘对侧可见到溃疡性病灶，继而沿壁内淋巴管形成与肠管长轴相垂直的带状溃疡。病变反复发作引起纤维瘢痕性改变，导致肠管缩短和管腔狭窄。与结肠癌分界明显不同，肠结核狭窄段与正常肠壁间常逐渐移行过度。两者的临床症状和实验室检查结果也是鉴别的重要依据。

（2）克罗恩病：发病部位以末段回肠和盲肠、升结肠为主，病变范围较结肠癌广泛，往往呈节段性分布，在CT表现主要为肠壁增厚，但通常浆膜或外膜面光整，管腔狭窄程度也较轻。

（3）溃疡性结肠炎：好发于直肠、乙状结肠和降结肠，病变范围较结肠癌广泛，呈连续性分布，外侵征象不明显。溃疡性结肠炎的癌变率较高，对病史较长的患者应当警惕癌变。

（4）急性缺血性肠炎：在临床上，急性缺血性肠炎的发作症状通常有腹痛和便血，好发于左半结肠。通常表现为左半结肠的急性炎性水肿和溃疡。大多数急性缺血性肠炎患者在起病后数周或数月，可恢复正常，少数病例发展可为坏疽型缺血性结肠炎，出现肠壁内气体、腹腔内游离气体、门静脉内气体和门静脉血栓。

2. 结肠来源的其他类型肿瘤

（1）肠息肉和腺瘤：与结肠癌相似，三者均为起源于黏膜的病变。肠息肉和腺瘤表现为突向腔内的结节状突起，边缘光滑，或表现为局部肠壁的增厚，伴有或不伴有肠腔狭窄，浆膜或外膜面光整。

（2）间质瘤和淋巴瘤等黏膜下来源的肿瘤：①典型的肠道间质瘤影像学表现为向肠壁外生长

的结节或肿块，外膜面光整，可引起局部肠腔狭窄，病变密度均匀，可发生囊变、坏死和出血，局部破溃与肠腔相通，血供多丰富，增强扫描呈显著强化，肠周淋巴结肿大少见。②结肠淋巴瘤多为全身淋巴瘤的一部分，表现为肠壁增厚，范围多较广，与结肠癌外壁僵硬不同，淋巴瘤多外壁柔软，管腔狭窄少见，增强扫描呈轻中度强化，但不如结肠癌明显，肠周可见肿大淋巴结。结肠的神经内分泌肿瘤比较少见，但直肠的神经内分泌肿瘤相对多见，以类癌为主，影像学上也是表现为肠壁的富血供肿块，突向外壁，外膜面基本光整。

有时，以上结肠来源的肿瘤影像学鉴别诊断比较困难，需要依靠病理组织学确诊。

二、直肠癌

直肠癌的影像学评估最常用的是腔内超声和MRI。当肿瘤局限于肌层时，用腔内超声评估的准确率高。MRI主要用于评估肿瘤的外侵程度、周围淋巴结的受累、环周切缘和壁外血管的情况、新辅助治疗的疗效和术后的随访观察等。

（一）治疗前MRI评估（基线MRI评估）

目前治疗前的基线MRI评估主要采用“DISTANCE”系统评估。其中，DIS代表肿瘤的位置（即距肛门的距离），T代表T分期，A代表肛门括约肌复合体，N代表淋巴结转移的情况，C代表环周切缘受累的情况，E代表肠壁外血管侵犯的情况。

1. DIS

正常成年人直肠的长度为12～16cm，通常根据长度将直肠平均分成上、中、下三段。根据肿瘤距离肛缘的距离将直肠癌分为低位直肠癌（DIS≤5cm）、中位直肠癌（5<DIS≤10cm）和高位直肠癌（10<DIS≤15cm）（图8-3-10～图8-3-12）。在实际测量时，通常从外括约肌下缘连线向上折线进行测量。由于存在反折肠壁，MRI测量的长度一般大于内镜测量的长度。

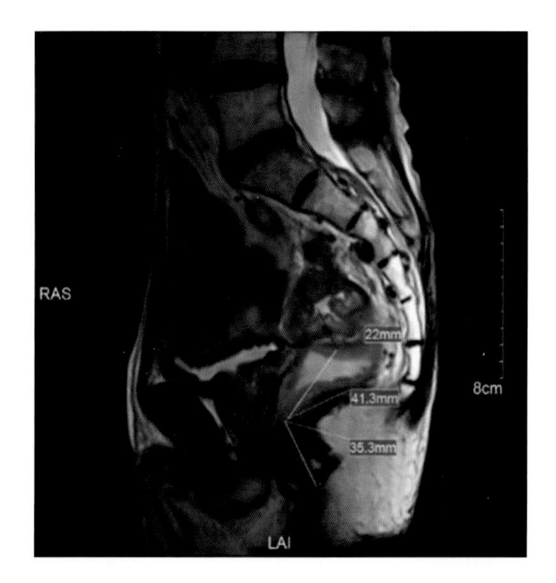

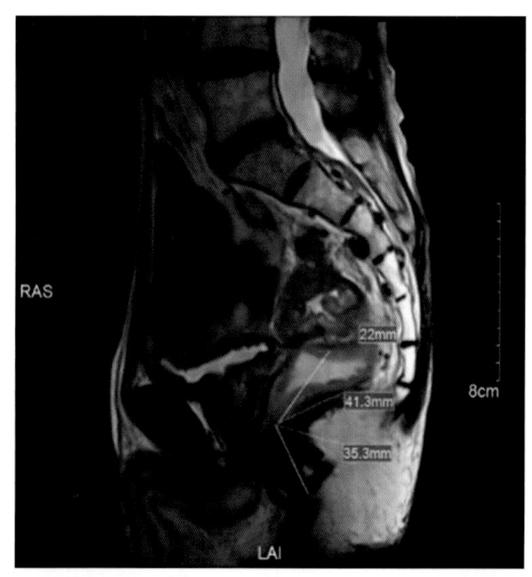

图8-3-10 高位直肠癌

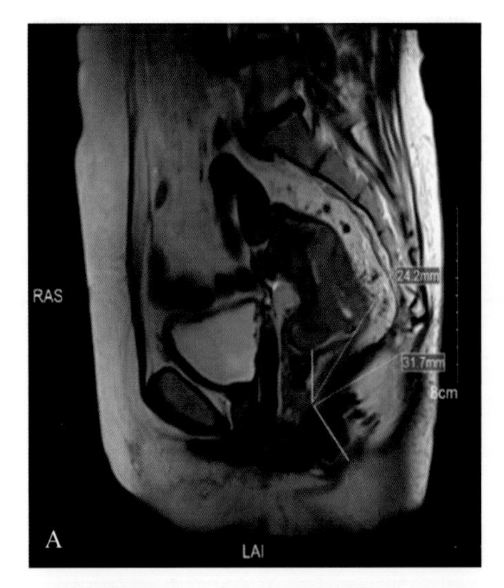

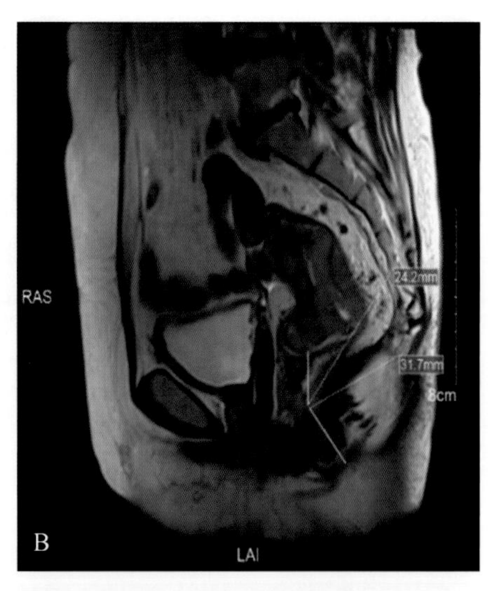

图8-3-11 A. 中位直肠癌;B. T_1期直肠癌。直肠腔内突起,肌层信号完整

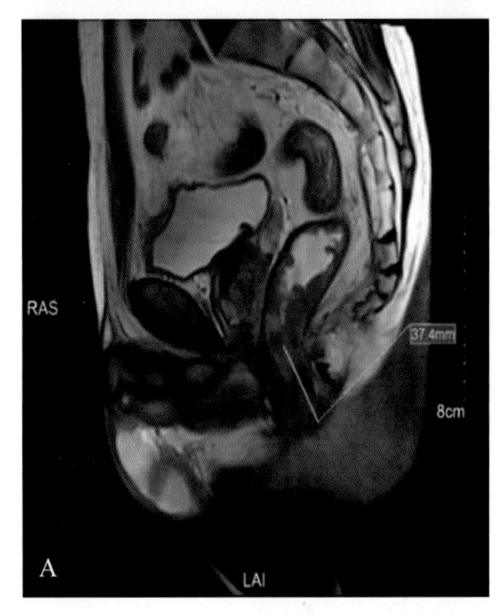

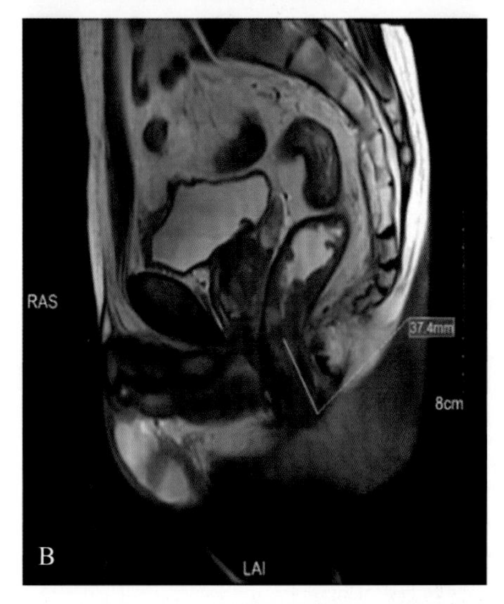

图8-3-12 A. 低位直肠癌;B. T_2期直肠癌。直肠腔内突起,局部肌层菲薄,外膜光整

2. T

上段直肠的前壁和两侧壁均有浆膜覆盖,中段直肠的前壁存在浆膜覆盖,下段直肠肠壁外缘无浆膜层的直接覆盖。以上解剖的差异以及腹膜反折的存在导致高、中、低位直肠癌的T分期有所不同(见图8-3-13)。

不同T分期在MRI上的征象如下。T_1期:固有肌层低信号线完整。T_2期:固有肌层内见肿瘤信号,但未侵出。T_3期:固有肌层连续性中断,系膜内见突起。T_4期:直肠壁不完整,周围结构或器官受侵(见图8-3-14~图8-3-19)。高分辨率MRI对未行新辅助治疗的直肠癌术前T分期的准确率可达90%以上。研究表明,直肠癌的预后与肿瘤在直肠系膜内的浸润深度有密切关系,即便同为T_3期肿瘤,其预后也有所不同。因此,根据浸润深度(<1mm、1~5mm、5~15mm、>15mm),将T_3分为T_{3a}~T_{3d}。最大浸润深度(maximal extramural depth,EMD),指T_3期肿瘤最外缘与固有肌层最外缘的距离。EMD分期较TNM分期能够更加精确地描述肿瘤的累及范围,进而更加精

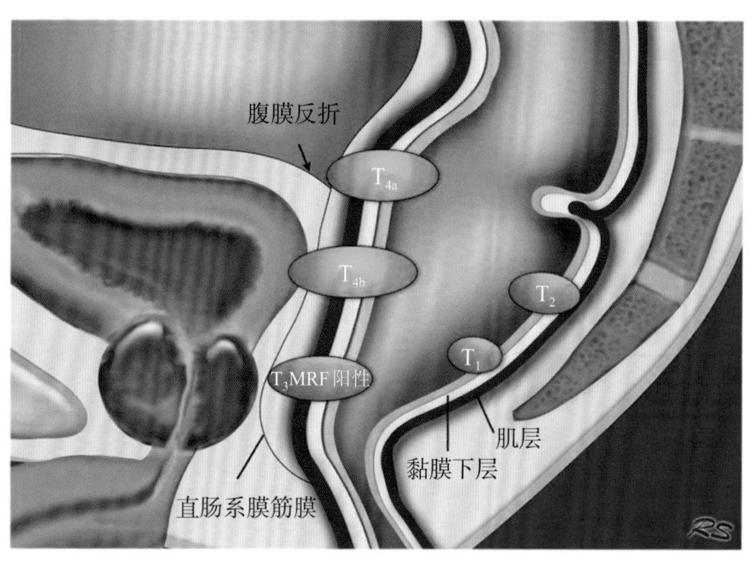

图8-3-13　不同部位直肠癌的T分期示意图

引自:Rectal cancer—MR staging 2.0.http://www.radiology assistant.nl.

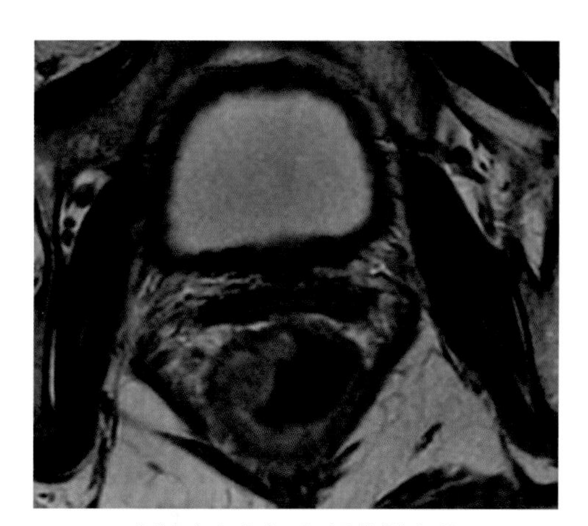

直肠腔内突起,肌层信号完整

图8-3-14　T_1期直肠癌

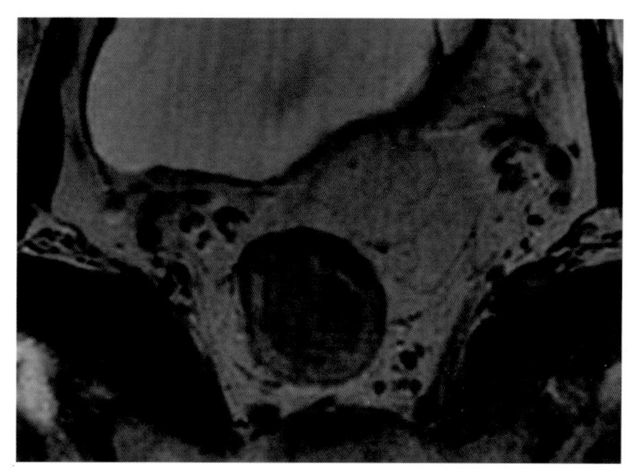

直肠腔内突起,局部肌层菲薄,外膜光整

图8-3-15　T_2期直肠癌

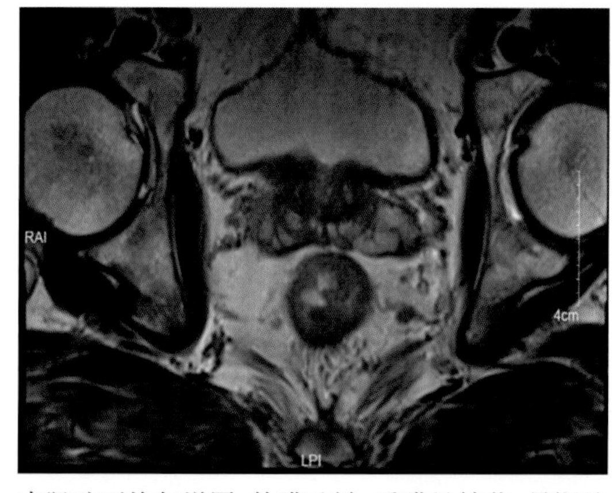

直肠壁不均匀增厚,外膜毛糙,系膜见结节,最深处约3mm

图8-3-16　T_{3b}期直肠癌

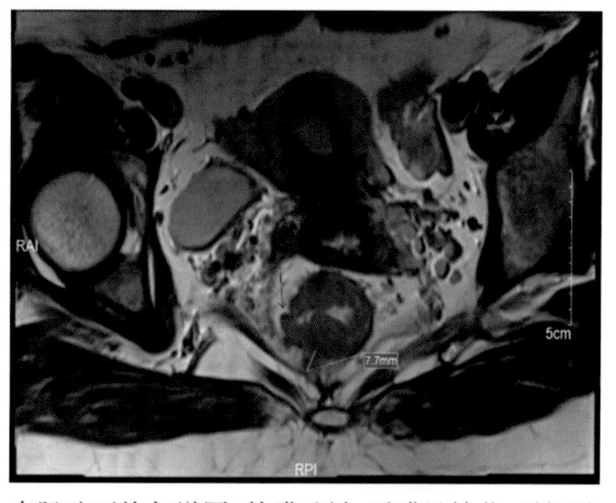

直肠壁不均匀增厚,外膜毛糙,系膜见结节,最深处约7.7mm

图8-3-17　T_{3c}期直肠癌

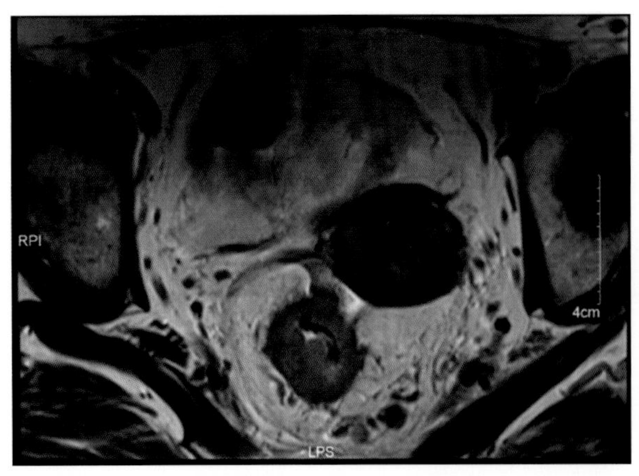

直肠壁不均匀增厚，外膜毛糙，前方脏腹膜增厚，子宫后壁未见异常

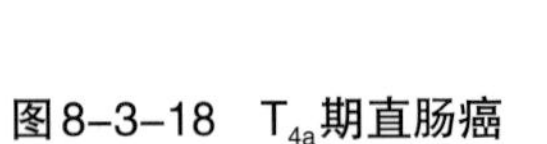

图8-3-18 T_{4a}期直肠癌

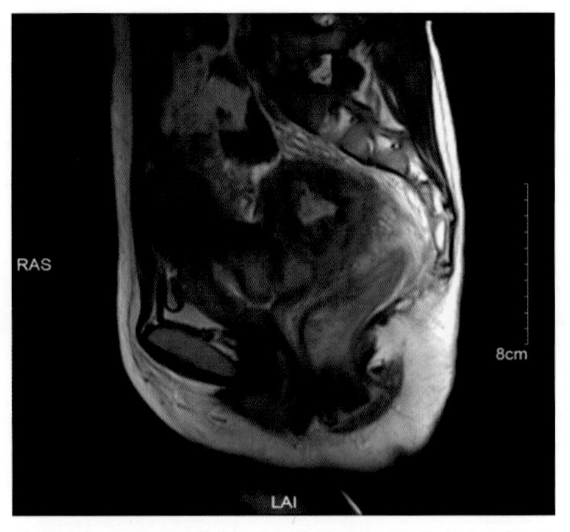

直肠壁不均匀增厚，外膜毛糙，前方与子宫后壁脂肪间隙消失，局部分界不清

图8-3-19 T_{4b}期直肠癌

确地判定肿瘤预后。2007年MERCURY研究小组发表在*Radiology*的一篇大样本、多中心的研究，通过比较311例直肠腺癌在MRI上与病理组织学上的EMD，对病变进行更加精细的再分期以及切缘评估。研究认为，在评估EMO上，高分辨率MRI与病理组织学的误差在0.5mm以内。

在判断T分期时，应注意以下几点：①判断T分期最准确的层面是垂直于肿瘤长轴的横断位，若未按照垂直于长轴的方向扫描，便会产生夹角，从而影响判断的准确性。②T_2期与T_3期的鉴别是判断T分期的难点，这一点的核心在于区分肿瘤侵犯系膜和促结缔组织反应。在非脂肪抑制的T2WI上，侵犯系膜表现为宽基底与肠壁相连或者系膜内结节状，常表现为中等信号，促结缔组织反应表现为毛刺状改变，表现为低信号。③不要将肌层外的周围小血管误认为肿瘤侵犯。

3. A

肛门括约肌复合体由肛门内括约肌、肛门外括约肌和耻骨直肠肌3部分组成（见图8-3-20）。其中，肛门内括约肌是直肠远端肌层的增厚和延续，上缘平肛管直肠环平面，下缘达括约肌间沟，约包绕肛管上2/3，属于平滑肌（不随意肌）。肛门外括约肌是肛提肌的下部和耻骨直肠肌的延续，属于骨骼肌（随意肌）。外括约肌下缘连线即肛缘。肛管直肠环以下层面不存在直肠系膜，仅有几毫米厚的内外括约肌间隙，成人长约4cm。因此，下段直肠癌切缘阳性率高，局部复发率高，预后差。

下段直肠癌及肛管癌分期：①LR1：肿瘤限于肠壁内但未侵犯肠壁全层。②LR2：肿瘤侵犯肠壁全层，但未见侵至内外括约肌间隙。③LR3：侵至内外括约肌间间隙或与肛提肌间距离＜1mm。④LR4：肿瘤侵犯外括约肌，或与肛提肌间距离＜1mm，或侵犯肛提肌，或侵犯周围结构或器官。

4. N

美国癌症联合会（American Joint Committee on Cancer，AJCC）将侵犯直肠周围、直肠上、肠系膜下、髂内、直肠下等区域之外淋巴结考虑为肿瘤转移（M_1），如腹股沟区淋巴结、主动脉旁淋巴结。

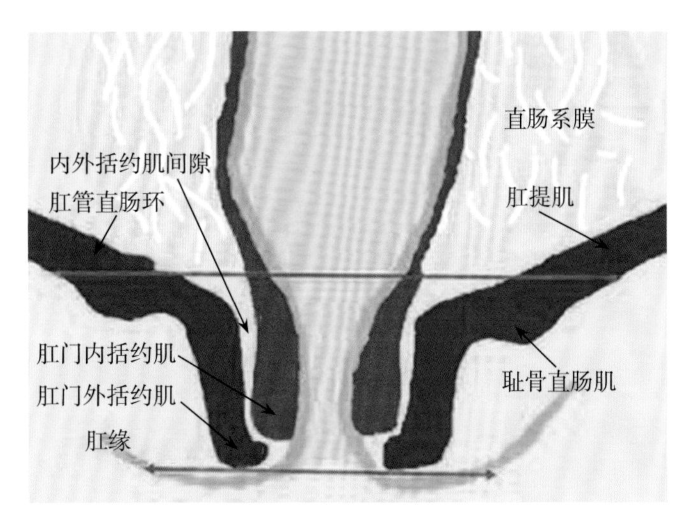

图8-3-20　肛门括约肌复合体示意图

引自：Nougaret Stephanie，Reinhold Caroline，Mikhael Hisham W，et al. The Use of MR Imaging in Treatment Planning for Patients with Rectal Carcinoma：Have You Checked the "DISTANCE"?[J]. Radiology，2013，268(2)：330-344.

直肠癌淋巴结转移的特点：①最初转移位置为直肠系膜内淋巴结，以侧后方为主，位于肿瘤相同的层面或上方。②腹膜反折以上的直肠淋巴引流只向上方，反折以下的直肠淋巴主要向上和两侧。只有在向上的淋巴引流被阻塞时，才逆转向下。③下段直肠癌易发生腹股沟淋巴结转移，发生腹股沟区淋巴结转移者5年生存率低。

目前，MRI不能够显示直径＜3mm的淋巴结，仅根据大小判断是否为转移淋巴结，诊断效能不高。Brown G等的研究表明，淋巴结大小对预测淋巴结是否转移意义不大，而将边界不清楚和信号混杂作为淋巴结转移的判断标准能够显著提高诊断的敏感性和特异性。

目前，判定淋巴结转移存在的问题：①缺乏统一的淋巴结大小界定标准。②难以区分炎性增生淋巴结与转移淋巴结。③无法评定“小淋巴结”中的微转移。

因此，有指南推荐将淋巴结短径＞8mm、形态不规则、边界不清楚、信号不均匀作为转移淋巴结的判断标准。系膜外淋巴结是局部复发的原因之一，因为标准全直肠系膜切除手术不切除系膜外淋巴结。因此，若怀疑系膜外有阳性淋巴结（如闭孔、骶前）则要扩大手术清扫的区域。

5. C

环周切缘是指行标准全直肠系膜切除术后标本的侧切缘，即完全包绕直肠及其系膜的盆腔筋膜脏层。环周切缘受累是复发和预后不良的独立因素。高分辨MRI判断直肠癌环周切缘是否受累的准确率很高，阴性预测值更高。

测量方法：T_3期肿瘤测量肿瘤浸润肠壁最深处、癌结节、壁外血管侵犯或转移淋巴结至邻近直肠筋膜的最短距离，以上测量的最短距离＜1mm，则为环周切缘受累，即环周切缘（circumferential resection margin，CRM）阳性（见图8-3-21和图8-3-22）。

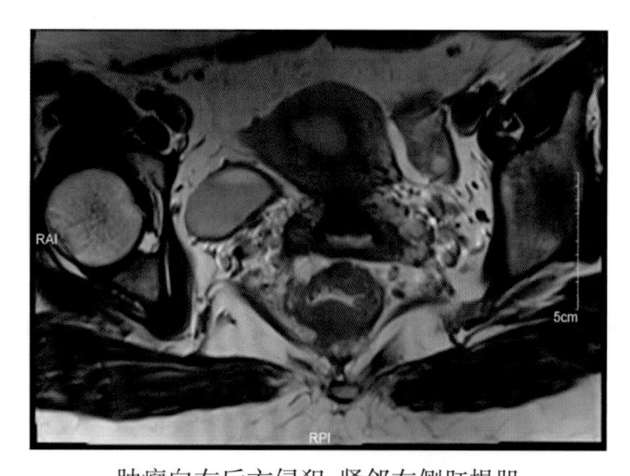

肿瘤向右后方侵犯，紧邻右侧肛提肌

图8-3-21　环周切缘阳性

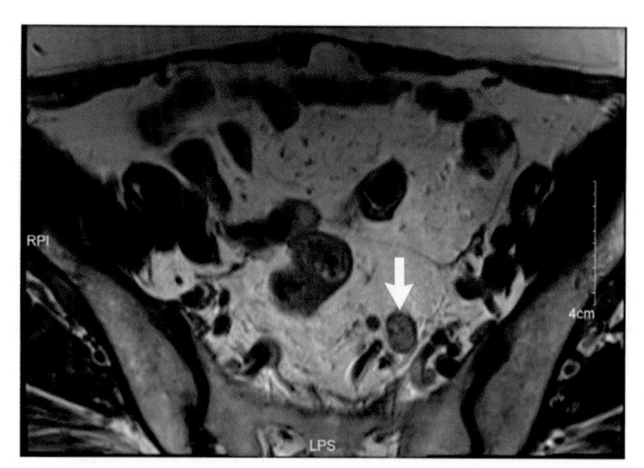

紧邻直肠左侧系膜筋膜处见一肿大淋巴结

图8-3-22　环周切缘阳性

6. E

在约一半患者中出现肠壁外血管侵犯。肠壁外血管侵犯是复发和预后不良的独立因素。最近研究表明，肠壁外血管侵犯（extramural vascular invasion，EMVI）评分与DFS相关，也是提示转移的不良因素。EMVI指在肠周系膜脂肪内，肌层外的血管内发现肿瘤细胞。组织病理可以检测直肠癌标本壁内和壁外血管侵犯情况，MRI只能发现肠壁外血管侵犯情况。MRI是目前判断EMVI的唯一影像学方法。MRI能从多角度追踪观察直肠周围血管，根据血管形态不规则、血管流空征象部分或全部被肿瘤信号代替，来诊断EMVI阳性（见图8-3-23）。当肿瘤位于血管周围时，EMVI阳性可能性大。MRI判断EMVI阳性时，需评估受累静脉是否侵犯MRF。

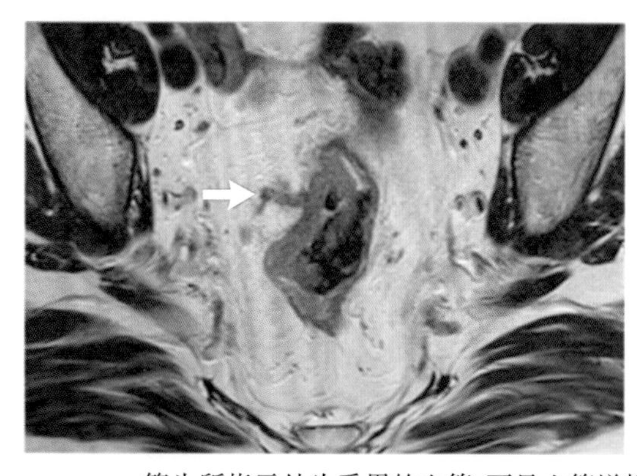

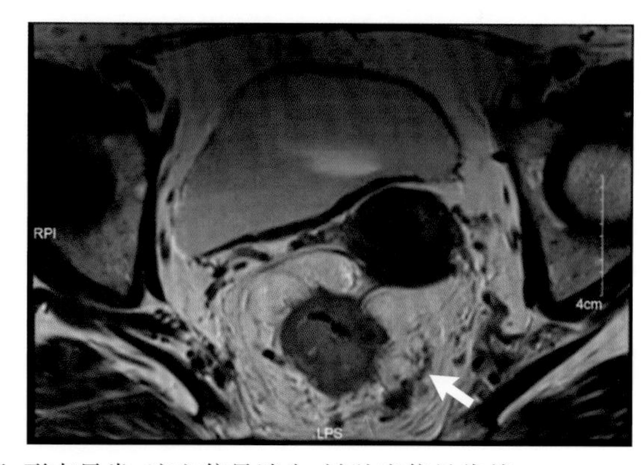

箭头所指示处为受累的血管，可见血管增粗、形态异常，流空信号消失，被肿瘤信号代替

图8-3-23　MRI判断EMVI阳性

（二）治疗后MRI评估

治疗后评估主要包括对新辅助治疗疗效的评估和术后的随访观察等。

新辅助治疗能够增加手术的切除率和保肛率，降低局部复发率，但对中、下段Ⅱ、Ⅲ期直肠癌患者的整体生存率无提高作用，且增加术后并发症发生率。直肠癌新辅助放化疗后的完全缓解分为两个方面：其一为临床完全缓解（clinical complete response，cCR），指在新辅助放化疗后通过临床、辅助检查、活检病理等均未见肿瘤证据者；其二为病理完全缓解（pathological complete response，pCR），指在新辅助放化疗后切除的病理标本中未见肿瘤细胞。10%～40%的患者在12周的治疗后达到cCR，cCR和pCR仅有部分的相关性，因此需谨慎选择等待和观察的治疗方案。MRI通过形态学和功能学两个主要方面来判断新辅助治疗的疗效以及是否达到CR。MRI再评估的时间、手术间隔时间的确定需要在发挥最大疗效、肿瘤不增殖和降低治疗后不良反应之间寻求平衡。对于降期要求不高的可切除直肠癌患者，多数在短程新辅助放疗后1周内手术，而其他患者的间隔时间为4～12周不等，根据具体情况而定。

新辅助治疗后患者病理生理改变包括肿瘤组织的纤维化、促结缔组织增生反应、黏液湖的形成以及继发炎症反应等。这些变化也会导致肿瘤在MRI图像上的信号改变。轴位小视野高分辨T2WI非脂肪抑制序列为评价肿瘤退缩的主要序列。显示信号定义如下：肿瘤为高于直肠肌层，但低于黏膜下层的中等信号；黏液为高于黏膜下层的极高信号；纤维为与肌肉相似的低信号或更低信号。肿瘤退缩分级（tumor regression grading，TRG）是近些年来评估疗效的一项指标。目前TRG评分系统尚无法达成统一，版本较多，且MRI-TRG与组织学TRG没有良好的相关性，同时与RECIST也无相关性。根据病理Mandard诊断标准得出直肠癌MRI-TRG诊断标准：①mrTRG1：无残余肿瘤。②mrTRG2：大量纤维，少量残余肿瘤。③mrTRG3：纤维/黏液与残余肿瘤各约占50%。④mrTRG4：少量纤维/黏液，大部分为残余肿瘤。⑤mrTRG5：肿瘤未见明确变化。

经新辅助治疗患者的T分期再分期的准确率明显下降，整体准确率约为50%。其中，以高估的情况最为常见。高估的原因是很难从图像上鉴别治疗所致的纤维瘢痕与残留肿瘤组织。还有一部分低估的情况，原因是新辅助治疗造成的继发炎症反应（如肠壁水肿）、坏死以及黏液湖形成，在T2WI上表现为高信号，有时会掩盖相对低信号的残留肿瘤组织。近年来此方面的研究越来越多，其中DWI被认为对鉴别诊断有一定作用，但作用有限。经新辅助治疗患者的N分期的再分期准确率也下降。需要注意的是治疗后患者淋巴结边缘呈放射状改变不能认为是转移淋巴结。新辅助治疗后CRM判断的准确率约为60%，有时难以分辨邻近直肠系膜筋膜（mesorectal fascia，MRF）的纤维瘢痕与残留肿瘤组织。治疗前CRM阳性患者肿瘤退缩，为全直肠系膜切除术（total mesorectal excision，TME）赢得机会。治疗后CRM阳性患者的复发率高，因此需要进一步治疗或者扩大范围手术。

近年来，以DWI、DCE-MRI为代表的功能成像在新辅助治疗疗效评估中发挥越来越重要的作用。

根据解剖部位，将直肠癌术后局部复发分为4类。①中央型：病变局限于盆腔内器官或结缔组织，未累及骨性盆腔。②侧壁型：病变累及盆腔侧壁结构，包括坐骨大孔、穿过此处支配梨状肌和臀部的坐骨神经。③骶侧型：病变位于骶前间隙，与骶骨粘连或侵犯骶骨；④混合型：骶侧型和侧壁型混合。

第四节　临床病理特征

一、概　述

结直肠由黏膜层、黏膜下层、肌层及浆膜层构成，升结肠和降结肠位于腹膜后，其浆膜不完整。直肠远端位于腹膜反折以下，没有腹膜覆盖。有浆膜覆盖的肠壁浆膜下可以有脂肪小叶，在结肠表面形成许多突起，称为肠直垂。外膜为浆膜。黏膜层、黏膜下层、肌层及浆膜都可以发生肿瘤，其中以黏膜层发生的上皮性肿瘤居多，而在发生的恶性肿瘤中，主要病理类型为腺癌及其亚型。结直肠肿瘤组织学分类以WHO消化系统肿瘤病理学和遗传学分类为依据，目前已更新至第5版(2019版)，详见表8-4-1。

表8-4-1　WHO结直肠肿瘤组织学分类(2019版)

上皮性肿瘤	神经内分泌肿瘤
癌前病变	神经内分泌瘤(NET)
腺瘤	NETG1(类癌)
管状	NETG2 NETG3
绒毛状	神经内分泌癌(NEC)
管状绒毛状	大细胞NEC
异型增生(上皮内瘤变)，低级别	小细胞NEC
异型增生(上皮内瘤变)，高级别	混合性神经内分泌-非神经内分泌肿瘤
锯齿状病变	EC细胞，5-羟色胺生成性NET
增生性息肉	L细胞，胰高血糖素样肽和PP/PYY生成性NET
无蒂(广基)锯齿状腺瘤/息肉	
传统型锯齿状腺瘤	间叶性肿瘤
错构瘤	平滑肌瘤
Cowden相关性息肉	脂肪瘤
幼年性息肉	血管肉瘤
Peutz-Jeghers息肉	胃肠间质瘤
癌	卡波西肉瘤
腺癌	平滑肌肉瘤
筛状粉刺型腺癌	
髓样癌	
微乳头状癌	淋巴瘤
黏液腺癌	

续表

上皮性肿瘤	神经内分泌肿瘤
锯齿状腺癌	继发性肿瘤
印戒细胞癌	
腺鳞癌	
梭形细胞癌	
鳞状细胞癌	
未分化癌	

二、组织学类型

(一)结直肠癌

1. 腺 癌

大多数结直肠癌发病部位为乙状结肠和直肠，但随年龄增加，发病部位有上移趋势。分子病理学亦有部位特异性，具有高水平的微卫星不稳定性与CpG岛甲基化微卫星稳定性肿瘤位于盲肠、升结肠、横结肠，CpG岛甲基化微卫星稳定性肿瘤可位于左半或右半结肠，而不具有CpG岛甲基化微卫星不稳定性的肿瘤主要位于左半结肠。一些患者无临床症状，通常是因排便习惯发生改变，出现腹胀、肠梗阻或穿孔后临床筛查而发现。

(1)定义：结直肠癌的定义为肿瘤浸润黏膜肌层进入黏膜下层。超过90%的结直肠癌为腺癌。具有腺癌形态学特点的病变，仅局限于黏膜层时，切除后并无转移风险。

(2)大体类型：癌可表现为多种大体外观。①外生性或蕈样，主要为腔内生。②内生性或溃疡型，主要为肠壁内生长。③环腔生长导致管腔缩窄。④最少见的是弥漫浸润性皮革样生长方式。这些类型常相互交错。

(3)组织学形态及分级(见表8-4-2)：①黏液腺癌：肿瘤成分＞50%为细胞外黏液的为黏液腺癌，黏液内漂浮恶性上皮细胞，形成腺泡状、排状或单个散在，包括印戒细胞等。上皮的成熟程度决定分化程度，黏液腺癌多为MSI-H，为低级别。MSS或MSI-L黏液腺癌为高级别。肿瘤成分＜50%为细胞外黏液的可诊断为具有黏液成分的癌。②印戒细胞癌：超过50%的肿瘤细胞50%存在明显胞质内黏液的为印戒细胞癌，典型者黏液挤压并使核移位。印戒细胞可出现黏液腺癌的黏液湖中或缺乏细胞外黏液，弥漫性浸润，具有蜂窝织炎特点。体积大的印戒细胞可称为球样细胞。伴MSI-H的癌属于低级别，不伴MSI-H的癌属于高级别。小于50%的肿瘤细胞存在明显胞质内黏液的为印戒细胞诊断为伴印戒细胞癌的腺癌。③髓样癌：髓样癌是一种罕见的亚型，具有片状分布、泡状核、核仁明显及丰富红染胞质、上皮内淋巴细胞浸润等特点。几乎都存在MSI-H且预后较好。④锯齿状腺癌：结构与无蒂锯齿状息肉类似，具有锯齿状管状结构，可有黏液、筛状、花边状、梁状区域，细胞核浆比例低。这类肿瘤为MSI-L或MSI-I，具有BRAF突变、CpG岛甲基化的特点。⑤筛状粉刺型腺癌：筛状粉刺型腺癌是一种罕见亚型，具有广泛的体积巨大的筛状腺体，伴中央坏死，与乳腺癌类似，通常为MSS伴CpG岛甲基化。⑥微乳头状腺癌：微乳头状腺癌是一种亚型形态特征是小簇状肿瘤细胞位于间质形成的类似血管的空隙中。免疫表型上具有特殊的细胞表面相关基因染色模式。

2. 腺鳞癌

腺鳞癌既有鳞状细胞癌的特点又有腺癌的特点，两者或是分开，或是混合。

3. 梭形细胞癌

梭形细胞癌具有梭形细胞肉瘤样癌成分，至少局灶细胞角蛋白阳性。

4. 未分化癌

未分化癌这类罕见肿瘤除上皮特点外，缺乏形态学、免疫表型、分子生物学证据上的分化、组织学变异非常大。部分为MSI-H。

5. 其他亚型

还存在其他非常罕见的异源性亚型，如透明细胞癌、同时具有普通型与其他形态（如绒毛膜癌成分、富有潘氏细胞）的乳头状癌等。

表8-4-2 结直肠腺癌组织学分级标准

标准	分化程度	数字化分级	描述性分级
＞95%腺管形成	高分化	1	低级别
50%~95%腺管形成	中分化	2	低级别
0~49%腺管形成	低分化	3	高级别
MSI-H	不等	不等	低级别

（二）结直肠神经内分泌肿瘤

参照第一章中胃神经内分泌肿瘤的诊断标准。

（三）结肠间质瘤

对于结肠间质瘤的定义、命名建议与危险度评估参考胃与小肠间质瘤。结肠间质瘤多数由梭形细胞构成，一些为上皮样细胞。结肠间质瘤可出现束状纤维。栅栏状核是常见特征，但核周空泡并不明显。直肠间质瘤通常为丰富的梭形细胞肿瘤，多数具有栅栏状核，但并无核周空泡和束状纤维。免疫表型上，结肠间质瘤一致表达阳性的是KIT、DOG1、SMA，CD34的阳性率大概为50%；而直肠间质瘤一致性表达KIT、DOG1、CD34，而SNA通常阴性。结直肠间质瘤的KIT突变谱大部分突变位于第11外显子，小部分位于第9、13或17号外显子。多数结肠间质瘤发现时已是进展期肿瘤，预后较差。直肠间质瘤较胃肠道间质瘤更具侵袭性，即使直径＜2cm的小肿瘤也具有分裂活性，也能复发和转移。骨腔扩散与肝转移常见。

（四）其他间叶性肿瘤

结肠和直肠可发生平滑肌瘤、神经鞘瘤、神经束膜瘤、血管肿瘤等。

三、免疫组织化学染色与分子病理技术的应用

结直肠癌有许多相关的肿瘤标志物,代表着某种蛋白的表达或缺失。一些在结直肠癌患者临床监控过程中起着重要作用,一些则有助于预测患者分子靶向治疗效果及判断预后。

(一)微卫星不稳定性

目前MSI的检测方法主要有两种。一种是采用PCR法对微卫星片段扩增检测其长度变化。根据能反映微卫星长度改变的标记物数量将MSI分为3类:MSI-H、MSI-L和MSS。通常采用NCI确定的BAT25、BAT26、D2S346、D5S346、D17S250 5个标准物,MSI-H定义为至少2个标准物(≥40%)改变。另一种采用免疫组化法检测相应MMR蛋白亦有很高的灵敏度和特异度。可用免疫组织化学方法检测的人类MMR蛋白包括MLH1、MSH2、MLH6及PMS2等,大部分MMR蛋白定位于胞核。正常非肿瘤组织和间质细胞阳性;而MMR系统缺陷是肿瘤组织不表达该蛋白。以细胞核出现黄褐色或棕黄色颗粒为MLH1、MSH2、MLH6、PMS2阳性细胞,说明该蛋白表达正常,否则判定为表达缺失。散发性MSI-H肿瘤出现突变的基因为APC、BRAF(约50%)和KRAS,KRAS突变很罕见。Lynch综合征相关性癌存在CTNNB1突变,替代APC突变;但不发生BRAF突变,可作为鉴别MLH1缺失的散发病例标志物。MSI-H肿瘤具有特征性的基因表达转录组与小RNA组。无论散发性或Lynch综合征相关性的MSI-H肿瘤,与染色体不稳定性肿瘤学特征均不同。结直肠癌多发生于右半结肠,为黏液型,偶尔为髓样型,有克罗恩病样肿瘤周围淋巴细胞浸润或肿瘤内淋巴细胞浸润,缺乏碎屑样坏死,分期一般较低,呈膨胀性生长,预后相对较好。

(二)人类表皮生长因子受体-2

结直肠癌HER-2检测方法与胃癌检测HER-2基因的过表达或基因的扩增相同。免疫组化结果的强弱表达可参考胃癌的判断标准,FISH阳性判读标准亦可参照胃癌,但是HER-2的判读标准不同于胃癌和乳腺癌。首先是表达位置,结直肠癌与胃癌和乳腺癌的腺体形态不同,只有在细胞外周、基底和侧壁的细胞膜表达才是最有意义的HER-2阳性表达;其次是进行FISH(应该原位杂交)检测的标准,在结直肠癌中,大于50%的肿瘤细胞膜强阳性表达评估HER-2(3+),大于50%的肿瘤细胞膜中等强度阳性表达评估HER-2(2+),但是文献报道几乎所有HER-2(2+)且在小于50%的肿瘤细胞中表达的患者进行HER-2和FISH检测结果显示为阴性,实际上没有必要进行FISH检测;只有HER-2(2+)且在大于50%的肿瘤细胞中表达,才有必要进行FISH检测。但是在2018年ASCO会议上,一些研究报道了结直肠癌患者的HER-2变异,并且接近一半的HER-2变异为基因突变,HER-2基因的扩增可以通过免疫细化和FISH来明确,但是对于部分肠癌HER-2基因变异导致的突变患者要通过基因测序的方法才能明确。

(三)KRAS基因、NRAS基因与BRAF基因突变

KRAS、NRAS基因改变主要为点突变和基因扩增,点突变位以第11、12、13、59、61密码子多见,其中KRAS基因以第12密码子突变最为常见,NRAS基因突变多发生在第61密码子。这些密码子编码的氨基酸是Ras蛋白和GTP酶活化蛋白(GTPase-activating protein,GAP)的作用位点。突变导致Ras-GTP处于持续激活状态,引起细胞恶性增殖和转移。BRAF基因突变绝大部分突变

形式为V600E体细胞突变，该突变导致下游MEK-ERK信号通路被持续激活，对肿瘤的生长增殖和侵袭转移至关重要。

检测KRAS基因、BARF基因突变的方法包括荧光定量PCR法、DNA直接测序法、焦氨酸测序方法、突变富集PCR法、变性高效液相色谱法聚合酶链反应-单链构象多态性分析方法、聚合酶链反应-限制性片段长度多态性方法等。目前常用的实验室检测方法是荧光定量PCR法和DNA直接测序法。DNA直接测序法是最直接的，可以同时检测已知和未知突变的一种方法，其基本原理是双脱氧链末端终止法，该方法可检测标本中25%的突变基因；突变扩增系统实时荧光定量PCR法利用特异引物对突变靶序列进行PCR扩增，同时利用探针对产物进行检测，该方法的检测灵敏度较直接测序高，可检测标本中0.1%～1%的突变基因。由病理科医生选取肿瘤细胞含量＞80%同时肿瘤细胞数量＞200的蜡块进行基因检测。一般肿瘤组织的标本大小为5～10μm/张，5～10张切片能满足突变检测需求。根据石蜡包埋组织基因组DNA提取试剂盒说明书提取基因组DNA，常见的检测位点有KRAS基因第2、3、4外显子上19种热点体细胞突变，NRAS基因第2、3、4外显子13种热点体细胞突变以及BRAF基因V600E体细胞突变（即1799T＞A）。穿刺活检标本、保存时间较长的蜡块和肿瘤细胞较少的细胞学标本出现假阴性的概率较高，无法再获取更多组织时建议采用敏感度高的方法（如突变扩增系统）进行检测。

四、预后和预测评估体系

（一）肿瘤退缩评分

直肠癌新辅助放化疗后的病理反应是重要的预后因素。有证据表明，治疗反应分级与预后相关，新辅助治疗后“完全病理学反应”是预后良好指标；没有或仅有微小残余肿瘤病灶患者的预后优于有大量残余病灶患者；对新辅助治疗无反应是预后不良的表现。病理科医生需要根据《美国病理学年会结直肠癌病理标本检查指南》评价并记录切除标本的肿瘤退缩评分情况。对于新辅助放化疗后的直肠癌标本应检查原发肿瘤、区域淋巴结、肿瘤周边卫星病灶或肿瘤沉积的肿瘤退缩情况。原发肿瘤部位无残余并不代表区域淋巴结无肿瘤残余。目前使用最多的肿瘤退缩评分方法是改良Ryan肿瘤退缩评分法（见表8-4-3）。

表8-4-3　改良Ryan肿瘤退缩评分法

描　述	肿瘤退缩评分
无可见的癌细胞（完全反应）	0
仅可见单个癌细胞，罕见癌细胞簇（近乎完全反应）	1
尚有残留肿瘤，但也有肿瘤退缩，但退缩程度不如前者（部分反应）	2
广泛的肿瘤残留，几乎没有肿瘤退缩（反应差或者无反应）	3

（二）环周切缘

CRM是指从肿瘤最深位置到后腹膜或系膜切缘的距离。对于结肠和直肠肿瘤患者，遵照《美国病理学会关于结直肠癌病理标本检查指南》评价TME手术切除标本的质量是非常重要的。

评价和记录CRM同样也很重要，CRM＜1mm为CRM阳性，患者复发风险明显增加。外科医生TME技术与直肠癌患者术后的局部复发甚至长期生存质量明显相关。很多随机对照研究已经证实，TME技术加足够的CRM可降低局部复发率，CRM越长，结直肠癌患者的预后越好。

（三）淋巴管血管侵犯

淋巴管血管侵犯（lymphovascular invasion，LVI）是指原发肿瘤侵犯周围的淋巴管和血管。淋巴管血管受侵均是预后不良的危险因素。研究表明，小血管受侵与淋巴结转移有关，而且是预后不良独立的危险因素；肠壁外大静脉受侵也是预后不良独立的危险因素。

（四）神经侵犯

神经侵犯（perineural invasion，PNI）是指结直肠癌侵及结直肠内部或周围的神经。PNI是预后不良的危险因素，在高达20%的结直肠癌患者中可见PNI，但常常被忽略。多中心研究证实，肿瘤淋巴管引流区的外周神经（包括神经周围的间隙）被侵犯，是预后不良的危险因素，也表明该肿瘤的侵袭性较强。

第五节 早诊早治

大部分早期结直肠癌患者预后良好，5年生存率＞90%，部分患者可行内镜微创治疗并可获得根治。目前我国结直肠癌的早期诊断率，明显低于欧美国家。因此，逐步普及结直肠癌筛查、推广内镜下早诊早治是提高我国结直肠癌早期诊断率、降低结直肠癌相关死亡率的有效途径。

一、结直肠癌癌前病变及早期结直肠癌定义及相关术语

（一）结直肠癌癌前病变

结直肠癌癌前病变指与结肠癌发生密切相关的病理变化包括结直肠腺瘤、结直肠腺瘤病和炎症性肠病相关异型增生等，新近命名的传统锯齿状腺瘤（traditional serrated adenoma，TSA）和广基锯齿状腺瘤/息肉（sessile serrated adenoma/polyps，SSA/P）等锯齿状病变也属于癌前病变。

（1）结直肠腺瘤：可分为管状腺瘤、管状-绒毛状腺瘤及绒毛状腺瘤。其中，绒毛状腺瘤癌变率最高，管状腺瘤最低，大多数结肠癌经由腺瘤-腺癌途径形成。

（2）进展期腺瘤：指满足以下一项或多项标准的腺瘤，①直径＞10mm；②含有绒毛成分；③有重度异型增生或高级别上皮内瘤变。

（3）锯齿状病变：指一组以上皮锯齿状结构为特征的病变，包括增生性息肉、SSA/P和TSA。一般认为增生性息肉无发生癌变可能，而SSA/P和TSA可通过锯齿状途径发生癌变。SSA/P根据细胞异型性分为不伴和伴有细胞异型增生型。

（4）锯齿状息肉病综合征：符合以下一项标准，①在乙状结肠近端的结肠中发现5个及以上锯齿状病变，且2个或2个以上直径＞10mm；②有锯齿状息肉病家族史的受检者在乙状结肠近端的结肠发现锯齿状病变；③存在20个以上锯齿状病变，且分布于整个结肠。

(5)侧向发育肿瘤(laterally spreading tumor,LST):指肿瘤直径≥10mm,沿肠壁侧向扩展而非垂直生长的一类表浅性结直肠病变,依据其表面形态可分为颗粒型(颗粒均一型和结节混合型)和非颗粒型(扁平隆起型和假凹陷型)(见图8-5-1)。LST分型并非组织学分类,其病理可能为腺瘤或锯齿状病变等,有黏膜下浸润风险。

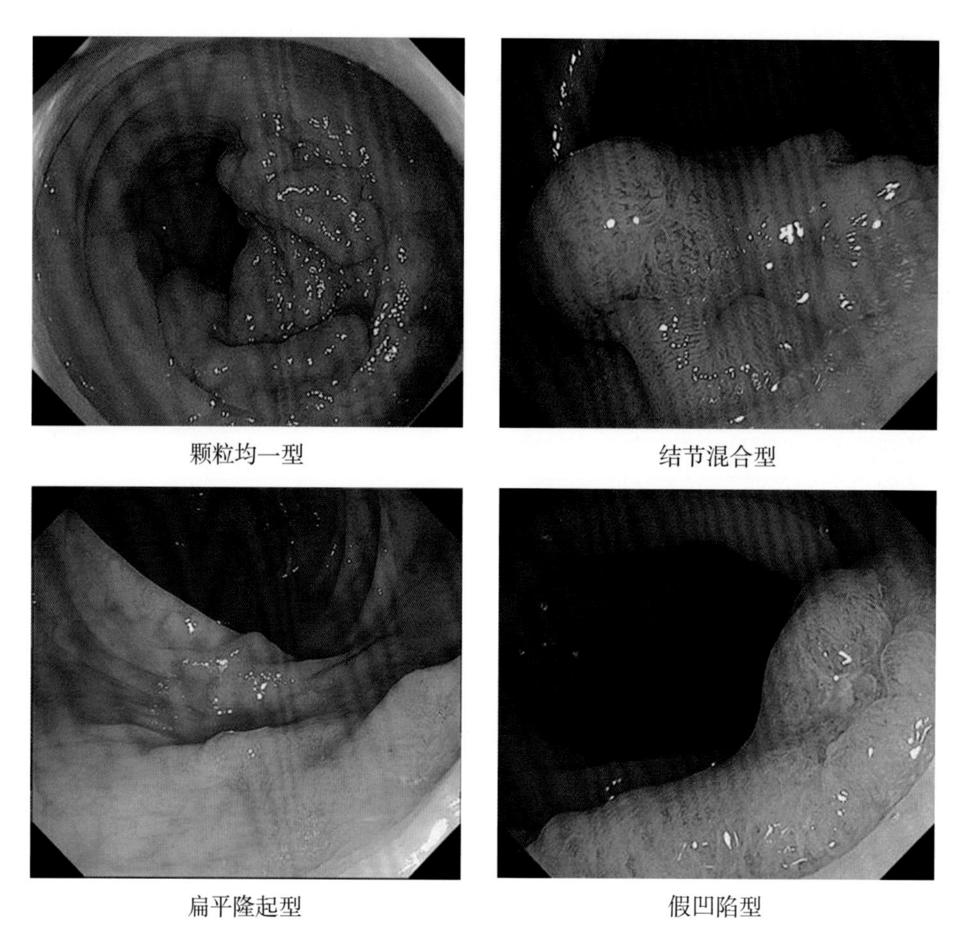

图8-5-1 侧向发育型息肉高清白光内镜表现

(二)上皮内瘤变

低级别上皮内瘤变相当于原来的轻、中度异型增生,高级别上皮内瘤变则包括重度异型增生、原位癌、原位癌可疑浸润以及黏膜内癌。

(三)早期结直肠癌

早期结直肠癌是指癌细胞局限于黏膜层或黏膜下层,无论有无淋巴结转移。其中局限于黏膜层的为黏膜内癌,浸润至黏膜下层但未侵犯固有肌层者为黏膜下癌。黏膜下癌根据其浸润深度可分为SM1(癌组织浸润黏膜下层上1/3)、SM2(癌组织浸润至黏膜下层中1/3)和SM3(癌组织浸润至黏膜下层下1/3)。对于黏膜切除标本,SM1指癌组织浸润至黏膜下层的深度<1000μm。

(四)早期结直肠癌的内镜分型

早期结直肠癌在内镜下可分为3型:隆起型病变(0-Ⅰ)、平坦型病变(0-Ⅱ)和凹陷型病变(0-Ⅲ),其中0-Ⅰ型又分为有蒂型(0-Ⅰp)和无蒂型(0-Ⅰs);0-Ⅱ型根据病灶轻微隆起、平坦、轻微凹陷分为 0-Ⅱa、0-Ⅱb和0-Ⅱc三个亚型。还存在混合型，即包括2种形态分类，如0-Ⅱa+Ⅱc型、0-Ⅲ+Ⅱc型等(见图8-5-2)。

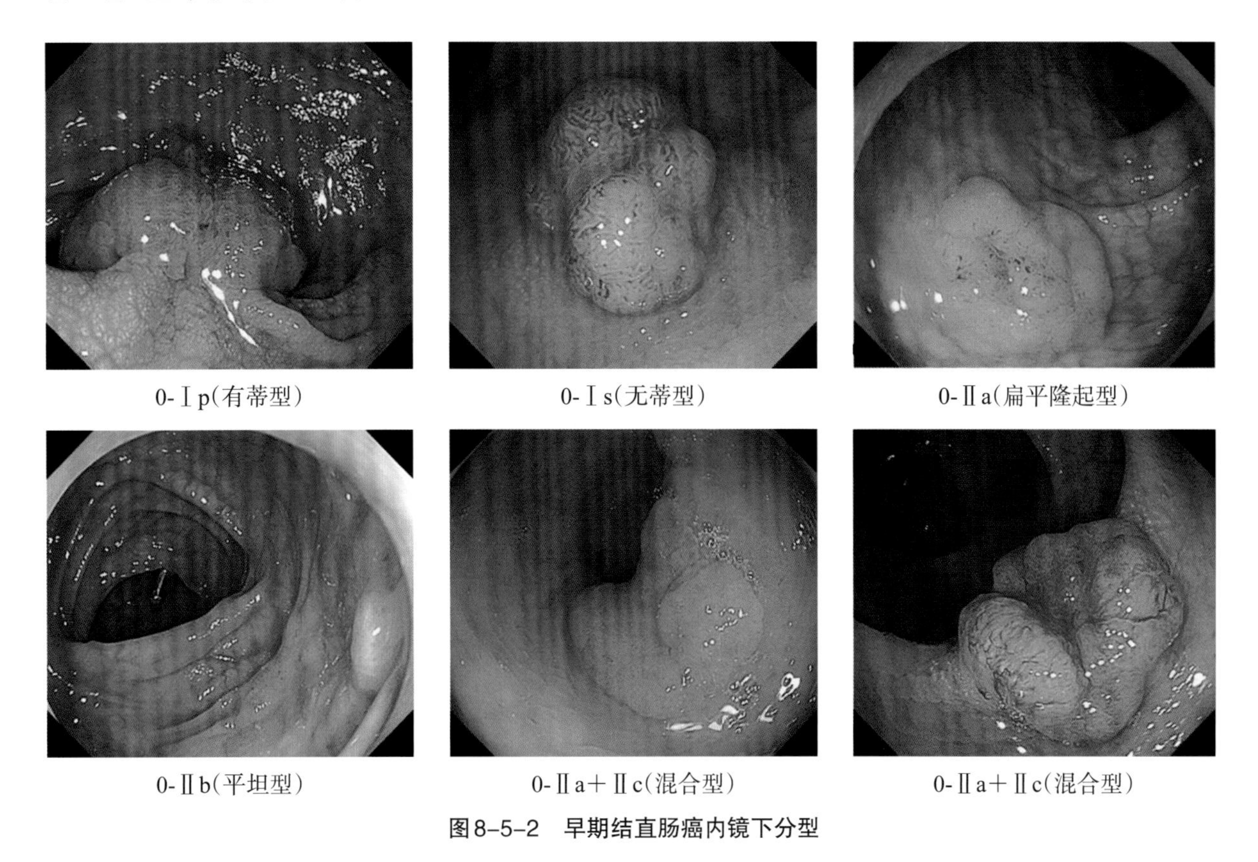

0-Ⅰp(有蒂型)　0-Ⅰs(无蒂型)　0-Ⅱa(扁平隆起型)

0-Ⅱb(平坦型)　0-Ⅱa+Ⅱc(混合型)　0-Ⅱa+Ⅱc(混合型)

图8-5-2　早期结直肠癌内镜下分型

(五)结直肠癌的病理学分型

结直肠癌可分为腺癌、腺鳞癌、梭形细胞癌、鳞状细胞癌、未分化癌，其中腺癌又包括筛状粉刺型腺癌、髓样癌、微乳头癌、黏液腺癌、锯齿状腺癌、印戒细胞癌6个变型。非特殊类型腺癌依据腺样结构形成的比例，分为3个级别(高分化、中分化、低分化，又称1、2、3级)或2个级别(低级别、高级别)。

二、结直肠癌前病变及早期结直肠癌的筛查

我国人口众多，若直接采用结肠镜进行人群普查需消耗大量的人力、物力，且结肠镜检查有一定的并发症发生风险，因此对一般风险人群进行初筛，再对高危人群行结肠镜精查，是行之有效的方法。

(一)结直肠癌风险分层

基于我国无症状人群年龄、性别、结直肠癌家族史、吸烟史、BMI和糖尿病史的评分系统(见表8-5-1)，有助于筛查方案的选择。根据系统评分，结合我国实际情况，推荐高危患者(3～6分)行结肠镜检查，低危患者(0～2分)可考虑粪隐血筛查和(或)血清(浆)标志物筛查(如Septin 9基因甲基化检测等)。

表8-5-1　结直肠肿瘤发生风险评分

危险因素	标准	分值
年龄	50~55岁	0
	56~75岁	1
性别	女性	0
	男性	1
结直肠癌家族史	一级亲属无结直肠癌	0
	一级亲属有结直肠癌	1
吸烟史	无吸烟史	0
	吸烟史(包括戒烟者)	1
BMI	<25kg/m^2	0
	≥25kg/m^2	1
糖尿病史	无	0
	有	1

(二)筛查对象

多数亚洲国家将50岁作为结直肠癌筛查的起始年龄。我国50岁以上人群结直肠癌发生率显著上升,因此也建议将50岁作为结直肠癌筛查的起始年龄。对75岁以上人群是否行筛查尚有争议,结合我国国情,暂不推荐对75岁以上人群进行筛查。40%~50%的结直肠癌患者无报警症状,因此不建议根据有无报警症状纳入或排除筛查对象。根据我国国情和结直肠癌的流行病学特征,符合以下①以及②、③中任一项者为高危人群,建议作为筛查对象:①年龄50~75岁,男女不限;②粪便隐血试验阳性;③既往有结直肠腺瘤性息肉溃疡性结肠炎、克罗恩病等癌前疾病。

(三)筛查方法

1. 粪便隐血试验

粪便隐血试验是结直肠癌无创筛查的重要手段,目前常用愈创木脂法和免疫化学法。愈创木脂法价格低廉、检查便捷,人群筛查参与率相对较高,但其检查结果易受食物、药物等多种因素影响,假阳性率相对较高;免疫化学法有更高的敏感性和特异性,且更为实用,检查结果不受食物或药物的影响,更适合用于人群普查。

2. 血浆Septin 9基因甲基化检测

甲基化Septin 9基因是结直肠癌早期发生、发展过程中的特异性分子标志物。最近我国一项大规模临床试验发现,血浆Septin 9基因甲基化检测法诊断结直肠癌的敏感性和特异性分别为74.8%和87.4%,两者均高于同期进行的免疫化学法。血浆Septin 9基因甲基化检测已获国家食品药品监督管理总局批准,可用于结直肠癌的早期诊断。

3. 乙状结肠镜筛查

乙状结肠镜筛查可显著降低一般风险人群结直肠癌的发病率和死亡率,但由于乙状结肠镜的局限性，导致乙状结肠镜筛查对近端结直肠癌发病率无明显降低作用。37.9%的结肠腺瘤和42.4%的结肠癌位于近端结肠，因此单纯进行乙状结肠镜筛查会遗漏大量结肠病变。对需要行下消化道内镜检查者，建议行全结肠镜检查。

4. 结肠镜检查

结肠镜下病理活检是目前诊断结直肠癌的金标准。根据患者年龄、粪便隐血试验结果、结直肠癌家族史等危险因素筛选出结直肠癌高风险人群，进行有目的的结肠镜筛查是较为可行的诊断策略。

三、早期结直肠癌及癌前病变的诊断

（一）白光内镜

规范的结肠镜检查很容易发现隆起型早期结直肠癌及癌前病变，但扁平型病变则不易被发现，检查时应仔细观察黏膜的细微变化，如局部色泽改变、局部呈结节状粗糙不平、轻微隆起或凹陷、毛细血管网中断或消失、黏膜质脆、易自发出血、肠壁僵硬、蠕动差或消失等。有些病灶周边存在"白斑"，类似鸡皮样改变（见图8-5-3），也有助于发现病变。伴有结肠黑变病时，肿瘤性病灶常无明显黑变而相对呈粉红色，亦有助于发现病变。当在白光内镜下观察到病变具有表面结构缺失、形态饱满、显著凹陷或有清晰边界的浅凹陷、凹陷处隆起、蒂部不均一肿大、分叶消失、多点皱襞集中等特征时，应怀疑为浸润癌。

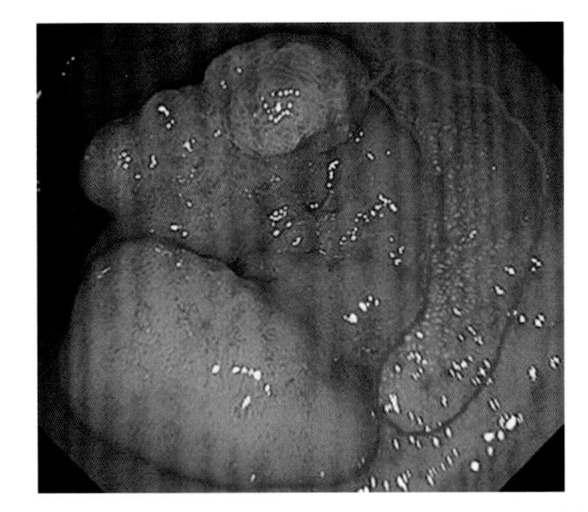
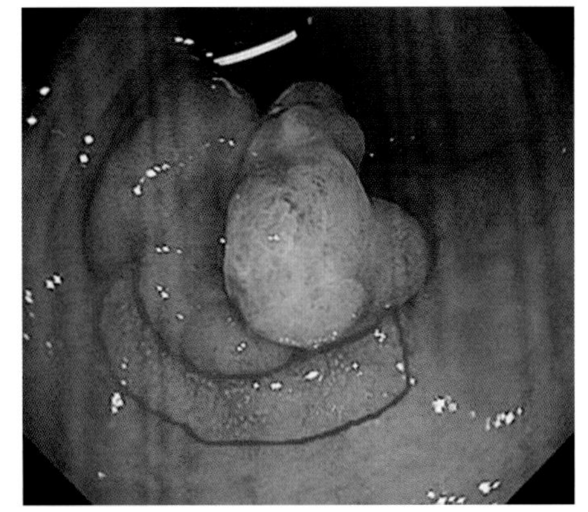

图8-5-3　病灶周围鸡皮样改变

（二）染色放大内镜

染色内镜可通过在局部喷洒染色剂（靛胭脂、亚甲蓝、甲酚紫等）显示病变范围和黏膜表面形态；而放大内镜可将病灶放大100～150倍，能观察到结直肠黏膜腺管开口，即隐窝形态，可在不做黏膜活检的条件下判断病灶的组织学类型，对鉴别肿瘤性与非肿瘤性病变有重要意义，并可对肿瘤的黏膜下侵犯程度进行较为准确的判断，为病变能否行内镜治疗提供依据。结肠镜下判断结直肠病灶组织类型的最经典方法是工藤分型，即用靛胭脂或甲酚紫染色后，根据放大内镜下结直肠病灶腺管的开口形态将直肠病灶组织分为5型（见表8-5-2）。

表8-5-2 工藤分型

分型	模式图	描述	推测的病理诊断	推荐治疗方式
Ⅰ		规则的圆形开口	正常黏膜或炎性病变	内镜治疗或观察
Ⅱ		星芒状开口	增生性病变、平坦的TSA或SSA/P	内镜治疗或观察
ⅢS		圆形开口较Ⅰ型小	Ⅱc型病变，组织病理学检查多为腺瘤或早期结直肠癌	内镜治疗
ⅢL		大管状开口	管状腺瘤	内镜治疗
Ⅳ		树枝状或脑回状开口	绒毛状腺瘤	内镜治疗
Ⅵ		腺管开口排列不规则	早期癌	内镜治疗或外科手术
Ⅶ		腺管开口消失或无结构	黏膜下层浸润癌	外科手术

(三)电子染色内镜

电子染色内镜系统可通过对不同波长光的切换突出显示黏膜表面结构或微血管形态，以便清晰地观察病变的边界和范围，获得与色素内镜类似的视觉效果。与普通高清白光结肠镜相比，应用电子染色内镜系统进行筛查并不能提高腺瘤性息肉的检出率，但是利用电子染色内镜结合放大内镜观察黏膜腺管开口形态和黏膜表面微血管网，可实时、准确的判断早期结直肠癌及其癌前病变的病理性质，为制定治疗方案提供依据。电子染色内镜系统鉴别肿瘤性与非肿瘤性结直肠息肉的敏感性约90%，特异性约为85%，其中以窄带成像(narrowband imaging，NBI)技术应用最为广泛。目前最为常用的NBI分型是Sano分型(见表8-5-3)和JNET分型(见表8-5-4)。

表8-5-3 Sano分型

分型	模型	内镜下表现	特征
Ⅰ			网状血管不可见
Ⅱ			腺管周围可见直径均一的毛细血管

续表

分型	模型	内镜下表现	特征
ⅢA	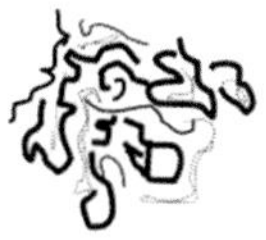	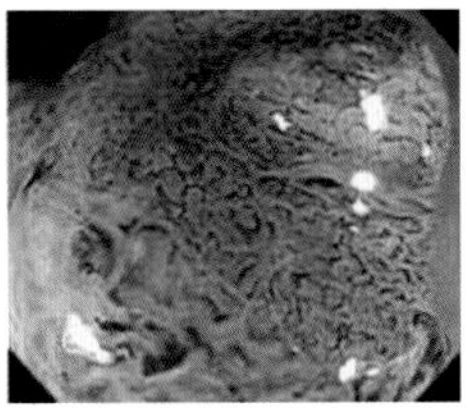	具有封闭端、不规则分支和中断的网状毛细血管，不规则的高密度毛细血管
ⅢB	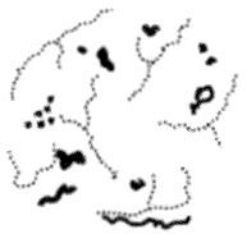	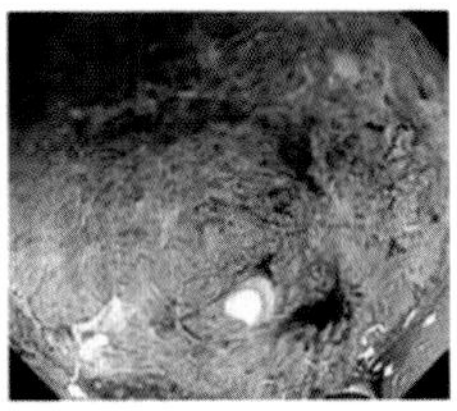	具有封闭端、不规则分支和中断的网状毛细血管，无血管或松散的微小血管

表8-5-4　JNET分型

分型	血管结构	表面结构	内镜下表现	最有可能组织类型
1型	不可见	规则暗色或白色斑点、与周围正常黏膜相似	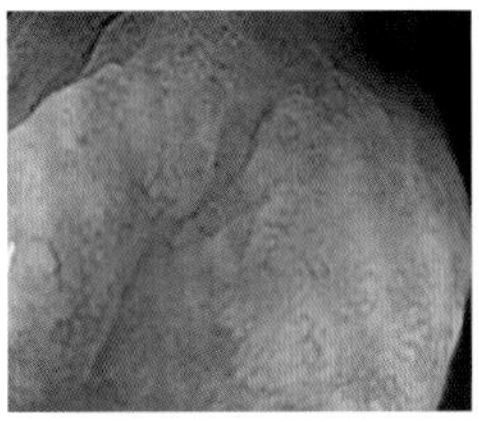	增生性息肉或无蒂锯齿状息肉
2A型	口径规则、分布规则（网状或螺旋形）	规则（管状、分枝状、乳头状）	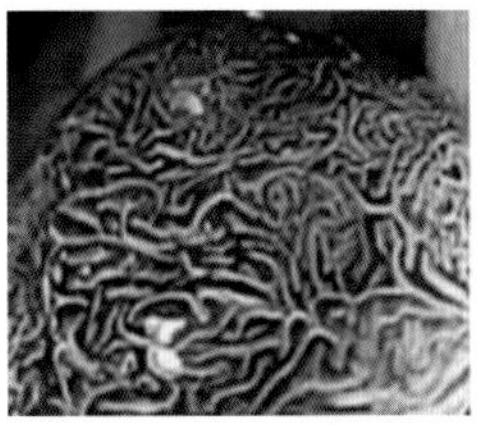	低级别黏膜病变
2B型	口径大小不规则、分布不规则	不规则、模糊	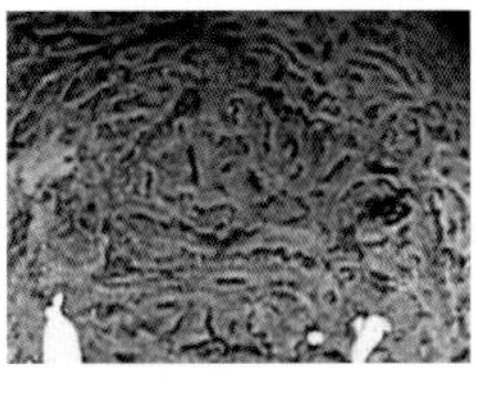	高级别黏膜病变或浅部黏膜下浸润癌
3型	松散的血管区、粗血管中断破裂	不清楚、消失	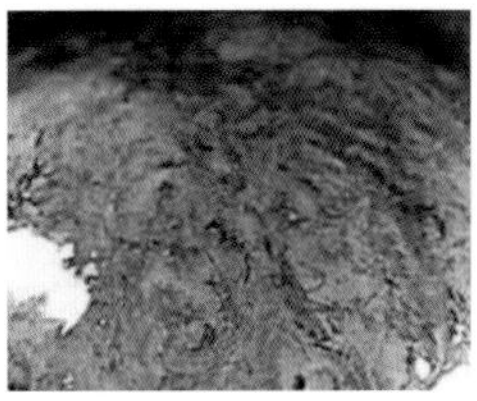	深部黏膜下浸润癌

（四）内镜超声

内镜超声可显示黏膜面及黏膜以下各层组织的变化，以便判断癌的浸润深度，有利于发现适合内镜切除的T_1期病变，并可判断结直肠癌淋巴结转移情况。内镜超声对结直肠癌T分期的准确率达84.2%；对N分期的敏感性和特异性分别为80.1%和72%，准确率为74.4%。结合内镜超声引导下的细针穿刺活检可提高淋巴结转移的诊断准确率。

（五）CT检查

CT检查可显示肠癌累及肠壁向腔内和腔外生长的范围、临近的解剖关系以及有无转移等，主要用于判断结直肠癌有无远处转移（准确率为95%），对T分期（准确率为67%）和N分期（准确率为69%）的诊断作用有限。

四、早期结直肠癌及癌前病变的治疗

（一）治疗原则

原则上，无淋巴结转移或淋巴结转移风险极低、使用内镜技术可以完整切除、残留和复发风险低的病变均适合行内镜下切除。内镜下切除具有创伤小、并发症少、恢复快、费用低等优点，且疗效与传统外科手术相当，5年生存率均可达到约90%。

（二）内镜下切除治疗的适应证

内镜下切除治疗主要用于淋巴结转移风险低且可能完整切除的结直肠癌病变。国内尚无统一规范的内镜切除治疗的适应证，目前多参考日本指南。

（1）高频电圈套法息肉切除术适应证：5mm以上的隆起型病变（Ⅰ型）。

（2）内镜黏膜切除术适应证：①5～20mm的平坦病变。②直径＞10mm的广基病变怀疑为绒毛状腺瘤或SSA/P。③可疑高级别上皮内瘤变或黏膜下轻度浸润癌的病变，直径≤20mm，预计内镜黏膜切除术能完整切除。

（3）内镜分片黏膜切除术适应证：①直径为20～30mm的LST颗粒型病变，如为结节混合型，应首先切除最大的结节（如直径≥10mm）并整块送检。②尚未掌握ESD技术的医院，对直径＞30mm的LST患者可行内镜分片黏膜切除术，但应关注高残留和复发风险问题并密切随访。

（4）内镜黏膜下剥离术适应证：①符合内镜切除标准，但肿瘤直径＞20mm，内镜黏膜切除术难以整块切除的病变（如非颗粒型LST直径＞20mm，特别是假凹陷型；颗粒型LST直径＞30mm；腺管开口分呈Ⅵ型特征的病变；黏膜下轻度浸润癌；大的凹陷型肿瘤；大的隆起型病变怀疑癌变的）。②伴有黏膜下纤维化的黏膜病变。③慢性炎症（如溃疡性结肠炎）伴发的单发局部肿瘤。④内镜切除后局部残留的早期癌。

（三）内镜下切除治疗的禁忌证

（1）禁忌证：①术前判断病变发生黏膜下深度浸润、固有肌层侵犯、淋巴结转移甚至远处转移。②经美国麻醉医师协会分级Ⅲ级及以上医师，评估患者无法耐受内镜手术。③患者无法行肠道准备（如肠梗阻等）。④患者有其他结肠镜检查禁忌证。

（2）应权衡利弊慎行内镜下切除治疗的情况：①患者伴肠腔环周病变、累及多个皱襞等评估技术难度大、穿孔风险高的病变。②患者伴家族性结直肠息肉病、遗传性非息肉性结直肠癌。③患者伴结直肠另一部位进展期癌，预计外科手术可一次性切除。④患者伴其他器官恶性肿瘤，预期寿命短。⑤肿瘤位置不利于内镜治疗。

（3）应择期内镜下切除治疗的情况：①患者伴血液病、凝血功能障碍（凝血功能尚未得到纠正）或服用抗凝剂。②患者处于肠道急性炎症活动期，如活动性溃疡性结肠炎活动期。③患者伴高热、严重腹痛、低血压等症状。④患者肠道准备不良或不配合。

（四）内镜切除术

早期结直肠癌常用的内镜切除技术主要包括常规内镜下息肉切除术、内镜黏膜切除术（endoscopic mucosal resection，EMR）和内镜黏膜下剥离术（endoscopic submucosal dissection，ESD）等。

1. 内镜下息肉切除术

根据息肉的形态、大小等选择不同的切除方法。对于直径≤5mm的息肉，可采用冷或热活检钳钳除术或氩离子凝固术（argon plasma coagulation，APC）处理；对于直径≤5mm的隆起型病变（Ⅰp型、Ⅰsp型）或直径≤1cm的广基隆起型病变（Ⅰs型），可采用高频电圈套法息肉切除术；对于粗蒂大息肉（大型Ⅰp型息肉），为防止术后出血，可采用尼龙绳结扎加电切法；对于直径＞1cm的广基隆起型病变，如怀疑伴绒毛成分、SSA/P癌变，应考虑行EMR或ESD治疗。

2. 内镜黏膜切除术

EMR是指在内镜下将黏膜病灶整块或分块切除的方法，分为非吸引法（黏膜下注射切除法）和吸引法（透明帽法和套扎法）。黏膜下注射切除法最常见，透明帽法和套扎法使用较少，且切除病变大小有限并有全层切除的风险，用于切除结肠病变尤应慎重。国内报道EMR治疗早期结直肠癌的整块切除率为71.7%～87.4%，累积完整切除率为70.6%～91.7%，平坦型结直肠肿瘤的治愈性切除率＞90%。

内镜分片黏膜切除术（endoscopic piecemeal mucosal resection，EPMR）可用于传统EMR不能一次完整切除的较大病灶，EPMR是将病灶分为几部分多次切除，适用于直径＞2cm的巨大平坦型病变。EPMR切除的组织标本体外拼接困难，影响精确的病理学评估，局部残留复发率高达20%，故对分片较多的患者应密切随访。

3. 内镜黏膜下剥离术

ESD是在EMR基础上发展起来的新技术。ESD是指对部位、大小、浸润深度不同的病变，在进行黏膜下注射后使用特殊电刀（如IT刀、Dual刀、Hook刀等）逐渐分离黏膜层与固有肌层之间的组织，将病变黏膜与黏膜下层完整剥离的方法（见图8-5-4）。与EMR相比，ESD的整块切除率和完全切除率更高，局部复发率更低。结肠肠壁薄、部分肠段相对游离、肠腔操作空间小等解剖因素决定了结直肠ESD操作难度较大。目前国内只有少数大中心能常规开展结直肠ESD，整块切除率为85.5%～98.3%，治愈性切除率为83.3%～97.6%。

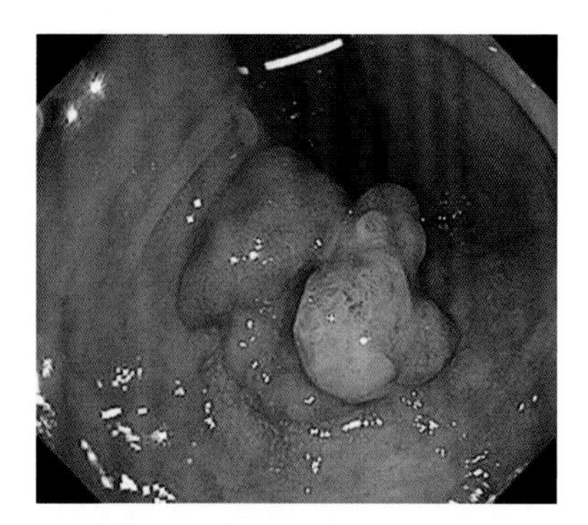

直肠侧向发育型息肉(结节混合型)

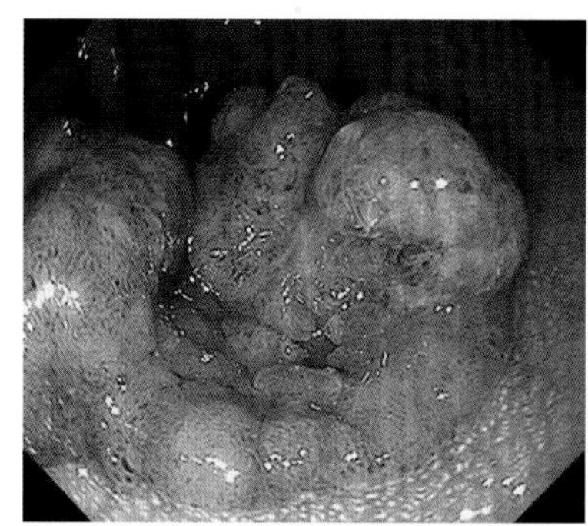

NBI观察符合JNET 2B型病变

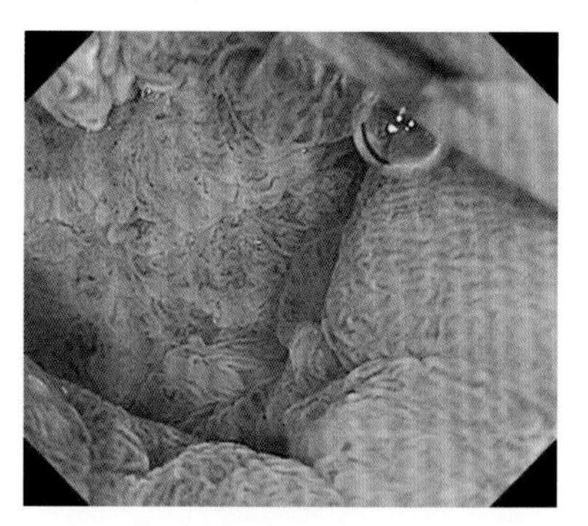

ME+NBI观察腺管开口形态以ⅢL及Ⅳ型为主,局部区域显示Ⅵ型结构

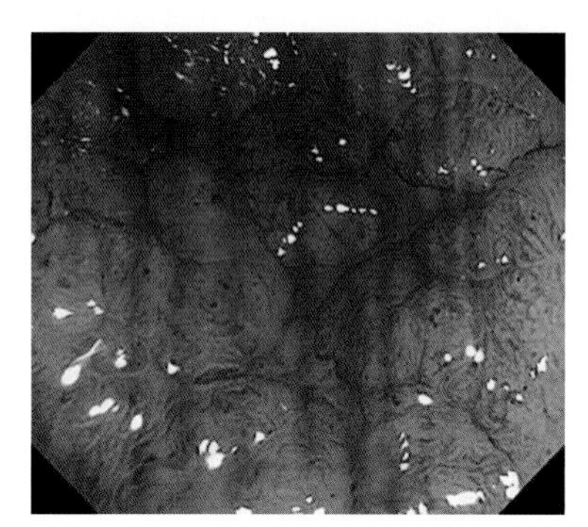

甲紫染色后显示绝大部分着色良好,小部分区域不能着色,考虑恶变区域

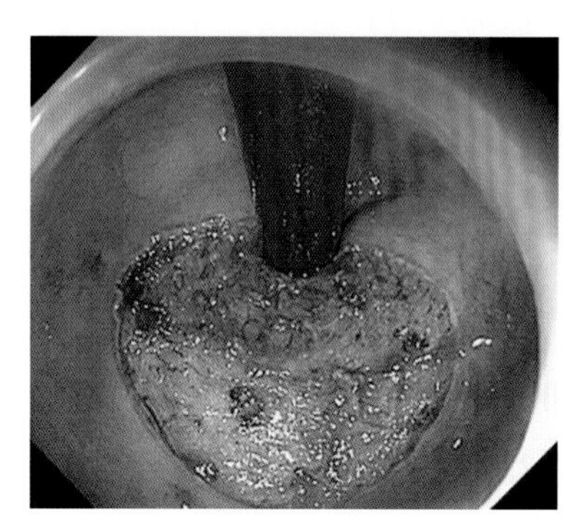

ESD术后创面,无明显出血

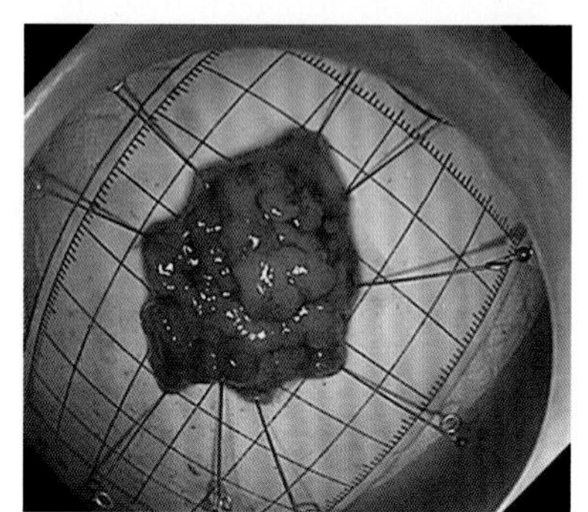

切除后病灶完整固定于标本板,显示病变大小约为3.0cm×3.5cm

图8-5-4 早期直肠癌内镜ESD诊治

(五)内镜治疗的常见并发症及处理方法

内镜下切除早期结直肠癌及其癌前病变虽属微创手术,但仍有发生一定并发症的风险,ESD常见并发症有出血、穿孔、电凝综合征等。

1. 出 血

出血包括术中出血和术后出血。术中出血指术中需要进行止血治疗(如电凝或止血夹止血)的局部创面出血;术后出血指术后2周内出现需急诊留观、住院或干预处理(再次行结肠镜干预、血管造影栓塞或外科手术)的出血,多发生在术后48h内。国内报道称,EMR的术中出血率为1.0%~3.1%,术后出血率为0.6%~3.0%;ESD的术中出血率为0~15.6%,术后出血率为1.4%~12.5%。术中出血多为自限性,少量渗血可采用电凝或APC处理,喷射性出血可使用金属夹止血。大多数术后出血是自限性的,若患者循环情况稳定,无需内镜止血;如采用支持治疗后患者循环情况仍不稳定,则须于急诊结肠镜下进行止血。

2. 穿 孔

术中穿孔多能被即刻发现,如在操作结束后腹部平片检查发现膈下游离气体、CT检查发现腹腔游离气体或查体见明显广泛腹膜刺激征等,应考虑为术后穿孔。文献报道,EMR术后穿孔率<1.5%,ESD术后穿孔率为0.8%~20.4%,国内ESD术后穿孔率为2.9%~14.5%。穿孔早期发现后应立即尝试行内镜下夹闭处理,对于直径≤10mm的小穿孔可予以金属夹夹闭治疗,对于直

径＞10mm的穿孔，钛夹夹闭困难时，可尝试尼龙绳与钛夹结合行荷包缝合或使用内镜吻合夹(over-the-scope clip，OTSC)系统夹闭穿孔，如创面可有效夹闭且无弥漫性腹膜炎，则保守治疗有望成功。对临床疑有穿孔者，在影像学确诊前即可行经验性治疗；对怀疑和确诊穿孔的患者，须密切监护生命体征、补液、静脉应用广谱抗菌药物；对内镜修补困难或失败的患者，应尽早行外科手术修补。

3. 电凝综合征

电凝综合征又称息肉切除术后综合征或透壁综合征，患者表现为结肠病变高频电切术后出现局限性腹痛、发热、白细胞升高、腹膜炎而无明显穿孔征象，发生率为0.003%~0.1%。血压高、病变直径较大、病变形态平坦是电凝综合征的独立危险因素。直肠和乙状结肠病变ESD术后电凝综合征的发生风险较低，而位于其他肠段、直径＞30mm的病变术后须密切观察，以便及时发现电凝综合征。电凝综合征患者一般可采取静脉补液、使用广谱抗菌药物、禁食直至症状消失等措施进行治疗，通常能获得良好预后。

(六)内镜治疗后需追加外科手术的指征

当垂直切缘阳性时，需追加外科手术。如存在以下征象，建议行肠切除及淋巴结清扫术：①黏膜下浸润深度≥1000μm；②淋巴管、血管浸润；③低分化腺癌、印戒细胞癌或黏液腺癌；④浸润最深部位有高级别肿瘤芽(2或3级)；⑤带蒂息肉有蒂部浸润。

(七)内镜治疗术后随访

根据国内外相关共识意见，结合我国实际情况，结肠息肉或腺瘤切除术后肠镜随访间隔参考表8-5-5。

表8-5-5 结肠息肉或腺瘤切除术后肠镜随访间隔

初次结肠镜检查结果	肠镜随访间隔(年)
无息肉	3~5
直肠、乙状结肠增生性小息肉(直径＜10mm)	2~3
1~2个直径＜10mm的管状腺瘤	1~3
3~10个管状腺瘤	1~2
10个以上腺瘤	1
1个及以上直径＞10mm的管状腺瘤	1~2
1个及以上绒毛状腺瘤	1~2
腺瘤伴高级别上皮内瘤变	1~2
直径＜10mm、无上皮内瘤变的无蒂锯齿状息肉	2~3
直径≥10mm或伴有上皮内瘤变的无蒂锯齿状息肉或TSA	1~2
锯齿状息肉病综合征	1

第六节 AJCC第8版TNM分期更新

一、明确肿瘤种植的概念

第7版的结直肠癌TNM分期系统首次提出肿瘤结节(卫星结节)的概念,并将其归类为N_{1c}。第8版结直肠癌分期系统对肿瘤结节进行了更为详细的定义,即位于原发肿瘤肠周淋巴引流区脂肪组织内散在的肉眼或镜下可见的癌结节,与原发灶不连续,也没有残留淋巴结的组织学证据以及可辨认的脉管或神经组织。在该定义下,第8版分期还对癌结节的不同情况进行了区分:①如果通过HE染色、弹性纤维染色(elastic stains)或其他染色方法确认存在脉管壁侵犯,则应将病灶归类为静脉侵犯($V_{1/2}$)或淋巴管侵犯(L_1);②如果确认存在神经结构侵犯,则应将其归类为神经侵犯(perineural invasion,PNI)。此外,对于肿瘤种植和T、N分期的关系,第7版分期的表述容易产生歧义,而第8版分期的表述简洁明了,即肿瘤种植的存在并不改变原发肿瘤的T分期,但如果所有区域淋巴结经病理学检查均为阴性,则将N分期应为N_{1c}。

二、M_1分期的细化

在第7版AJCC结直肠癌分期系统中,M_1被分为M_{1a}(转移局限于一个器官)和M_{1b}(转移至腹膜或多于一个器官)。第8版分期则对远处转移(M)进一步细化将结直肠癌伴随腹膜转移被单独定义为M_{1c},而M_{1b}的定义改为"转移灶超出一个器官或部位,但没有腹膜转移"。第7版结直肠癌TNM分期中Ⅳ期分为ⅣA期(任何T,任何N,M_{1a})和ⅣB期(任何T,任何N,M_{1b}),而第8版分期中的Ⅳ期分为ⅣA期(任何T,任何N,M_{1a})、ⅣB期(任何T,任何N,M_{1b})和ⅣC期(任何T,任何N,M_{1c}),详见表8-6-1。

对M_1分期的细化有助于对不同远处转移患者进行差异化的临床决策。例如,对于M_{1a}期患者应根据转移灶的大小、数量及肿瘤生物学行为特征,考虑是否采取积极的外科治疗手段以获得无瘤状态;对于M_{1b}中属于寡转移的那部分患者,也应考虑尽量通过诱导治疗以及积极的局部治疗手段,争取获得无瘤状态;而M_{1c}患者预后极差,其获得R0手术的可能性不大,应将提高或维持患者生存质量,减少痛苦及合并症作为治疗目标。

三、临床分期依据的修改

在肿瘤诊治过程中,方法规范是准确分期的前提。第8版结直肠癌分期推荐采用内镜超声和盆腔MRI作为评价直肠癌盆腔浸润范围的首选影像学检查方法,从而决定是否必要进行新辅助治疗。内镜超声引导下细针穿刺可用于可疑盆腔淋巴结患者的病理评价,但穿刺证实淋巴结转移阳性,仅能作为cTNM分期的补充,不能作为病理学TNM(pathological TNM,pTNM)分期的依据。

表8-6-1　AJCC第7版和第8版结直肠癌分期的比较

AJCC第7版结直肠癌分期标准	AJCC第8版结直肠癌分期标准
原发肿瘤(T)	原发肿瘤(T)
T_{is}:原位癌:上皮内或侵及黏膜固有层	T_{is}:原位癌:上皮内或侵及黏膜固有层
T_1:侵犯黏膜下	T_1:侵犯黏膜下
T_2:侵犯肠壁固有肌层	T_2:侵犯肠壁固有肌层
T_3:肿瘤侵犯肌层穿入浆膜下,或穿入腹腔动脉或直肠旁组织,但未穿破腹膜	T_3:肿瘤侵犯肌层穿入浆膜下,或穿入腹腔动脉或直肠旁组织,但未穿破腹膜
T_{4a}:肿瘤穿透脏层腹膜	T_{4a}:肿瘤穿透脏层腹膜
T_{4b}:肿瘤直接侵犯其他器官或组织结构	T_{4b}:肿瘤直接侵犯其他器官或组织结构
区域淋巴结(N)	区域淋巴结(N)
N_0:无区域淋巴结转移	N_0:无区域淋巴结转移
N_{1a}:1个区域淋巴结转移	N_{1a}:1个区域淋巴结转移
N_{1b}:2～3个区域淋巴结转移	N_{1b}:2～3个区域淋巴结转移
N_{1c}:肿瘤种植,如卫星结节,位于浆膜下层,或者在无腹膜覆盖的结肠或直肠周围组织,但无区域淋巴结转移	N_{1c}:肿瘤种植,如卫星结节,位于浆膜下层,或者在无腹膜覆盖的结肠或直肠周围组织,但无区域淋巴结转移
N_{2a}:4～6个区域淋巴结转移	N_{2a}:4～6个区域淋巴结转移
N_{2b}:7个或更多的区域淋巴结转移	N_{2b}:7个或更多的区域淋巴结转移
远处转移(M)	远处转移(M)
M_0:无远处转移	M_0:无远处转移
M_{1a}:转移局限于1个器官(例如,肝、肺、卵巢、非区域淋巴结)	M_{1a}:转移局限于一个器官(肝、肺、卵巢、非区域淋巴结),且没有腹膜转移
M_{1b}:转移至腹膜或多于1个器官	M_{1b}:转移至1个以上的器官
	M_{1c}:转移至腹膜,伴或不伴其他器官侵犯
分期	分期
0:$T_{is}N_0M_0$	0:$T_{is}N_0M_0$
Ⅰ:$T_1\sim{}_2N_0M_0$	Ⅰ:$T_{1\sim2}N_0M_0$
ⅡA:$T_3N_0M_0$	ⅡA:$T_3N_0M_0$
ⅡB:$T_{4a}N_0M_0$	ⅡB:$T_{4a}N_0M_0$
ⅡC:$T_{4b}N_0M_0$	ⅡC:$T_{4b}N_0M_0$
ⅢA:$T_{1\sim2}N_1M_0$	ⅢA:$T_{1\sim2}N_1M_0$
$T_1N_{2a}M_0$	$T_1N_{2a}M_0$
ⅢB:$T_{3\sim4a}N_1M_0$	ⅢB:$T_{3\sim4a}N_1M_0$
$T_{2\sim3}N_{2a}M_0$	$T_{2\sim3}N_{2a}M_0$
$T_{1\sim2}N_{2b}M_0$	$T_{1\sim2}N_{2b}M_0$
ⅢC:$T_{4a}N_{2a}M_0$	ⅢC:$T_{4a}N_{2a}M_0$
$T_{3\sim4a}N_{2b}M_0$	$T_{3\sim4a}N_{2b}M_0$
$T_{4b}N_{1\sim2}M_0$	$T_{4b}N_{1\sim2}M_0$
ⅣA:任何T,任何N,M_{1a}	ⅣA:任何T,任何N,M_{1a}
ⅣB:任何T,任何N,M_{1b}	ⅣB:任何T,任何N,M_{1b}
	ⅣC:任何T,任何N,M_{1c}

第七节 结直肠癌的外科治疗进展

美国的癌症统计数据显示，结直肠癌患者5年的总体生存率约为60%，肿瘤分期为Ⅰ～Ⅱ、Ⅲ和Ⅳ期患者的5年生存率分别约为90%、70%和10%。早期诊断是改善结直肠癌患者预后的关键，对进展期和晚期肿瘤患者实施规范化的手术和综合治疗也能够改善患者生存时间。外科医师是结直肠癌诊断治疗临床实践的最重要参与者，规范化的诊断与治疗是改善患者预后的关键所在。基于结肠癌的淋巴结转移规律以及全结肠系膜切除理论，结肠癌的手术治疗已经进入规范化和标准化的时代。而在TME和CME作为结直肠癌手术金标准的基础上，结直肠癌的手术方式还需进行个体化考量。

一、结直肠癌的外科治疗的新方法

目前，结直肠癌外科治疗的新方法包括经肛门内窥镜微创手术（transanal endoscopic microsurgery，TEM）、腹腔镜手术、达芬奇操作系统（Da Vinci surgical system）、经自然孔道内镜外科手术（natural orifice transluminal endoscopic surgery，NOSTES）、经肛门全直肠系膜切除术（transanal total mesorectal excision，TaTME）等。

（一）肛门内窥镜微创手术

TEM由德国的Gerhard Buess设计发明，于1983年首次报道，并于2001年详尽描述了其设计思路和临床应用结果，影响日盛。TEM设计巧妙，利用人体的自然开口（肛门）插入独特的单孔内镜外科系统，直达病变完成一系列操作，利用立体视镜提供三维视野也是其独到之处。TEM集内镜、腹腔镜和显微手术三种技术特点于一身，微创、显露良好、切除精确，能切除较高部位的直肠肿瘤，并能获取高质量的肿瘤标本，可有助于获得精确的病理分期，与传统局部切除术比较具有明显的优势。TEM的主要适应证是适合局部切除的直肠局限性肿瘤，占据肠腔周径3/4以内的一般肿瘤，距肛门4～24cm的肿瘤。

在一些西方国家和日本等国的直肠肿瘤治疗中心，TEM已成为处理早期直肠肿瘤的标准术式。刘宝华等曾对国外68篇TEM文献进行综述报道，其中直肠息肉约占54.9%（2482/4523），直肠癌约占41.9%（1894/4523），少见直肠疾病约占3.2%。行TEM的直肠癌患者主要是T_1和T_2期患者，少部分为T_3期。影响TEM术后复发率的主要因素是肿瘤分期和分化程度。

Kudo根据肿瘤浸润深度提出了一种基于黏膜下层（submucosa，SM）的分类方法。SM1表示浸润黏膜下层上部的1/3，SM3表示浸润到黏膜下层的下1/3，SM2表示浸润位于两者中间。SM1及以下为低危直肠癌，超过SM1为高危直肠癌。有文献报道称，SM3的T_1期直肠癌患者TEM术后局部复发风险明显增加，所以TEM通常仅限于低危、分化好、没有淋巴管和血管受累的早期直肠癌。

Perez等认为，应用新辅助治疗可以对肿瘤进行降级、降期，对TEM在直肠癌的应用起到积极的辅助作用。但Habr-Gama等认为，新辅助治疗除了带来上述好处，也增加了术后疼痛，并且可能会妨碍吻合口的愈合。Serra-Aracil等认为，进行新辅助治疗对TEM患者的预后有益，但是目前仍然缺乏足够的循证医学依据证明此观点。目前来说，判断早期肿瘤的T分期和N分期主要依赖于超声检查、磁共振检查、CT检查等。术前的超声肠镜或者经肛门直肠腔内超声检查对T_1、T_2的精确分期有一定优势，而直肠MRI在判断肠周淋巴结以及进一步细化T_2、T_3、T_4期有一定优势。所以对于需要行TEM的患者而言，直肠MRI和经肛门直肠腔内超声检查是必须要完成的。

综上所述，TEM具有创伤小、痛苦少、疗效好、恢复快、可保留肛门括约肌等优势。TEM既可作为直肠宽基腺瘤和T_1期直肠癌的治愈性手术，也可作为T_2期直肠癌的姑息治疗手段，是目前直肠肿瘤局部切除的首选方法。

（二）腹腔镜手术

腹腔镜手术在我国开展已近20年，腹腔镜手术成为一种外科理念在结直肠外科领域得到广泛认可与普及。欧洲的结肠癌腹腔镜手术和开腹手术（Colon cancer laparoscopic or open resection，CCLOR）研究组对腹腔镜结肠癌手术和开腹结肠癌手术进行多中心临床随机对照研究。结果表明，腹腔镜组与开腹组患者3年生存率、5年生存率和复发率差异均无统计学意义。腹腔镜结肠癌CME已经有了充分的临床证据，因此腹腔镜结肠癌CME早已得到NCCN指南的推荐，然而腹腔镜直肠癌CME从技术层面上讲是否已经成熟，其安全性、近期和远期疗效如何，一直悬而未决。

CLASSIC研究认为，腹腔镜手术同样可安全应用于直肠癌患者，且与开腹手术疗效相当。COREAN研究报道了直肠癌患者腹腔镜术后3年的随访结果。结果显示直肠癌患者行腹腔镜手术后3年无病生存率、总生存率和局部复发率与行开腹手术患者相比，差异无统计学意义，但该结果并未使得腹腔镜直肠癌手术获得指南的推荐。近年来，COLOR研究的长期随访显示了良好的结果，3年局部复发率腹腔镜组与开腹手术组均为5%，两组无病生存率分别为74.8%和70.8%，总体生存率分别为86.7%和83.6%。但并非所有结果都是如此乐观，2015年*JAMA*公布的ACOSOG Z6051、ALaCaRT两项临床试验结果均提示，从病理结果角度分析，与开腹手术相比，腹腔镜手术切除直肠癌尚未能达到非劣性标准（主要是在于环周切缘与系膜的完整程度方面）。

综合近几年的临床研究，近期一项*JAMA*上发布的Meta分析数据收集了发表在1995—2016年开腹手术对比腹腔镜手术的随机对照试验共369项，根据入组标准最终筛选14项随机对照试验，近5000名直肠癌切除术的患者纳入研究，结果汇总1697例接受腹腔镜手术的患者，环周切缘阳性率为7.9%，1292例接受开腹手术的患者，环周切缘阳性率为6.1%。其中，有5项研究认为，与开腹手术相比，腹腔镜手术的直肠系膜不完全切除率更高（10.4% vs. 13.2%）。该Meta分析结果表明，腹腔镜手术可能不足以成为达到全直肠系膜切除、环周切缘阴性为主要目标的手术方式，这可能与腹腔镜直肠癌切除术对要求医生技术高，学习曲线长有关。而该Meta分析中临床研究跨度大，研究者技术标准不统一等相关因素可能对该结果有影响。

进入微创时代，腹腔镜手术成为结肠癌的手术金标准，然而腹腔镜直肠癌手术仍有一定争议，还需要更多的证据表明系膜完整切除对患者长期生存的影响。目前我们认为，选择合适的直肠癌患者，医生具备一定的腹腔镜操作技巧，可保证TME手术质量，在此情况下，行腹腔镜直肠癌切除手术可作为临床推荐，希望池畔教授的临床研究能给予该观点更多的临床佐证。

（三）达芬奇机器人

2008年，Baik等报道了9例应用达芬奇机器人实施直肠癌TME的成功先例。2009年，Baik等又将达芬奇机器人与传统腹腔镜手术的优势进行了对比，发现达芬奇组的患者中转开腹率和术后并发症发生率明显低于传统腹腔镜组（分别为0 vs. 10.5%和5.4% vs. 19.3%）。达芬奇机器人的技术特点决定其在细小狭窄空间内能精细灵活操作，这是传统开放手术和腹腔镜手术所无法比拟的，其次相比于器械灵活性受限、术者易产生疲劳的腹腔镜手术，传统开放手术和腹腔镜手术人手术可以通过机械手精确的复制人手腕、手指的动作和双手的交流与配合，触及一些传统开放手术和腹腔镜手术很难到达的位置，还能避免因疲劳而产生的颤动，增加动作的稳定性。基于此背景，达芬奇机器人在直肠癌的应用渐为广泛。

目前大多数的研究认为，达芬奇机器人直肠癌手术术后并发症发生率与腹腔镜直肠癌手术相似，在泌尿功能和性功能保护、淋巴结清扫数目、环周切缘阳性率及标本质量等方面两者没有太大的区别，关于达芬奇机器人直肠癌术后患者长期生存的研究较少，需要进一步开展相关的随机对照研究。

而在达芬奇机器人结肠癌手术方面，目前认为达芬奇机器人结肠癌手术是安全可行的。多数研究认为，达芬奇机器人结肠癌手术时间长于腹腔镜手术，可能与术中调整安装机械臂有关；少部分研究认为，两组手术时间差异无统计学意义。

尽管达芬奇机器人手术的安全性和有效性已得到肯定，但机器人手术在结肠癌中的应用仍较少；达芬奇机器人自身的设计缺陷导致机械臂移动范围较小；腹腔镜结肠癌手术相对简单易行，且被列为NCCN推荐术式。这些都是达芬奇机器人结肠癌手术发展缓慢的原因。目前机器人结直肠癌手术已逐渐被接受和采纳，但仍需要不断的开展随机对照研究，以获取更多的长期获益证据。目前推广达芬奇机器人的最大障碍是成本效益比，昂贵的系统费用和使用费用造成在国内做大面积推广困难。

（四）NOTES及类NOTES

NOTES的概念于1998年被首次提出，即经人体的自然孔道（口腔、肛门、尿道和阴道等）置入软式内镜，分别穿刺空腔脏器（胃、直肠、膀胱和阴道后穹隆等）到达腹腔，在内镜下完成各种外科手术操作，从而实现患者腹壁不留手术瘢痕。NOTES的优点：患者腹壁不会留下手术瘢痕，术后疼痛减轻；避免切口感染和切口疝的形成；与开腹和腹腔镜手术相比，NOTES术后患者肠粘连、肠梗阻发生率显著降低，患者住院时间缩短，可较快恢复正常工作。NOTES存在的问题包括手术入路、内脏穿刺孔闭合、预防感染、缝合技术与吻合设备、空间定位问题、新设备与器械的开发等方面。

在NOTES理念的冲击下，结直肠肿瘤微创外科正在经历着一个快速而多样的发展过程，经自然腔道取标本手术（natural orifice specimen extraction surgery，NOSES）应运而生，NOSES巧妙地结合NOTES的“无瘢痕”理念，同时兼具腹腔镜手术良好的操作优势，也可称之为类

NOTES。NOSES腹壁瘢痕小，微创效果与NOTES相近。根据取标本的途径不同，结直肠NOSES主要分为经肛门和经阴道两大类。依据结直肠肿瘤的大小和位置、患者性别、肿瘤到肛门的距离、是否行新辅助治疗等因素综合判断NOSES的具体操作方式。此外，根据取标本和消化道重建的方式不同，又可分为3类：标本外翻体外切除（外翻切除式）、标本拉出体外切除（拉出切除式）、标本体内切除拖出体外（切除拖出式）。

腹腔镜与NOSES看似仅仅是腹部手术切口不同，但NOSES减少的是患者身体和精神的创伤。从外科手术的并发症而言，只要掌握NOSES无瘤、无菌等原则，缩小腹壁腹膜创面，可以减轻患者术后腹部疼痛，实现患者术后早期活动，明显减轻术后腹腔内肠管粘连导致的疼痛，甚至可降低肠梗阻发生率。

理论上讲NOSES适用于所有结直肠肿瘤患者，但在实际临床工作中，考虑到无瘤、无菌等原则，需要排除术前有明确肠梗阻和无法进行肠道准备的患者，这些患者无法达到无菌要求，术中容易引起腹腔污染。对于肿瘤较大或者系膜较为肥厚，预计无法从自然腔道取出者，也需要慎重选择。对于预计需要行术后预防性造瘘的患者，如直肠癌已行新辅助治疗的患者，预防性造瘘切口可取标本，则无需再经自然腔道移除标本。

（五）经肛门全直肠系膜切除术

经肛门全直肠系膜切除术（transanal total mesorectal excision，TaTME）是近年来直肠癌手术领域的研究热点之一。TaTME融合了NOSES、经肛门微创手术及TME的概念，可在保证在直肠肿瘤根治的基础上达到腹部无瘢痕的效果。TaTME是经肛门在内镜或腔镜下自下而上地游离直肠系膜，进行全直肠系膜切除的新术式，从广义上讲也属于NOSES。TaTME对中低位直肠癌尤其是男性、肥胖或骨盆狭小患者的直肠系膜间隙术野显露具有一定优势。TaTME可提高手术质量和降低副损伤，因此具有良好的应用前景。当然TaTME尚处起步阶段，需要谨慎选择适应证，如术前分期≤T_3期肿瘤体积大的中低位直肠癌患者。与腹腔镜手术的短期效果相比，TaTME早期再入院率较低，但两者安全性相近。与大多数的NOSES一样，TaTME仍有待于多中心、大样本和长期随访的临床数据验证其安全性、有效性和适应证，期待TaTME在中低位直肠癌的治疗中发挥作用。

二、直肠癌侧方淋巴结清扫

自Gerota提出直肠侧方淋巴引流途径，Miles首先提出直肠癌淋巴结转移可沿上方、侧方和下方等3个方向以来，大量的解剖学和临床研究证实了侧方淋巴引流通路和侧方淋巴结转移的存在。侧方淋巴结转移是中低位直肠癌重要的转移方式，也是导致术后局部复发的重要原因。是否行侧方淋巴结清扫需权衡肿瘤根治与患者生活质量之间的利弊，主要涉及侧方清扫后可能引起的并发症，如排尿功能、排便功能、性功能障碍，下肢水肿等。日本的JCOG-0212研究报道称，侧方淋巴结清扫影响早期排尿功能的因素主要是肿瘤位置较低和术中失血，其中术中出血量＞500mL是早期排尿功能障碍的独立危险因素，但从长期的随访结果看，是否行侧方淋巴结清扫与排尿功能障碍无相关性。

近年来，东西方国家对侧方淋巴结转移的诊断、临床意义、治疗和预防未达成一致。日本的前瞻性对照研究发现，在术前无确切淋巴结转移的T_3和T_4进展期低位直肠癌患者中，侧方淋巴结转移概率约为7%。在欧洲，通过术前MRI判断，约11.7%的直肠癌患者存在侧方淋巴结转移。西方国家与日本学者关于侧方淋巴结转移应归属为全身转移还是区域性转移存在争议。日本结直肠癌研究会主张对T_3和T_4进展期低位直肠癌患者常规施行侧方淋巴结清扫，以加强局部控制，提高生存率；西方国家学者则主张对T_3N_+的进展期直肠癌施行新辅助放疗或新辅助放化疗，以降低局部复发率，避免侧方淋巴结清扫术所带来的高并发症发生率，减少排尿功能和性功能障碍的发生。西方国家学者认为，侧方淋巴结转移属全身转移，新辅助放化疗能有效杀灭可能存在的侧方转移淋巴结，因而多数主张在行新辅助治疗后单纯行TME，不需要行常规侧方淋巴结清扫，只对新辅助治疗后评估侧方淋巴结存在转移的患者实施侧方淋巴结清扫。

日本的JCOG-0212多中心研究将351例行TME＋侧方淋巴结清扫患者与350例行单纯TME的患者进行对比发现，在不伴有侧方淋巴结肿大（＜10mm）的Ⅱ～Ⅲ期中低位直肠癌患者中，侧方淋巴结转移率为7%；TME＋侧方淋巴结清扫术并不能给患者带来5年OS（92.6% vs. 90.2%）和无复发生存率（73.4% vs. 73.3%）的改善，但能显著降低患者的局部复发率（7.4% vs. 12.6%），尤其能降低侧方区域的局部复发率。研究结果认为，常规预防性侧方淋巴结清扫并不能有效改善中低位直肠癌患者的长期生存率，只能增加进展期直肠癌术后的局部控制率，仅可能为高度怀疑侧方淋巴结转移的患者带来获益。目前一致认为，术前影像学检查显示的淋巴结大小是直肠癌患者术后盆侧壁淋巴结局部复发的独立危险因素，而新辅助放化疗能够有效降低中低位直肠癌患者的术后局部复发率，但术前存在可疑的侧方转移性淋巴结并不能彻底被新辅助放化疗消灭。目前尚缺乏关于新辅助放化疗和侧方淋巴结清扫术对中低位直肠癌患者疗效的头对头前瞻性随机对照研究。

放化疗后是否行淋巴结清扫术，目前多采用影像学检查淋巴结大小作为判断依据。在辅助放化疗成为中低位直肠癌重要治疗策略的时代，采用针对侧方淋巴结转移疑似病例的选择性侧方淋巴结清扫术有望最大限度地避免对无侧方淋巴转移患者施行过度治疗。有研究显示，侧方淋巴结直径＜5mm的患者，侧方复发率仅为1.8%。Akiyoshi等建议，对放化疗前侧方淋巴结直径＞8mm或放化疗后侧方淋巴结直径＞5mm的患者行侧方淋巴结清扫术。采用此标准后，术后侧方淋巴结转移的阳性预测率均可高达75%。而另一些研究主张对侧方淋巴结直径＞10mm患者在放化疗后行侧方淋巴结清扫术。最新的MRI和PET/CT等影像技术有可能提高诊断准确率，帮助我们选择合适的手术指征，避免过度治疗。Akasu等报道，采用高分辨率MRI诊断侧方淋巴结转移的准确率高达87%，所以PET/CT与MRI技术的结合可能更高效地定位淋巴结、提高淋巴结分期诊断正确性。

专家共识认为，尽管新辅助放化疗能有效降低局部乃至侧方局部复发率，但并不足以彻底杀灭已经存在的侧方转移性淋巴结。结合最新的影像学检查手段，针对怀疑侧方淋巴结转移的病例在新辅助放化疗后积极开展选择性侧方淋巴结清扫术，有望改善局部复发率及长期生存率。

三、结肠癌全结肠系膜切除术与右半结肠D3淋巴结清扫术

自从2009年德国学者Hohenberger提出全结肠系膜切除(complete mesocolic excision,CME)以来,CME逐渐成为右半结肠癌根治术的要求和标准,研究显示CME能有效降低患者5年复发率,提高5年生存率。CME的核心理念是在脏层与壁层腹膜之间进行锐性分离,对拟切除血管进行高位结扎离断,以及确保最大范围的淋巴结清扫。CME手术的要点包括:①根部高位结扎营养血管,以达到最大范围的淋巴清扫。②锐性分离,寻找并维持胚胎解剖学外科平面,保证脏层筋膜光滑、完整无缺损。

从CME的核心理念来看,其实质与标准的D3淋巴结清扫术是相同的。标准的右半结肠癌D3淋巴结清扫术是否需要裸化肠系膜上动脉,并清扫其表面的淋巴结成为目前争论的焦点。

根据肠系膜淋巴结引流规律和日本指南建议,右半结肠癌D3淋巴结清扫术要求清扫右半结肠滋养血管根部周围淋巴结,即需要裸化肠系膜上动脉并清扫其右侧区域淋巴结,这与胃癌、直肠癌等胃肠肿瘤的淋巴结清扫原则是一致的,所以右半结肠D3淋巴结清扫术是完全需要裸化肠系膜上动脉的。

而反对者基于一项日本研究认为,右半结肠的淋巴引流很少跨越肠系膜上静脉前方向左引流。因此,不论肠系膜上动脉在肠系膜上静脉的后方还是肠系膜上静脉的左侧,均无需裸化肠系膜上动脉。目前学术界绝大部分学者仍然将以肠系膜上静脉作为右半结肠癌切除的内侧界。支持后者的原因更多的是裸化肠系膜上动脉并清扫其右侧区域淋巴结势必会损伤肠系膜的部分自主神经,导致术后出现严重的腹泻以及胃肠功能紊乱,同时也会大大增加淋巴漏的发生风险。

笔者认为,右半结肠滋养血管为回结肠动脉和结肠中动脉,所以右半结肠的D3淋巴结清扫术只需要显露肠系膜上动脉,将滋养动脉进行根部结扎。对于术前影像学检查未提示肠系膜上动脉前方存在淋巴结转移的患者,采用以静脉为导向的D3淋巴结清扫术根治更为合理和安全;对于术前或者术中存在可疑肠系膜上动脉表面淋巴结转移的患者,笔者也倾向于将左侧切除边界延伸至肠系膜上动脉的左侧界,同时建议保留肠系膜上动脉的动脉鞘,以降低术后并发症的发生风险。

经典结肠癌根治原则认为,位于结肠肝曲或其远端10cm以内的肿瘤是扩大右半结肠癌根治术的手术指征,需要结扎胃网膜右血管并清扫幽门下淋巴结。对此笔者持保留意见。结扎胃网膜右血管、清扫幽门下淋巴结的实质是游离并切除胃网膜右系膜,而胃网膜右系膜与右半结肠系膜仅仅是系膜与系膜床的关系,两者间有天然的系膜屏障相分隔。就如同我们分离右半结肠系膜时并不会常规清扫并切除肾脏前方的杰氏(Gerota筋膜)。即使出现此处的转移情况也应考虑属于肿瘤的远处转移,进行相应处理,而不是单纯的局部切除。

四、结直肠癌外科姑息治疗的价值

结直肠癌已经发生腹膜广泛转移或多叶的肝、肺转移,经MDT讨论后认为无根治的可能,均属晚期结直肠癌。但癌肿与周围非重要脏器的炎性粘连、浸润甚至直接穿破周围非重要脏器,均

不能视为癌肿不能被根治的表现,如能整块切除,同样可以达到根治目的。当不能根治时,可采用姑息治疗。姑息治疗在晚期结直肠癌的治疗中的价值不可小觑。

晚期结直肠癌姑息治疗的意义在于减轻患者的痛苦,解除患者的症状,提高患者的生活质量,相对延长患者的生存时间。晚期结直肠癌的姑息治疗分为以下两种方式:①非外科侵入性治疗;②姑息性外科手术。

(一)非外科侵入性治疗

晚期结直肠癌患者出现肠梗阻、出血的情况较为常见。当出现上述情况时,除可以考虑姑息性手术切除原发病灶或转移病灶外,还可以考虑采用非外科侵入性治疗。对于结肠梗阻的患者可通过置入支架的方式缓解肠梗阻;对于肠道出血的患者,行数字减影血管造影(digital subtraction angtography,DSA)介入栓塞止血也是一种治疗手段,但可能会存在肠管缺血坏死的风险,需根据患者的疾病状态、基础情况等进行选择。

(二)姑息性外科手术

姑息性外科手术包括局部切除术、短路(捷径)手术及近端结肠造瘘术等。

(1)局部切除术:对于癌肿本身较为局限,但存在腹膜广泛转移或者、肝肺转移的患者,经MDT讨论后无根治可能,但局部癌肿存在一定的症状,影响内科综合治疗的实施,在患者身体条件允许的情况下,需要对原发病灶进行姑息性外科手术,可考虑实施对病灶的局部切除术,手术以能尽快进行内科全身综合治疗为准则。

(2)结肠短路手术:对于肿瘤局部病变较重的患者,在内科综合治疗过程中发生出血、肠梗阻等风险较大,在排除放置肠道支架可能的情况下,可在梗阻部位近侧端肠袢与病变远侧端肠袢之间行侧侧吻合或端侧及双端侧吻合。

(3)结肠造瘘术:对于癌肿局部病变较重、肿瘤与周围重要脏器粘连而不能切除、近端肠袢完全或不完全梗阻、肠袢水肿肥厚严重,以及处于局部进展期的直肠癌患者,在行内吻合短路术有危险时,可行结肠造瘘术,一般以双腔造瘘为主,可降低远端闭袢梗阻的发生风险。结肠造瘘术通常采用盲肠、末端回肠、横结肠和乙状结肠造瘘术。

第八节 局部进展期直肠癌的放疗方案及其进展

对于局部晚期直肠癌[$T_{3\sim4}$和(或)N+],NCCN指南或ESMO指南均推荐将新辅助放化疗联合TME作为标准的治疗方案,使局部晚期直肠癌的疗效有了显著提高,局部复发率<10%。

2004年,*NEJM*报道的德国CAO、ARO和AIO-94研究奠定了新辅助放化疗在局部进展期直肠癌治疗中的重要地位。NCCN指南针对新辅助治疗方案给出了3种选择,包括同步放化疗、短程放疗以及化疗前移。

同步放化疗是目前新辅助治疗的标准治疗方案。需要注意的是,同步放化疗后的pCR率为10%~25%,远处转移仍是治疗失败的主要原因。此外,约有50%的患者因为毒性反应和依从性问题不能按计划完成术后6个月的辅助治疗。因此，主要从以下两方面对新辅助治疗模式进行优化：①提高新辅助治疗阶段的治疗强度，包括增加放疗剂量、增加同期化疗强度或将辅助化疗前移，有可能提高pCR率、降低远处转移率；②在保证疗效的情况下，通过短程放疗或单纯新辅助化疗，降低近期治疗毒性、增强患者耐受性。在新辅助放化疗已成为规范治疗的当下，如何优化治疗方案，成为目前局部进展期直肠癌的研究热点。

一、同步放化疗

对于局部进展期直肠癌患者，长程新辅助放化疗是目前的标准治疗方案，照射推荐剂量为45～50.4Gy，每次1.8～2.0Gy，共25～28次，放疗同期给予单药5-Fu或卡培他滨。

各国学者尝试通过各种措施增加治疗强度来获得更好的肿瘤退缩。包括：①在5-Fu基础上加入奥沙利铂、伊力替康或靶向药物；②提高放疗剂量，如盆腔直肠肿块同期加量；③同步放化疗过程中加入热疗等。

韩国Kang等报道了一项临床研究，将235例接受新辅助治疗的局部晚期直肠癌患者分为术前同步放化疗联合热疗与术前同步放化疗两组。结果显示，两组T降期率分别为57.9%和38%（$P=0.047$），术后病理提示淋巴结阳性率分别为25%和50%（$P=0.022$），术前同步放化疗加入热疗可减少远处转移、延长DFS、提高OS。

2015年，Appeh等报道了一项远端直肠癌高剂量放化疗后等待观察的前瞻性观察研究。该研究入组了55例$T_{2\sim3}N_{0\sim1}$期且距肛距离＜6cm的直肠腺癌患者。具体放疗方法为原发病灶照射60Gy/30次，淋巴引流区照射50Gy/30次，直肠腔内近距离照射加量5Gy，放疗期间同期口服优福啶300mg/m^2。在治疗前、治疗开始后第2、4、6周和治疗结束后6周行肠镜检查并进行多点活检。对治疗结束后6周临床完全退缩、活检阴性、CT和MRI显示无淋巴结及远处转移的患者，采用观察-等待方法，予以密切随访，一旦复发，立即行补救性手术。对未达到DCR的患者进行传统的手术治疗。在最终符合纳入条件的51例患者中，有40例达到DCR并进入观察阶段，1年的局部复发率为15.5%。这种治疗方案可作为有传统手术禁忌证患者的另一种治疗选择，但该方案的远期生存结果还有待进一步随访。

目前的指南并不推荐放疗期间应用联合化疗方案，但若能筛选出可从联合化疗中获益的患者，则对指导直肠癌的个体化治疗意义重大。

二、短程放疗

短程放疗不同于常规放疗，通常采用5Gy×5的照射方式。瑞典和荷兰的研究结果显示，与单纯手术相比，短程放疗后手术能降低局部复发率，而且具有治疗费用少、治疗便捷等优势。已有研究表明，对于可切除的直肠癌，短程放疗与常规放化疗的局部控制率和总体生存率相似，且短程放疗毒性更低。但在PolishⅡ研究和RAPIDO研究中，短程放疗的肿瘤降期率低于常规放化疗。

NCCN指南推荐短程放疗用于T_3或N_+的直肠癌，但不推荐T_4期患者行短程放疗，同时强调行短程放疗需要经过MDT讨论，预测患者是否有肿瘤降期的需要并需考虑远期毒性反应。

在2017版ESMO直肠癌指南中，对于TNM风险分期为中期的患者［非常低位的$cT_{3a/b}$，肛提肌受累，MRF阴性，中高位$cT_{3a/b}$，$cN_{1\sim2}$（非结外受累），EMVI阴性］，如果不能保证高质量的TME，可选择短程放疗或常规放化疗。对于TNM风险分期为差的直肠癌患者［$cT_{3c/d}$或极低位，肛提肌高位受累，MRF阴性；中位$cT_{3c/d}$，cN_1～N_2（结外受累），EMVI阳性，局限性$cT_{4a}N_0$］，应先行术前短程放疗或术前常规同步放化疗，然后行TME。对于T_{4b}、侧方淋巴结阳性、肛提肌受侵或MRF阳性的高危患者，则不推荐行短程放疗。

波兰Polish Ⅱ是一项短程放疗后化疗对比常规放化疗的Ⅲ期临床随机对照研究。该研究将541例不可切除的局部进展期或局部复发直肠癌患者随机分为试验组和对照组。试验组患者在5Gy×5短程放疗后接受3次FOLFOX4方案（奥沙利铂＋亚叶酸钙＋5-Fu）化疗，对照组接受同步放化疗（50.4Gy/28Fx），放疗的第1周和第5周予5-Fu和亚叶酸钙静脉推注同时每周给予奥沙利铂（2012年以后两组放弃使用奥沙利铂），两组均在第12周时接受根治性手术。研究结果表明，试验组与对照组的切除率（77% vs. 71%，P＝0.070）和pCR率（16% vs. 12%，P＝0.210），差异无统计学意义；两组的DFS和累积复发率差异亦无统计学意义，但试验组的3年总生存率高于对照组（73% vs. 65%，P＝0.046）；试验组的急性毒性反应低于对照组（73% vs. 81%，P＝0.006），两组的晚期毒性反应差异亦无统计学意义。该研究表明，短程放疗后化疗的疗效不劣于常规同步放化疗，且治疗毒性更低。

2017年ESMO报道了RAPIDOⅢ期临床研究。该研究入组的是经MRI评估为高危的患者，包括cT_4期、MRF阳性、N_2、EMVI或侧方淋巴结任一阳性。试验组患者在5Gy×5短程放疗后接受CapeOX方案化疗6个周期，再行TME；对照组予以标准治疗，同步放化疗50.4Gy/28次，同期采用卡培他滨化疗，在TME后选择性予以CapOX方案辅助化疗8个周期。该研究的主要研究终点是3年DFS。该研究入组顺利并且已经完成全部入组。在放疗期间，试验组不良反应发生率比对照组低（4% vs. 14%）；而在化疗期间，试验组的严重不良反应则高于对照组（34% vs. 22%）。组间手术后再入院率、再手术率差异无统计学意义，同时发现术后死亡率＜1%。研究初步结果发现，试验组化疗完成率达78%，仅有不足10%的病例未完成奥沙利铂＋卡培他滨双药化疗，多数病例改为单药卡培他滨化疗。对照组化疗完成率为35%，其中奥沙利铂＋卡培他滨双药完成率仅为14%。从近期结果看，总体降期率$ypT_{0\sim2}$和ypN_0的比例非常高，分别为49%和72%。

三、化疗前移

目前，直肠癌的标准治疗是在新辅助放化疗和手术之后行辅助化疗，在NCCN指南推荐中，新辅助化疗-放化疗-手术-辅助化疗也可作为治疗选择。将化疗提前，甚至在手术前完成全部新辅助治疗。能否提高患者对治疗的耐受性，同时不影响治疗疗效？目前对于这一问题的研究均为Ⅱ期研究，这种治疗模式是目前研究的热点之一。

（一）诱导化疗

西班牙GCR-3Ⅱ期临床研究，将108例中低位局部进展期直肠癌随机分为常规放化疗后辅助化疗组（A组：放化疗–手术–化疗）和新辅助化疗联合放化疗组（B组：化疗–放化疗–手术），两组的放化疗均为盆腔放疗50.4Gy，同期卡培他滨联合奥沙利铂化疗；其中，A组在术后行4个周期CapeOX方案辅助化疗，B组在放化疗前行4个周期CapeOX方案新辅助化疗。结果显示，B组完成率明显高于A组（91% vs. 54%，P<0.0001），B组与A组的pCR率无统计学差异（14% vs. 13%，P=0.94），肿瘤降期率、切除率及TRG评分之间也无统计学差异；B组新辅助化疗期间出现的3～4级毒副反应显著低于A组；中位随访69.5个月后，A组与B组的5年DFS（64% vs. 62%，P=0.85）和OS（78% vs. 75%，P=0.64），局部复发率（2% vs. 5%，P=0.61）和远处转移率（21% vs. 23%，P=0.79）差异均无统计学意义。尽管新辅助化疗联合放化疗未显示出生存方面的获益，但这种治疗方式毒性更低、完成率更高，未来也不失为另一种治疗选择。

（二）间隔期化疗

MSKCC开展的Ⅱ期临床非随机研究，通过增加术前mFOLFOX6方案化疗的疗程数来提高pCR率。该研究共分为四组，组1是在放化疗后直接手术，组2～4是在放化疗后分别接受2个周期、4个周期和6个周期mFOLFOX6方案化疗再行手术治疗，所有患者在围手术期共接受8个周期的化疗。四组pCR率分别为18%、25%、30%和38%（P=0.0036）。各组出现的3～4级毒副反应和手术相关并发症均在可接受范围。目前，该研究正在进行Ⅲ期临床。

四、单纯新辅助化疗

在2015年ASCO会议上，中山大学附属第六医院团队口头报告了FOWARC研究的初步结果，探讨术前mFOLFOX6方案联合放疗能否改善局部晚期直肠癌患者的DFS。该研究将495例患者随机分为三组，分别为5-Fu联合放疗组、mFOLFOX6方案联合放疗组和单独mFOLFOX6方案化疗组（单纯接受4～6个周期的mFOLFOX6方案化疗，并根据需要进行术后放疗）。三组的pCR率分别为14.3%、28%和6.1%（P=0.001），各组分别有37.6%、57.4%和35.8%的患者实现了肿瘤显著降期，主要终点DFS结果预计于2年后公布。但值得一提的是，单独mFOLFOX6方案化疗组，cT_{4b}患者只占3%，而5-Fu联合放疗组、mFOLFOX6方案联合放疗组均占到8.5%，也就是说单纯mFOLFOX6方案化疗组患者病情相对较轻，选择性偏倚可能影响统计结果。

目前正在进行的PROSPECT研究（NCT01515787）提出了选择性放化疗。该研究比较了FOLFOX方案新辅助化疗联合选择性放化疗与常规放化疗后的手术切除率、肿瘤控制和远期生存情况。研究入组的是T_2N_1、T_3N_0及T_3N_1期直肠癌患者。试验组患者首先接受6个周期FOLFOX方案新辅助化疗，进行MRI和内镜超声评估肿瘤退缩情况。如果肿瘤退缩未达到20%，则接受同期以5-Fu为主的放化疗；如果肿瘤退缩超过20%，则直接手术，手术切缘阴性者接受6个周期FOLFOX方案辅助化疗，切缘阳性者行5.5个周的放疗后再行辅助化疗。5-Fu联合放疗组行常规放化疗，同期给予5-Fu或卡培他滨，术后行8个周期FOLFOX方案化疗。该研究选取的是相对较早的局部进展期直肠癌患者，对于这部分患者，未来可能可通过新辅助化疗替代放化疗。

五、术后辅助放化疗

对于Ⅱ～Ⅲ期直肠癌（$T_{3\sim4}N_0M_0$或任何$TN_{1\sim2}M_0$），以5-Fu为基础的同步放化疗方案早已成为直肠癌根治术后的标准治疗方案，但术后盆腔射野内小肠体积大、术后乏氧环境影响放化疗疗效成为术后放疗的缺点。

而术前放疗有更明显的优势。基于CAO、ARO-094等多项随机临床研究证据，认为直肠癌术前较术后同步放化疗可进一步提高局部控制率和降低毒性。CAO、ARO-094随机对照研究纳入了823例患者（经盆腔CT和直肠腔内超声检查诊断为$T_{3\sim4}$或N＋，无远处转移，年龄≤75岁，肿瘤距肛门距离＜16cm，既往未做过化疗或放疗）。同步放化疗时5-Fu剂量为1000mg/（m^2·d），$d_{1\sim5}$，连续静脉滴注，放疗开始第1周和第5周，巩固化疗方案为5-Fu 500mg/（m^2·d），$d_{1\sim5}$，静脉推注，每4周为1个周期，共4个周期。放疗为全盆腔照射（50.4Gy/28次，1.8Gy/次），术后放疗组局部补量5.4Gy。最终799例患者随机分为术前同步放化疗组和术后同步放化疗组。与术后同步放化疗组相比，术前同步放化疗组患者局部复发率显著降低（6% vs. 13%，$p=0.006$），但总生存率（76% vs. 74%）和无病生存率（68% vs. 65%）未改善。共有194例患者在手术前经外科医生检查认为需要做腹会阴联合切除术（不能保肛），两组的实际保肛率分别为39%和19%（$P=0.004$），术前同步放化疗显著提高了保肛率。重要的是，术前同步放化疗组的急性和长期毒副作用显著低于术后同步放化疗组，并且术前同步放化疗组吻合口瘘、术后出血和肠梗阻的发生率未增加。虽然伤口延迟愈合高于术后同步放化疗组，但差异无统计学意义。术前同步放化疗与术后同步放化疗相比，前者显著改善了局部控制率，毒副作用较低，更多的患者能保留肛门括约肌。

部分直肠癌患者，由于各种原因未行术前放化疗，而术后分期为$T_{3\sim4}N_0M_0$或任何$TN_{1\sim2}M0$），则术后需行辅助放化疗。2017版结直肠癌ESMO指南对这个话题给出了详细的推荐，基于各种原因未行术前治疗给出了术后放化疗必要性和证据的充分性见表7-8-1。

表7-8-1 术后放化疗必要性和证据的充分性

充分且必要	CRM≤1mm；pT_{4b}；pN_2伴包膜外扩散邻近MRF；pN_2，TME质量差/系膜缺损
充分	距肛缘4cm以内的低位肿瘤；pN_2（侧方淋巴结受累风险高）；广泛的EMVI/邻近MRF的神经浸润
边缘充分	中高位pN_2；TME质量好；CRM为1～2mm；环周梗阻型肿瘤
不充分也不必要	pT_1/pT_2、pT_3；CRM＞2mm；腹膜反折上方的pT_{4a}；pN_1；TME质量好/系膜光滑完整

六、总　结

直肠癌的多学科综合治疗模式提出已有20余年历史，新辅助放化疗的开展仍依赖于多学科团队的协作，术前的精确分期对指导后续治疗至关重要，对于术前未行放化疗、根治术后病理诊断为Ⅱ～Ⅲ期的直肠癌患者，则必须行术后同步放化疗。在新辅助治疗方案中，放化疗是标准的治疗模式，但是对于如何进一步提高疗效，如何选择获益人群，放疗与化疗如何配合，如何选择化疗疗程、放化疗或短程放疗与化疗如何联合以及如何优化，仍有待进一步的临床研究。

第九节 不同部位转移性结直肠癌的多学科治疗

一、结直肠癌肝转移

肝脏是结直肠癌最常见的转移部位，初诊时已有15%～20%的患者合并有肝转移，超过50%的患者在整个疾病过程中会发生肝转移。大部分结直肠癌肝转移曾被认为是不可手术切除、不可治愈的。随着治疗观念的改变，治疗策略的完善，部分结直肠癌肝转移患者可以通过手术、射频、介入等局部治疗手段联合全身治疗，实现生存延长，甚至治愈。临床研究结果显示，可切除的结直肠癌肝转移患者通过积极的手术治疗5年生存率和10年生存率分别可达到40%和25%，而此类患者单纯全身姑息化疗的5年生存率只有10%。虽然部分行肝转移病灶切除术后的患者仍然会复发，但是仍有一部分患者可以从合理有序积极的治疗中明显获益。因此，多学科综合治疗在结直肠癌肝转移患者中尤为重要。

（一）结直肠癌肝转移的分组和诊断技术

1. 结直肠癌肝转移的分组

结直肠癌肝转移的分组方式多样。

按肝转移灶数目可分为单发转移和多发转移。

按肝转移发现的时间可分为同时性肝转移和异时性肝转移。同时性肝转移（synchronous liver metastases）是指在结直肠癌确诊时发现的或在结直肠癌根治术后6个月内发生的肝转移。异时性肝转移（metachronous liver metastases）是指在结直肠癌根治术6个月后发生的肝转移。

目前临床上应用最为广泛，最具有临床指导意义的分组方式是2015年ESMO提出的。首先，根据年龄、体力、器官功能及合并症等情况分为临床适合和不适合两类；其次，根据疾病状态分为寡转移性疾病和转移性疾病（metastatic disease）两大类寡转移性疾病一般指转移部位≤2个、总体转移数目≤5个的疾病状态）；最后，根据治疗目标分为以“治愈”为目的的结直肠癌肝转移、以“缩小肿瘤”为目的的结直肠癌肝转移和以“控制疾病”为目的的结直肠癌肝转移。

2. 结直肠癌肝转移的诊断技术

结直肠癌肝转移临床上较为常用的诊断技术有超声诊断、CT和MRI检查。

转移性肝癌在超声图像上表现各异，临床上超声诊断主要依据常规灰阶超声、彩色多普勒超声和超声造影等进行综合判断，大多数患者能得到明确诊断。但也有部分患者由于病情复杂导致诊断困难，此时可采用介入性超声穿刺活检病理学检查以进一步明确诊断。

CT和MRI检查可以帮助临床准确了解以下情况：①肝转移病灶的部位、大小、数目。②转移灶与周围血管之间的关系，尤其是门静脉和肝静脉有无受累，有无癌栓和血栓及二者的鉴别。③肝门和后腹膜有无淋巴结转移。④有无肝硬化和门脉高压及侧枝血管形成、腹水和脾肿大等情况。⑤测定肝脏体积和血液灌注状态，间接了解肝脏功能等。大部分结直肠癌肝转移灶为乏血供病灶，少数可为富血供病灶，故动脉期增强扫描一般强化不明显或仅边缘环状强化，而门脉期增强扫描常常可见病灶典型的边缘环状强化，特别是见到同心面状的“牛眼征”或“靶征”，这对诊断转移性肝癌有特异性。MRI检查白旋回波序列(spin-echo sequence，SE序列)TWI常为低信号，T2WI为稍高信号，如果肿瘤内伴有明显的坏死或囊变，则T2WI上可呈明显的高信号。MRI特别是DWI、T2WI为和增强扫描发现病灶的敏感性高。因此，CSCO指南推荐肝转移灶可局部处理和潜在可局部处理的结直肠癌肝转移患者使用MRI进行评估。

PET/CT检查在结直肠癌肝转移患者中不作为常规推荐。结直肠癌肝转移患者往往合并淋巴结转移和远处器官转移。手术治疗前后，明确患者肝外转移灶的有无及其数量，全面了解病变的全身累及范围，准确进行临床分期，对选择治疗方案有重要意义。

(二)结直肠癌肝转移的治疗

20世纪90年代以后，学界对手术治疗结直肠癌肝转移基本达成了共识——肝切除术被视为唯一可能治愈肝转移癌的标准治疗方案。从理论上说，对于局灶性生长的肝转移病灶，存在完整切除病灶的可能性，患者可能因此获得长期生存。如前文所述，ESMO指南将结直肠癌肝转移患者根据治疗目标分成了3类，并制定了相应的临床实践策略。

1. 以“治愈”为目的的结直肠癌肝转移

以“治愈”为目的治疗手段主要包括：①通过手术完全切除，达到R0状态；②通过非手术的“局部毁损性治疗”，达到无瘤状态。以“治愈”为目的患者主要包括结直肠癌肝转移初始可切除的患者和潜在可切除的患者。

(1)结直肠癌肝转移初始可切除患者

结直肠癌肝转移初始可切除的患者的肝转移灶在技术上是可切除或可局部处理的，患者无相关的“生物学”禁忌证。对于符合EORTC-40983研究入组标准的结直肠癌肝转移初始可切除患者的标准治疗是给予FOLFOX方案的围手术期化疗(新辅助和辅助化疗各3个月)。目前，仅有的一项Ⅲ期临床试验研究显示，围手术期采用FOLFOX方案治疗能提高结直肠癌肝转移患者的无病生存率，但未能提高总存活率。对于转移灶数目和大小均较局限(如单发、肝转移灶直径＜2cm)的患者，可采用先手术切除再行辅助化疗的治疗方案。ESMO-CRC共识建议，对于未接受新辅助化疗的结直肠癌肝转移根治性切除患者，术后可进行6个月的辅助化疗，但目前对于术后辅助化疗及其药物的选择仍缺乏有力证据，临床上更多的是借鉴Ⅲ期结直肠癌的辅助化疗。

新辅助化疗是指在实施局部治疗方法(如手术或放疗)前所做的全身化疗。一方面新辅助化疗可以缩小肝转移灶和原发灶、及早杀灭看不见的转移细胞，以利于后续的手术治疗、放疗等；另一方面采用新辅助化疗后可以观察肿瘤的生物学行为，验证肿瘤细胞对化疗药物的敏感性，为术后治疗提供病理缓解依据。

2008年的一项前瞻性单臂研究评价了行新辅助化疗患者的预后情况。该研究共纳入了283例结直肠癌同时性肝转移患者或2年内出现的结直肠癌肝转移患者。结果显示，手术后1年、3年、5年总生存率分别为90%、59.2%、46.1%，而术后1年、3年、5年无进展生存率分别为68.1%、34.8%、27.9%。此外，研究者发现，新辅助化疗可改善整体预后、提高R0切除率。在Ⅲ期临床试验EORTC-40983中，围手术期化疗相较于单纯手术可使患者的无进展生存率增加9.2%。在另一项单中心回顾性分析中，466例可切除的结直肠癌肝转移患者被分为术前新辅助化疗组（n=121）和单纯手术组（n=345）。结果显示，两组术后5年总生存率差异无统计学意义（52% vs. 48%），围手术期死亡率差异亦无统计学意义（1.7% vs. 1.2%）。该研究发现，肿瘤分期（T_4）、肝转移灶≥4个、最大肝转移灶直径≥5cm及血清CEA≥5ng/mL为独立预后因素，将每项独立预后因素定为1分，则患者可分为低风险组（0～2分）和高风险组（3～4分），低风险组患者并不能从新辅助化疗中受益，而高风险组患者则可在术后生存方面获益（两组5年生存率分别为39%和3%，P=0.028）。研究者认为，并非所有可切除肝转移结直肠癌患者均能从新辅助化疗中获益，对可从新辅助化疗中获益的可切除患者行新辅助化疗还是有必要的。

新辅助化疗面临以下临床问题。

第一，CR病变的处理。越来越多的患者在进行肝切除术前进行新辅助化疗，以及更加有效的新的细胞毒药物和靶向药物的出现，使结直肠癌肝转移的治疗向前迈了一大步。但随着治疗效果的提高，肝转移灶在化疗后“消失”的情况也越来越多。肝转移灶消失的定义为进行新辅助化疗后，肝转移灶影像学消失，也就是所谓的影像学CR。在进行新辅助前化疗的患者中，这种情况的发生率为5%～38%。对影像学消失肝转移灶进行临床决策背后的理论基础，实际上是对影像学CR和病理学CR患者（或持续临床CR）关系的理解。CR是指切除标本中未发现肿瘤残留；持续的临床CR是指虽然未进行手术切除，但随访足够长时间内未发生肿瘤复发。而这两种情况都预示着患者有很大希望获得痊愈。目前，临床上广泛使用CT、MRI甚至PET/CT对可能消失的肝转移灶进行影像评估。由于没有一项影像学技术的诊断灵敏度、可以到达100%，所以有一部分消失的病灶是在手术探查中被发现的。当外科医师无法在手术中发现消失的肝转移灶时，目前推荐两种处理方案。第一种方案是根据病灶的解剖分段进行切除，并通过病理检查证明其是否为病理学CR。第二种方案就是不处理，通过影像随访，观察消失的肝转移灶所在位置是否有复发迹象，但并不明确到底随访多长时间才能定义为完全临床缓解。复发的中位时间为6～8个月，因此经过1年影像学检查随访，未发现肿瘤复发的患者，可以认为是达到了持续的临床缓解。对于消失肝转移灶到底应该切除还是等待观察，文献中并没有给予明确说明，但提出了一些影像学CR与病理CR之间关联的独立预后因素。预后因素包括：①初始肝转移灶数量多；②PR的肝转移灶数量多；③年龄＜60岁的患者，初始血清CEA水平低（＜30μg/L），但经过化疗后将降低到正常水平。另外一个独立预后因素是肝动脉灌注化疗的应用。从临床实践的角度来看，对于消失肝转移灶的术中决策应该根据肿瘤的侵袭性、患者身体状况及手术风险、手术能否切除所有肝转移灶，以及上述的预测病例CR的因素来进行综合判断。

第二，新辅助化疗期间肿瘤进展的处理。新辅助治疗期间出现肿瘤进展也是潜在的预后不良的相关因素。在EORTC-40983试验中，接受新辅助化疗患者中12例（7%）发生PD，这12例患者中仍有4例接受了肝转移灶的切除，其他8例患者中有4例出现了肝外新转移灶，剩余4例患者肝转移病灶出现进展。Adam等报道，在一项回顾性研究中，新辅助化疗期间出现PD的患者术后5年生存率低于新辅助化疗期间疾病缓解或稳定的患者（8% vs. 37% vs. 30%，P＜0.0001）。

第三，新辅助化疗时限。新辅助化疗一个很大的弊端是可能会使患者失去R0切除的机会。一方面，患者可能在新辅助化疗过程中发生肿瘤进展而无法进行R0切除；另一方面，新辅助化疗也可能使病灶消失，导致影像学不可见，从而使手术部位难以确定。因此，在新辅助化疗过程中，应进行多次评估，以把握手术时机。目前根据EORTC-40983试验的推荐，一般建议新辅助化疗的时间为2～3个月。在临床实践中，进行新辅助化疗的患者应在4个周期内及时复查，对于化疗效果较好、病灶缩小迅速的患者应尽快行切除手术，以减少并发症的发生，避免继续化疗导致病灶消失影响手术切除。

第四，预后因素的判断。手术切除是结直肠癌肝转移的最佳治疗手段，但是患者术后的复发率高达70%～80%。准确界定高危复发人群，针对这部分人群进行强化的围手术期系统治疗，以降低术后复发率，提高高危复发人群的生存时间，寻找合适的预后影响因素，评估患者复发风险，在临床实践中显得尤为重要。1999年，Fong等提出CRS评分系统，用来预测肝转移切除后复发风险。CRS评分系统根据患者术后的肿瘤数目＞1个、直径＞5cm，肝转移发生时间＜12个月、血清CEA＞200μg/L和原发灶的淋巴结状态5个临床病理因素来判断患者的复发风险。其中，每项各计1分，CRS评分为0～2分者属于低复发风险患者，属于预后“好”组别，比如EPOC研究里的主要群体，指南推荐行FOLFOX方案术前新辅助化疗；而对于CRS评分为3～5分者属于高度复发风险患者，预后属于“差”组别，此时ESMO指南不但推荐要行新辅助化疗，而且方案也不再局限于FOLFOX方案单纯化疗了。越来越多的研究发现，除上述因素之外，RAS状态、肿瘤对新辅助化疗的反应性、原发灶的部位和免疫评分情况也会影响结直肠癌肝转移患者的预后。RAS野生型的患者术后预后好，复发率低。肿瘤对新辅助化疗有反应的患者术后预后好，复发率低。不同部位来源的结直肠癌肝转移患者接受手术切除后的预后情况与RAS状态密切相关，甚至还与化疗后肿瘤的病理反应率密切相关。可能右半结肠肝癌转移患者更不容易出现较大的病理反应，对于这些患者或许应该选择更强的治疗方案以及更大的手术切除范围。免疫评分高（3～4分）的结直肠癌肝转移患者5年OS（64.6% vs. 32.5%）和DFS（27.9% vs. 12.3%）明显优于免疫评分低（0～2分）的患者。

第五，靶向药物的应用。对于可切除的同时性仅有肝和（或）肺转移患者的围手术期治疗，不同的指南在靶向药物的推荐上存在一定差异。目前NCCN指南基于EORTC-40983研究和NEWEPOC研究的结果建议，慎重选择靶向药物用于可切除的同时性仅有肝和（或）肺转移患者的围手术期治疗。但是仔细分析EORTC-40983研究中患者的特征不难发现，其入组的患者多为低风险患者，76%的患者肝转移灶数目为1～2个，接近一半的患者为原发灶N_0的患者，血清CEA＜30μg/L的患者比例更是达到70%。NEWEPOC研究显示，西妥昔单抗联合化疗组患者较单纯化疗组患者的PFS更差，但这只是单一研究数据，且该研究纳入的人群、化疗方案等方面都存在缺陷，其肝脏外科手术质量也存在较大争议。因此，有别于NCCN指南，ESMO指南推荐的新辅助化疗方案为：①对于技术上容易切除、肿瘤学预后不明确或不是非常好的患者，化疗方案为EORTC-40983研究中的FOLFOX或CAPEOX方案，对于这部分患者，根据NEWEPOC研究结果，不推荐使用靶向药物；②对于技术上容易切除，但有1个及1个以上不良预后因素的患者，没有明确的术前最佳治疗方案，但这部分患者痊愈的可能性较低，除了选择EORTC-40983研究中的FOLFOX方案以外，也可以考虑两个细胞毒药物化疗联合靶向药物方案或FOLFOXIRI方案三药化疗±贝伐珠单抗的方案。在靶向药应用方面，CSCO指南更多的是参照NCCN指南，对初始可切除转移性结肠癌的新辅助化疗方案根据患者个体情况可选择以奥沙利铂为基础的方案（FOLFOX或CapeOX方案）或以伊立替康为基础的方案（FOLFIR方案）。

（2）结直肠癌肝转移潜在可切除患者

潜在可切除是指肝转移灶初始难以达到R0切除，但经过化疗或联合靶向药物等治疗可能达到R0切除。

转化治疗方案的选择面临以下问题。

第一，化疗方案的选择：双药、三药。对潜在可切除的结直肠癌肝转移患者推荐术前采用多药联合高强度的化疗，也可联合靶向药物。关于化疗时间，推荐手术前至少进行2～3个周期。高强度的化疗能够提高潜在可切除患者转化治疗的R0切除率，为患者创造手术机会。高强度的化疗方案表现为药物种类和药物剂量的增加。FOLFOX方案或FOLFIRI方案是最常用的两药联合化疗方案。FOLFOX化疗方案可使不可切除的结直肠癌肝转移患者获得7%～51%的肝转移灶切除率；而FOLFIRI化疗方案可使患者获得9%～35%的肝转移灶切除率。Alberts等对44例仅有肝转移的结直肠癌患者给予FOLFOX4方案的转化治疗，反应率为60%，R0切除率为40%。Pozzo等使用FOLFIRI方案对40例潜在可切除的患者进行转化治疗，ORR为47.5%，最终30%的患者转化为可切除。卡培他滨作为5-Fu类口服药物，已被多项研究证明可以安全替代5-Fu或LV静滴，与奥沙利铂、伊利替康联用，不缩短PFS和OS。两药联合方案取得显著疗效的同时使得研究者们开始关注三药联合方案在结直肠癌肝转移患者中的疗效。Falcone等分析了7个Ⅲ期随机临床研究结果发现，在整个治疗过程中接受3种高效药物治疗的患者取得了更大的生存获益。受此启发，研究有纳入了244例初始不可切除的结直肠癌肝转移患者，将其随机分为FOLFOXIRI组与FOLFIRI组。研究结果显示，三药联合方案可显著提高仅有肝转移结直肠患者的R0切除率（36% vs. 12%），可延长DFS（9.8个月 vs. 5.9个月）和OS（22.6个月 vs. 16.7个月）。该研究的随访结果显示，29%的R0切除的患者5年内未出现复发，5年和8年的生存率分别为42%和33%。METHEP研究比较了标准的二药化疗方案（FOLFIRI、高剂量-FOLFIRI、FOLFOX4和FOLFOX7）和三药化疗方案（FOLFIRINOX）对潜在可切除结直肠癌肝转移患者的影响，初步分析显示，FOLFIRINOX方案组和高剂量-FOLFIRI方案组分别获得了52%和50%的客观缓解率，R0切除率分别达到了36%和37%，同时两个高效化疗方案的安全性得到了肯定。

第二，靶向药物的选择。在转移性结直肠癌一、二线治疗方案中，可供选择的靶向药物主要有抗VEGFR和抗EGFR两类。研究发现，在化疗的基础上加入靶向药物可以提高ORR，延长PFS和OS。若结直肠癌肝转移潜在可切除患者需要达到较高的ORR，在化疗的基础上加入靶向药物是比较合适的选择。NO16966研究结果显示，贝伐珠单抗联合XELOX或FOLFOX方案一线治疗与安慰剂相比，显著提高了患者的PFS（9.4个月 vs. 8.0个月，$P=0.0023$），但是在OS和RR方面上，贝伐珠单抗联合XELOX或FOLFOX组与安慰剂组相比并无获益。AVF-2107g和

ARTIST研究均证明了伊立替康联合贝伐珠单抗可使患者ORR提高10%,并可显著延长患者的PFS与OS。贝伐珠单抗联合FOLFOXIRI方案组患者的DCR达到100%、客观缓解率达到76%,17%的患者获得了二次手术的机会,并且其不良反应是可控制的。西妥昔单抗和帕尼单抗主要推荐用于RAS野生型的患者。CRYSTAL Ⅲ期随机对照临床研究显示,西妥昔单抗+FOLFIRI组与FOLFIRI组的PFS危险比为0.85($P=0.048$),ORR危险比为1.4($P=0.004$)。OPUS研究结果显示,对于KRAS野生型结直肠癌肝转移患者,与单独FOLFOX4化疗方案相比,西妥昔单抗联合FOLFOX4方案化疗可显著提高总缓解率(57.3% vs. 34%,$P=0.0027$),可显著延长PFS(8.3个月 vs. 7.2个月,$P=0.0064$)。CELIM研究报道了西妥昔单抗联合FOLFOX6与西妥昔单抗联合FOLFORI对比一线治疗结直肠癌肝转移患者的研究。结果显示,西妥昔单抗联合FOLFOX6组RR为68%,R0切除率为20%;西妥昔单抗联合FOLFORI组RR为57%,R0切除率为30%。在所有入组的患者中,70%的KRAS野生型患者出现了肿瘤退缩,34%的KRAS野生型患者获得了R0切除。对于肝转移潜在可切除的RAS野生型右半结肠癌患者靶向药物的选择,目前仍存在不同的意见。西妥昔单抗ORR较贝伐珠单抗,但是两者差异无统计学意义,而且对于大部分转化治疗失败的患者,更关注应该PFS和OS的延长,因此贝伐珠单抗也不失为一种选择,这需要更多的随机对照试验研究进一步探讨。

第三,药物不良反应对围手术期的影响。虽然术前多药联合的高强度化疗方案提高了R0切除率,明显增加了结直肠癌肝转移患者的生存获益,但随之而来的肝损伤也开始引起了人们的高度关注。以奥沙利铂为主的化疗方案可导致60%~80%的患者出现血管变化、肝窦阻塞或扩张综合征;以伊立替康为主的化疗方案可导致25%~50%的患者出现脂肪变性或脂肪肝,在肝切除之前使用该方案治疗会增加脂肪肝的发病率。随着化疗周期数的增加肝损伤的程度明显加重。肝损伤可导致手术风险增加,甚至可导致转移灶无法切除、术后并发症发生率增加。贝伐珠单抗可增加器官穿孔、出血的发生风险,亦可抑制伤口愈合,同时VEGF在肝脏再生中发挥重要作用。因此术前接受贝伐珠单抗治疗可导致术后肝脏的再生能力下降,增加术后肝衰竭的发生风险,建议停用贝伐珠单抗后6周再进行手术治疗。为减少化疗性肝损伤的发生,术前化疗时间不宜超过4个月。

第四,介入化疗。术前介入化疗正在结直肠癌肝转移患者中逐步展开。研究发现,一线和二线药物在介入化疗中都具有良好的疗效。Clavien等对23例已接受过全身化疗的患者改行经肝动脉灌注氟脲苷(HAI-FUDR)+甲酰四氢叶酸的介入化疗,其中6例患者(26%)的肝转移灶转化为可切除病灶。对介入化疗敏感的患者其3年生存率可达84%。Leonard等在两项Ⅰ期临床试验中采用了经肝动脉灌注氟脲苷联合奥沙利铂全身化疗方案。该研究所纳入的44例患者均存在广泛肝转移,且相当部分患者的转移灶数>4个,单个结节直径>5cm,肝组织受累达25%以上,CEA水平>100ng/L。尽管如此在加用介入化疗方案后,患者客观有效率仍高达82%,其中有9例(20%)患者的转移灶获得完全切除。44例患者的MST达26个月。该结果提示,经肝动脉灌注氟脲苷联合奥沙利铂的化疗方案对提高手术可切除率有重要价值。伊立替康载药微球栓塞(drug-eluting beads with iriuotecan,DEBIRI)治疗结直肠癌肝转移是一种新型替代疗法,利用超选择性插管技术将DEBIRI准确输送至肿瘤血管内，使伊立替康逐渐释放并直接作用于肿瘤部位。Bower等报道了55例行DEBIRI治疗结直肠癌肝转移患者，11例（20%）患者最终接受根治性切除或消融治疗。Martin等学者近期的一项随机对照试验研究表明，FOLFIRI联合DEBIRI方案在肿瘤降期方面的疗效优于FOLFIRI方案（35% vs. 16%），且未明显增加患者的肝肾毒性反应，提示FOLFIRI联合DEBIRI方案很有希望成为结直肠癌肝转移患者的降期治疗手段。但是，值得注意的是，目前介入化疗的相关研究仅是小样本研究，仍需要客观评价其在转化治疗中的价值。

第五，射频消融治疗。RFA作为一种局部治疗方式在结直肠癌肝转移治疗中的应用日益广泛。RFA可以在B超引导经皮穿刺、腹腔镜或直接开腹直视下进行，消融过程中电极针刺入肿瘤组织，通过射频在电极针周围产生极性分子震荡而发热，使治疗区域温度达50℃以上，中心发热区域温度达100℃左右，促使肿瘤细胞凝固性坏死。与手术治疗相比，RFA治疗有以下特点：①消融后的肿瘤坏死组织可作为内源性肿瘤抗原，激活或增强机体的抗肿瘤免疫应答反应；②最大限度地保持正常肝脏组织，对肝功能的影响较小；③操作较为简单，风险相对较小。RFA治疗的相对禁忌证包括：①肿瘤距离主要胆管不超过1cm；②存在肝内胆管扩张；③肿瘤突出于肝脏，呈外生型；④胆肠吻合术后。RFA治疗的绝对禁忌证包括：①凝血功能指标国际标准化比值＞1.5；②血小板计数＜50×10^9/L（虽然有研究小组报道，肝转移灶数目应不多于5个，但肝转移灶的数目并不作为绝对禁忌指标）；③肝功能Child-Pugh分级为C级或肿瘤呈弥漫性分布；④大量顽固性腹水。一项针对RFA应用于结直肠癌肝转移患者的疗效及可行性的系统回顾性研究指出，肝转移患者行RFA术后5年生存率为14%～55%，局部肿瘤复发率为3.6%～60%，操作导致的死亡率相对较低（0～2%），并发症发生率较低（6%～9%）。而Pathak等通过分析数个有关合并肝外转移灶应用RFA治疗的研究发现，RFA术后MST为18～37个月，同时合并肝外转移的患者也可以从RFA治疗中获益。至于RFA的疗效是否非劣效于手术切除，目前无明显临床证据。但综合分析目前的相关研究结果，研究者认为，结直肠癌肝转移患者行RFA治疗与手术切除相比，在术后复发率和DFS方面均不占优势，建议对于可切除的肝转移灶应首选手术切除，RFA可作为辅助治疗手段。

第六，肝移植治疗。目前，外科手术切除是结直肠癌肝转移患者的主要根治手段，但术后复发率较高，术后5年生存率为30%～58%。而很多结直肠癌肝转移患者不具备手术切除的条件，此类患者预后较差。肝移植为失去手术切除机会的结直肠癌肝转移患者提供了一种选择。有小样本的研究显示，与单纯化疗组相比，肝移植组患者的5年生存率显著升高（56% vs. 9%），但是需要注意的是肝移植患者围手术期的死亡率约为30%。另外，需要考虑的伦理学方面的问题。由于肝移植供体的短缺，肝脏应优先分配给术后预期生存指标更好的患者。若结直肠癌肝转移患者接受肝移植治疗，应保证其能从该治疗方式中受益，或与按常规指征进行肝移植患者获益程度近似。这不仅需要多中心、前瞻性随机临床试验对结直肠癌肝转移肝移植的疗效进行深入评价，而且国际肝移植学界也需要考虑有关结直肠癌肝转移患者肝移植治疗指征问题，通过采取严格的筛选标准、提高新辅助化疗疗效及进行术后免疫抑制等措施让更多的肝转移患者从中获益。因此，目前肝移植不作为结直肠癌肝转移患者的常规治疗手段。

2. 不可切除结直肠癌肝转移患者的治疗

不可切除结直肠癌肝转移患者分为结直肠癌肝转移在技术上不可能切除且需要中等强度治疗的患者(即以"缩小肿瘤"为目的)和结直肠癌肝转移多发转移无法切除但无需强化序贯治疗的患者(即以"控制疾病"为目的)。两类患者肿瘤状态不同,处理方法不同,但均以内科治疗为主,实行多线治疗,以延长生存时间、改善生活质量为目的。在诊治过程中,不可切除肝转移灶依旧存在转化成可切除肝转移灶的可能,因此定期进行多学科评估尤为重要。

(1)在技术上不可能切除且需要中等强度治疗的结直肠癌肝转移患者

对于有症状的患者(尤其是肿瘤侵袭性强或病变范围广泛者)和最有可能在短期内诱导肝转移灶退变者,选择非常积极的一线治疗,似乎是最佳的治疗方案。对于在技术上不可能切除且需要中等强度治疗的结直肠癌肝转移患者,其治疗目标是姑息性治疗,建议首选两种细胞毒药物联合靶向药物。靶向药物的选择因RAS、BRAF基因状态以及肿瘤原发部位的不同而不同。RAS突变的结直肠癌肝转移患者,无论肿瘤原发部位为左半结肠还是右半结肠,均考虑使用贝伐珠单抗。CAIRO、CAIRO-2和COIN 3项临床研究的汇总结果显示,BRAF突变的结直肠癌肝转移患者对标准化疗反应差,中位PFS只有2.5个月,MST不足1年。一些临床试验研究结果显示,BRAF突变的结直肠癌肝转移患者接受标准化疗联合抗EGFR靶向治疗,PFS显著较短,故推荐使用三药联合贝伐珠单抗或是威罗菲尼(抗BRAF突变靶向药物)联合伊立替康+西妥昔单抗,在二线治疗中上述方案可改善患者的生存时间。对于原发部位不同的RAS和BRAF全野生型患者,需要区别治疗。FIRE-3研究对RAS野生型左半和右半结肠癌患者的数据进行了分析,剔除BRAF突变患者后,右半结肠癌患者贝伐珠单抗组PFS要优于西妥昔单抗组(10.5个月 vs. 8.0个月,$P=0.046$)。在左半结肠癌患者中,西妥昔单抗组与贝伐珠单抗组ORR差异无统计学意义(68.8% vs. 61.7%,$P=0.23$),PFS均为10.7个月($P=0.38$),但西妥昔单抗组OS显著优于贝伐珠单抗组(38.3个月 vs. 28个月,$P=0.002$)。CALGB-80405研究和PEAK研究的结果也验证了上述结论。

因此,左半结肠癌野生型患者一线治疗靶向药物首选西妥昔单抗,右半结肠癌野生型患者首选贝伐珠单抗。对初始治疗有反应的患者,应由MDT重新考虑治疗方案。对于转移灶数目较少的患者,也可考虑进行特定部位的局部治疗,包括射频消融、放疗等。而对于不能进行局部处理的患者,可考虑在初始联合方案的基础上,选择毒副反应较轻、简单方便的药物维持治疗。例如,FOLFOX方案可降为5-Fu/LV维持治疗数月。两项Ⅲ期试验的近期研究结果表明,对于初始治疗为FOLFOX+贝伐珠单抗方案的患者,使用5-Fu+贝伐珠单抗作为维持治疗方案与使用初始方案继续维持相比,虽然患者OS未显著延长,但PFS却有改善。因此,可以考虑将积极的维持治疗作为标准治疗方案,对部分患者而言(如肿瘤负荷较低者)甚至可以考虑完全中止治疗。

(2)多发转移无法切除但无需强化序贯治疗的结直肠癌肝转移患者

多发转移无法切除但无需强化序贯治疗的结直肠癌肝转移患者的病情相对呈惰性,在尚无症状或者病情快速恶化风险较低时,主要的治疗目标并非是最大限度地缩小转移灶,而是用最小的治疗负荷阻止肿瘤进展、延长患者的生存时间。主治医师需与患者充分沟通治疗获益与疾病风险之间的关系。初始治疗方案可以选择细胞毒药物±靶向药物，或选择以氟尿嘧啶+贝伐珠单抗等毒副反应较轻的方案。如病情进展，可考虑选择以奥沙利铂或伊立替康为基础的联合方案（序贯）化疗+靶向药物治疗。

（三）总　结

综上所述，对于结直肠癌肝转移（尤其是可切除或潜在可切除的结直肠癌肝转移）患者，应该由包括一名经验丰富的肝脏外科医生在内的MDT专家组共同讨论并制定治疗策略。结直肠癌肝转移患者的分组治疗是“个体化”诊治理念的体现：对可切除或潜在可切除的结直肠癌肝转移患者，以增加肿瘤R0切除率和提高生存率为目标；而对于不可切除的结直肠癌肝转移患者，则以改善肿瘤相关症状和提高生活质量为目标。

二、结直肠癌肺转移

（一）概　述

复发和转移是结直肠癌患者最常见的癌症相关死亡原因，对于伴有远处转移的结直肠癌患者，肺脏是仅次于肝脏的常见远处转移靶器官。肺转移往往是通过血行转移而来，是全身转移的一部分，肺转移患者常常合并多器官广泛转移。因此，有学者认为，肺转移灶是肝脏转移灶进一步发展和转移所致。但是，临床上也有一些病例的肺转移是以孤立性转移病灶的形态存在的。目前，结直肠癌患者伴随同时性肺转移的发病率为2%～18%，约有10%的结直肠癌患者在行根治术后发生肺转移。结直肠癌肺转移可分为同时性肺转移和异时性肺转移。同时性肺转移是指在发现原发性结直肠癌的同时发生肺转移；异时性肺转移是指在原发性结直肠癌治疗完成后所发生的肺转移。肺转移灶可单发，也可多发；可局限于单侧肺脏，也可累及双侧肺脏。

（二）诊　断

结直肠癌肺转移的诊断主要根据病史、临床表现及影像学资料。早期肺转移患者一般无明显症状，晚期肺转移患者可出现咳嗽、胸痛、咯血、发热等症状，如转移病灶侵犯胸膜，亦可出现胸腔积液。一般结直肠癌首诊检查或手术后复查时发现的肺转移灶，常位于肺外周和胸膜下。

胸部X线片和CT检查是肺转移重要的筛查手段。X线片常表现为单肺或双肺、单发或多发性结节或空洞，仅有1.8%～12.0%的肺转移灶是可切除的。肺转移灶CT多表现为粟粒样、单发或多发、大小不等、密度均匀、轮廓清楚的结节影，以中下肺为主。CT易发现位于肺周边、直径＜3mm的小病灶，特别是多发的位置较低的结节，并且可以确定解剖部位，对于此类病灶CT的检出率高于X线片。因此，NCCN指南、ESMO指南和CSCO指南，已将胸部CT作为结直肠癌术前分期的常规检查之一。在2017版ESMO指南M分期中，删除了“胸部X线片”这一检查项目。而在2017版CSCO指南中，对于M期，更是将胸、腹、盆强化CT作为推荐的检查项目。如胸部X线片和CT诊断均困难，可行CT引导下经皮肺穿刺活检术，其诊断的特异性和敏感性均在90%以上。近年来，随着对肺转移瘤生物学行为认知的提高，以及影像学技术的发展，PET和PET/CT已被广泛运用于临床，肺转移瘤的诊断率有了明显提高。PET和PET/CT对肺转移瘤的诊断特异性高（99.1%），特别是对直径＞9mm的结节，但由于费用较高，不推荐将其作为结直肠癌患者的常规检查。

(三)治　疗

目前,结直肠癌肺转移患者的治疗以化疗为主,其他治疗手段有手术治疗(包括传统手术和胸腔镜手术)、RFA和SBRT。不幸的是,仅有1%的结直肠癌肺转移患者适合手术治疗。手术治疗仅仅适用于选择性病例,而单个肺转移病灶被认为是手术指征。对于存在2~3个肺转移灶的患者是否行手术切除仍存在争议,部分学者建议扩大手术适应证。术后复发同样是肺转移灶手术切除治疗后需面临的问题,对于选择性病例,可以再次行手术切除,这部分患者会有较长的生存时间,从某个角度可以解释肺转移灶切除术后患者生存时间延长。肺转移灶切除术后患者的生存率,与转移的数目及其出现的时间密切相关。肺转移灶数目越少,原发灶切除术与转移灶切除术间隔时间越长,患者生存率越高。一项对欧洲胸外科医师学会(European Society of Thoracic Surgeons,ESTS)成员进行的调查显示,86%地胸外科医师认为,肺转移灶的切除数目是没有明确上限的。

1. 内科治疗

文献报道称,结直肠癌肺转移单纯化疗患者生存时间不超过24个月。随着靶向药物(西妥昔单抗和贝伐珠单抗)的开发以及与联合化疗的应用,已很难明确全身化疗和手术治疗对结直肠癌肺转移患者总体生存的作用。故全身化疗常作为术后辅助治疗方法,选用多种化疗药物组成联合化疗方案。2010年发起的PulMiCC临床随机对照试验(NCT01106261),随机给予结直肠癌肺转移患者单纯化疗或手术联合化疗,以确定手术切除肺转移病灶能否延长患者生存时间、改善生活质量。目前该研究仍在英国和欧洲招募患者,我国河南省肿瘤医院有幸参与了该临床试验研究(该研究采用的局部治疗方法包括影像引导下热消融、RFA、冷冻消融术、微波消融术及激光消融术和手术切除)。该研究设计的现实基础是,在临床实践中,绝大部分结直肠癌肺转移患者因为自身特征、肿瘤生物学行为而未行转移灶切除术,仅有少部分人选择了手术治疗。试验的全部细节可在皇家布朗普顿医院(Royal Brompton Hospital)研究中心网站上查看。2020年为观察终点,结果值得期待。

(1)药物治疗

详见第三章内科治疗部分。

(2)新辅助化疗及术后辅助化疗

参考NCCN指南2018.3版结肠癌和NCCN指南2018.V3版直肠癌,以及《中国临床肿瘤学会结直肠癌诊疗指南2017版》中结肠癌肝转移新辅助化疗及术后辅助化疗部分。

2. 外科治疗

当影像学可以明确诊断时,即可作为手术依据,不需要再进行组织病理和经皮穿刺活检。当影像学提示转移灶不典型等情况时,可通过组织病理学检查对转移灶加以证实,或通过密切观察加以佐证。随着治疗技术的不断发展,人们对结直肠癌肺转移的认识不断深入,外科手术治疗肺转移灶已在临床实践中广泛开展。美国纽约纪念斯隆-凯特琳癌症中心的一项研究表明,肺转移灶完整切除是唯一能够影响患者长期生存的因素(144例行肺转移灶切除术的患者5年生存率为

44%，10年生存率为25%）。Ottavio等对大宗病例的研究报道称，结直肠癌单个肺转移灶手术切除患者的5年生存率为43.6%，多个肺转移灶手术切除患者的5年生存率为34%。单个病灶、DFS间隔＞36个月，以及血清CEA水平正常是手术治疗结直肠癌肺转移患者预后良好的指标，此类患者的术后5年生存率＞60%。

目前，国内外对结直肠癌肺转移灶需进行手术治疗基本达成了共识。手术治疗原则：①患者原发肿瘤必须能根治性切除。②肺外有不可切除病灶者，不建议行肺转移病灶切除术。③肺转移病灶切除后必须能维持患者肺功能。④部分患者可以考虑分次切除（选择性病例：术中可能保护正常肺组织，如果情况允许，推荐采用胸腔镜操作，为以后再次手术提供基础）。⑤可同期或分期处理肺外可切除转移病灶。结直肠癌肺转移灶切除的时机尚无定论。①即刻手术：可避免可切除病灶进展为不可切除病灶，或者出现肿瘤播散。②延迟手术：因肺的多发转移较常见，故对单个微小结节可留3个月的窗口观察期，以避免重复手术。③对于可同期切除肺转移灶和肝转移灶的患者，如患者身体情况允许可行同期切除术。对于不能耐受同期切除的患者，建议按“先肝后肺”的顺序切除。

（1）手术方法

传统手术：手术方法的选择取决于肿瘤组织类型、数量、位置和疾病分期等因素。传统手术常用的方式主要为肺楔形切除术，其次为肺叶切除术、肺段切除术和全肺切除术。文献资料显示，临床上最常采用肺楔形切除术，因其可以保留足够的肺功能，预防术后肺衰竭的发生，尤其适用于多发肺转移灶和伴有肺源性心脏病的结直肠癌患者。同时，也可为以后再次行肺切除术保留足够多的正常肺组织。肺门或纵隔淋巴结转移是肺转移灶切除术后预后不良的重要因素。Welter等报道，伴有肺门或纵隔淋巴结转移的结直肠癌肺转移患者术后5年生存率为0，因此认为，伴有肺门或纵隔淋巴结转移的结直肠癌肺转移患者不适合行手术切除。目前，对于肺转移患者是否有必要行系统的淋巴结清扫，少有报道。

微创手术：20世纪90年代，电视辅助胸腔镜手术（video-assisted thoracic surgery，VATS）能够在尽可能保留肺组织的前提下，完成肺外周病变的楔形切除术。医生进行VATS需要一定的学习过程，且手术费用昂贵；早期VAST推广相对困难，主要因为术中病灶难以被发现而另行开胸手术比例较高。但随着CT影像技术的发展，以及术前CT引导下导丝定位针定位、亚甲蓝标记、通过胸腔镜操作孔进行术中手指触摸和仪器定位、术中超声定位等技术的应用，目前VATS被广泛应用于对肺转移灶的治疗。该手术方式具有良好的操作视野，可降低手术操作对机体的损伤，缩短患者术后恢复时间，在减少并发症、缩短住院时间以及疗效方面与传统手术相当。

纳米激光切除：适用于多发肺转移灶或转移灶位于深层的患者（参考《中国临床肿瘤学会结直肠癌诊疗指南2017版》。

结直肠癌患者肺转移灶切除后复发率高，如复发病灶可切除且患者具备手术条件，可进行二次甚至多次切除手术。切除手术能够有效延长生存时间。

（2）手术效果及预后影响因素

手术治疗是一种降低病死率、提高生存率的治疗方法。与化疗相比，手术治疗可明显提高患者（选择性病例）长期生存率。结直肠癌肺转移灶手术切除患者的术后5年生存率为24%～68%。影响结直肠癌肺转移手术切除患者预后的因素主要包括术前血清CEA水平、有无胸内淋巴结转移（转移灶的大小、数目和部位）、无瘤间期长短，以及肺转移灶是否被完整切除；另外，还有年龄、性别、原发结直肠癌的部位、肿瘤分期、是否接受过化疗等。

（3）不可手术切除结直肠癌肺转移患者的治疗

参考《中国临床肿瘤学会结直肠癌诊疗指南2017版》结直肠癌肺转移的相关内容。

3. 射频消融

RFA首次开展临床应用是用于治疗原发性肝癌。随着射频医疗器械的发展，目前可仅使用一根射频穿刺针进入病灶处就能产生直径为1.5～2cm的超高热区域。对于最大直径＜3cm的肺转移灶和远离大血管的肺转移灶，RFA能够表现出良好的局部控制率（约为90.1%）。但是当肿瘤邻近大血管或直径＞3mm时，该疗法常失败。有文献报道，采用RFA治疗结直肠癌肺转移，患者3年生存率约为50%；对于肺转移灶直径＜3cm，且无肺外转移的患者，3年生存率高达78%。

RFA治疗的适应证包括：①原发肿瘤已行或可行根治性切除术，无局部复发；②高龄患者、合并心脑血管疾病患者，以及经历多次手术打击，体质虚弱，难以再次接受手术治疗的患者；③肺转移灶数目≤3个，肺转移灶直径＜5cm；⑤肺转移灶位于肺外2/3带，远离纵隔区。

RFA治疗的并发症包括：气胸、胸腔积液、脓胸、咯血、胸痛、咳嗽、肺脓肿、发热及胸膜炎等，无死亡病例报道。

4. 立体定向体部放疗

对于不适合手术或消融治疗的肺转移患者，SBRT能提供良好的局部控制率和可接受的并发症发生率，可作为一种替代治疗方案。

5. 其他局部治疗

影像引导下热消融（image guided thermal ablation，IGTA）、冷冻消融术（cryoablation）、微波消融术（microwave ablation）和激光消融术（laser ablation）对结直肠癌肺转移的治疗效果，期待PulMiCC临床研究（NCT01106261）在2020年终止后的结果报告。

三、结直肠癌卵巢转移

（一）结直肠癌卵巢转移的流行病学

结直肠癌常常会发生远处转移，对于女性患者来说，卵巢则是腹腔内除肝脏外最常见的转移器官。结直肠癌的卵巢转移可为单侧转移也可为双侧转移，可为同时性转移也可为异时性转移。国内外关于结直肠癌卵巢转移的发生率报道不一为3%～14%，其中，同时性结直肠癌卵巢转移的发生率为1.2%～10%，异时性结直肠癌卵巢转移发生率为1.3%～2.4%。

虽然结直肠癌卵巢转移的发生率较低，但是一旦发生卵巢转移就意味着结直肠癌分期较晚，患者预后较差，5年生存率仅为4.3%。尽管对卵巢转移的患者进行积极的手术、化疗、免疫治疗等综合治疗，但预后仍不佳。据文献报道，同时性卵巢转移性手术切除后患者的中位DFS和无疾病OS分别为10.3个月和6.1～18.4个月。通过对103例发生卵巢转移的结直肠癌患者进行统计分析发现，单侧和双侧卵巢转移患者的5年生存率分别为36.4%和10.3%（$P=0.015$），而合并其他部位转移的患者和不合并其他部位转移的患者的5年生存率则分别为15.6%和50.9%（$P=0.0035$）。

（二）结直肠癌卵巢转移的发生机制

卵巢转移是结直肠癌转移的一种特殊形式。1896年，由Krukenberg首先提出，临床上称为Krukenberg瘤库肯博瘤，特指起源于消化道、镜下表现为黏液特性的转移性卵巢癌。转移性卵巢癌占所有卵巢癌的9.5%～28%，其中，28.6%～37.0%的转移性卵巢癌来源于结直肠癌。目前有关结直肠癌卵巢转移的机制尚不明确，一般认为结直肠癌的转移途径可能有直接侵犯、淋巴转移、血行转移及腹腔种植转移等。

1. 直接侵犯

原发肿瘤位于盆腔邻近卵巢时，可以通过直接侵犯卵巢的方式形成转移灶。原发的乙状结肠癌、上段直肠癌或回盲部癌均可通过直接侵犯方式转移至卵巢，术中探查可以发现原发肿瘤与转移灶粘连明显。

2. 淋巴转移

卵巢具有网状组织结构丰富的淋巴管，与腹膜后淋巴结和腹主动脉旁淋巴结均有交通支。癌细胞可阻塞淋巴导管的上行道路，进而引起淋巴回流，淋巴回流将癌细胞带到盆腔淋巴结和腹主动脉旁淋巴结，而卵巢的淋巴回流通道紧靠这些区域，所以容易形成卵巢转移。证据如下：①大部分卵巢转移灶为双侧转移灶。②因转移灶存在而增大的卵巢通常为原来的形状，且在包膜内生长。③卵巢转移患者常合并输卵管转移，且镜下表现为淋巴管内癌栓，而外观却往往正常，这表明输卵管转移不是卵巢转移癌的直接侵犯或蔓延，而是两者可能存在共同的来源和转移途径。

3. 血行转移

结直肠癌卵巢转移常见于中青年女性患者，且多见于绝经前，绝经后患者的卵巢转移率较绝经前和围绝经期患者低。卵巢与机体的血运交通丰富，癌细胞易通过血行途径转移至卵巢。绝经前女性卵巢生理功能活跃，血运丰富，有利于癌细胞的种植生长。亦有证据支持此种理论：①对于早期结直肠癌患者（即肿块未浸润肠壁全层或肠周者，或系膜淋巴结无转移者），也发现有卵巢转移灶的存在。②双侧卵巢常同时出现转移灶。③转移灶常在卵巢实质内发生，生长在卵巢包膜上的比较少见。

结直肠癌转移途径并非孤立存在，有时可通过几种不同的途径转移到卵巢。主要转移途径是通过淋巴转移和血行转移；一些晚期结直肠癌也可穿出黏膜经腹水运送，种植于卵巢，或是通过直接侵犯转移至邻近卵巢。

（三）结直肠癌卵巢转移的临床表现和诊断

同早期卵巢癌一样，卵巢转移癌往往没有明显的症状，有症状也不十分典型，如不明原因的下腹痛、腹胀以及体重下降等。除原发肿瘤的临床表现之外，结直肠癌卵巢转移患者常见的临床表现主要有腹痛和腹部包块、腹水以及阴道不规则出血等。

1. 腹痛和腹部包块

腹痛和腹部包块是结直肠癌卵巢转移患者的常见症状。患者就诊时的首发症状也与结直肠癌卵巢转移有关，其中临床表现仅有大便性状改变者的卵巢转移率最低，而仅出现腹部症状者的卵巢转移率最高。据统计，高达45%的结直肠癌卵巢转移患者被误诊为原发性卵巢癌，主要是由于大部分患者的卵巢转移灶巨大，压迫了附近的脏器，从而首发症状为腹痛或腹部包块等非特异性症状。

2. 腹　水

腹水在结直肠癌卵巢转移患者中非常常见，其形成的原因目前尚未明确。术后常规病理检查时常常发现淋巴管内存在癌栓和间质水肿，而淋巴回流导管的阻塞可能是癌性腹水的主要原因。另外，卵巢转移灶的肿瘤组织可能会产生一部分癌性腹水。

3. 阴道不规则出血

部分结直肠癌卵巢转移患者可出现阴道不规则出血或绝经后出血等症状。

结直肠癌卵巢转移不典型症状，临床上较为少见，易被忽视，也易造成漏诊和误诊。一些患者以卵巢转移癌的症状和体征来院就诊，因此易忽略原发性肿瘤。对于首诊为结直肠癌的女性患者，应该常规进行盆腔检查，并结合影像学检查排除是否已发生卵巢转移。而对于初步诊断为卵巢癌的患者，应考虑转移性卵巢癌的可能，需进一步追问各系统病史，并考虑到为结直肠癌卵巢转移的可能，必要时可行肛门指诊检查和肠镜检查明确诊断。

运用免疫组化技术检测CK7、CA125、Vim、CK20等免疫标记物的表达状态，对于鉴别诊断原发性卵巢癌和转移性卵巢癌具有一定意义。研究表明，原发性卵巢癌患者CK7、Vim、CA125表达呈阳性，CK20表达呈阴性，而转移性卵巢癌患者CK20表达呈阳性，Vim、CA125表达往往呈阴性。

另外，在行结直肠癌根治术中，可以有针对性地探查卵巢，并且在术后给予积极的妇科、盆腔检查以及相关指标的定期监测，有助于卵巢转移癌的早期诊断和及早治疗。

（四）结直肠癌卵巢转移的治疗

1. 手术治疗

迄今为止，国内外对于结直肠癌卵巢转移患者的治疗方案尚未达成一致。结直肠癌卵巢转移患者往往伴有其他器官转移，如肝、盆底腹膜、大网膜、肺等，属于疾病晚期，预后较差，疗效不佳，手术干预的地位也备受争议。有研究表明，结直肠癌卵巢转移患者手术组的平均生存时间要长于未手术组，差异有统计学意义。因此，对于结直肠癌卵巢转移患者，在控制原发肿瘤的前提下，建议创造机会积极进行手术治疗。

目前，手术治疗主要分为根治性手术、姑息性手术和预防性手术。

如果原发灶已经切除或者可同期切除，而卵巢转移灶又相对局限，可以完整切除时，应该尽量争取切除转移灶以达到肉眼无残留或减少肿瘤负荷，可行双附件＋子宫全切除术。对于年轻女性，术中探查如果一侧卵巢已经发生转移，而另一侧卵巢正常时，是否必须行双附件切除术有待于进一步探讨。当结直肠癌卵巢转移患者合并其他器官（如肝、肺、骨、网膜及盆底腹膜等）转移时，不能盲目扩大手术范围，手术目的应以减瘤为主，比如切除巨大肿块减轻压迫症状，兼顾改善患者生存质量。

目前，对于预防性卵巢切除术的争议较大。对于结直肠癌卵巢转移患者来说，根治性切除术能延长患者的生存时间。但是对于无卵巢转移患者，在行结直肠癌根治性手术时，是否预防性切除双侧卵巢应当注重个体化处理。对于术中发现卵巢异常或卵巢与原发肿瘤粘连明显的患者、绝经后妇女、中晚期结直肠癌的绝经前妇女及结直肠癌卵巢转移高危人群，可考虑行预防性卵巢切除术。在绝经前行卵巢切除术，患者会出现围绝经期综合征等并发症，因此对术中确认卵巢正常，尤其是处于生育年龄的患者，应尽量保留患者子宫和双侧附件，术后定期随访，如进行CA125和盆腔CT等必要的检查。

2. 内科治疗

详见第三章内科治疗部分。

第十节　结肠癌的辅助化疗进展

结肠癌是严重危害人类健康的常见消化道恶性肿瘤之一，每年约有140万新发病例和69万死亡病例。结肠癌的辅助化疗作为结肠癌术后的主要辅助治疗手段在过去10多年里，国际上多项临床研究肯定了辅助化疗在结肠癌术后治疗中的效果。

国际上对Ⅰ～Ⅲ期结肠癌患者的辅助化疗共识认为，Ⅰ期患者不需要辅助化疗，Ⅲ期患者可从辅助化疗中受益，而Ⅱ期结肠癌患者则需要根据转移危险因素进行辅助化疗筛选。对于Ⅱ、Ⅲ期结肠癌患者辅助化疗时机的选择以及不同亚组结肠癌患者化疗方案的选择，国内外仍有不同的观点和争议。

一、辅助化疗的初始化疗时机

辅助化疗可以降低Ⅲ期结肠癌患者的术后复发率，但现有指南中并未明确指出术后辅助化疗的具体开始时间。绝大多数的临床试验建议，于术后6-8周开始化疗，但在临床实践中因无明确的共识而延迟了辅助化疗的开始时间。瑞典的一项临床试验发现，在术后8周才开始辅助化疗的Ⅲ期结肠癌患者预后明显差于术后8周内开始化疗的患者。SAFFA试验也观察到相似的结果，术后8周才开始辅助化疗的Ⅲ期结肠癌患者预后明显不良。

2011年，Biagi等就结直肠癌患者生存时间与辅助化疗开始时机之间的关系对已发表的10篇研究报告进行荟萃分析发现，辅助化疗开始时间推迟4周，导致患者的OS和DFS显著缩短。该研究认为，辅助化疗开始时间与手术切除肿瘤的时间间隔越长，结直肠癌患者的OS和DFS越短，辅助化疗开始的最佳时机为结肠癌根治术后的4～6周。

Jeong等分析了133例接受手术切除的Ⅲ期结肠癌患者的预后情况，其中27例(20.3%)患者在术后3周内开始辅助化疗，106例(79.7%)患者在术后3周后开始辅助化疗。该研究结果表明，在术后3周内开始辅助化疗患者的局部复发率显著低于术后3周后开始辅助化疗的患者(11.1% vs. 33.0%,P=0.018);术后3周内开始辅助化疗患者的无瘤生存时间优于术后3周后开始辅助化疗的患者。Jeong等认为,在患者临床状况允许的前提下,应尽早实行辅助化疗,Ⅲ期结肠癌患者可能受益于术后3周内开始的辅助化疗。

结肠癌患者接受根治性手术后,开始辅助化疗的时机非常重要,术后接受辅助化疗的开始时间与患者生存时间密切相关。

二、辅助化疗的方案选择

结肠癌辅助化疗的临床试验始于20世纪60年代。NSABP C-03、QUASAR和INT-0089等试验研究显示,可选择5-Fu/LV(Mayo或Roswell Park)作为结肠癌辅助化疗方案,5-Fu静脉注射与持续静脉滴注的疗效相当,但持续静脉滴注的毒性更小。X-ACT试验发现,卡培他滨在Ⅲ期结肠癌的辅助化疗中显示出疗效优越的趋势。奥沙利铂和伊立替康在治疗晚期结直肠癌患者中取得了显著疗效。

关于在氟尿嘧啶类药物基础上联合奥沙利铂和伊立替康用于辅助化疗能否进一步增加疗效这一问题,欧洲进行的MOSAIC试验和美国进行的NSABP C-07证明,FLOX方案可显著延长患者的DFS,但上述两项研究的长期随访显示,FOLFOX方案可显著改善患者OS,而FLOX方案无显著改善。NO16968(XELOX-A)研究显示,Ⅲ期结肠癌辅助化疗XELOX方案与静脉注射5-Fu/LV(Mayo)方案比较,XELOX方案组患者3年DFS和5年OS明显改善。对NO16968试验和MOSAIC试验结果进行分析比较后发现,采用XELOX方案与FOLFOX4方案的患者DFS获益相似,提示XELOX方案与FOLFOX4方案在Ⅲ期结肠癌辅助化疗中的疗效相当。然而,有关伊立替康辅助化疗的3项大型临床随机对照试验(CALGB C89803、PETACC-3、Accord02/FFCD-9802)均得出阴性结果。3项研究结果为,静脉注射或静脉滴注5-Fu/LV加入伊立替康后均不能带来差异有统计学意义的生存获益,患者DFS无明显延长,但却增加了药物毒性和治疗相关的死亡。因此,不推荐伊立替康作为结肠癌患者的辅助化疗药物。

靶向药物如贝伐珠单抗和西妥昔单抗在辅助治疗中的作用如何呢?NSABP C-08试验和AVANT研究认为,Ⅱ、Ⅲ期结肠癌患者不能在贝伐珠单抗辅助治疗中获益,甚至有相反作用的趋势。N0147研究显示,KRAS野生型可切除Ⅲ期结肠癌患者术后采用mFOLFOX6方案联合西妥昔单抗辅助治疗,患者生存时间未得到进一步改善。由此可见,将对晚期实体瘤疗效较好的药物或方案应用于辅助治疗中并未能取得相似疗效。因此,不推荐将靶向药物用于结肠癌的辅助治疗。

基于上述一系列的临床研究,目前推荐XELOX和FOLFOX方案作为结肠癌患者的联合辅助化疗方案。

三、Ⅱ期结肠癌患者的个体化辅助化疗

目前,国际上对Ⅱ期结肠癌患者的辅助化疗仍存有争议。QUASAR研究显示,与未行化疗

的术后观察组相比，Ⅱ期结肠癌根治术后5-Fu辅助治疗组患者的死亡风险降低18%（RR=0.82，95%CI：0.70～0.95，P=0.008）、复发风险降低22%（RR=0.78，95%CI：0.69～0.91，P=0.001），但是两组患者5年生存率差异无统计学意义（P>0.05），且仅有1%～5%的患者有绝对生存获益。研究者认为，虽然Ⅱ期结直肠癌患者从辅助化疗取得的Ⅱ期生存获益小，但辅助治疗能显著延长Ⅱ期结直肠癌患者的DFS。因此，识别具有高复发风险的Ⅱ期结肠癌患者并给予辅助治疗具有非常重要的意义。笔者认为，可从以下3种因素进行识别分析。

（一）临床病理因素

1990—2001年，MSKCC研究筛选了448例Ⅱ期结肠癌根治术后未行辅助化疗的患者。研究发现，患者术前癌胚抗原（carcino-embryonic antigen，CEA）水平升高、T_4期、有脉管瘤栓和（或）神经浸润为复发主要的高危因素；无复发高危因素患者的5年生存率为95%，含1项复发高危因素者为85%，含2项及2项以上复发高危因素者为57%。

2013年，NCCN指南对“高危Ⅱ期”做了如下定义：组织学分化差（3～4级）、脉管（血管或淋巴管）受侵、肠梗阻、肿瘤部位穿孔、淋巴结清除或送检数量<12枚、神经束受侵、T_4期（ⅡB、ⅡC期）、切缘阳性。在此基础上，NCCN指南推荐，对Ⅱ期结肠癌患者行辅助化疗，无复发高危因素的患者不需常规化疗，如需化疗可考虑采用5-Fu单药方案，而对于有复发高危因素患者的辅助化疗建议采用氟尿嘧啶类药物联合奥沙利铂方案。

2012年，Tournigand等的MOSAIC试验认为，对高危Ⅱ期患者而言，与采用FL方案组相比，采用FOLFOX4方案组患者的5年无病生存率改善了7.7%（82.3% vs. 74.6%，P=0.63）。

（二）分子病理因素

基因检测的分子标志物包括微卫星不稳定性、染色体18q杂合性缺失、基因表达分析、胸苷酸合成酶等。

研究者发现，在Ⅱ期结肠癌患者中，基因检测结果为MSI-L、pMMR的患者可以从以5-Fu为基础的辅助化疗中获益，而基因检测结果为MSI-H、dMMR患者则不能从中获益。

Sargent等研究表明，对于基因检测结果为dMMR的Ⅱ期结肠癌患者，与单纯手术组相比，以5-Fu为基础的辅助化疗组患者5年无病生存率下降了15%（87% vs. 72%，P=0.05）。因此认为，Ⅱ期结肠癌基因检测结果为dMMR的Ⅱ期结肠癌患者不能从以5-Fu为基础的辅助化疗中获益；相反，对于基因检测结果为pMMR的Ⅱ期结肠癌患者，与单纯手术组相比，以5-Fu为基础的辅助化疗组患者的5年无病生存率提高了5%（72% vs. 77%，P=0.84）。dMMR可预测以5-Fu为基础的Ⅱ期结肠癌患者辅助化疗的疗效。

专家建议对于拟行FL方案或卡培他滨单药化疗的Ⅱ期结肠癌患者，治疗前应了解MMR情况，如为dMMR，则不建议给予上述治疗。

（三）基因芯片检测

目前研究较多的基因芯片检测系统为Oncotype DX。最近关于Oncotype DX基因芯片检测系统的研究得到了更多学者的认可，此类研究分析基于QUASAR试验。在QUASAR试验中，将入组患者随机分为术后FL方案治疗组和术后观察组，研究终点为3年复发率。结果显示，高危、中危、低危Ⅱ期结肠癌患者的3年复发率分别为22%、18%、12%（$P=0.04$）。虽然此种基因芯片对肿瘤复发的预测价值较高，但因其价格昂贵、检测方法复杂，导致其临床推广应用价值受限。

综上所述，我们可以根据临床病理因素、分子病理因素及基因芯片检测三个危险分层因素，筛选出需要接受辅助化疗的高危Ⅱ期结肠癌患者，给予有针对性的术后辅助化疗，从而获得较好的预后和生存获益。

四、Ⅲ期结肠癌患者的个体化辅助化疗

Ⅲ期结肠癌患者辅助化疗的标准治疗方案是以奥沙利铂为基础的辅助化疗方案。然而，在接受辅助治疗的Ⅲ期结肠癌患者中，仅有20%的患者取得真正的临床获益，而80%的患者不仅未取得临床获益，反而接受了不必要的化疗毒副作用。因此，我们需要在传统TNM分期的基础上增加新的危险因素评估方法和新的预后分子标记物（如微卫星状态、CpG岛甲基化表型、BRAF突变情况、KRAS突变情况和肿瘤免疫浸润）等，预后分子标记物在Ⅲ期结肠癌患者的预后研究中均显示出了临床应用价值。

（一）临床病理因素

临床病理标志仍然是决定Ⅲ期结肠癌患者预后的关键因素，影响预后的因素还包括年龄、性别、pT分期和pN分期、术前血清CEA水平、组织病理学分级、血管或淋巴管受侵情况、淋巴结总数、淋巴结受累情况、转移淋巴结与切除淋巴结数量之比等。目前，基于Ⅲ期结肠癌患者的临床表现和病理特征，建立了3个OS和DFS的预后评分系统（MSKCC、Numeracy和ACCENT评分系统），其中ACCENT是专用于Ⅲ期结肠癌患者的评分系统，它采用一致性指数（c-指数）来预测患者的3年和5年OS，但在临床实践中的应用仍不够理想。

（二）分子亚型

Guinney等基于Ⅰ～Ⅳ期结直肠癌患者手术标本的转录组信息定义了4种共识分子亚型，每种CMS具有各自的基因特异性。CMS1又称免疫型，占14%，主要表现为高突变、MSI或dMMR、MLH1沉默、高CIMP、BRAF突变、强烈免疫活化或浸润；CMS2为经典型，占37%，表现为高SCNA、WNT和MYC通路活化；CMS3为代谢型，占13%，表现为低CIMP、KRAS突变、代谢失调、上皮性特征（在上皮—间质转化中的癌细胞主要表达上皮标记）；CMS4为间质型，占23%，表现为高SCNA、间质浸润、TGF-β活化、上皮-间质转化、血管生成、基质重塑等。研究发现，在Ⅲ期结肠癌患者中，CMS3型占比明显低于Ⅳ期，而CMS4型占比较高。FIRE-3和CALGB-80405研究结果显示，CMS与OS显著相关，OS从长到短依次是CMS2型、CMS4型、CMS3型、CMS1型。另一方面，Klingbiel等研究发现，基因检测结果为MSI-H（或dMMR）的Ⅲ期结肠癌患者，无复发生存率显著提高。同时，有学者对主要的基因组标记方法（包括结肠癌Oncotye DX、ColoPrint、Veridex和结肠GeneFx等）进行了研究，但由于这些评分结果的准确性仍存在争议，研究结果对于占大多数的中危组Ⅲ期结肠癌患者的辅助化疗获益仍有待明确。CMS能够通过提供预后和预测信息来帮助筛选可从辅助治疗中获益的患者，制定个体化的治疗方案。然而，目前关于CMS作为辅助化疗获益预测因素的研究主要为回顾性研究。CMS检测技术要求和成本均较高，导致

其在临床实践中的应用和推广仍存在困难。我们相信,在今后关于辅助治疗的临床研究中,将CMS作为分层参数对Ⅲ期结肠癌患者进行分类研究会有较大的临床预后价值。

(三)免疫学特征

基于肿瘤中心区域和肿瘤浸润交界区域淋巴细胞群数目(D3/CD45RO,CD3/CD8或CD8/CD45RO)的淋巴细胞浸润免疫评分被用于判断结直肠癌患者预后。最近,在17个国家开展的一项大规模多中心研究分析了3800多例肿瘤患者(包含Ⅲ期患者)的评分结果,证实了这一评分系统的可重复性和稳定性。

另有一免疫评分系统是通过软件自动分析淋巴细胞浸润情况,并进行淋巴细胞浸润线性量化(linear quantification of lymphoid infiltration,LQLI)。最近该免疫评分系统通过了一项大样本Ⅲ期临床研究的验证。多因素分析表明,免疫评分低(LQLI3型)的患者DFS较短。虽然某些免疫评分系统具备一定的可重复性和稳定性,但我们仍然需要在整合所有可能对预后产生影响的因素(如dMMR表型、BRAF和RAS突变状态等)对免疫评分系统进行验证,并将其用于Ⅲ期结肠癌患者的术后辅助治疗决策、预后评估和免疫治疗效果的预测中。

目前,Ⅲ期结肠癌患者的术后辅助治疗仍无较大改变,我们对于不同CMS患者接受化疗获益的预测主要是基于传统的临床因素、病理因素和回顾性数据。虽然一些新的免疫学和分子因素(包括CMS、BRAF、KRAS、CIMP及免疫浸润等)也逐渐被用来协助判断预后和评估,但仍需要我们通过大规模的前瞻性临床试验研究对这些结果加以验证和整合,使我们可以更好地对Ⅲ期结肠癌患者实施有效的个体化辅助治疗。

五、Ⅲ期结肠癌的辅助化疗疗程

一直以来推荐的标准辅助化疗疗程为6个月的FOLFOX方案或CAPOX方案。尽管奥沙利铂的加入为部分患者带来了生存获益,同时也增加了治疗费用和不良反应(奥沙利铂引起的周围神经毒性)。在保证疗效的前提下,缩短化疗疗程,可有效减轻不良反应。

IDEA研究对6项随机对照试验进行前瞻性分析,旨在评估采用FOLFOX方案和CAPOX方案治疗3个月的效果是否不劣于6个月。该研究共纳入6项随机对照试验研究,分别为TOSCA、SCOT、IDEA France、Alliance/SWOG-80702、HORG及ACHIEVE,研究观察接受根治手术后的Ⅲ期结肠癌患者,进行为期3个月或6个月以奥沙利铂为基础(FOLFOX4或改良FOLFOX6或XELOX)的辅助化疗情况,以3年无病生存率为主要观察终点。研究小组在2017年ASCO年会上汇报了结果,截至数据锁定日期(2017年2月1日),IDEA研究共入组12834例患者,收集到记录有DFS事件的患者3263例,未达到预先设定的非劣效研究终点,3个月与6个月辅助治疗方案对比,HR=1.07(95%CI:1.00~1.15),95%CI上限超出了预设的非劣效界值(HR=1.12),即主要研究终点未达到3个月辅助化疗疗效非劣效于6个月辅助化疗疗效。亚组分析结果显示,FOLFOX方案3个月组3年无病生存率劣效于6个月组,而CAPOX方案3个月组3年无病生存率非劣效于6个月组。2019年法国IDEA Ⅲ期GERCOR-PRODIGE研究首次将循环肿瘤DNA(ctDNA)纳入到结肠癌辅助化疗预后和治疗时程的预测研究中。研究发现,对于高危Ⅲ期患者,实施6个月mFOLFOX辅助化疗方案的疗效优于实施3个月的疗效。结果认为，3个月疗程组和高危Ⅲ期患者中ctDNA＋患者与特别差的预后相关（P＜0.0001），6个月疗程组和低危Ⅲ期患者则不相关，从而前瞻性地验证了ctDNA的独立预后价值。

IDEA研究首先提出Ⅲ期结肠癌的危险度分层的概念。研究显示，根据国际抗癌联盟和美国癌症联合会（UICC/AJCC）TNM分期，$T_{1\sim2}N_1$期和T_4N_2期同为Ⅲ期，但二者5年无病生存率分别为87.7%和27.7%。因此，IDEA研究提出危险度分层的概念是非常合理和必要的。危险度分层分析结果显示，低危Ⅲ期结肠癌患者（$T_{1\sim3}N_1$期）辅助化疗3个月组3年无病生存率非劣效于6个月组，而高危Ⅲ期患者（T_4期或N_2期）辅助化疗3个月组3年无病生存率劣效于6个月组。

尽管IDEA研究未达到统计学意义上的终点，危险度分组尚有改进空间，但其在亚组分析中得到了有临床价值的结果，且疗程短的辅助化疗在提高结肠癌患者治疗依从性、减轻化疗相关毒性、节约医疗资源、降低患者的心理和经济负担，以及尽快恢复患者体力和生活质量等方面均有重要的临床意义。

六、局部进展期结肠癌的新辅助化疗

随着近年恶性肿瘤综合治疗理念的不断更新，新辅助化疗在恶性肿瘤的治疗方面取得了快速进展。目前已证实进展期食管癌、胃癌、结直肠癌患者采用新辅助化疗较术后辅助化疗更有效，新辅助化疗可以有效杀灭浸润肿瘤周围组织的癌细胞和局部微转移灶，并减少肿瘤切除过程中癌细胞的脱落和转移，降低术中癌细胞脱落的风险。因此，新辅助化疗在减少局部晚期结肠癌患者的远期转移、争取根治性手术切除、改善患者预后等方面具有较好的临床应用价值。目前，国内外学者建议，应用新辅助化疗，缩小肿瘤负荷，消除肿瘤周围微转移灶，可以为后期实行根治性手术提供良好的条件。

英国学者进行的FOXTROT研究旨在确定结肠癌患者新辅助化疗的可行性、安全性及有效性。该研究纳入了来自英国35家中心的150例局部晚期的患者（侵犯肌层深度≥5mm的T_3或T_4患者），按2∶1随机分配至新辅助化疗组[接受3个周期的化疗方案（奥沙利铂85mg/m^2＋亚叶酸钙175mg/m^2＋5-Fu400mg/m^{2}静脉滴注，随后5-Fu2400mg/m^{2}持续滴注46h），然后休息2周进行手术，术后继续9个周期的化疗]和标准治疗组（患者术后进行标准的12个周期的上述化疗方案治疗）。结果认为，局部进展期结肠癌患者行新辅助化疗可行，其不良反应和围术期并发症发生率在可接受范围。PRODIGE-22试验则主要研究Ⅲ期和Ⅱ期高危结肠癌新辅助化疗疗效。该研究入组了120例患者，接受FOLFOX方案新辅助化疗4个周期，主要终点为TRG1（肿瘤CR或仅残存孤立的小群的癌细胞）＞10%。虽然最后并未达主要终点（结果TRG1为8%），但肿瘤明显缓解[TRG1＋TRG2（癌细胞少量残留和纤维化反应范围超过癌细胞）]显著提高（44.2% vs. 7.7%，$P<0.001$），pT_4和（或）N_2显著减少（59% vs. 37.5%，$P=0.033$），脉管和（或）神经浸润显著减少（49% vs. 19%，$P=0.001$），其中8%的患者降期为Ⅰ期。研究认为，FOLFOX方案新辅助化疗是进一步提高Ⅱ、Ⅲ期结肠癌患者疗效的可行途径之一；同时，新辅助化疗有显著的降期、缩小肿瘤的效果，值得进一步研究探索。小部分对化疗比较敏感的患者达到pCR，而且这些患者都是分期偏晚的，应该继

续行6个月的术后化疗。

目前，国内多家肿瘤医院也在合作进行多中心临床试验，以评估针对局部晚期结肠癌患者进行新辅助化疗的可行性和安全性，将改善患者长期生存和生活质量作为临床优先考虑的治疗目标，但临床上如何选择适合个体的治疗方案仍亟待探讨。因此，对于拟行新辅助化疗的局部进展期结肠癌患者，化疗前需进行充分的评估、检查和筛选，在化疗过程中也需密切观察患者腹部体征、便血及腹痛情况，发现病情变化需及时予检查和治疗。

七、通过局部治疗达到无疾病状态的Ⅳ期结肠癌患者的辅助化疗

随着治疗理念、外科技术手段以及化疗药物的不断完善，含转移灶（如肝、肺转移）且接受完整切除手术的转移性结肠癌患者的5年生存率可达20%～45%。目前对于Ⅳ期结直肠癌患者通过对原发灶和转移灶进行局部完整切除术达到无疾病状态后是否需要接受辅助化疗，国际上有较多争议。部分专家认为，尽管转移性结肠癌患者的原发肿瘤和转移灶均已获得完整切除，但因其已发生远处转移且疾病分期属于Ⅳ期，术后患者仍需要接受适用于Ⅳ期结肠癌的辅助化疗药物和方案；另外有观点认为，完整切除术后患者体内没有转移灶的可以接受Ⅲ期结肠癌的辅助化疗方案。Ⅲ期临床试验EORTC-40983对结肠癌肝转移患者行完整切除术后给予FOLFOX4方案辅助化疗与行单纯完整切除手术治疗进行了比较。结果显示，与单纯手术治疗组相比，FOLFOX4方案辅助化疗组3年无病生存率有所改善。平均随访8.5年的结果显示，FOLFOX4方案辅助化疗组患者的总生存率也得到了改善。FOLFOX4方案辅助化疗组和单纯手术治疗组的MST分别为61.3个月和54.3个月。以上研究证明，联合奥沙利铂辅助化疗可以给完整切除术后的Ⅳ期转移性结肠癌患者带来生存获益。Schmoll等对采用FOLFIRI方案与FL方案辅助化疗的结肠癌肝转移完整切除患者的疗效进行了比较。结果显示，FOLFIRI方案组和FL方案组的MST分别为24.7个月和21.6个月（$P>0.05$），提示术后伊立替康辅助化疗并未给Ⅳ期结肠癌患者带来生存获益。Turan等则对比了FOLFOX4方案联合或不联合贝伐珠单抗对结直肠癌肝转移完整切除患者的疗效，中位随访时间为27个月，结果显示，FOLFOX4方案组和FOLFOX4方案联合贝伐珠单抗组中位RFS的差异无统计学意义（$P>0.05$）。

目前，国内外多数学者认为，Ⅳ期转移性结肠癌患者接受完整切除术后的辅助化疗方案选择，应该参照Ⅲ期结肠癌的辅助化疗方案。我们认为，接受完整切除术后达到无疾病状态的Ⅳ期转移性结肠癌患者的辅助化疗，应根据术后病理及患者全身情况进行综合评估，如果术后病理显示原发灶标本有淋巴结转移、脉管瘤栓或术后复查外周血肿瘤标记物水平高，尽管患者达到无疾病状态，仍需要接受术后辅助化疗，对接受新辅助化疗并证明有效者，可以继续采用新辅助化疗方案，不推荐使用以靶向治疗联合化疗为主的Ⅳ期结肠癌化疗方案。

八、老年结肠癌患者的辅助化疗

在接受治疗的结肠癌患者中，较大部分为老年患者。与年轻患者不同，老年结肠癌患者行辅助化疗时需考虑患者的体力状态、全身疾病情况、化疗耐受情况、治疗意愿及患者对预期寿命的

期望等多方面的因素。

Sanoff等研究认为，老年Ⅲ期结肠癌患者可从辅助化疗取得生存获益。该研究收集了2004—2007年5489例年龄≥75岁的Ⅲ期结肠癌患者资料。与单纯手术组相比，5-Fu辅助化疗组患者3年死亡率下降24%。对于老年结肠癌患者根治术后接受5-Fu辅助化疗的生存获益已得到国内外学者的一致认可，目前的主要争议在于老年结肠癌患者在辅助化疗中是否需要增加奥利沙铂。ACCENT研究包含了6项结肠癌辅助化疗的大型前瞻性随机对照试验，其中MOSAIC试验和NSABPC-07试验采用的化疗方案分别为FOLFOX4和FLOX方案，年龄≥70岁的老年患者占比分别为14%和16%，荟萃分析这两项试验的数据，与单用5-Fu比较，FOLFOX4和FLOX方案未能改善老年患者的DFS和OS。2012年的ACCENT研究结果显示，联合奥沙利铂的辅助化疗方案未能改善年龄≥70岁老年患者的肿瘤复发时间、DFS和OS，但能使年龄＜70岁患者有OS相关的获益。最近发布的关于NSABPC-08、XELOXA、X-ACT及AVANT的汇总分析表明，无需考虑Ⅲ期结肠癌患者的年龄和合并症，均支持其采用奥沙利铂联合5-Fu的化疗方案。

基于现有的数据，很难明确是否应对老年患者采用以奥沙利铂为基础的辅助化疗。目前的研究结果表明：①XELOX和FOLFOX方案被认为是高危Ⅱ期和Ⅲ期结肠癌患者的标准辅助化疗，但对于年龄＞70岁的患者，加入奥沙利铂所获得的疗效和生存获益并不明确；②由于联合化疗方案存在的潜在不良反应，老年结肠癌患者术后辅助化疗方案的选择需综合考虑患者的个体状况；③对于年龄≥70岁患者，采用5-Fu单药化疗方案是比较合适的选择。最近一项国际化、多中心的临床研究正在进行，该研究入组超过10500例Ⅲ期结肠癌患者，荟萃分析6项大型临床试验（SCOT、PRODIGE、CALGB/SWOG C80702、TOSCA、HORG、ACHIEVE），该研究将有助于解决老年结肠癌患者辅助化疗是否联合奥沙利铂的相关问题。

九、总　结

辅助化疗应在患者临床状况允许的前提下尽早开始，结肠癌根治术后4～6周较为合适。

XELOX和FOLFOX方案是目前推荐的结肠癌患者联合辅助化疗方案，需要6～8个疗程。

Ⅱ期结肠癌患者需个体化辅助化疗方案，根据危险度分层寻找获益最大的亚群进行化疗。

含奥沙利铂的辅助化疗方案是目前Ⅲ期结肠癌患者的标准治疗方案，低危患者术后辅助化疗3个月比6个月的耐受性好，神经毒性更低；高危患者仍需接受6个月的辅助化疗。

MMR、MSI检测与评估有预测Ⅱ期和Ⅲ期结肠癌中化疗效果的作用，基因检测结果为dMMR的Ⅱ期结肠癌患者不能从5-Fu单药化疗中获益。

对局部进展Ⅲ期结肠癌患者治疗进行新辅助化疗可以提高根治性手术的切除率，但需进行充分的化疗前评估和检查，以减少围术期并发症的发生。

Ⅳ期转移性结肠癌患者接受R0手术切除后，仍应该按照Ⅲ期结肠癌的辅助化疗方案化疗。

老年结肠癌患者的术后辅助化疗需综合考虑患者的体能状况制定个体化方案，对于年龄≥70岁患者的辅助化疗，使用氟尿嘧啶类药物单药化疗是较为合适的选择。

随着肿瘤分子生物学及基因组学的进一步发展，针对化疗敏感性分析的多基因综合检测和评估有望成为一种新型标准。在结肠癌辅助化疗领域中仍有不少存在争议的问题,需大量的多中心临床试验提供有临床参考价值的循证医学证据。最终为目前尚存争议的结肠癌患者术后辅助化疗提供更加合适的选择和治疗参考,从而使患者获得最佳的治疗效果和生存获益。

第十一节 肿瘤原发部位对结直肠癌患者预后及药物选择的影响

研究者发现,左、右半结直肠癌无论是胚胎起源、流行病学,还是临床病理、分子生物学和局部免疫微环境都存在巨大差异。近年来,各大型临床研究分析发现,左、右半结直肠癌的预后和治疗也存在巨大差异。

一、左、右半结直肠癌是两种疾病

结肠可以分为"远端(左半)结肠"和"近端(右半)结肠",目前左、右半结肠癌尚无绝对统一的分界。有学者认为,以横结肠近端2/3为界,区分左、右半结肠;也有学者认为,以脾曲为界,区分左、右半结肠。目前的临床研究中,大多是以脾曲为界,即右半结肠是指盲肠、升结肠、横结肠;左半结肠则包括脾曲、降结肠、乙状结肠和直肠。早在1990年,美国密歇根大学Bufill等从分子遗传学角度证实了左、右半结肠癌的差异,首次提出左、右半结肠癌是两种截然不同的肿瘤。事实上,左、右半结肠的胚胎来源和解剖结构均有所不同:右半结肠发生于胚胎的中原肠,左半结肠发生于胚胎后原肠;右半结肠由肠系膜上动脉供血,静脉血经肠系膜上静脉主要回流入右半肝,左半结肠由肠系膜下动脉供血,静脉血经由肠系膜下静脉进入脾静脉,再经门静脉左支到左半肝。左、右半结直肠癌主要的临床与病理区别见表8-11-1。

表8-11-1 左、右半结肠癌的临床与病理区别

区别	右半结肠癌	左半结肠癌
血供	肠系膜上动脉	肠系膜下动脉
临床特征	以贫血等全身症状多见	大便习惯改变,出血,大便潜血,黏液便,肠梗阻
胚胎起源	中原肠	后原肠
病理特点	TNM分期较高,肿瘤相对大,管腔内生长,黏液性多见,分化差	较低TNM分期,肿瘤相对小,环绕管腔,分化好,黏液性少见
微生物学特点	梭杆菌丰富	梭杆菌一般
免疫反应	活跃	不活跃
基因谱不同	在基因表达方面,成人左、右半结肠>165种基因呈>2倍、49种基因呈>3倍的差异	

但是,临床与病理上的区别只是表象,本质上还是分子层面的差异。早在2014年,就有研究表明,左、右半结肠在多个重要分子通路及肿瘤相关基因上存在差别。Missiaglia等发现,右半结

肠癌黏液腺癌、MSI-H的比例较高，关键的肿瘤通路也出现较多突变，表现出BRAF或BRAF-like突变、锯齿状通路的特征；而左半结肠癌更常见是染色体不稳定(chromosome instable，CIN)、EGFR或HER-2扩增以及EGFR的过表达。另外，右半结肠癌主要属于CMS中的CMS1和CMS3型，与左半结肠的分子亚型不尽相同(见表8-11-2)。

表8-11-2　左、右半结肠癌分子水平差异

特征	左半结肠癌	右半结肠癌
主要发生机制	CIN	MSI-H
基因	EGFR或HER-2扩增/EGFR的过表达	BRAF突变或BRAF-like锯齿状通路
CMS	CMS2和CMS4	CMS1和CMS3

左、右半结肠癌分子水平的差异，在很大程度上解释了为何左、右半结肠癌预后以及药物治疗方面存在的明显差异。已有多个研究均提示左、右半结肠癌分子基础有很大不同。

不同部位结肠癌分子基础差异巨大，更重要的是提示我们未来应该更加细化选择每一类药物的最适宜人群，结合肿瘤部位分子基础等多个纬度评估疾病，发掘更多的治疗靶点和手段，从而使患者在最少的药物毒性暴露下获得最佳的治疗效果。

二、左半结直肠癌与右半结肠癌的预后

从外观上看，右半结肠癌的肿瘤较大，呈外生性、息肉状向管腔生长，常导致患者出现贫血；左半结肠癌的肿瘤是浸润型、呈环绕管腔的紧缩性生长，常导致患者出现肠梗阻。那么，左、右半结肠癌患者的生存差异是在诊断时就已成定势，还是在转移后形成尚无定论。日本学者对820例Ⅰ～Ⅲ期结肠癌的分析结果表明，左、右半结肠癌患者的术后5年无病生存率总体相近(89.3% vs. 88.6%)，但Ⅰ期左、右半结肠癌患者的术后5年无病生存率差异有统计学意义(95.2% vs. 100%，P=0.034)；Ⅱ、Ⅲ期左、右半结肠癌患者的术后5年无病生存率差异无统计学意义(84.7% vs. 79.4%，P=0.152)。Meguid等对SEER数据库中1988—2003年诊断的77978例结肠癌患者进行了分析。结果显示，肿瘤分期对患者死亡的影响最大(P<0.001)。但是，Ⅰ期左、右半结肠癌患者的生存时间差异无统计意义，Ⅱ期右半结肠癌患者的生存时间明显长于左半结肠癌患者(P<0.001)，Ⅲ、Ⅳ期左半结肠癌患者的生存时间明显长于右半结肠癌患者。但是，Benedix等对德国多中心观察性研究的数据库进行了分析。结果显示，与左半结肠癌患者相比，右半结肠癌患者的死亡率增加12%。但由于这两个数据库的患者特征和肿瘤分期等情况差别较大，而这些影响因素在统计分析过程中难以对其进行校正，所以很难得出肯定的结论。为了减少相关因素的干扰，2011年Weiss等在Meguid等研究的基础上，对SEER数据库中1992—2005年诊断的、享受政府医疗保险的、年龄≥66岁的Ⅰ～Ⅲ期结肠癌患者进行了分析。结果显示，患者特征和肿瘤特征都是影响患者生存的因素，其中肿瘤分期是独立预测因素。在经过校正的人群和Ⅰ期患者中，左、右半结肠癌患者的死亡风险差异均无统计学意义；在Ⅱ期患者中，右半结肠癌患者的死亡风

险低于左半结肠癌患者（$P<0.001$）；在Ⅲ期患者中，右半结肠癌患者的死亡风险则明显高于左半结肠癌患者（$P<0.001$）。

澳大利亚Price等对2972例转移性结直肠癌患者的分析表明，左半结肠癌和直肠癌患者的MST明显长于右半结肠癌患者（20.3个月 vs. 9.6个月，$P<0.001$）；在行姑息治疗的患者中，左半结肠癌和直肠癌患者的MST仍然明显长于右半结肠癌患者（29. 4个月 vs. 18.2个月，$P<0.001$），但左半结肠癌和直肠癌患者之间的生存时间的差异无统计学意义。因此，他们认为，转移性左半结直肠癌患者的预后明显好于转移性右半结肠癌患者。同时，肝转移患者在转移灶切除后，左半结直肠癌与右半结肠癌患者的MST差异无统计学意义（6.2年 vs. 6.2年），说明转移灶的存在决定了左半结直肠癌与右半结肠癌患者预后的差别，而这种差异很可能是对药物反应有差异造成的。

2016年ASCO会议上，Schrag教授报道了源自SEER数据库的分析（摘要号3505），Ⅳ期原发左半结直肠癌患者的预后显著优于Ⅳ期原发右半结肠癌。在Ⅲ期左半结直肠癌与右半结直肠癌患者中，亦有相似的现象。

所以，左、右半结肠癌患者的预后可能与肿瘤分期相关，左半结肠癌与直肠癌预后相当，Ⅰ期左、右半结肠癌患者预后相当，Ⅱ期右半结肠癌患者的预后较好，Ⅲ、Ⅳ期右半结肠癌患者的预后较差。

三、原发肿瘤部位对药物选择的影响

既然左、右半结肠癌的基因突变不同，那么是否会对靶向药物的疗效产生影响呢？CO-17试验是早在无RAS证据的时候开展的一项Ⅲ期临床研究，证明了西妥昔单抗三线治疗转移性结直肠癌的效果。此研究后续的分层分析证明，与安慰剂比较，西妥昔单抗显著延长了左半结肠癌患者的无进展生存时间（5.8个月 vs. 1.8个月，$P<0.001$），但不能延长右半结肠患者的无进展生存时间（1.9个月 vs. 1.9个月，$P=0.26$）。接下来的AIOKRK-0104研究调查了西妥昔单抗＋伊立替康＋卡培他滨与西妥西单抗＋奥沙利铂＋卡培他滨一线治疗转移性结直肠癌的效果。对左、右半结肠的分层分析表明，即使在KRAS野生型患者中，左半结肠癌患者的生存时间也明显长于右半结肠癌患者（$P=0.016$），说明存在其他的影响西妥昔单抗治疗左、右半结肠癌的效果的因素。

左、右半结肠癌除了在基因变异和表观遗传上存在差异之外，不同部位的结肠癌表达血管内皮生长因子A（vascular endothelial growth factor-A，VEGF-A）的水平也存在差异。Bendardaf等的研究显示，远端结肠癌和直肠癌的VEGF-A表达水平高于近端结肠癌。NCT00212615研究提示，原发肿瘤位于乙状结肠和直肠的患者与原发肿瘤位于盲肠至降结肠段的患者相比，接受CAPEOX＋贝伐珠单抗方案治疗后无论是PFS（中位PFS分别为9.3个月和7.2个月；HR＝0.68，95%CI：0.56～0.82）还是OS（MST分别为23.5个月和13.0个月；HR＝0.47，95%CI：0.38～0.57）都取得显著获益。然而，在仅接受CAPEOX方案治疗的患者中，肿瘤原发部位与患者生存时间未见显著相关性。早在AVF-2107g研究的亚组分析中，与单纯IFL方案化疗相比，IFL＋贝伐珠单抗方案治疗直肠癌患者的生存获益更大（24.2个月和14.9个月，HR＝0.47），而结肠癌患者的获益较小（19.5个月和15.7个月，HR＝0.74）。总的来说，贝伐珠单抗对不同原发部位的肿瘤疗效不同，如果考虑到不同部位的VEGF-A依赖性不同，则可以解释部分肿瘤不同原发部位的患者采用抗VEGF抑制剂治疗后生存改善的不同。

2016年ASCO会议上，CALGB/SWOG-80405研究的回顾性亚组分析（摘要号3504）显示，原发左半结肠癌患者OS显著优于右半结肠癌患者（33.3个月 vs. 19.4个月）。其中，接受化疗＋贝伐珠单抗治疗组的KRAS野生型左、右半结肠癌患者OS分别为31.4个月和24.2个月；而接受化疗＋西妥昔单抗治疗组的KRAS野生型左、右半结肠癌患者OS分别为36.0个月和16.7个月，提示两种分子靶向药物对左、右半结肠癌患者疗效存在明显差异。左半结肠癌患者从EGFR单抗治疗中获益更明显，而右半结肠癌患者使用贝伐珠单抗较西妥昔单抗生存改善更明显。而且右半结直肠癌患者不管采用何种方案总体生存预后都较左半结肠癌患者差。2017年《肿瘤学年鉴》刊发特别文章，对左、右半结直肠癌的6个大型临床研究（CRYSTAL、FIRE-3、CALGB-80405、PRIME、PEAK以及20050108研究）进行荟萃分析。该分析结果进一步证实了肿瘤原发部位是转移性结直肠癌患者预后和特定靶向药物疗效的预测因素。结论认为，RAS、RAF野生型转移性左半结直肠癌患者优先推荐两药化疗＋EGFR单抗治疗。就OS而言，EGFR单抗在转移性左半结直肠癌治疗上具有绝对优势，这一点目前已有多个临床研究证据支持；对于转移性RAS野生型右半结直肠癌患者，化疗＋贝伐珠单抗是优选治疗方案，但当治疗目标为缩小肿瘤时，EGFR单抗仍然为可选择的靶向药物，也可选择三药化疗±贝伐珠单抗。此外，回顾性分析有局限性，期待未来在开展相关临床试验时，可将肿瘤原发部位作为分层因素设计在临床研究中，进一步夯实目前关于转移性结直肠癌肿瘤原发部位对治疗选择的临床意义。

基于以上研究，2017年NCCN更是首次将结肠癌原发部位对治疗决策的影响写入了临床指南（仅对左半结肠癌KRAS和NRAS野生型患者推荐一线行化疗联合EGFR单抗治疗）。

Tejpar等分析了CRYSTAL和FIRE-3研究后认为，RAS野生型的右半结肠癌患者采用FOLFIRI＋靶向药物方案，只有非常有限的获益。结合右半结肠病理黏液腺癌比例高、MSI比例高、BRAF突变率高以及RAS突变率高等特点，我们不难得出右半结肠癌患者预后差，同时对标准化疗和联合靶向药物都不太敏感的结论。但是如何改善晚期右半结肠癌患者的预后，在未来我们可能还要依赖靶向药物或者联合多种治疗手段来实现。

四、总　结

综上所述，左、右半结肠的胚胎起源和解剖部位不同，同时左、右半结肠癌的分子生物学特性（如MSI、CpG岛甲基化、BRAF和RAS等基因的突变频率）也存在显著差异。这些差异最终导致了左、右半结肠癌患者的预后不同和对传统化疗和靶向治疗的疗效不同。对于左半结肠癌RAS野生型患者，可能需要我们了解BRAF、HER-2和EGFR配体等分子标志物状态后，进一步筛选可最大程度从EGFR单抗治疗中获益的人群。尽管当前右半结肠癌患者预后差，且缺乏有效的治疗手段，但我们也应看到针对BRAF突变、MSI、RAS突变这些特殊靶点都存在研究前景。相信在不久的未来，通过对晚期结直肠癌进行更加精细的分子分型和宿主免疫状态评估，个体化的药物治疗一定会给患者带来更大的生存获益。

第十二节 结直肠癌的免疫治疗

2015年5月30日ASCO年会的专场上，来自约翰霍普金斯医院的Dr.Deng公布了抗PD-1抗体治疗肠癌的最新进展——DNAPD-1阻滞剂在DNA错配修复功能缺陷型肿瘤中的研究。该临床研究仅是一个入组41例患者的Ⅱ期临床研究，但*NEJM*同日在线发表了这个研究结果，这是一项具有里程碑意义的临床研究，代表着肠癌免疫治疗的突破。此后，结直肠癌的的免疫治疗临床研究结果陆续发布，有喜有忧。

一、MSI-H(dMMR)结直肠癌患者的免疫治疗

(一)≥二线的研究

KEYNOTE-016研究将纳入的难治性晚期肿瘤患者根据MMR状态将分为3组：dMMR的结直肠癌组、pMMR结直肠癌组及dMMR其他肿瘤组，均给予帕博利珠单抗10mg/kg，每2周给药。主要研究终点是20周时免疫相关客观有效率和免疫相关PD生存时间。本研究实际入组41例患者(dMMR结直肠癌11例，pMMR结直肠癌21例，dMMR其他肿瘤9例)，3组患者20周免疫相关客观有效率分别为40%、0和71%，免疫相关疾病分别为78%、11%和67%。dMMR结直肠癌组的中位PFS和OS均尚未达到，而pMMR结直肠癌组的PFS和OS则分别为2.2个月(HR＝0.103，$P<0.001$)和5.0个月(HR＝0.216，$P=0.02$)。2015年11月，FDA授予Keytruda(帕博利珠单抗)突破性治疗药物资格，准许其用于MSI-H转移性结直肠癌患者后线治疗。此后，针对MSI-H(dMMR)亚型肿瘤的免疫治疗陆续展开。基于KEYNOTE-016、KEYNOTE-164、KEYNOTE-012、KEYNOTE-028和KEYNOTE-158这5项开放标签、多队列多部位肿瘤的Ⅰ和Ⅱ期临床研究的结果，2017年5月FDA批准了帕博利珠单抗用于确定有MSI-H或dMMR的成人和儿童晚期或转移性实体肿瘤患者的后线治疗。

CheckMate-142研究是单药治疗与联合治疗对比的Ⅱ期多队列研究。第一队列共有74例既往接受过以氟尿嘧啶、奥沙利铂或伊立替康为基础的一线及以上化疗并出现PD或不耐受的转移性结直肠癌患者接受纳武利尤单抗单药治疗。纳武利尤单抗单药队列中显示出较好的疗效，ORR为31%，9个月和12个月的PFS率分别为54%和50%，OS率分别为78%和73%。不论PD-L1表达情况、BRAF突变状态及KRAS突变情况如何，有无Lynch综合征病史，患者均能从纳武利尤单抗治疗中获益。基于这些研究数据，纳武利尤单抗获批用于标准化疗后进展的dMMR(MSI-H)转移性结直肠癌患者。第二队列(ipilimumab联合纳武利尤单抗治疗)在全球28个研究中心入组组织学确诊、既往接受过系统性的氟尿嘧啶＋奥沙利铂或伊立替康治疗、复发型结直肠癌或转移性结直肠癌，检测确认为dMMR(MSI-H)的患者。第二队列患者接受纳武利尤单抗3mg/kg＋ipilimumab(1mg/kg，q3w)联合治疗，4个周期治疗后序贯纳武利尤单抗(3mg/kg，q2w)治疗直至PD或患者不能耐受毒性。第二队列入组119例患者，客观缓解率为55%，9个月的PFS率和OS率

分别为76%和87%,12个月的PFS率和OS率分别为71%和85%。无论患者的BRAF、KRAS突变状态、PD-L1表达状态如何,有无Lynch综合征,均观察到有疗效。其中,BRAF突变的患者,ORR和DCR分别为55%和79%。任意级别的治疗相关的不良事件发生率为73%,最常见的治疗相关的不良事件为腹泻(22%)、乏力(18%)和瘙痒。3级和4级治疗相关的不良事件发生率分别为27%和5%。第二队列显示出更好的疗效和较好的安全性,基于此研究纳武利尤单抗+ipilimumab联合方案成为dMMR(MSI-H)转移性结直肠癌患者二线及以上的新选择。

(二)一线治疗中的探索

CheckMate-142研究的第三队列是免疫治疗作为MSI-H转移性结直肠癌一线治疗中第一个报道的临床研究,其结果令人欣喜。CheckMate-142研究的第三队列共入组45例初诊可评估、dMMR(MSI-H)型晚期结直肠癌患者。患者单纯接受免疫治疗(纳武利尤单抗 3mg/kg,q2w+ipilumumab 1mg/kg,q6w)。中位随访13.8个月后,ORR为60%,DCR为84%。与基线肿瘤负荷相比,80%的患者出现肿瘤负荷降低。所有45例患者的中位PFS尚未达到,12个月PFS率为77%,12个月OS率为83%。1例发生治疗相关死亡,3例(7%)发生3~4级治疗相关严重不良事件,3例(7%)因毒性导致治疗终止。总体不良事件与以往报道结果一致,主要集中在皮肤、内分泌系统、肝脏和胃肠道。

CheckMate-142研究的第三队列结果虽然样本量小、生存数据还不成熟,但已经呈现出CTLA-4单抗联合PD-1单抗的双药一线免疫治疗能给患者带来了显著而持久的治疗应答和临床获益,同时患者对治疗耐受性良好的情况。该研究必将给MSI-H型晚期结直肠癌的一线治疗带来革新。

MSI-H转移性结直肠癌患者,一线治疗还需要化疗或靶向药物治疗吗?第三队列Ⅲ期研究正在开展中。NCT02563002比较帕博利珠单抗与标准化疗方案的疗效优劣;NCT003414983评估纳武利尤单抗和FOLFOX6+贝伐珠单抗的差异;NCT02997228则比较atezolizumab+mFOLFOX6/贝伐珠单抗与atezolizumab单药与mFOLFOX6/贝伐珠单抗三组之间的优劣。这些研究的结果能明确PD-1单抗单药能否替代现有的标准治疗,以及在现有的标准治疗基础上联合PD-1单抗能否取得更好的疗效。

(三)围手术期的研究

1. 辅助治疗

目前辅助治疗的Ⅲ期临床研究NCT029125已开展,目的是评估MSI-H结直肠癌患者在mFOLFOX6基础上联合atezolizumab免疫治疗的获益情况。

2. 新辅助治疗

2018年,ESMO来自荷兰的NICHE研究,初步探索了免疫治疗用于早期结肠癌新辅助治疗的安全性和有效性。临床分期为Ⅰ~Ⅲ期腺癌的结肠癌患者,接受CTLA-4单抗ipilimumab和PD-1单抗纳武利尤单抗治疗,并在6周内接受手术。结果显示,所有患者对术前免疫治疗的耐受性均很好,全部患者均顺利接受手术,手术时间没有延迟,从第一个剂量的免疫治疗距离手术的平均时间为32d。在7例dMMR患者中,4例实现病理CR,未CR的3例,残留癌细胞比例均小于

2%。而在pMMR患者则几乎没有出现病理应答，所有患者，残留癌细胞比例均在85%以上。NICHE研究显示，结直肠癌领域免疫治疗向新辅助治疗方向发展非常有吸引力，值得开展更大型的临床试验来进一步验证。

二、MSS(pMMR)结直肠癌患者的免疫治疗

(一)MSS(pMMR)结直肠癌患者免疫检查点抑制剂的疗效

MSS患者对免疫药物治疗的反应似乎并不理想。经帕博利珠单抗治疗的MSS结直肠癌患者PFS仅有2.2个月而OS仅有5个月。在CheckMate-142研究中MSS结直肠癌患者从PD-1抗体联合CTLA-4抗体治疗中的获益有限。两种不同剂量组合的纳武利尤单抗与ipilimumab联合疗法，ORR率为5%(1/20)，而两组的中位PFS分别为2.28个月和1.31个月。

(二)免疫联合治疗探索方向

2015年后，就在不断探讨如何突破MSS结直肠癌患者的免疫治疗。一个方向是我们能否找到除MSI以外的其他标记物，但目前结果并不令人满意；另一个更重要的方向是通过联合治疗增加免疫治疗效果。

此外，对于MSS结直肠癌患者有必要进行新药及新的药物联合治疗。临床前研究提示了多种可能。在对恶性黑色素瘤、结直肠癌和乳腺癌模型的研究中，MEK抑制剂可上调IFN-γ介导的HLA分子和PD-L1表达。基础研究的动物模型显示，MEK抑制剂和PD-1抗体可发挥协同抗肿瘤作用。基于基础研究结果，研究者针对MEK抑制剂cobimetinib和抗PD-L1抗体atezolizumab是否可发挥协同抗肿瘤作用(MPDL3280A，Tecentriq)，在KRAS突变的结直肠癌患者中进行了Ⅰb期剂量递增和队列扩展研究(NCT01988896)。中期研究数据显示，在23例转移性结直肠癌患者中(其中20例KRAS突变患者)，4例(17%)发生PR。该研究6个月OS达72%，比预期效果更佳。大多数患者的MSI(MMR)的状态尚不清楚，但在4例发生应答的患者中3例被确认为pMMR，即MSS。这一结果极大地激发了研究者们对结直肠患者免疫疗法的研究热情。MEK抑制剂cobimetinib联合PD-L1单抗atezolizumab治疗MSS晚期结直肠癌的Ⅱ期研究取得了令人鼓舞的结果(有效率从0提高到20%)。遗憾的是，Ⅲ期研究(IMblaze-370)最终未显示该联合治疗策略对结直肠癌患者有益。IMblaze-370纳入363例化疗难治性转移性结直肠癌患者，以2∶1∶1的比例随机接受atezolizumab＋cobimetinib方案(n＝183)、atezolizumab单药方案(n＝90)和瑞格非尼单药(n＝90)方案治疗。89%～93%患者为MSS。根据2018年ESMO GI上报道的研究结果，atezolizumab＋cobimetinib、瑞格非尼单药与atezolizumab单药治疗的MST分别为8.9个月、8.5个月和7.1个月。Atezolizumab单用或与cobimetinib联合使用时，患者OS不优于瑞格非尼单药治疗。对MSS患者的免疫治疗仍然迷雾重重。当然，如何将“冷的肿瘤”转变为“热的肿瘤”，从而使MSS患者对免疫疗法出现反应，依旧需要不断探索，还有多项针对MSS结直肠癌患者的Ⅱ期临床研究正在开展，包括PD-L1和(或)PD-1联合放化疗，或联合靶向药物，如MEK抑制剂、MNK抑制剂、EGFR抑制剂或IDO抑制剂等。关于MSS结直肠癌患者的Ⅲ期临床研究有限，遂针对目前主要的Ⅱ期临床研究进行了汇总，见表8-12-1。

表8-12-1 目前针对MSS结直肠癌的Ⅱ期临床研究

患者人群	方案	首要终点	NCT注册号
联合EGFR抗体			
KRAS/NRAS/BRAF野生型MSS难治性mCRC	纳武利尤单抗+pilimumab+帕尼单抗	ORR	NCT03442569
联合MEK抗体			
标准治疗失败后MSS mCRC	durvalumab+曲美替尼	DLT ORR	NCT03428126
难治性MSS mCRC且RAS突变	binimetinib+纳武利尤单抗 vs. binimetinib+纳武利尤单抗+ipilimumab	DLT ORR	NCT03271047
难治性MSS mCRC	纳武利尤单抗+ipilimumab+cobimetinib vs. 纳武利尤单抗 vs. 纳武利尤单抗+ipilimumab	ORR	NCT02060188
联合化疗±抗血管药物			
进展期MSS CRC	帕博利珠单抗+贝伐珠单抗+卡培他滨	ORR	NCT03396926
难治性MSS mCRC	纳武利尤单抗+TAS-102	irORR	NCT02860546
联合放疗			
难治性MSS mCRC	大分割姑息性放疗后durvalumab+tremelimumab	ORR	NCT03007407
MSS mCRC一线治疗	纳武利尤单抗+ipilimumab+放疗	DCR	NCT03104439
其他			
难治性MSS mCRC	Avelumab+autologous dendritic cell疫苗	PFS	NCT03152565
	Epacadostat(IDO)+帕博利珠单抗+阿扎胞苷	DLT ORR	NCT03182894
	Avelumab(PD-L1)联合eFT508(MNK)	DLT ORR	NCT03258398

*注:CRC:结直肠癌;mCRC转移性结直肠癌

(三)一线诱导治疗后免疫维持治疗

MODUL研究是美国NCI开展的大型伞形研究,入组mCRC患者接受一线诱导治疗后,给予基于分子标志物驱动的个体化维持治疗。所有mCRC一线接受FOLFOX+贝伐珠单抗的治疗3~4个月,取得疾病控制以上疗效(CR、PR、SD)的患者,根据分子标志物检测结果进入不同的维持治疗模式,其中队列2是BRAF野生型患者,按1:2比例分别接受氟尿嘧啶+Bev与氟尿嘧啶+BEV+PD-L1单抗atezolizumab维持治疗。研究主要终点是PFS。2018年ESMO大会报道该队列的结果显示,在入组的445例患者中,378例患者检测了MSI状态,371例(98%)为MSS患者。中位随访18.7个月后,两组间PFS和OS差异无统计学意义,PD-L1单抗加入维持治疗并未给患者带来生存获益,安全性结果与既往报道的结果一致。尽管已经有很多的基础研究显示,贝伐珠单抗可以通过逆转VEGF的免疫抑制,来增强肿瘤的T细胞浸润,从而可能给PD-L1单抗atezolizumab带来增效功能,但事实证明,MSS型肿瘤背后的免疫耐受机制并不是我们理解的那么简单。

免疫治疗在肠癌中的发展呈现出两极分化情况。在MSI-H(dMMR)结直肠癌患者中,免疫治疗从后线到一线再到新辅助治疗,均显示令人振奋的疗效,为临床实践带来革命性的治疗模式改变。但在绝大多数MSS型结直肠癌患者中,人群筛选、联合治疗策略等多种探索依旧未看到实质性的突破,归根到底,我们对于MSS型肿瘤的免疫耐受机制仍缺乏真正的了解。

参考文献

[1] International Agency for Research on Cancer. GLOBOCAN 2012: estimated cancer incidence, mortality and prevalence worldwide in 2012[OL]. http://globocan. iarc.fr/Default.aspx.

[2] Ferlay J, Shin HR, Bray F, et al. Estimates of worldwide burden of cancer in 2008: GLOBOCAN 2008[J]. Int J Cancer, 2010, 127(12): 2893-2917.

[3] Parkin DM, Bray F, Ferlay J, et al. Global cancer statistics, 2002[J]. CA Cancer J Clin, 2005, 55(2): 74.

[4] Parkin DM, Bray F, Ferlay J, et al. Estimating the world cancer burden: Globocan 2000[J]. Int J Cancer, 2001, 94(2): 153.

[5] 杜灵彬,李辉章,王悠清,等.2013年中国结直肠癌发病与死亡分析[J].中华肿瘤杂志,2017,39(9):701-706.

[6] 李道娟,李倩,贺宇彤.结直肠癌流行病学趋势[J].肿瘤防治研究,2015,42(3):305-310.

[7] Allemani C, Weir H K, Carreira H, et al. Global surveillance of cancer survival 1995-2009: analysis of individual data for 25, 676, 887 patients from 279 population-based registries in 67 countries (CONCORD-2)[J]. Lancet, 2015, 385(9972): 977-1010.

[8] 杭荣珍.调整饮食结构预防十种癌症[J].健康博览,1997,4:44.

[9] 黄修海,刘跃晖,刘文卓.饮食与消化道肿瘤的关系研究进展[J].实用预防医学,2013,20(8):1024-1025.

[10] Papaemmanuil E, Carvajal-Carmona L, Sellick GS, et al. Deciphering the genetics of hereditary non-syndromic colorectal cancer[J]. Eur J Hum Genet, 2008, 16(12): 1477-1486.

[11] 潘桃,胡跃,袁瑛,等.遗传性结直肠癌的基因诊断及治疗进展[J].中华肿瘤杂志,2013,35(10):721-725.

[12] Yang J, Liu QW, Li LW, et al. Familial adenomatous polyposis in China[J]. Oncol Lett, 2016, 12(6): 4877-4882.

[13] Septer S, Lawson CE, Anant S, et al. Familial adenomatous polyposis in pediatrics: natural history, emerging surveillance and management protocols, chemopreventive strategies, and areas of ongoing debate[J]. Fam Cancer, 2016, 15(3): 477-485.

[14] Park JH, Yagerman S, Feng H, et al. Gardner-Diamond syndrome[J/OL]. Dermatol Online J,

2016, 22(12).

[15]Dipro S, Al-Otaibi F, Alzahrani A, et al. Turcot syndrome:a synchronous clinical presentation of glioblastoma multiforme and adenocarcinoma of the colon[J]. Case Rep Oncol Med, 2012, 2012: 720-273.

[16]Bui QM, Lin D, Ho W. Approach to Lynch Syndrome for the Gastroenterologist[J]. Dig Dis Sci, 2017, 62(2): 299-304.

[17]吴伟.散发性结直肠癌KRAS基因突变与临床病理特征及预后关系的初步研究[D].杭州:浙江大学,2010.

[18]方捷迪,易慕华,李争艳,等.饮食因素及生活方式与结直肠癌的关系[J].实用医技杂志,2013,20(12):1312-1313.

[19]孙丽红.饮食因素与结直肠癌关系的研究进展[J].世界华人消化杂志,2010,18(19):2033-2037.

[20]Shin A, Lee J, Lee J, et al. Isoflavone and soyfood intake and colorectal cancer risk:a case-control study in Korea[J]. PLoS One, 2015, 10(11):e0143228.

[21]Gonzalez CA, Riboli E. Diet and cancer prevention:Contributions from the European Prospective Investigation into Cancer and Nutrition (EPIC) study[J]. Eur J Cancer, 2010, 46(14): 2555-2562.

[22]Bostick RM. Effects of supplemental vitamin D and Calcium on normal colon tissue and circulating biomarkers of risk for colorectal neoplasms[J]. J Steroid Biochem Mol Biol, 2015, 148: 86-95.

[23]周琪,刘跃欣,闫金银,等.大蒜提取物抗肿瘤作用在动物及临床试验中的研究进展[J].海南医学,2015,26(11):1643-1646.

[24]李艳萍,李骥,盖小荣,等.结直肠息肉发病危险因素分析[J].首都医科大学学报,2013,34(5):684-688.

[25]Tasevska N, Jiao L, Cross AJ, et al. Sugars in diet and risk of cancer in the NIH-AARP Diet and Health Study[J]. Int J Cancer, 2012, 130(1): 159-169.

[26]Binefa G, Rodríguez-Moranta F, Teule À, et al. Colorectal cancer: from pr-evention to personalized medicine[J]. World J Gastroenterol, 2014, 20(22): 6786-6808.

[27]宗振久,张红军,王曦,等.结肠癌发病的危险因素logistic回归分析[J].中国医药指南,2012,10(12):160-161.

[28]Sanfilippo KM, McTigue KM, Fidler CJ, et al. Hypertension and obesity and the risk of kidney cancer in two large cohorts of us men and women[J]. Hypertension, 2014, 63(5): 934-941.

[29]Lin JH, Morikawa T, Chan AT, et al. Postmenopausal hormone therapy is associated with a reduced risk of colorectal cancer lacking CDKN1A expression[J]. Cancer Res, 2012, 72(12): 3020-3028.

[30] Gupta S, Balasubramanian BA, Fu T, et al. Polyps with advanced neoplasia are smaller in the right than in the left colon: implications for colorectal cancer screening[J]. Clin Gastroenterol Hepatol, 2012, 10(12): 1395-1401.

[31] 周晓东，吕农华. 结直肠癌的流行病学研究现状[J]. 现代消化及介入诊疗，2006，11(3)：149-151.

[32] Ma J, Gao S, Ni X, et al. Exposure to bisphosphonates and risk of colorectal cancer[J]. Br J Clin Pharmacol, 2013, 76(3): 320-328.

[33] Courtney RJ, Paul CL, Carey ML, et al. A population-based cross-sectional study of colorectal cancer screening practices of first-degree relatives of colorectal cancer patients[J]. BMC Cancer, 2013, (13): 13.

[34] Whalen KA, McCullough M, Flanders WD, et al. Paleolithic and Mediterranean diet pattern scores and risk of incident, sporadic colorectal adenomas[J]. Am J Epidemiol, 2014, 180(11): 1088-1097.

[35] Fung TT, Hu FB, Wu K, et al. The Mediterranean and Dietary Approaches to Stop Hypertension (DASH)diets and colorectal cancer[J]. Am J Clin Nutr, 2010, 92(6): 1429-1435.

[36] Ait Ouakrim D, Dashti SG, Chau R, et al. Aspirin, ibuprofen, and the risk for colorectal cancer in Lynch Syndrome[J]. J Natl Cancer Inst, 2015, 107(9): 170.

[37] Kunzmann AT, Coleman HG, Huang WY, et al. Dietary fiber intake and risk of colorectal cancer and incident and recurrent adenoma in the Prostate, Lung, Colorectal, and Ovarian Cancer Screening Trial[J]. Am J Clin Nutr, 2015, 102(4): 881-890.

[38] Watanabe T, Itabashi M, Shimada Y, et al. Japanese Society for Cancer of the Colon and Rectum (JSCCR) Guidelines 2014 for treatment of colorectal cancer[J]. Int J Clin Oncol, 2015, 20(2): 207-239.

[39] Yashiro M. Ulcerative colitis-associated colorectal cancer[J]. World J Gastroenterol, 2014, 20 (14): 16389-16397.

[40] Ugolini G, Ghignone F, Zattoni D, et al. Personalized surgical management of colorectal cancer in elderly population[J]. World J Gastroenterol, 2014, 20(14): 3762-3777.

[41] Stracci F, Zorzi M, Grazzini G. Colorectal cancer screening:tests, strategies, and perspectives[J]. Front Public Health, 2014, (2): 210.

[42] Wong CK, Lam CL, Wan Y, et al. Cost-effectiveness simulation and analysis of colorectal cancer screening in Hong Kong Chinese population: comparison amongst colonoscopy, guaiac and immunologic fecal occult blood testing[J]. BMC Cancer, 2015, 15(1): 705.

[43] de Jong EA, ten Berge JC, Dwarkasing RS, et al. The accuracy of MRI, endorectal ultrasonography, and computed tomography in predicting the response of locally advanced rectal cancer after preoperative therapy: a meta analysis[J]. Surgery, 2016, 159(3): 688-699.

[44]Das CJ, Manchanda S, Panda A, et al. Recent advances in imaging of small and large bowel[J]. PET Clin, 2016, 11(1): 21-37.

[45]Prezzi D, Goh V. Rectal cancer magnetic resonance imaging: imaging beyond morphology[J]. Clin Oncol(R Coll Radiol), 2016, 28(2): 83-92.

[46]Martens MH, van Heeswijk MM, van den Broek JJ, et al. Prospective, multicenter validation study of magnetic resonance volumetry for response assessment after preoperative chemoradiation in rectal cancer: can the results in the literature be reproduced?[J]. Int J Radiat Oncol Biol Phys, 2015, 93(5): 1005-1014.

[47]Kinner S, Hahnemann ML, Forsting M, et al. Magnetic resonance imaging of the bowel: today and tomorrow[J]. Rofo, 2015, 187(3): 160-167.

[48]Hayano K, Fujishiro T, Sahani DV, et al. Computed tomography perfusion imaging as a potential imaging biomarker of colorectal cancer[J]. World J Gastroenterol, 2014, 20(46): 17345-17351.

[49]Hoeffel C, Mulé S, Laurent V, et al. Current imaging of rectal cancer[J]. Clin Res Hepatol Gastroenterol, 2015, 39(2): 168-173.

[50]Parekh PJ, Shams R, Oldfield EC et al. Computed tomography colonography: ready for prime time for colon cancer screening?[J]. J Clin Gastroenterol, 2014, 48(9): 745-751.

[51] Hötker AM, Garcia-Aguilar J, Gollub MJ. Multiparametric MRI of rectal cancer in the assessment of response to therapy: a systematic review[J]. Dis Colon Rectum, 2014, 57(6): 790-799.

[52]Beets-Tan RGH, Beets GL. MRI for assessing and predicting response to neoadjuvant treatment in rectal cancer[J]. Nat Rev Gastroenterol Hepatol, 2014, 11(8): 480-488.

[53]Goh V, Glynne-Jones R. Perfusion CT imaging of colorectal cancer[J]. Br J Radiol, 2014, 87(1034): 20130811.

[54]Glynne-Jones R, Wyrwicz L, Tiret E, et al. Rectal cancer: ESMO Clinical Practice Guidelines for diagnosis, treatment and follow-up[J]. Ann Oncol, 2017, 28(Suppl 4): 22-40.

[55]Tudyka V, Blomqvist L, Beets-Tan RG, et al. EURECCA consensus conference highlights about colon & rectal cancer multidisciplinary management: the radiology experts review[J]. Eur J Surg Oncol, 2014, 40: 469-475.

[56]Nerad E, Lahaye MJ, Maas M, et al. Diagnostic accuracy of CT for local staging of colon cancer: a systematic review and meta-analysis[J]. AJR Am J Roentgenol, 2016, 207(5): 984-995.

[57] FOxtrot Collaborative Group. Feasibility of preoperative chemotherapy for locally advanced, operable colon cancer: the pilot phase of a randomised controlled trial[J]. Lancet Oncol, 2012, 13(11): 1152-1160.

[58]Nougaret S, Reinhold C, Mikhael HW, et al. The use of MR imaging in treatment planning for patients with rectal carcinoma: have you checked the "DISTANCE"?[J]. Radiology, 2013, 268

(2): 330-344.

[59] van Loenhout R, Zijta F, ahaye M, et al. Rectal cancer — MR staging 2.0. [J/OL] http://www.radiologyassistant.nl, 2015.

[60] MERCURY study Group. Extramural depth of tumor invasion at thin-section MR in patients with rectal cancer: results of the MERCURY study[J]. Radiology, 2007, 243(1): 132-139.

[61] Battersby NJ, How P, Moran B, et al. Prospective validation of a low rectal cancer magnetic resonance imaging staging system and development of a local recurrence risk stratification model: the MERCURY Ⅱ Study[J]. Ann Surg, 2016, 263(4): 751-760.

[62] Engelen SME, Beets-Tan RGH, Lahaye MJ, et al. Location of involved mesorec-tal and extramesorectal lymph nodes in patients with primary rectal cancer: preoperative assessment with MR imaging[J]. Eur J Surg Oncol, 2008, 34(7): 776-781.

[63] Al-Sukhni E, Milot L, Fruitman M, et al. Diagnostic accuracy of MRI for assessment of T category, lymph node metastases, and circumferential resection margin involvement in patients with rectal cancer: a systematic review and meta-analysis[J]. Ann Surg Oncol, 2012, 19(7): 2212-2223.

[64] Brown G, Richards CJ, Bourne MW, et al. Morphologic predictors of lymph node status in rectal cancer with use of high-spatial-resolution MR imaging with histopathologic comparison[J]. Radiology, 2003, 227(2): 371-377.

[65] Relevance of magnetic resonance imaging-detected pelvic sidewall lymph node involvement in rectal cancer[J]. Br J Surg, 2011, 98(12): 1798-1804.

[66] Siddiqui MRS, Simillis C, Hunter C, et al. A meta-analysis comparing the risk of metastases in patients with rectal cancer and MRI-detected extramural vascular invasion(mrEMVI)vs mrEMVI-negative cases[J]. Br J Cancer, 2017, 116(12): 1513-1519.

[67] Patel UB, Blomqvist LK, Taylor F, et al. MRI after treatment of locally advanced rectal cancer: how to report tumor response-the MERCURY experience[J]. AJR Am J Roentgenol, 2012, 199 (4): W486-W495.

[68] Boyle KM, Sagar PM, Chalmers AG, et al. Surgery for locallyrecurrent rectal cancer[J]. Dis Colon Rectum, 2005, 48(11): 929-937.

[69] Amin MB, Edge SB, Greene FL, et al. AJCC cancer staging manual[M]. 8th ed. New York: Springer, 2017.

[70] Benson AB, Beka Ⅱ -Saab T, Chan E, et al. Localized colon cancer, version 3.2013: featured updates to the NCCN Guidelines[J]. J Natl Compr Canc Netw, 2013, 11(5): 519-528.

[71] Benson AB 3rd, Venook AP, Cederquist L, et al. Colon cancer, version 1.2017, NCCN Clinical Practice Guidelines in Oncology[J]. J Natl Compr Canc Netw, 2017, 15(3): 370-398.

[72] Cha N, Han X, Jia B, et al. Structure-based design of peptides against HER-2 with cytotoxicity

on colon cancer[J]. Artif Cells Nanomed Biotechnol, 2017, 45(3): 649-654.
[73] Galanternik F, Recondo G, Valsecchi ME, et al. What is the current role of immunotherapy for colon cancer?[J]. Rev Recent Clin Trials, 2016, 11(2): 93-98.
[74] Gao XY, Wang XL. An adoptive T cell immunotherapy targeting cancer stem cells in a colon cancer model[J]. J BUON, 2015, 20(6): 1456-1463.
[75] Kelley RK, Knight SJ, Wang G, et al. Evidence for drugs and biomarkers in oncology guidelines (GLs): a survey of the National Comprehensive Cancer Network(NCCN)colon cancer panel[J]. Clin Oncol, 2011, 29(15): 2696.
[76] Ouyang J, Pan X, Hu Z. The role of aplysia ras homolog I in colon cancer cell invasion and adhesion[J]. Exp Ther Med, 2017, 14(5): 5193-5199.
[77] Saam J, Moyes K, Arnell C, et al. Analysis of patients with two hereditary cancers (breast/ovarian or colon/endometrial) who met NCCN genetic testing criteria after their first cancer[J]. Transactions of the Japan Society of Mechanical Engineers, Series (C), 2014, 68(666): 447-453.
[78] Taieb J, Kourie HR, Emile JF, et al. Association of prognostic value of primary tumor location in stage Ⅲ colon cancer with RAS and BRAF mutational status[J]. JAMA Oncol, 2018, 4(7): e173695 .
[79] Thomsen CEB, Appelt AL, Andersen RF, et al. The prognostic value of simultaneous tumor and serum RAS/RAF mutations in localized colon cancer[J]. Cancer Med, 2017, 6(5): 928-936.
[80] 王锡山. 中美结直肠癌流行病学特征与预防诊治策略的对比分析[J]. 中华结直肠疾病电子杂志, 2017, 6(6): 447-453.
[81] Fearon ER, Vogelstein B. A genetic model for colorectal tumorigenesis[J]. Cell, 1990, 61(5): 759-767.
[82] Chino A, Yamamoto N, Kato Y, et al. The frequency of early colorectal cancer derived from sessile serrated adenoma/polyps among 1858 aerrated polys from a single institution[J]. Int J Colorectal Dis, 2016, 31(2): 343-349.
[83] Le DT, Uram JN, Wang H, et al. PD-1 blockade in tumors with mismatch-repair deficency[J]. N Engl J Med, 2015, 372(26): 2509-2520.
[84] Washington MK, Berlin J, Branton PA, et al. Protocol for the examination of specimens from patients with primary carcinomas of the colon and rectum[J]. Arch Pathol Lab Med, 2009, 133 (7): 1182-1193.
[85] Ryan R, Gibons D, Hyland JM, et al. Pathological response following long-course neoadjuvant chemoradiotherapy for locally advanced rectal cancer[J]. Histopathology, 2015, 47(2): 141-146.
[86] Beasley MB, Milton DT. ASCO provisional clinical opinion: epidermal growth factor receptor mutation testing in practice[J]. J Oncol Pract, 2011, 7(3): 202-204.
[87] Raghaw KP, Overman MJ, Yu R, et al. HER-2 amplification as a negative predictive biomarker

for anti-epidermal growth factor receptor antibody therapy in metastatic coloretal cancer[J]. J Clin Oncol, 2016, 34(Suppl 15): 3517-3519.

[88] Jeffrey S, Marwan F, Siraj M, et al. Targeting HER-2 in colorectal cancer: the landscape of amplification and short variant mutations in ERBB2 and ERBB3[J]. Cancer, 2018, 3(1): 1358-1373.

[89] 中华医学会消化内镜学分会,中国抗癌协会肿瘤内镜学专业委员会.中国早期结直肠癌筛查及内镜诊治指南(2014年,北京)[J].胃肠病学,2015,20(6):345-365.

[90] DeSantis CE, Lin CC, Mariotto AB, et al. Cancer treatment and survivorship statistics, 2014[J]. CA Cancer J Clin, 2014, 64(4): 252-271.

[91] Uraoka T, Saito Y, Matsuda T, et al. Endoscopic indications for endoscopic mucosal resection of laterally spreading tumours in the colorectum[J]. Gut, 2006, 55(11): 1592-1597.

[92] Wong MC, Lam TY, Tsoi KK, et al. Avalidated tool to predict colorectal neoplasia and inform screening choice for asymptomatic subjects[J]. Gut, 2014, 63(7): 1130-1136.

[93] Bai Y, Xu C, Zou DW, et al. Diagnostic accuracy of features predicting lower gastrointestinal malignancy: a colonoscopy database review of 10603 Chinese patients[J]. Colorectal Dis, 2011, 13(6): 658-662.

[94] Lee CS, Ronan L, O, Morain C, et al. Screening for colorectal cancer: what fits best?[J]. Expert Rev Gastroenterol Hepatol, 2012, 6(3): 301-312.

[95] Jin P, Kang Q, Wang X, et al. Performance of a second generation methylated SEPT9 test indetecting colorectal neoplasm[J]. J Gastroenterol Hepatol, 2015, 30(5): 830-833.

[96] Bai Y, Gao J, Zou DW, et al. Distrobution trends of colorectal adenoma and cancer: a colonoscopy database analysis of 11025 Chinese patients[J]. J Gastroenterol Hepatol, 2010, 25(10): 1668-1673.

[97] Kahi CJ, Anderson JC, Waxman I, et al. High-definition chromocolonoscopy vs. high-definition white light colonoscopy for average-risk co-lorectal cancer screening[J]. Am J Gastroenterol, 2010, 105(6): 1301-1307.

[98] Pasha SF, Leighton JA, Das A, et al. Comparison of the yield and miss rate of narrow band imaging and white light endoscopy in patients undergoing screening or surveillance colonoscopy: a meta-analysis[J]. Am J Gastroenterol, 2012, 107(3): 363-370.

[99] Ikehara H, Saito Y, Matsuda T, et al. Diagnosis of depth of invasion for early colorectal cancer using magnifying colonoscopy[J]. J Gas-troenterol Hepatol, 2010, 25(5): 905-912.

[100] Häfner M, Liedlgruber M, Uhl A, et al. Delaunay triangulation-based pit density estimation for the classification of polyps in high-magnification chromocolonoscopy[J]. Comput Methods Programs Biomed, 2012, 107(3): 565-581.

[101] Tanaka S, Kaltenbach T, Chayama K, et al. High-magnification colonoscop-y(with videos)[J].

Gastrointest Endosc, 2006, 64(4): 604-613.

[102] Leufkens AM, van den Bosch MA, van Leeuwen MS, et al. Diagnostic accurac-y of computed tomography for colon cancer staging: a systematic review[J]. Scand J Gastroenterol, 2011, 46 (7-8): 887-894.

[103] 刘晓岗,李易,阳运超,等.内镜黏膜切除术治疗早期结直肠癌60例及随访观察[J].中国内镜杂志,2012,18(11):1174-1177.

[104] 徐健,徐良,李林涛,等.影响内镜黏膜切除术治疗早期结直肠癌疗效的危险因素分析[J].中华消化外科杂志,2013,12(5):366-369.

[105] 刘宇虎,柳娟,陈桂权,等.结直肠侧向发育型肿瘤内镜诊断与治疗[J].现代消化及介入诊疗,2012,17(5):264-267.

[106] 于恩达,孟荣贵,徐洪莲,等.内镜黏膜切除术治疗结直肠广基大息肉[J].中华消化内镜杂志,2005,22(5):299-303.

[107] 刘思德,陈烨,白杨,等.内镜下黏膜切除术(EMR)治疗平坦型结直肠肿瘤的临床研究[J].中国消化内镜,2007,1(1):23-28.

[108] 付兰英,王雷,杨小军,等.内镜黏膜剥离术治疗41例结直肠侧向发育型肿瘤的疗效分析[J].第三军医大学学报,2012,34(21):2200-2203.

[109] 龚伟,刘思德,智发朝,等.内镜黏膜下剥离术治疗结直肠侧向发育型肿瘤的探讨[J].中华消化内镜杂志,2012,29(5):255-258.

[110] Zhou PH, Yao LQ, Qin XY. Endoscopic submucosal dissection for colorectal epithelial neoplasm[J]. Surg Endosc, 2009, 23(7): 1546-1551.

[111] ASGE Standards Complications Committee, Fisher DA, Maple TT, Ben-Menachem T, et al. Complications of colonoscopy[J]. Gastrointest Endosc, 2011, 74(4): 745-752.

[112] Cha JM, Lim KS, Lee SH, et al. Clinical outcomes and risk factors of post-polypectomy coagulation syndrome: a multicenter, retrospective, case-control study[J]. Endoscopy, 2013, 45 (3): 202-207.

[113] 刘荫华,姚宏伟,周斌,等.美国肿瘤联合会结直肠癌分期系统(第8版)更新解读[J].中国实用外科杂志,2017,37(1):6-9.

[114] 刘宝华.经肛门内窥镜微创手术在直肠肿瘤切除术中应用[J].中华消化外科杂志,2006,5 (5):373-376.

[115] Serra-Aracil X, Mora-Lopez L, Alcantara-Moral M, et al. Transanal endoscopic surgery in rectal cancer[J]. World J Gastroenterol, 2014, 20(33): 11538-11545

[116] Perez RO, Habr-Gama A, Sao Juliao GP, et al. transanal endoscopic microsurgery for residual rectal cancer after neoadjuvant cheoradiation therapy is associated with significant immediate pain and hospital readmission rates[J]. Dis Colon Rectum, 2011, 54(5): 545-551

[117] Habr-Gama A, Sao Juliao CP, Perez RO.Pitfals of transanal endoscopic microsurgery for rectal

cancer following neoadjuvant chemoradiation therapy[J]. Minim Invasive Ther Allied Technol, 2014, 23(2): 63-69

[118]Buunen M, Veldkamp R, Hop WC et al. Survival after laparoscopic surgery versus open surgery for colon cancer: long-term outcome of a randomised clinical trial[J]. Lancet Oncol, 2009, 10(1): 44-52

[119]Jeong SY, Park JW, Nam BH, et al. Open versus laparoscopic surgery for mid-rectal or low-ractal cancer after neoadjuvant chemoradiotherapy (COREAN trial): survival outcomes of an open-label, non-inferiority, randomised controlled trial[J]. Lancet Oncol, 2014, 15(7): 767-774

[120]Reibetanz J, Germer CT. Laparoscopic versus open surgery for rectal cancer: results after 3 years of the COLOR Ⅱ study[J]. Chirurg, 2015, 86(8): 802.

[121]Fleshman J, Branda M, Sargent DJ, et al. Effect of laparoscopic-assisted resection vs open resection of stage Ⅱ or Ⅲ rectal cancer on pathologic outcomes: the ACOSOG Z6051 randomized clinical trial[J]. JAMA, 2015, 314(13): 1346-1355.

[122]Stevenson AR, Solomon MJ, Lumley JW, et al. Effect of laparoscopic-assisted resection vs open resection on pathological outcomes in rectal cancer: the ALaCaRT randomized clinical trial[J]. JAMA, 2015, 314(13): 1356-1363.

[123]Lujan J, Valero G, Hernandez Q, et al. Randomized clinical trial comparing laparoscopic and open surgery in patients with rectal cancer[J]. Br J Surg, 2009, 96(9): 982-989.

[124]Martínez-Pérez A, Carra MC, Brunetti F, et al. Pathologic outcomes of laparoscopic vs open mesorectal excision for rectal cancer: a systematic review and meta-analysis[J]. JAMA Surg, 2017, 152(4): e165665.

[125]Rondelli F, Balzarotti R, Villa F, et al. Is robot-assisted laparoscopic right colectomy more effective than the conventional laparoscopic procedure? A meta-analysis of short-term outcomes[J]. Int J Surg, 2015, (18): 75-82.

[126]Rondelli F, Bugiantella W, Villa F.et al. Robot-assisted or conventional laparoscoic rectopexy for rectal prolapse? Systematic review and meta-analysis[J]. Int J Surg, 2014, 12(Suppl 2): S153-S159.

[127]Moran EA, Gostout CJ. Surgeons without scalpels. A review of natural orifice translumenal endoscopic surgery[J]. Minn Med, 2008, 91(6): 34-37

[128]曹月敏.NOTES的发展史、现状与前景[J].中国微创外科杂志,2007,9(9):844-846.

[129]Giday SA, Kantsevoy SV, Kalloo AN. Principle and history of natural orifice t-ransluminal endoscopic surgery[J]. Minim Invasive Ther Allied Technol, 2006, 15(6): 373-377.

[130]康亮,汪建平.直肠癌经肛门全直肠系膜切除术的开展现状与注意事项[J].中华胃肠外科杂志,2015,18(5):413-416.

[131]Ito M, Kobayashi A, Fujita S, et al. Urinary dysfunction after rectal cancer surgery: results from

a randomized trial comparing mesorectal excision with and without lateral lymph node dissection for clinical stage Ⅱ or Ⅲ lower rectal cancer (Japan Clinical Oncology Group Study, JCOG-0212)[J]. Eur J Surg Oncol, 2018, 44(4): 463-468..

[132] Saito S, Fujita S, Mizusawa J, et al. Male sexual dysfunction after rectal cancer surgery: results of a randomized trial comparing mesorectal excision with and without lateral lymph node dissection for patients with lower rectal cancer: Japan Clinical Oncology Group Study JCOG-0212[J]. Eur J Surg Oncol, 2016, 42(12): 1851-1858.

[133] Fujita S, Mizusawa J, Kanemitsu Y, et al. Mesorectal excision with or without lateral lymph node dissection for clinical stage Ⅱ/Ⅲ lower rectal cancer (JCOG-0212): a multicenter, randomized controlled, no inferiority trial[J]. Ann Surg, 2017, 266(2): 201-207.

[134] Akiyoshi T, Matsueda K, Hiratsuka M, et al. Indications for lateral pelvic lymph node dissection based on magnetic resonance imaging before and after preoperative chemo radiotherapy in patients with advanced low-rectal cancer[J]. Ann Surg Oncol, 2015, 22(Suppl 3):S614-S620.

[135] Akasu T, Ⅱnuma G, Takawa M, et al. Accuracy of high-resolution magnetic resonance imaging in preoperative staging of rectal cancer[J]. Ann Surg Oncol, 2009, 16(10): 2787-2794.

[136] Bertelsen CA, Neuenschwander AU, Jansen JE, et al. Disease-free survival after complete mesocolic excision compared with conventional colon cancer surgery: a retrospective, population-based study[J]. Lancet oncol, 2015, 16(2): 161-168

[137] Kanemitsu Y, Komori K, Kimura k, et al. D3 Lymph node dissection in right hemicolectomy with a no-touch Isolation technique in patients with colon cancer[J]. Dis Colon Rectum, 2013, 56(7): 815-824.

[138] Xie D, Yu C, Gao C, et al. An optimal approach for laparoscopic D3 lymphadenectomy plus complete mesocolic excision (D3+CME) for right-sided colon cancer[J]. Ann Surg Oncol, 2017, 24(5): 1312-1313.

[139] 杨立峰，章真．局部进展期直肠癌新辅助治疗—精准医疗时代的思考[J].南京医科大学学报(自然科学版)，2016，36(3)：264-268.

[140] Sauer R, Becker H, Hohenberger W, et al. Preoperative versus postoperative chemoradiotherapy for rectal cancer[J].N Engl J Med, 2004, 351(17): 1731-1740.

[141]. Engelen SM, Maas M, Lahaye MJ, et al. Modern multidisciplinary treatment of rectal cancer based on staging with magnetic resonance imaging leads to excellent local control, but distant control remains a challenge[J]. Eur J Cancer, 2013, 49(10): 2311-2320.

[142] 申丽君，章真．局部进展期直肠癌的放疗规范及其进展[J].中华胃肠外科杂志，2016，19(6)：618-620.

[143] Kang MK, Kim MS, Kim JH. Clinical outcomes of mild hyperthermia for locally advanced

rectal cancer treated with preoperative radiochemotherapy[J]. Int J Hyperthermia, 2011, 27(5): 482-490.

[144] Appelt AL, Pløen J, Harling H, et al. High-dose chemoradiotherapy and watchful waiting for distal rectal cancer: a prospective observational study[J]. Lancet Oncol, 2015, 16(8): 919-927.

[145] van Gijn W, Marijnen CA, Nagtegaal ID, et al. Preoperative radiotherapy comb-ined with total mesorectal excision for resectable rectal cancer: 12-year follow-up of the multicentre, randomised controlled TME trial[J]. Lancet Oncol, 2011, 12(6): 575-582.

[146]. Glynne-Jones R, Wyrwicz L, Tiret E, et al. Rectal cancer:ESMO Clinical Practice Guidelines for diagnosis, treatment and follow-up[J]. Ann Oncol, 2017, 28(suppl 4): iv22-iv40.

[147] Bujko K, Wyrwicz L, Rutkowski A, et al. Long-course oxaliplatin-based preoperative chemoradiation versus 5 × 5Gy and consolidation chemotherapy for cT4 or fixed cT3 rectal cancer: results of a randomized phase Ⅲ study[J]. Ann Oncol, 2016, 27(5): 834-842.

[148] Fernández-Martos C, Pericay C, Aparicio J, et al. Phase Ⅱ, randomized study of concomitant chemoradiotherapy followed by surgery and adjuvant capecitabine plus oxaliplatin(CAPOX) compared with induction CAPOX followed by concomitant chemoradiotherapy and surgery in magnetic resonance imaging-defined, locally advanced rectal cancer: Grupo cancer de recto 3 study[J]. J Clin Oncol, 2010, 28(5): 859-865.

[149] Fernandez-Martos C, Garcia-Albeniz X, Pericay C, et al. Chemoradiation, surgery and adjuvant chemotherapy versus induction chemotherapy followed by chemoradiation and surgery: long-term results of the Spanish GCR-3 phase Ⅱ randomized trial[J]. Ann Oncol, 2015, 26(8): 1722-1728.

[150] Garcia-Aguilar J, Chow OS, Smith DD, et al. Effect of adding mFOLFOX6 after neoadjuvant chemoradiation in locally advanced rectal cancer: a multicentre, phase 2 trial[J]. Lancet Oncol, 2015, 16(8): 957-966.

[151] Sauer R, Becker H, Hohenberger W, et al. Preoperative versus postoperative chemoradiotherapy for rectal cancer[J]. N Engl J Med, 2004. 351(17): 1731-1740.

[152] Roh, MS, Colangelo LH, O'Connell MJ, et al. Preoperative multimodality therapy improves disease-free survival in patients with carcinoma of the rectum: NSABP R-03[J]. J Clin Oncol, 2009, 27(31): 5124-5130.

[153] Park JH, Yoon SM, Yu CS, et al. Randomized phase 3 trial comparing preoperative and postoperative chemoradiotherapy with capecitabine for locally advanced rectal cancer [J]. Cancer, 2011, 117(16): 3703-3712.

[154] Sauer R, Liersch T, Merkel S, et al. Preoperative versus postoperative chemoradiotherapy for locally advanced rectal cancer: results of the German CAO/ARO/AIO-94 randomized phase Ⅲ trial after a median follow-up of 11 years[J]. J Clin Oncol, 2012, 30(16): 1926-1933.

[155] Bosset JF, Collette L, Calais G, et al. Chemotherapy with preoperative radiotherapy in rectal cancer[J]. N Engl J Med, 2006, 355(11): 1114-1123.

[156] Kim DD, Park IJ, Kim HC, et al. Ovarian metastases from colorectal cancer: a clinicopathological analysis of 103 patients[J]. Colorectal Dis, 2009, 11(1): 32-38.

[157] Lewis MR, Deavers MT, Silva EG, et al. Ovarian involvement by metastatic colorectal adenocarcinoma: still a diagnostic challenge[J]. Am J Surg Pathol, 2006, 30(2): 177-184.

[158] Vang R, Gown AM, Barry TS, et al. Immunohistochemistry for estrogen and progesterone receptors in the distinction of primary and metastatic mucinous tumors in the ovary: an analysis of 124 cases[J]. Mod Pathol, 2006, 19(1): 97-105.

[159] Benoist S, Nordlinger B. The role of preoperative chemotherapy in patients with resectable colorectal liver metastases[J]. Ann Surg Onco, 2009, 16(9): 2385-2390.

[160] Goldberg RM, Sargent DJ, Morton RF, et al. Randomized controlled trial of reduced-dose bolus fluorouracil plus leucovorin and irinotecan or infused fluorouracil plus leucovorin and oxaliplatin in patients with previously untreated metastatic colorectal cancer: a North American Intergroup Trial[J]. J Clin Oncol, 2006, 24(21): 3347-3353.

[161] Folprecht G, Gruenberger T, Bechstein WO, et al. Tumour response and secondary resectability of colorectal liver metastases following neoadjuvant chemotherapy with cetuximab: the CELIM randomised phase 2 trial[J]. Lancet Oncol, 2010, 11(1): 38-47.

[162] De Roock W, Piessevaux H, De Schutter J, et al. KRAS wild-type state predicts survival and is associated to early radiological response in metastatic colorectal cancer treated with cetuximab [J]. Ann Oncol. 2008, 19(3): 508-515.

[163] Miller BE, Pittman B, Wan JY, et al. Colon cancer with metastasis to the ovary at time of initial diagnosis[J]. Gynecol Oncol, 1997, 66(3): 368-371.

[164] Megibow AJ, Hulnick DH, Bosniak MA, et al. Ovarian metastases: computed tomographic appearances[J]. Radiology, 1985, 156(1): 161-164.

[165] D'Angelica M, Kornprat P, Gonen M, et al. Lack of evidence for increased operative morbidity after hepatectomy with perioperative use of bevacizumab: a matched case-control study [J]. Ann Surg Oncol, 2007, 14(2): 759-765.

[166] Kavanagh DO, Chambers G, O'Grady L, et al. Is overexpression of HER-2 a predictor of prognosis in colorectal cancer?[J] BMC Cancer, 2009, 9(1): 1.

[167] Siegel RL, Miller KD, Jemal A. Cancer Statistics, 2017. CA Cancer J Clin[J]. 2017, 67(1): 7-30.

[168] Saltz LB. Adjuvant therapy for colon cancer[J]. Surg Oncol Clin N Am. 2010, 19(4): 819-827.

[169] [No authors listed]. Comparison of fluorouracil with additional levamisole, higher-dose folinic acid, or both, as adjuvant chemotherapy for colorectal cancer: a randomized trial. QUASAR

Collaborative Group[J]. Lancet, 2000, 355(9215): 1588-1596.
[170]Biagi JJ, Raphael MJ, Mackillop WJ, et al. Association between time to initiation of adjuvant chemotherapy and survival in colorectal cancer: a systematic review and meta-analysis[J]. JAMA, 2011, 305(22): 2335-2342.
[171]Jeong WK, Shin JW, Baek SK. Oncologic outcomes of early adjuvant chemotherapy initiation in patients with stage Ⅲ colon cancer[J]. Ann Surg Treat Res, 2015, 89(3): 124-130.
[172] Kuebler JP, Wieand HS, O'Connell MJ, et al. Oxaliplatin combined with weekly bolus fluorouracil and leucovorin as surgical adjuvant chemotherapy for stage Ⅱ and Ⅲ colon cancer: results from NSABP C-07[J]. J Clin Oncol. 2007, 25(16): 2198-2204.
[173] Schmoll HJ, Tabernero J, Maroun J, et al. Capecitabine plus oxaliplatin compared with fluorouracil / folinic acid as adjuvant therapy for stage Ⅲ colon cancer: final results of the NO16968 randomized controlled phase Ⅲ trial[J]. J Clin Oncol, 2015, 33(32): 3733-3740.
[174]Saltz LB, Niedzwiecki D, Hollis D, et al. Irinotecan fluorouracil plus leucovorin is not superior to fluorouracil plus leucovorinalone as adjuvant treatment for stage Ⅲ colon cancer: results of CALGB 89803[J]. J Clin Oncol, 2007, 25(23): 3456-3461.
[175]Van Cutsem E, Labianca R, Bodoky G, et al. Randomized phase Ⅲ trial comparing biweekly infusional fluorouracil/leucovorinalone or with irinotecan in the adjuvant treatment of stage Ⅲ colon cancer:PETACC-3[J]. J Clin Oncol, 2009, 27(19): 3117-3125.
[176]Ychou M, Raoul JL, Douillard JY, et al. A phase Ⅲ randomized trial of LV5FU2 + irinotecan versus LV5FU2 alone in adjuvant high-riskcolon cancer (FNCLCC Accord02/FFCD-9802)[J]. Ann Oncol, 2009, 20(4): 674-680.
[177]Allegra CJ, Yothers G, O'Connell MJ, et al. Phase Ⅲ trial assessing bevacizumab in stages Ⅱ and Ⅲ carcinoma of the colon: results of NSABP protocol C-08[J]. J Clin Oncol, 2011, 29(1): 11-16.
[178]Dotan E, Browner I, Hurria A, et al. Challenges in the management of older patients with colon cancer[J]. J Natl Compr Canc Netw, 2012, 10(2): 213-225.
[179]Quah HM, Chou JF, Gonen M, et al. Identification of patients with high-risk stage Ⅱ colon cancer for adjuvant therapy[J]. Dis Colon & Rectum, 2008, 51(5): 503-507.
[180]Tournigand C, André T, Bonnetain F, et al. Adjuvant therapy with fluorouracil and oxaliplatin in stage Ⅱ and elderly patients(between ages 70 and 75 years)with colon cancer: subgroup analyses of the multicenter international study of oxaliplatin, fluorouracil, and leucovorin in the adjuvant treatment of colon cancer trial[J]. J Clin Oncol, 2012, 30(27): 3353-3360.
[181] Mouradov D, Domingo E, Gibbs P, et al. Survival in stage Ⅱ/Ⅲ colorectal cancer is independently predicted by chromosomal and microsatellite instability, but not by specific driver mutations[J]. Am J Gastroenterol, 2013, 108(11): 1785-1793.

[182] Sargent DJ, Marsoni S, Monges G, et al. Defective mismatch repair as a predictive marker for lack of efficacy of fluorouracil based adjuvant therapy in colon cancer[J]. J Clin Oncol, 2010, 28(20): 3219-3226.

[183] Gray RG, Quirke P, Handley K, et al. Validation study of a quantitative multigene reverse transcriptase-polymerase chain reaction assay for assessment of recurrence risk in patients with stage Ⅱ colon cancer[J]. J Clin Oncol, 2011, 29(35): 4611-4619.

[184] Song N, Pogue-Geile KL, Gavin PG, et al. Clinical Outcome From Oxalip-latin Treatment in Stage Ⅱ/Ⅲ Colon Cancer According to Intrinsic Subtypes: Secondary Analysis of NSABP C-07/NRG Oncology Randomized Clinical Trial[J]. JAMA Oncol, 2016, 2(9): 1162-1169.

[185] Auclin E, Zaanan A, Vernerey D, et al. Subgroups and prognostication in stage Ⅲ colon cancer: future perspectives for adjuvant therapy[J]. Ann Oncol, 2017, 28(5): 958-968.

[186] Stintzing S, Lenz Hj, Neureiter D, et al. Consensus molecular subgroups (CMS) of colorectal cancer (CRC) and first-line efficacy of FOLFIRI plus cetuximab or bevacizumab in the FIRE3 (AIO KRK-0306)trial[J]. J Clin Oncol, 2017, 35(15s): 169s(abstr 3510).

[187] Lenz Hj, Ou FS, Venook AP, ET AL. Impact of consensus molecular subtyping (CMS) on overall survival (OS)and progression free survival (PFS) in patients (pts) with metastatic colorectal cancer(mCRC): analysis of CALGB / SWOG 80405 (Alliance) [J]. J Clin Oncol, 2017, 35(15s): 169s(abstr 3511).

[188] Klingbiel D, Saridaki Z, Roth AD, et al. Prognosis of stage Ⅱ and Ⅲ colon cancer treated with adjuvant 5-fluorouracil or FOLFIRI in relation to microsatellite status: results of the PETACC-3 trial[J]. Ann Oncol, 2015, 26(1): 126-132.

[189] Galon J, Mlecnik B, Bindea G, et al. Towards the introduction of the 'Immunoscore' in the classification of malignant tumours[J]. J Pathol, 2014, 232(2): 199-209.

[190] Allard MA1, Bachet JB, Beauchet A, et al. Linear quantification of lymphoid infiltration of the tumor margin: a reproducible method, developed with colorectal cancer tissues, for assessing a highly variable prognos-tic factor[J]. Diagn Pathol, 2012, 7(1): 156.

[191] André T, Iveson T, Labianca R, et al. The IDEA (International Duration Evaluation of Adjuvant Chemotherapy) Collaboration: Prospective Combined Analysis of Phase Ⅲ Trials Investigating Duration of Adjuvant Therapy with the FOLFOX (FOLFOX4 or Modifid FOLFOX6) or XELOX (3 versus 6 months) Regimen for Patients with Stage Ⅲ Colon Cancer: Trial Design and Current Status[J]. Curr Colorectal Cancer Rep, 2013, (9): 261-269.

[192] Edge SB, Compton CC. The American Joint Committee on Cancer: the 7th edition of the AJCC cancer staging manual and the future of TNM[J]. Ann Surg Oncol, 2010, 17(6): 1471-1474.

[193] Lonardi S, Sobrero A, Rosati G, et al. Phase Ⅲ trial comparing 3-6 months of adjuvant FOLFOX4/XELOX in stage Ⅱ-Ⅲ colon cancer: safety and compliance in the TOSCA trial[J].

Ann Oncol, 2017, 28(12): 3110.

[194] Garde-Noguera J, Gil-Raga M, Evgenyeva E, et al. High pKDR immunohistochemical expression is an unfavourable prognostic biomarker in patients with advanced colorectal cancer treated with chemotherapy plus bevacizumab[J]. Clin Transl Oncol, 2016, 18(4): 405-412.

[195] Umehara M, Umehara Y, Takahashi K, et al. Preoperative chemotherapy with bevacizumab extends disease-free survival after resection of liver metastases from colorectal cancer[J]. Anticancer Res, 2016, 36(4): 1949-1954.

[196] Sasaki Y, Osada S, Matsui S, et al. Preoperative chemotherapy can change the surgical procedure for hepatectomy in patients with liver metastasis of colorectal cancer[J]. Anticancer Res, 2015, 35(10): 5485-5489.

[197] Al-Shamsi HO, Ke BK, Tetzlaf MT, et al. Capecitabine-in-duced leukocytoclastic vasculitis under neoadjuvant chemotherapy for localy advanced colorectal cancer[J]. J Gastrointest Oncol, 2015, 6(3):E40-E43.

[198] Nakayasu Y, Yoshimatsu K, Yokomizo H, et al. Two cases of localy advanced colorectal cancer curatively resected after neoadjuvant chemotherapy with 5-fluorouracil, leucovorin, and oxaliplatin plus panitumumab[J]. Gan To Kagaku Ryoho, 2013, 40(12): 2029-2031.

[199] Foxtrot Collaborative Group. Feasibility of preoperative chemotherapy for locally advanced, operable colon cancer: the pilot phase of a randomised controlled trial[J]. Lancet Oncol, 2012, 13(11): 1152-1160.

[200] Kaeroui M, Rullier A, luciani A, et al. Neoadjuvant FOLFOX4 versus FOLFOX4 with Cetuximab versus immediate surgery for high-risk stage Ⅱ and Ⅲ colon cancers: a multicentre randomised controlled phase Ⅱ trial-the PRODIGE 22-ECKINOXE trial[J]. BMC Cancer, 2015, 15: 511.

[201] Gray RG, Quirke P, Handley K, et al. Validation study of a quantitative multigene reverse transcriptase-polymerase chain reaction assay for assessment of recurrence risk in patients with stage Ⅱ colon cancer[J]. J Clin Oncol, 2011, 29(35): 4611-4619.

[202] Sinicrope FA, Mahoney MR, Smyrk TC, et al. Prognostic impact of deficient DNA mismatch repair in patients with stage Ⅲ colon cancer from a randomized trial of FOLFOX-based adjuvant chemotherapy[J]. J Clin Oncol, 2013, 31(29): 3664-3672.

[203] Klingbiel D, Saridaki Z, Roth AD, et al. Prognosis of stage Ⅱ and Ⅲ colon cancer treated with adjuvant 5-fluorouracil or FOLFIRI in relation to microsatellite status: results of the PETACC-3 trial[J]. Ann Oncol, 2015, 26(1): 126-132.

[204] Schmoll HJ, Twelves C, Sun W, et al. Effect of adjuvant capecitabine or fluorouracil, with or without oxaliplatin, on survival outcomes in stage Ⅲ colon cancer and the effect of oxaliplatin on post-relapse survival: a pooled analysis of individual patient data from four randomised

controlled trials[J]. Lancet Oncol, 2014, 15(13): 1481-1492.

[205] Kuebler JP, Wieand HS, O' Connell MJ, et al. Oxaliplatin combined with weekly bolus fluorouracil and leucovorin as surgical adjuvant chemotherapy for stage Ⅱ and Ⅲ colon cancer: results from NSABPC-07[J]. J Clin Oncol, 2007, 25(16): 2198-2204.

[206] Sanoff HK, Carpenter WR, Sturmer T, et al. Effect of adjuvant chemotherapy on survival of patients with stage Ⅲ colon cancer diagnosed after age 75 years[J]. J Clin Oncol, 2012, 30(21): 2624-2634.

[207] McCleary NAJ, Meyerhardt J, Green E, et al. Impact of age on the efficacy of newer adjuvant therapies in patients with stage Ⅱ/Ⅲ colon cancer: findings from the ACCENT database[J]. J Clin Oncol, 2013; 31(20): 2600-2606.

[208] McCleary NJ, Odejide O, Szymonifka J. et al. Safety and effectiveness of oxaliplatin-based chemotherapy regimens in adults 75 years and older with colorectal cancer[J]. Clin Colorectal Cancer, 2013, 12(1): 62-69.

[209] Haller DG, O' Connell MJ, Cartwright TH, et al. Impact of age and medical comorbidity on adjuvant treatment outcomes for stage Ⅲ colon cancer: a pooled analysis of individual patient data from four randomized, controlled trials[J]. Ann Oncol, 2015, 26(4): 715-724.

[210] Missiaglia E, Jacobs B, D'Ario G, et al. Distal and proximal colon cancers differ in terms of molecular, pathological, and clinical features[J]. Ann Oncol, 2014, 25(10): 1995-2001.

[211] Guinney J, Dienstmann R, Wang X, et al. The consensus molecular subtypes of colorectal cancer [J]. Nat Med, 2015, 21(11): 1350-1356.

[212] Moritani K, Hasegawa H, Okabayashi K, et al. Difference in the recurrence rate between right- and left-sided colon cancer: a 17-year experience at a single institution[J]. Surg Today, 2014, 44 (9): 1685-1691.

[213] Meguid RA, Slidell MB, Wolfgang CL, et al. Is there a difference in survival between right-versus left-sided colon cancers?[J]. Ann Surg Oncol, 2008, 15(9): 2388-2394.

[214] Benedix F, Kube R, Meyer F, et al. Comparison of 17641 patients with right- and left-sided colon cancer: differences in epidemiology, perioperative course, histology, and survival[J]. Dis Colon Rectum, 2010, 53(1): 57-64.

[215] Weiss JM, Schumacher J, Allen GO, et al. Adjuvant chemotherapy for stage Ⅱ right-sided and left-sided colon cancer: analysis of SEER-medicare data[J]. Ann Surg Oncol, 2014, 21(6): 1781-1791.

[216] Price TJ, Beeke C, Ullah S, et al. Does the primary site of colorectal cancer impact outcomes for patients with metastatic disease?[J]. Cancer, 2015, 121(6): 830-835.

[217] von Einem JC, Heinemann V, von Weikersthal LF, et al. Left-sided primary tumors are associated with favorable prognosis in patients with KRAS codon 12/13 wild-type metastatic

colorectal cancer treated with cetuximab plus chemotherapy: an analysis of the AIO KRK-0104 trial.[J]. J Cancer Res Clin Oncol, 2014, 140(9): 1607-1614.

[218] Bendardaf R, Buhmeida A, Hilska M, et al. VEGF-1 expression in colorectal cancer is associated with disease localization, stage, and long-term disease-specific survival [J]. Anticancer Res, 2008, 28(6B): 3865-3870.

[219] Boisen MK, Johansen JS, Dehlendorff C, et al. Primary tumor location and bevacizumab effectiveness in patients with metastatic colorectal cancer[J]. Ann Oncol, 2013, 24(10): 2554-2559.

[220] Hurwitz H, Fehrenbacher L, Novotny W, et al. Bevacizumab plus irinotecan, fluorouracil, and leucovorin for metastatic colorectal cancer[J]. N Engl J Med, 2004, 350(23): 2335-2342.

[221] Venook A, Niedzwiecki D, Innocenti F, et al. Impact of primary tumor location on overall survival (OS) and progression-free survival (PFS) in patients (pts) with metastatic colorectal cancer (mCRC): Analysis of CALGB/SWOG 80405(Alliance)[J]. J Clin Oncol, 2016, 34: abstr 3504.

[222] Arnold D, Lueza B, Douillard J Y, et al. Prognostic and predictive value of primary tumour side in patients with RAS wild-type metastatic colorectal cancer treated with chemotherapy and EGFR directed antibodies in six randomised trials[J]. Ann Oncol, 2017, 28(8): 1713.

[223] Tejpar S, Stintzing S, Ciardiello F, et al. Prognostic and predictive relevance of primary tumor location in patients with RAS wild-type metastatic colorectal cancer: retrospective analyses of the CRYSTAL and FIRE-3 Trials[J]. JAMA Oncol, 2016, 3(2): 194-201.

[224] Network NCC(2018)NCCN Clinical Practice Guidelines in Oncology — colon cancer(Version 2.2018)

[225] Akizawa Y, Yamamoto T, Tamura K, et al. A novel MLH1 mutation in a Japanese family with Lynch syndrome associated with small bowel cancer[J]. Hum Genome Var, 2018, 5(1): 13.

[226] Dawood S. The evolving role of immune oncology in colorectal cancer[J]. Chin Clin Oncol, 2018, 7(2): 17.

[227] Cameron F, Whiteside G, Perry C. Ipilimumab: first global approval[J]. Drugs, 2011, 7(8): 1093-1104.

[228] Hodi FS, O'Day SJ, McDermott DF, et al. Improved survival with ipilimumab in patients with metastatic melanoma[J]. N Engl J Med, 2010, 363(8): 711-723.

[229] Pardoll DM. The blockade of immune checkpoints in cancer immunotherapy [J]. Nat Rev Cancer, 2012, 12(4): 252-264.

[230] Blank C, Brown I, Peterson AC, et al. PD-L1 / B7H-1 inhibits the effector phase of tumor rejection by T cell receptor (TCR) transgenic CD8+ T cells[J]. Cancer Res, 2014, 64(3): 1140-1145.

[231] Schwartz RH. Costimulation of T lymphocytes: the role of CD28, CTLA-4, and B7/BB1 in interleukin-2 production and immunotherapy[J]. Cell, 1992, 71(7): 1065-1068.

[232] Haanen JB, Robert C. Immune checkpoint inhibitors[J]. Prog Tumor Res, 2015, (42): 55-66.

[233] Schneider H, Mandelbrot DA, Greenwald RJ, et al. Cutting edge:CTLA-4(CD152)differentially regulates mitogen-activated protein kinases(extracellular signal-regulated kinase and c-Jun N-terminal kinase)in CD4+ T cells from receptor/ligand-deficient mice[J]. J Immunol, 2002, 169 (7): 3475-3479.

[234] Linsley PS, Greene JL, Brady W, et al. Human B7-1(CD80)and B7-2(CD86)bind with similar avidities but distinct kinetics to CD28 and CTLA-4 receptors [J]. Immunity, 1994, 1(9): 793-801.

[235] Xu-Monette ZY, Zhang M, Li J, et al. PD-1/PD-L1 blockade: have we found the key to unleash the antitumor immune response?[J]. Front Immunol, 2017, (8): 1597.

[236] Herbst RS, Soria JC, Kowanetz M, et al. Predictive correlates of response to the anti-PD-L1 antibody MPDL3280A in cancer patients[J]. Nature, 2014, 515(7528): 563-567.

[237] Zak KM, Grudnik P, Guzik K, et al. Structural basis for small molecule targeting of the programmed death ligand 1 (PD-L1)[J]. Oncotarget, 2016, 7(21): 30323-30335.

[238] Iwai Y, Hamanishi J, Chamoto K, et al. Cancer immunotherapies targeting the PD-1 signaling pathway[J]. J Biomed Sci, 2017, 24(1): 26.

[239] Le DT, Uram JN, Wang H, et al. PD-1 blockade in tumors with mismatch-repair deficiency[J]. N Engl J Med, 2015, 372(26): 2509-2520.

[240] Le DT, Durham JN, Smith KN, et al. Mismatch repair deficiency predicts response of solid tumors to PD-1 blockade[J]. Science, 2017, 357(6349): 409-413.

[241] Overman MJ, McDermott R, Leach JL, et al. Nivolumab in patients with metastatic DNA mismatch repair-deficient or microsatellite instability-high colorectal cancer (CheckMate-142): an open-label, multicentre, phase 2 study[J]. Lancet Oncol, 2017, 18(9): 1182-1191.

[242] Bendell J, Ciardiello F, Tabernero J, et al. LBA-004 efficacy and safety results from IMblaze-370, a randomised Phase Ⅲ study comparing atezolizumab + cobimetinib and atezolizumab monotherapy vs regorafenib in chemotherapy-refractory metastatic colorectal cancer [J]. Ann Oncol, 2018, 29(suppl 5): mdy208.003.

[243] Overman MJ, Lonardi S, Wong KYM, et al. Durable clinical benefit with Nivolumab plus ipilimumab in DNA mismatch repair-deficient / microsatellite instability-high metastatic colorectal cancer[J]. J Clin Oncol, 2018, 36(8): 773-779.

[244] Dudley JC, Lin MT, Le DT, et al. Microsatellite instability as a biomarker for PD-1 blockade [J]. Clin Cancer Res, 2016, 22(4): 813-820.

[245] Kim H, Jen J, Vogelstein B, et al. Clinical and pathological characteristics of sporadic colorectal

carcinomas with DNA replication errors in microsatellite sequences[J]. Am J Pathol, 1994, 145(1): 148-156.

[246] Angelova M, Charoentong P, Hackl H, et al. Characterization of the immunophenotypes and antigenomes of colorectal cancers reveals distinct tumor escape mechanisms and novel targets for immunotherapy[J]. Genome Biol, 2015, 16(1): 64.

[247] Guidoboni M, Gafa R, Viel A, et al. Microsatellite instability and high content of activated cytotoxic lymphocytes identify colon cancer patients with a favorable prognosis[J]. Am J Pathol, 2001, 159(1): 297-304.

[248] Pages F, Mlecnik B, Marliot F, et al. International validation of the consensus Immunoscore for the classification of colon cancer: a prognostic and accuracy study[J]. Lancet, 2018, 391(10135): 2128-2139.

[249] Zen Y, Yeh MM. Hepatotoxicity of immune checkpoint inhibitors: a histology study of seven cases in comparison with autoimmune hepatitis and idiosyncratic drug-induced liver injury[J]. Mod Pathol, 2018, 31(6): 965-973.

[250] Champiat S, Lambotte O, Barreau E, et al. Management of immune checkpoint blockade dysimmune toxicities: a collaborative position paper[J]. Ann Oncol, 2016, 27(4): 559-574.

[251] Overman MJ, Ernstoff MS, Morse MA. Where we stand with immunotherapy in colorectal cancer: deficient mismatch repair, proficient mismatch repair, and toxicity management[J]. American Society of Clinical Oncology Educational Book, 2018, 23(38): 239-247.

[252]袁瑛,曹文明,蔡善荣,等.中国人遗传性非息肉病性结直肠癌家系的临床表型分析[J].中华肿瘤杂志,2006,28(1):36-38.

[253]袁瑛,张苏展,郑树,等.中国人遗传性结直肠癌筛检标准的实施方案[J].中华肿瘤杂志,2004,26(3):191-192.

[254] van Dalen R, Church J, McGannon E, et al. Patterns of surgery in patients belonging to Amsterdam-positive families[J]. Dis Colon Rectum, 2003, 46(5): 617-620.

[255] Balmana J, Balaguer F, Cervantes A, et al. Familial risk-colorectal cancer: ESMO Clinical Practice Guidelines[J]. Ann Oncol, 2013, 24 Suppl 6: vi73- vi80.

[256] Syngal S, Weeks JC, Schrag D, et al. Benefits of colonoscopic surveillance and prophylactic colectomy in patients with hereditary nonpolyposis colorectal cancer[J]. Ann Intern Med, 1998, 129(10): 787-796.

[257] Lin KM, Shashidharan M, Thorson AG, et al. Cumulative incidence of colorectal and extracolonic cancers in MLH1 and MSH2 mutation carriers of hereditary nonpolyposis colorectal cancer[J]. J Gastrointest Surg, 1998, 2(1): 67-71.

[258] Berends MJ, Wu Y, Sijmons RH, et al. Molecular and clinical characteristics of MSH6 variants: an analysis of 25 index carriers of a germline variant[J]. Am J Hum Genet, 2002, 70(1): 26-37.

[259] Wagner A, Hendriks Y, Meijers-Heijboer EJ, et al. Atypical HNPCC owing to MSH6 germline mutations: analysis of a large Dutch pedigree[J]. J Med Genet, 2001, 38(5): 318-322.

[260] Schweizer P, Moisio AL, Kuismanen SA, et al. Lack of MSH2 and MSH6 characterizes endometrial but not colon carcinomas in hereditary nonpolyposis colorectal cancer[J]. Cancer Res, 2001, 61(7): 2813-2815.

[261] Dove-Edwin I, Boks D, Goff S, et al. The outcome of endometrial carcinoma surveillance by ultrasound scan in women at risk of hereditary nonpolyposis colorectal carcinoma and familial colorectal carcinoma[J]. Cancer, 2002, 94(6): 1708-1712.

[262] Pistorius SR, Nagel M, Kruger S, et al. Combined molecular and clinical approach for decision making for surgery in HNPCC patients: a report on three cases in two families[J]. Int J Colorectal Dis, 2001, 16(6): 402-407.

[263] Watson P, Butzow R, Lynch HT, et al. The clinical features of ovarian cancer in hereditary nonpolyposis colorectal cancer[J]. Gynecol Oncol, 2001, 82(2): 223-228.

[264] Brown GJ, St John DJ, Macrae FA, et al. Cancer risk in young women at risk of hereditary non polyposis colorectal cancer: implications for gynecologic surveillance[J]. Gynecol Oncol, 2001, 80(3): 346-349.

[265] Jarvinen HJ, Aarnio M, Mustonen H, et al. Controlled 15-year trial on screening for colorectal cancer in families with hereditary nonpolyposis colorectal cancer[J]. Gastroenterology, 2000, 118(5): 829-834.

[266] Stoffel EM, Mangu PB, Gruber SB, et al. Hereditary colorectal cancer syndromes: American Society of Clinical Oncology Clinical Practice Guideline endorsement of the familial risk-colorectal cancer: European Society for Medical Oncology Clinical Practice Guidelines[J]. J Clin Oncol, 2015, 33(2): 209-217.

[267] Wachsmannova-Matelova L, Stevurkova V, Adamcikova Z, et al. Different phenotype manifestation of familial adenomatous polyposis in families with APC mutation at codon 1309[J]. Neoplasma, 2009, 56(6): 486-489.

[268] Wuthrich P, Gervaz P, Ambrosetti P, et al. Functional outcome and quality of life after restorative proctocolectomy and ileo-anal pouch anastomosis[J]. Swiss Med Wkly, 2009, 139(13-14): 193-197.

[269] Tulchinsky H, Keidar A, Strul H, et al. Extracolonic manifestations of familial adenomatous polyposis after proctocolectomy[J]. Arch Surg, 2005, 140(2): 159-163.

[270] Galiatsatos P, Foulkes WD. Familial adenomatous polyposis[J]. Am J Gastro-enterol, 2006, 101(2): 385-398.

第九章　神经内分泌肿瘤与胃肠道间质瘤

第一节　胃肠胰神经内分泌肿瘤的药物治疗进展与多学科综合治疗

一、胃肠胰神经内分泌肿瘤的药物治疗进展

神经内分泌肿瘤(neuroendoerine tumors, NETs)是一组异质肿瘤的统称。这类肿瘤起源于胚胎时期由原始消化管(前肠、中肠、后肠)分化而来的器官中的神经内分泌细胞,可发生于消化道、呼吸道、甲状腺、肾上腺等全身多个系统、器官和组织。其中,来源于胃肠道和胰腺神经内分泌细胞的肿瘤,即胃肠胰神经内分泌肿瘤(gastroenteropancreatic neuroendocrine tumors, GEP-NETs),占所有NETs的55%~70%。在过去的30年间,GEP-NETs的发病率增长了5倍之多。有研究显示,GEP-NETs已成为消化道恶性肿瘤中第二常见的肿瘤类型。而数据显示,胰腺神经内分泌肿瘤(pancreatic neuroendocrine tumors, pNETs)占所有胰腺肿瘤的2%~10%,占所有NETs的7%。由于GEP-NETs发病隐匿,且缺乏特征性的临床表现,故多数患者在确诊时已为晚期。GEP-NETs异质性明显,生物学行为复杂。目前,国内外学者对GEP-NETs的治疗尚缺乏统一建议。近年来,对GEP-NETs的报道已逐渐增多。2016年10月,中国临床肿瘤学会神经内分泌肿瘤专家委员会发布了《中国胃肠胰神经内分泌肿瘤专家共识(2016年版)》,以指导临床诊治。对于无法手术切除的转移性GEP-NETs(包括肝脏病灶、肝外病灶或原发灶无法切除的转移性GEP-NETs),系统的药物治疗是最主要的治疗手段。这些药物主要包括生物制剂(如生长抑素类似物、干扰素等)、细胞毒药物和靶向药物等。以下重点讲述胃肠胰神经内分泌肿瘤的药物治疗进展。

(一)生物制剂(生长抑素类似物和干扰素)

1. 生长抑素类似物

生长抑素类似物的应用与发展对GEP-NETs的治疗有深远的影响。起初,此类药物仅用于减轻GEP-NETs所引起的激素异常分泌症状,而现有试验证明其还能抑制肿瘤的增长。奥曲肽(Octreotide)和兰瑞肽(Lanreotide)为目前常用的生长抑素类似物,主要对生长抑素受体2和5有较高的亲和力,并且在控制症状方面效果相似。一系列小型临床试验证实了,生长抑素类似物在减轻pNETs的激素异常分泌方面有效(除胰岛瘤)。然而生长抑素类似物在治疗GEP-NETs时可

能会因为生长抑素受体灵敏度降低或者生长抑素受体基因突变而失效。需要注意的是，过量使用此类药物不能获得最佳的控制效果。但是对于症状恶化的患者可以通过在每个疗程最后1周增加药物的使用频率及加用短效奥曲肽来达到治疗效果。奥曲肽和兰瑞肽的不良反应轻微，主要包括恶心、脂肪泻和腹胀，这些都可以通过补充胰消化酶类药物来解决。另外，由于生长抑素类似物有抑制胆囊收缩的作用，所以其长效制剂有增加罹患胆结石的风险。生长抑素类似物的另一项作用是抗增殖作用。PROMID的Ⅲ期试验研究纳入了85例进展期中肠NETs患者。试验组患者给予长效奥曲肽，对照组患者给予安慰剂。其结果显示，对照组的肿瘤增长平均时间为6个月，而试验组为14.3个月，该结果为生长抑素类似物抑制肿瘤生长提供了依据。而另一项名为CLARINET的试验随机选取了204例非功能性GEP-NETs患者，试验组给予长效兰瑞肽（剂量为120mg/月，共使用96周），对照组给予安慰剂。结果表明，试验组患者的无进展生存时间明显高于对照组，更进一步证实了兰瑞肽能有效抑制肿瘤生长。帕瑞肽（pasireotide）是一种多受体生长抑素类似物，对生长抑素受体的5种亚型中的4种均有较高的亲合力。一项关于帕瑞肽长效制剂的多中心随机Ⅰ期试验显示，该药在进展期GEP-NETs患者中有良好的耐受性，其不良反应主要有面部潮红、腹泻及高血糖，但是其具体治疗效果仍有待进一步证实。仅有一项Ⅲ期试验研究显示，其在控制肿瘤生长方面略优于奥曲肽长效制剂。目前，仍有数项研究其抑制肿瘤生长效果的试验正在进行中。大量回顾性研究和前瞻性随机对照研究表明，无论是PD较为缓慢的GEP-NETs或是未进展的GEP-NETs（推荐Ki-67＜10%），均可采用生长抑素类似物进行抗增殖治疗。对于生长抑素受体阳性的G3级p-NETs患者，也可以考虑抗增殖治疗，但不作为常规推荐。对于存在类癌综合征的患者，奥曲肽长效制剂可有效控制症状，可明显降低腹泻、面部潮红的发生率。

2. 干扰素

干扰素用于治疗NETs已经有几十年时间。干扰素抑制肿瘤生长的机制有多种，包括细胞周期停滞、刺激T细胞分泌、抑制血管生成等。低剂量干扰素对症状的控制率为40%～70%，在一部分患者中还能抑制肿瘤生长，但其使肿瘤缩小的发生率较低（0～11%）。一项临床前研究证实，干扰素能诱导生长抑素受体在NETs细胞中的表达。随后，数项随机试验研究将干扰素与生长抑素类似物联合使用。其中一项多中心临床研究比较了奥曲肽和干扰素联合应用与单用奥曲肽在治疗转移性中肠神经内分泌肿瘤中的作用，结果显示，联合用组患者的5年生存率明显高于单用奥曲肽组患者。另一项相似的研究也证实了在改善患者生存率方面联合用药有明显优势。然而，一项对照试验显示，对从未治疗过的GEP-NETs患者分别给予兰瑞肽＋α干扰素、单用兰瑞肽或单用α干扰素治疗，三组患者的ORR完全相同。因此很难确定干扰素与生长抑素类似物联合治疗效果是否优于生长抑素单药治疗，但是中肠神经内分泌肿瘤对α干扰素敏感是可以肯定的。α干扰素单用或联合奥曲肽对进展期NETs都有一定疗效，但干扰素副作用较多，主要有发热、关节痛、疲劳、甲状腺功能异常等，因此通常推荐将其作为二线治疗药物。

（二）细胞毒药物

GEP-NETs的化疗方法多种多样，化疗效果受肿瘤位置、分化程度及分期的影响。低分化、高增殖率的GEP-NETs（尤其是Ki-67＞55%的肿瘤）对含铂类的化疗方案相对敏感，化疗有效率超过50%。然而，目前对于对铂类药物抵抗的肿瘤还没有有效的化疗方案。另一方面，pNETs对烷化剂敏感。烷化剂有链脲霉素、达卡巴秦和替莫唑胺。曾有两项早期试验评估了链脲霉素的疗效。其中一项试验表明，链脲霉素＋5-Fu方案的有效率为63%，而单用链脲霉素的有效率仅为36%；另一项试验则比较了链脲霉素＋阿霉素与链脲霉素＋5-Fu，前者的有效率和肿瘤进展时间分别为69%和20个月，后者分别为45%和6.9个月，但当时的影像诊断技术不够成熟，所以不能最终确定链脲霉素的疗效。因此，近期一项回顾性研究将联合使用链脲霉素＋5-Fu＋阿霉素的pNETs病例纳入研究范围。结果显示该方案的有效率为39%，平均有效时间为9.3个月。不过在临床上链脲霉素的使用也受其毒性反应的限制，其毒性反应包括恶心、骨髓抑制及肾功能减退。

替莫唑胺是一种新型治疗pNETs的口服化疗药。2012年，Chan等报道了一项小样本的前瞻性研究。研究入组了35例NETs患者（给予替莫唑胺联合贝伐珠单抗治疗），其中15例pNETs患者的ORR达到33%，中位PFS达到14.3个月。由于替莫唑胺的临床疗效较好，所以目前推荐替莫唑胺单药、联合化疗或者靶向药物，用于治疗转移性pNETs或胰腺神经内分泌癌（pancreatic neuroendocrine carcinoma，PNEC）。目前，一项新的替莫唑胺＋卡培他滨联合治疗pNETs的研究正在进行中，这项研究可提供更丰富的前瞻性数据来评价替莫唑胺疗效。替莫唑胺的主要不良反应为血小板减少和恶心。铂类联合依托泊苷（EP/EC）是NEC的首选方案。NODIC NEC研究结果显示，EP/EC方案治疗NEC的ORR为31%，中位PFS为4个月，MST为11个月。Ki-67＜55%的NEC患者对以铂类为基础的化疗有效率显著低于Ki-67＞55%的NEC患者，但其生存时间可显著延长。因此，建议Ki-67＞55%的NEC患者首选EP/EC；而Ki-67＜55%的NEC患者一线可以考虑以替莫唑胺为主的方案，同时结合分化程度进行选择。

目前，尚无公认的二线治疗方案。有小样本、回顾性研究提示，替莫唑胺单药或联合卡培他滨±贝伐珠单抗治疗p-NETs的ORR可达33%～70%，中位PFS达到18个月。5-Fu或卡培他滨联合奥沙利铂或伊立替康等方案也可以作为二线治疗的选择。对于一线治疗缓解时间超过3个月的患者，在二线治疗失败后，也可考虑重新采用EP方案治疗。

（三）靶向药物

血管生长抑制剂（angiogenesis inhibitors）可以抑制VEGFR或者中止VEGF的表达。其中，酪氨酸激酶抑制剂舒尼替尼（sunitinib）可作用于VEGFR-1～VEGFR-3、PDGFR-α、c-KIT及FLT-3等多个位点。一项Ⅲ期临床随机对照研究选取了171例低分化中度恶性pNETs病例，分别给予舒尼替尼（治疗组）及安慰剂（对照组），其结果显示，舒尼替尼明显延长了患者的无进展生存时间（11.4个月 vs. 5.5个月）。一项小样本的Ⅱ期临床研究纳入41例非胰腺NETs患者，其中半数以上患者接受舒尼替尼联合生长抑素类似物治疗；由于在入组时，对前一治疗方案是否有PD未作要求，结果PR仅为2%，中位TTP为10个月，所以舒尼替尼治疗GI-NETs的价值有待进一步的研究证实。目前，舒尼替尼已被用于临床治疗pNETs，其主要毒性反应为腹泻、恶心、疲劳、高血压、血细胞减少及手足综合征。

另一种酪氨酸激酶抑制剂帕唑帕尼（pazopanib）的作用与舒尼替尼类似。近期一项非选择性Ⅱ期研究显示，使用帕唑帕尼的有效率为24%，无进展生存时间为9.1个月。基于该结果，一项关于帕唑帕尼对进展期肿瘤治疗效果的Ⅲ期随机临床研究正在进行中。贝伐珠单抗是一种抗VEGF的单克隆抗体,可用于联合化疗。目前有多项研究正在进行之中,最终结果值得期待。

在目前治疗GEP-NETs的mTOR抑制剂中,对哺乳动物西罗莫司靶蛋白(mammalian target of sirolimus inhibitors,mTOR)抑制剂依维莫司的研究最为广泛。一项Ⅱ期临床研究RADIANT-1选取了160例进展期pNETs患者,分别给予依维莫司+奥曲肽(联合用药组)和单用依维莫司(单用依维莫司组)治疗,有效率和无进展生存时间分别为4%、16.7个月(联合用药组)和9%、9.7个月(单用依维莫司组)。接着,RADIANT-2研究则选取了429例有功能的NETs患者分别给予依维莫司+奥曲肽联合用药组和安慰剂+依维莫司(对照组)治疗,联合用药组的无进展生存时间从11.3个月提升到了16.4个月,但临床结果却未达到预期,主要原因是研究中心与当地医院在影像学诊断的差异导致很多应纳入统计的病例丢失。RADIANT-3研究则随机选取了410例低分化中度恶性pNETs患者,分别给予依维莫司(依维莫司组)和安慰剂(对照组)治疗,虽然依维莫司组的客观有效率仅为5%,但是在无进展生存时间方面安慰剂为4.6个月依维莫司组为11个月。基于这一结果,依维莫司被认为可用于治疗进展期pNETs。RADIANT-4是一项前瞻性Ⅲ期临床研究,研究目的是对比依维莫司依维莫司组与安慰剂(对照组)治疗非功能性的肺NETs和GI-NETs的疗效。结果显示,依维莫司组的患者的中位PFS显著长于对照组(11个月 vs. 3.9个月),并且依维莫司组患者的疾病复发率和死亡率明显降低。依维莫司的不良反应包括高血糖、血细胞减少、口腔溃疡、皮疹、腹泻及非特异性感染。另外,肺炎也是一项极少发生但存在潜在危险的不良反应。

虽然依维莫司可用于治疗无法切除的局部晚期或转移性胰腺或胰腺以外的NETs,舒尼替尼可用于治疗无法切除的局部晚期或转移性pNETs,但由于两者的毒副反应均较常见,尽管比较轻微,但对PD缓慢的患者的生活质量影响仍比较明显,因此,在临床上,往往应用于生长抑素类似物治疗失败的患者,甚至在通过局部治疗可控制转移灶的情况下,可以推迟两者的应用。

二、多学科治疗策略

针对GEP-NETs,可供选择的治疗手段包括局部处理和全身系统治疗。局部处理包括根治性手术、射频消融、栓塞/栓塞化疗、内放疗、外放疗、减瘤术及肝移植等;全身系统治疗则包括化疗、以干扰素和生长抑素类似物为代表的生物治疗、肽类受体核素放射治疗以及分子靶向治疗。但由于GEP-NETs存在很明显的异质性,所以应该根据患者的肿瘤分期、原发部位、转移范围、病理分级等具体情况制定个体化的治疗方案。国内外的共识认为,最佳的诊治途径是MDT。经过多学科会诊和讨论,根据大家共同接受的治疗原则和临床指南,制定适合具体患者的最佳治疗方案,保障最佳治疗方案的实施,提高医疗质量、安全性和疗效。MDT还可促进不同学科间的交流,增进各学科间的认识,有利于临床研究和基础研究的开展和协调,最终促进GEP-NETs临床综合诊疗规范化建设,促进GEP-NETs综合诊疗学科交叉及学术进步。

MDT在GEP-NETs中的价值主要体现在以下两方面。

(一)多学科综合治疗可使胃肠胰神经内分泌肿瘤患者受益

澳大利亚进行了一项回顾性研究，与接受传统治疗相比，在经验丰富的医疗中心接受治疗的患者，其生存时间可以达到112个月，而其他患者只有32个月；另外，经验丰富的医疗中心有79%的患者接受了长效奥曲肽的药物治疗，MST为112个月，而在其他医院中仅有10%的患者被推荐接受长效奥曲肽的治疗，未接受长效奥曲肽治疗的患者MST仅为53个月($P<0.021$)，其10年生存率分别为40%和22%。加拿大的Odette肿瘤中心综合了肿瘤内科、肿瘤外科、内分泌及影像学等诸多专业，于2009年6月建立了他们的NETs多学科协作诊疗中心(multidisciplinary reference center，MRC)，对患者生化检查、影像学检查(包括CT、MRI及核医学等)和病理学检查提出诊断流程建议，在明确诊断后再综合外科、内科、介入科及核医学等专业提出综合治疗建议，包括实施根治性手术或减瘤手术，是否行介入栓塞或射频消融治疗，药物治疗方面采用化疗、生物治疗或靶向药物治疗，以及是否适用放射性核素治疗等给出全方位的治疗策略。通过MDT模式的建立，该中心收治了更多的神经内分泌肿瘤患者，且从患者处得到了满意反馈。Gianluca等收集了133例GEP-NETs患者的资料，其中91例为2007年5月开展MDT之前的病例，42例为开展MDT之后的病例。分析表明，在开展MDT之前，生化检查、影像学检查和病理诊断结果在患者确诊和接受治疗及随访前后的一致率较低；而在开展MDT后，该情况明显改观。另外，在开展MDT后，接受综合治疗的患者比例均有所增加。

(二)有助于临床研究的开展

目前，有明确证据证明有效并获批可用于NETs的治疗药物较少。因此，还需要开展更多的前瞻性临床研究。但由于NETs发病率低，所以临床试验入组存在难度。研究已证实，MDT可以明显提高肿瘤患者对临床研究的关注度，提高患者的筛选和入组速度。因此，对于NETs这样的少见肿瘤，MDT模式可以改善大样本量临床研究患者入组困难的情况，为临床治疗提供高级别的循证医学证据，还可以使患者在开展MDT的中心更早地接受新药的治疗。

第二节　胃肠道间质瘤的诊治思路

一、胃肠道间质瘤的定义

胃肠道间质瘤(gastrointestinal stromal tumor，GIST)是胃肠道最常见的间叶源性肿瘤，占全消化道肿瘤的1%～3%，发病率为1.10/10万～1.45/10万。GIST可发生于胃肠道的任何部位，胃为最易好发部位(占60%～70%)，其次是小肠(占20%～30%)，较少见于结直肠(占5%左右)和食管(<1%)。此外，GIST也可发生于腹腔非消化道部位(<5%)，如大网膜、肠系膜或腹膜后腔。GIST常见的临床症状主要表现为腹部不适(腹胀、腹痛、恶心、呕吐)、消化道出血(贫血、黑便)等。如局部肿瘤较大，查体可扪及腹部包块。初诊时，病程可能已持续数月至数年不等。

二、胃肠道间质瘤的诊断

（一）影像学诊断

目前，临床上最常用的方法为增强CT。GIST多表现为软组织密度的圆形或类圆形实质性占位，跨腔内外生长或以向外生长为主，也可向腔内生长或通过蒂与胃肠道壁相连，边界一般较为清晰，这是因为GIST肿块即使很大，邻近器官或组织的影响也多以受压推移为主，侵犯相对较少，极少发生邻近血管侵犯。此外，还可以通过CT表现大致评判其恶性程度：低度恶性者一般表现为肿块较小（直径＜5cm），密度均匀，边界锐利，可以出现钙化，钙化多呈斑点状、环形或弧形；中度恶性者肿瘤形态往往呈分叶状，不规则，密度不均，中心可见小片或大片状低密度区，以周围强化为主，边界常欠清晰，与邻近结构粘连，如肿瘤坏死或局部溃疡与胃肠道相通，则囊腔内可见气体或液平影；高度恶性者则主要表现在上述不规则病灶的多发性上。

（二）病理学诊断

GIST依据细胞形态大致可分为3大类，即梭形细胞型（70%）、上皮样细胞型（20%）和梭形细胞-上皮样细胞混合型（10%）。从组织形态上考虑为GIST后，推荐采用一组包含5项标记的免疫组化检查，即CD117、DOG1、CD34、琥珀酸脱氢酶B和Ki67。CD117阳性率约为94%～98%，DOG1的阳性率为94%～96%，两者具有高度一致性。GIST的诊断一般结合组织形态及免疫组化就可以确诊，但也存在少数特殊类型的GIST。目前的指南上指出，对于组织学形态诊断符合GIST，但免疫组化检测CD117和DOG1均为阴性，并且无c-kit或PDGFRA基因突变的病例，如果能够排除平滑肌肿瘤、神经源性肿瘤等其他肿瘤，也可以做出GIST可能的诊断（见图9-2-1）。

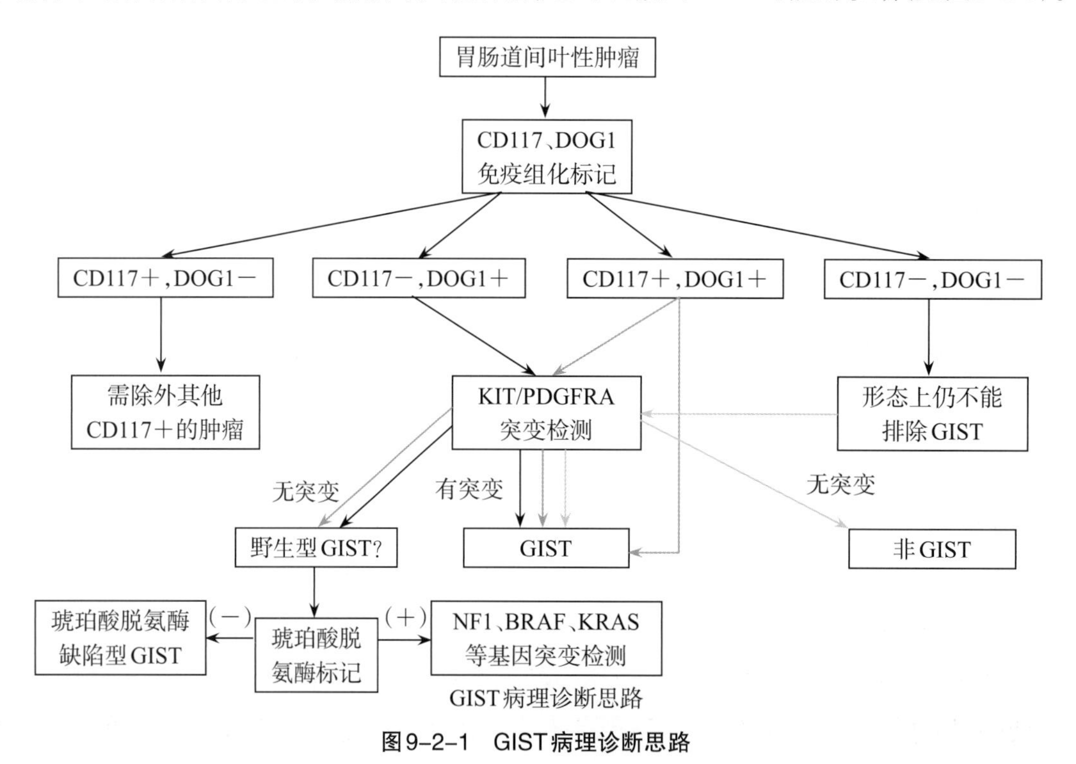

图9-2-1　GIST病理诊断思路

三、胃肠道间质瘤的治疗

GIST在生物学行为和临床表现上可以分为良性和恶性。GIST有一定的侵袭性和远处转移风险，且对放化疗不敏感。目前GIST的治疗手段以手术和分子靶向药物治疗为主。临床上接诊GIST病例时，如有条件建议行MDT会诊，根据其是否初治和有无合并转移，可将其分为“原发局限性”及“复发和(或)转移性”两大临床类型。然后根据其具体情况决定下一步个体化治疗的方案。

(一)原发局限性GIST

对于原发局限性GIST，一般首先考虑以治愈为目标的外科完整切除。

结合目前分子靶向药物对GIST治疗模式的改变，对于初诊局限可切除和潜在可切除的GIST，都需要评估患者是否可能从术前伊马替尼治疗中获益，从而决定是直接手术还是术前用伊马替尼治疗。因此，这里所说的“局限性”不单纯是指肿瘤的大小和范围能否被外科手术完整切除，也体现在手术是否需要联合多脏器切除及对患者生活质量的影响上。

对于大多数可完整切除的GIST患者，手术前不推荐进行常规活检。比如一般部位的GIST，部分胃/肠段切除或楔形切除就能有效地保证切缘阴性，最大限度地减少播散种植和并发症。在这种情况下，可直接先行手术治疗。NCCN和ESMO指南均指出，手术切缘位于肿瘤外1cm可基本保证显微镜下切缘阴性。对于部分镜下切缘阳性患者，目前国内外学者都倾向于进行分子靶向药物治疗，一般不主张再次手术，但如果患者身体条件允许并且在不损伤重要器官的原则下，可再次手术，特别是对于没有浆膜受侵犯而仅行肿瘤挖除的病例，应该考虑再次切除。

在手术方式的选择上，因为GIST手术要尽量避免肿瘤破裂，注意保护肿瘤假性包膜的完整性，所以开放手术目前仍是首选。但最近几年腹腔镜手术的适应证已明显扩大，指南中亦推荐可根据肿瘤的部位和大小在有经验的医院开展腹腔镜手术。肿瘤直径＜5cm并且在有利解剖部位(如大弯、胃体和胃底前壁)，则可以考虑行腹腔镜手术。对于空肠和回肠GIST，腹腔镜手术的意义则更多是探查和定位病变。如肿瘤需要较大的腹部切口取出标本完成切除，则还是不推荐腹腔镜手术。肿瘤破裂是一个独立的不良预后因素，因此术中探查需注意细心轻柔，手术应遵循“不接触、不挤压”的原则，必须使用“取物袋”以避免肿瘤破裂和播散。

在淋巴结清扫的问题上，GIST很少发生淋巴结转移，一般情况下不必行常规清扫。除非存在明显病理性肿大的淋巴结转移迹象，考虑为琥珀酸脱氨酶缺陷型这一特殊类型GIST，才应切除病变淋巴结。

对于特殊部位或者切除困难的局限性GIST，首先应由胃肠外科和肿瘤内科的医生共同讨论新辅助治疗的必要性。如果预估肿瘤退缩有利于器官功能保留或减少手术并发症，则应先考虑予以伊马替尼新辅助治疗。目前，共识推荐的伊马替尼新辅助辅助治疗的适应证有：①术前估计难以达到R0切除。②肿瘤体积巨大(直径＞10cm)，术中易出血、破裂，可能造成医源性播散。③特殊部位的肿瘤(如胃食管结合部、十二指肠、低位直肠等)，手术易损害重要器官的功能。④肿瘤虽可以切除，但估计手术风险较大，术后复发率、病死率较高。⑤估计需要进行多器官联合切除手术。

对于接受新辅助治疗的GIST患者，应先进行基线的影像学评估，再开始给予伊马替尼治疗，然后定期（2～3个月）进行药物治疗安全性和影像学有效性的评估。目前，一般推荐采用Choi评价标准（见表9-2-1）。关于新辅助治疗时间，一般认为在给予伊马替尼新辅助治疗6～12个月后施行手术是比较适宜的。过度延长新辅助治疗时间可能引起继发性耐药。在兼顾治疗反应和患者耐受性的基础上，通过MDT讨论判断手术的最佳时机（一般在药物治疗实现最大反应后，疾病持续稳定时）。

表9-2-1　Choi评价标准

疾病状态	定 义
CR	全部病灶消失，无新发病灶
PR	CT测量肿瘤长径缩小≥10%和（或）肿瘤密度（Hu）减小≥15%； 无新发病灶；无不可测病灶的明显进展
SD	不符合CR、PR或PD标准；无肿瘤进展引起的症状恶化
PD	肿瘤长径增大≥10%，且密度变化不符合PR标准；出现新发病灶； 新的瘤内结节或已有瘤内结节体积增大

注：CR：完全缓解；PR：部分缓解；SD：疾病稳定；PD：疾病进展。

另外，关于直径＜2cm的GIST是否需要手术的问题，目前也存在一部分争议。CSCO胃肠道间质瘤专家委员会共识推荐，对此类患者均应行内镜超声检查，如存在黏膜溃疡、边缘不规则、回声不均匀或局部强回声等不良因素，则建议手术切除，否则可每隔6～12个月随访观察一次。共识同时指出，对于特殊部位的小GIST应区别对待，如直肠、胃食管结合部、十二指肠等部位的肿瘤一旦增大，保留肛门、贲门功能的手术难度相应增加，或联合脏器切除的风险增加，应积极行手术切除。另外，若患者无法忍受带瘤生存和长期随访的心理压力，或者依从性差，不配合规律随访，可视情况考虑手术或内镜下治疗。

（二）复发和（或）转移性GIST

对于拟行术前靶向药物治疗或不可切除/转移性GIST，需要进行病理活检和基因检测后再行手术治疗。

这类患者面临的第一个问题自然是“活检指征和活检方法”的问题。目前指南推荐的活检指征如下：①对于需要联合多器官切除的患者或手术可能对相关脏器功能产生严重影响者，行术前活检明确病理有助于决定治疗决策；②病变无法切除或估计难以获得R0切除，拟采用术前药物治疗者；③对于初发且疑似GIST者，需行术前活检以排除其他肿瘤（如淋巴瘤）；④临床怀疑为复发或转移性GIST，需在药物治疗前通过活检以明确诊断。在活检方法上，对于局限性GIST，首选内镜超声下细针抽吸活检（EUS-FNA）；当GIST累及黏膜形成溃疡（通常呈脐样）时，内镜常规钳取活检也常能获得肿瘤组织而明确诊断；对于直肠中下段GIST，可经直肠或阴道穿刺行粗针穿刺活检，活检阳性率高，且所收获的组织足够进行基因突变检测；超声或CT引导下经皮粗针穿刺适用于首诊就合并转移的进展期GIST患者。

组织病理诊断考虑为GIST的患者，指南建议在这些情况下应该进一步行基因学分析：①对于疑难病例，应进行c-kit或PDGFRA突变分析，以明确GIST的诊断；②术前拟行靶向药物治疗者；③对于所有初次诊断的复发和转移性GIST患者，拟行靶向药物治疗；④鉴别野生型GIST；⑤鉴别同时性和异时性多原发GIST；⑥对于继发性耐药需要重新检测。

检测基因突变的位点，至少应包括c-kit基因（9、11、13、17）和PDGFRA基因（12、18）的6个外显子；对于继发耐药的患者，宜增加检测c-kit基因的第14和18号外显子。根据基因突变情况，制定合理的TKIs靶向用药方案。

伊马替尼是转移复发/不可切除GIST的一线治疗药物。一般认为，根据c-kit/PDGFRA的突变类型，可以预测伊马替尼的疗效，其中对c-kit第11外显子突变者的疗效最佳，主张初始推荐剂量为400mg/d。而c-kit第9外显子突变者因存在原发性耐药，国外学者主张一线治疗伊马替尼的初始治疗剂量为800mg/d；鉴于国内临床实践中多数患者无法耐受，CSCO指南推荐的初始治疗剂量为600mg/d。对于体力评分较好、可耐受高强度治疗的c-kit第9外显子突变患者，可直接给予伊马替尼800mg/d。如伊马替尼治疗有效，应持续用药，直至PD或出现不能耐受的毒性。伊马替尼的常见不良反应有水肿、胃肠道反应、白细胞减少、贫血、皮疹、肌肉痉挛以及腹泻等，大多数不良反应为轻至中度，对症支持治疗即可改善或恢复正常。

在伊马替尼治疗期间，若发生肿瘤进展，首先应确认患者是否严格遵从医嘱，即遵医嘱定期、定量服药；在除外患者依从性因素后，可考虑将伊马替尼剂量增加至600mg/d或换用二线药物舒尼替尼治疗。舒尼替尼治疗的推荐剂量为37.5mg/d（连续服用）或50mg/d（服药4周，停药2周），接受舒尼替尼二线治疗的患者获益率约为65%，中位获益时间约为6.5个月。确定原发病灶的基因突变类型和耐药病灶继发突变类型有助于预测舒尼替尼的疗效。如患者为PDGFRA D842V和D846V突变，可能对舒尼替尼治疗产生原发性耐药。舒尼替尼二线治疗原发c-kit第9外显子突变和野生型GIST患者的生存获益优于c-kit第11外显子突变患者；治疗继发性c-kit第13、14外显子突变患者的疗效优于继发性c-kit第17、18外显子突变患者。舒尼替尼的常见不良反应为贫血、粒细胞减少、血小板减少、手足综合征、高血压、口腔黏膜炎及甲状腺功能减退等，经对症治疗后一般可缓解。

对于伊马替尼与舒尼替尼治疗后均进展的GIST患者，推荐将瑞戈非尼作为三线治疗药物，可以改善无进展生存时间。c-kit/PDGFRA基因突变类型同样具有提示作用，继发性c-kit外显子突变患者接受瑞戈非尼治疗取得了较好的疗效；PDGFRA D842V和D816V突变可能对伊马替尼、舒尼替尼与瑞戈非尼治疗都有原发性耐药。对于经瑞戈非尼治疗失败的GIST患者，建议参加新药临床研究，或者考虑给予既往治疗有效且耐受性好的药物进行维持治疗。

在更换靶向药物的策略抉择上，还需鉴别药物的原发性耐药与继发性耐药。原发性耐药的定义为在接受药物治疗6个月内发生肿瘤进展；继发性耐药的定义为初始接受伊马替尼或舒尼替尼治疗获得肿瘤缓解或稳定后，随着治疗时间的延长再次出现肿瘤进展。明确原发性与继发性耐药有助于评估GIST生物学行为与耐药机制，对合理制定后续治疗策略具有重要意义。

四、胃肠道间质瘤的复发风险

据目前全球GIST随访的数据汇总分析，GIST的复发风险在术后20年仍持续存在。在伊马替尼等靶向药物出现前，原发性GIST患者的手术切除率约为85%，半数以上患者会出现术后复发，5年总体存活率约为50%。因此，对复发风险高的患者在术后行靶向药物辅助治疗显得尤为重要。对此类患者的筛选和治疗持续时间的选择，原则上取决于患者的危险度分级。目前，将肿瘤原发部位、肿瘤大小、核分裂象计数（个/50HPF）及肿瘤是否破裂作为GIST危险度分析的最常用评估指标。然而，在既往的临床实践中，应用这些参数仍难以准确预测GIST的复发风险，因此现在仍存在多种不同的风险评估系统。考虑到便捷性与操作性，CSCO胃肠道间质瘤专家委员会推荐沿用稍作修改的NIH 2008改良版（见表9-2-2），因为该方法可能更适合亚洲人种。

表9-2-2 原发GIST切除术后危险度分级（NIH 2008改良版）

危险度分级	肿瘤大小（cm）	核分裂象计数（个/50HPF）	肿瘤原发部位
极低	≤2	≤5	任何部位
低	2.1~5	≤5	任何部位
中等	2.1~5	6~10	胃
	≤2	6~10	任何部位
	5.1~10	≤5	胃
高	任何	任何	肿瘤破裂
	>10	任何	任何部位
	任何	>10	任何部位
高	>5	>5	任何部位
	>2且≤5	>5	非胃原发
	>5且≤10	≤5	非胃原发

危险度评估适用于原发完全切除的GIST患者。对于下列几种情形，不适合进行危险度评估：①各类活检标本，包括细针穿刺活检、芯针穿刺活检及内镜活检等；②已发生复发和（或）转移的 GIST；③经靶向药物治疗的GIST。另外，对少见部位或肿瘤大小、核分裂象恰好处于高低分级界限的GIST如何评估复发风险是值得讨论和商榷的。因为这类患者同时涉及是否建议术后辅助治疗以及辅助治疗时限的问题。因此，无论对于术前活检标本的判读，还是术后阅片和突变检测分析，MDT模式中病理科医生的参与都显得非常重要。病理科医生除了能帮助临床医生明确诊断外，还可以根据肿瘤的形态学表现，结合核分裂象和突变状态进行危险度评估，以预测和评判靶向药物治疗的组织学疗效，为临床医生制定下一步治疗决策提供参考。

对于术后辅助治疗来说，不论何种基因类型，伊马替尼辅助治疗的推荐剂量均为400mg/d。c-kit第9外显子突变的GIST患者接受伊马替尼400mg/d辅助治疗能否获益，尚存在争议。但目前尚无证据支持c-kit第9外显子突变的GIST患者辅助治疗应将剂量增加至600mg/d或800mg/d。

在靶向药物治疗时限的选择上，几个比较关键的临床研究给出了提示。ACOSOG-Z9001试验证实，伊马替尼术后辅助治疗1年对低危患者的疗效有限，而对中高危GIST患者的疗效可以肯定。SSGXⅧ/AIO试验证实，对于高危GIST患者，术后经伊马替尼治疗3年后，患者的5年无复发生存率不仅较治疗1年的患者高，且两组术后5年生存率的差异亦有统计学意义。因此，目前一般的临床共识认为，对低危的GIST患者，术后无需治疗；对于中危GIST患者，应至少给予伊马替尼辅助治疗1年；对于高危患者，辅助治疗时间建议持续3年以上；对于发生肿瘤破裂的患者，可以考虑延长辅助治疗时间。

五、胃肠道间质瘤的随访原则

对GIST术后随访的患者，一般推荐将腹盆腔增强CT或MRI扫描作为常规随访项目，每3个月1次，持续3年；然后每6个月1次，直至术后5年；术后5年后，每年随访1次。由于肺部和骨骼转移的发生率相对较低，所以建议每年至少进行1次胸部X线检查，在出现相关症状的情况下推荐进行ECT骨扫描。

对于复发或转移性不可切除的患者，至少应每3个月随访1次；如果涉及治疗决策，则可以适当增加随访次数；治疗初期（前3个月）的密切监测非常重要，必要时可行PET/CT扫描，确认肿瘤对治疗的反应。

另外，如果有条件，建议对下列患者进行伊马替尼血药浓度检测：①伊马替尼400mg一线治疗后发生进展的患者；②药物不良反应较重的患者，如系血药浓度过高引起，则可以在保证有效血药浓度的情况下酌情减量；③未遵从医嘱定期定量服药的患者。如GIST患者的血浆伊马替尼浓度低于1100ng/mL，则提示临床疗效降低，疾病有可能很快进展。

六、胃肠道间质瘤的新进展

自1998年发现GIST含有活化的c-kit突变以后，GIST相关的研究和临床进展仿佛一下子进入了快车道，尤其是伊马替尼等靶向药物的问世和确切的疗效更是让GIST成为其他肿瘤研究争相看齐的目标。但在取得这些鼓舞人心的成绩之后，近年来GIST的研究似乎出现了瓶颈，临床实践上也遇到不少困难。比如不少患者在术后辅助治疗期满停药后很快出现复发，在这种状况下，靶向药物是否仅仅只是延后复发的时间？还有很多在治疗过程中出现耐药进展的情况，都提示我们需要进一步对GIST的发生机制和临床策略进行研究。

在基础研究方面，二代基因测序技术的广泛应用使对“野生型GIST”中FGFR1、NTRK3、MAX、MEN1等基因的作用机制的探索逐渐深入，KIT基因上下游的转录调控因子（如FOXF1等）也在被不断地挖掘。这些研究将为我们认清GIST的本质和新药研发提供更加宽广的思路。

在临床实践方面，对手术方式的研究仍旧是重点。随着内镜技术的快速发展、腹腔镜手术乃至机器人手术相关数据的不断更迭，完整切除术和切缘阴性似乎不再是微创治疗的困难。已有多家研究中心的研究结果提示，微创手术的短期疗效和长期生存率与开放手术相仿。另外，关于GIST的危险度分级策略也有不少更新。研究人员对术后辅助治疗后快速进展的病例进行了更多的特征分析，提示增加“极高危”以区分对待这部分人群。而MDT模式仍然是目前治疗GIST和改善患者预后的重要手段。

参考文献

[1] Oberg K. Neuroendocrine tumors (NETs): historical overview and epidemiology[J]. Tumori, 2010, 96 (5): 797-801.

[2] Schimmack S, Svejda B, Lawrence B, et al. The diversity and commonalities of gastroenteropancreatic neuroendocrine tumors[J]. Langenbecks Arch Surg, 2011, 396 (3): 273-298.

[3] Metz DC, Jensen RT. Gastrointestinal neuroendocrine tumors: pancreatic endocrine tumors[J]. Gastroenterology, 2008, 135 (5): 1469-1492.

[4] Fraenkel M, Kim MK, Faggiano A, et al. Epidemiology of gastroenteropancreatic neuroendocrine tumours[J]. Best Pract Res Clin Gastroenterol, 2012, 26(6):691-703.

[5] Lawrence B, Gustafsson BI, Chan A, et al. The epidemiology of gastroenteropanc-reatic neuroendocrine tumors[J]. Endocrinol Metab Clin North Am, 2011, 40 (1): 1-18.

[6] Oberg K. Pancreatic endocrine tumors[J]. Semin Oncol, 2010, 37 (6): 594-618.

[7] Kulke MH, Siu LL, Tepper JE, et al. Future directions in the treatment of neuroendocrine tumors: consensus report of the National Cancer Institute Neuroendocrine Tumor clinical trials planning meeting[J]. J Clin Oncol, 2011, 29 (7): 934-943.

[8] 中国临床肿瘤学会神经内分泌肿瘤专家委员.中国胃肠胰神经内分泌肿瘤专家共识(2016年版)[J].临床肿瘤学杂志,2016,21(10):927-946.

[9] Strosberg J, Weber J, Feldman M, et al. Above-label doses of octreotide-LAR in patients with metastatic small intestinal carcinoid tumors[J]. Gastrointest Cancer Res, 2013, 6 (3): 81-85.

[10] Rinke A, Muller HH, Schade-Brittinger C, et al. Placebo-controlled, double-blind, prospective, randomized study on the effect of octreotide LAR in the control of tumor growth in patients with metastatic neuroendocrine midgut tumors: a report from the PROMID Study Group[J]. J Clin Oncol, 2009, 27 (28): 4656-4663.

[11] Caplin ME, Pavel M, Cwikla JB, et al. Lanreotide in metastatic enteropancreatic neuroendocrine tumors[J]. N Engl J Med, 2014, 371 (3): 224-233.

[12] Wolin EM, Hu K, Hughes G, et al. Safety, tolerability, pharmacokinetics, and pharmacodynamics of a long-acting release (LAR) formulation of pasireotide (SOM230) in patients with gastroenteropancreatic neuroendocrine tumors: results from a randomized, multicenter, open-label, phase Ⅰ study[J]. Cancer Chemother Pharmacol, 2013, 72 (2): 387-395.

[13] Wolin EM, Jarzab B, Eriksson B, et al. Phase Ⅲ study of pasireotide long-acting release in patients with metastatic neuroendocrine tumors and carcinoid symptoms refractory to available somatostatin analogues[J]. Drug Des Devel Ther, 2015, 9:5075-5086.

[14] Anthony L. Freda PU from somatostatin to octreotide LAR:evolution of a somatostatin analogue [J]. Curr Med Res Opin, 2009, 25 (12): 2989-2999.

[15] Cives M, Strosberg J. An update on gastroenteropancreatic neuroendocrine tumors[J]. Oncology (Williston Park) , 2014, 28 (9): 749-756, 758.

[16] Chan JA, Stuart K, Earle CC, et al. Prospective study of bevacizumab plus temozolomide in patients with advanced neuroendocrine tumors[J]. J Clin Oncol, 2012, 30 (24): 2963-2968.

[17] Sorbye H, Welin S, Langer SW, et al. Predictive and prognostic factors for treatment and survival in 305 patients with advanced gastrointestinal neuroendocrine carcinoma (WHO G3): the NORDIC NEC study[J]. Ann Oncol, 2013, 24 (1): 152-160.

[18] Strosberg JR, Fine RL, Choi J, et al. First-line chemotherapy with capecitabine and temozolomide in patients with metastatic pancreatic endocrine carcinomas[J]. Cancer, 2011, 117 (2): 268-275.

[19] Welin S, Sorbye H, Sebjornsen S, et al. Clinical effect of temozolomide-based chemotherapy in poorly differentiated endocrine carcinoma after progression on first-line chemotherapy [J]. Cancer, 2011, 117 (20): 4617-4622.

[20] Bajetta E, Catena L, Procopio G, et al. Are capecitabine and oxaliplatin (XELOX) suitable treatments for progressing low-grade and high-grade neuroendocrine tumours? [J]. Cancer Chemother Pharmacol, 2007, 59 (5): 637-642.

[21] Okita NT, Kato K, Takahari D, et al. Neuroendocrine tumors of the stomach:chemotherapy with cisplatin plus irinotecan is effective for gastric poorly-differentiated neuroendocrine carcinoma [J]. Gastric Cancer, 2011, 14 (2): 161-165.

[22] Raymond E, Dahan L, Raoul JL, et al. Sunitinib malate for the treatment of pancreatic neuroendocrine tumors[J]. N Engl J Med, 2011, 364 (6): 501-513.

[23] Kulke MH, Lenz HJ, Meropol NJ, et al. Activity of sunitinib in patients with advanced neuroendocrine tumors[J]. J Clin Oncol, 2008, 26 (20): 3403-3410.

[24] Ahn HK, Choi JY, Kim KM, et al. Phase Ⅱ study of pazopanib monotherapy in metastatic gastroenteropancreatic neuroendocrine tumours[J]. Br J Cancer, 2013, 109 (6): 1414-1419.

[25] Yao JC, Lombard-Bohas C, Baudin E, et al. Daily oral everolimus activity in patients with metastatic pancreatic neuroendocrine tumors after failure of cytotoxic chemotherapy:a phase Ⅱ trial[J]. J Clin Oncol, 2010, 28 (1): 69-76.

[26] Pavel ME, Hainsworth JD, Baudin E, et al. Everolimus plus octreotide long-acting repeatable for the treatment of advanced neuroendocrine tumours associated with carcinoid syndrome

(RADIANT-2): a randomised, placebo-controlled, phase 3 study[J]. Lancet, 2011, 378 (9808): 2005-2012.

[27] Yao JC, Shah MH, Ito T, et al. Everolimus for advanced pancreatic neuroendocrine tumors[J]. N Engl J Med, 2011, 364 (6): 514-523.

[28] Yao JC, Fazio N, Singh S, et al. Everolimus for the treatment of advanced, non-functional neuroendocrine tumours of the lung or gastrointestinal tract (RADIANT-4): a randomised, placebo-controlled, phase 3 study[J]. Lancet, 2016, 387 (10022): 968-977.

[29] Townsend A, Price T, Yeend S, et al. Metastatic carcinoid tumor: changing patterns of care over two decades[J]. Clin Gastroenterol, 2009, 44 (3): 195-199.

[30] Simron S, Calvin L. Multidisciplinary reference centers: the care of neuroendocrine tumors[J]. J Oncol Practice, 2010, 6 (6): 11-16.

[31] Gianluca T, Kieran S, Stephen JS, et al. Initialim pact of a systematic multidisciplinary approach on the management of patients with gastroenteropancreatic neuroendocrine tumor[J]. Endocrine, 2013, 44 (2): 504-509.

[32] Maslin-Prothero S. The role of the multidisciplinary team in recruiting to cancer clinical trials [J]. Eur J Cancer Care (Engl) , 2006, 15 (2): 146-154.

[33] 中国临床肿瘤学会胃肠道间质瘤专家委员会. 中国胃肠道间质瘤诊断治疗共识(2017年版)[J]. 肿瘤综合治疗电子杂志,2018,4(1):31-43.

[34] ESMO / European Sarcoma Network Working Group. Gastrointestinal stromal tumors: ESMO clinical practice guidelines for diagnosis, treatment and follow-up[J]. Ann Oncol, 2014, 25 (Suppl 3): Ⅲ21-Ⅲ26.

缩略词表

（按英文缩写字母排序）

英文缩写	英文全称	中文全称
3D	three-dimensional imaging	三维成像
3DCRT	three dimentional conformal radition therapy	三维适形放疗
4DRT	four dimensional radiation therapy	四维放疗
5-Fu	fluorouracil	氟尿嘧啶
5-HT	5-hydroxytryptamine	5-羟色胺
AAA	aromatic amino acid	芳香族氨基酸
ABC	active breathing control	主动呼吸限制技术
ACEI	angiotension-converting enzyme inhibitor	血管紧张素抑制剂
ADC	apparent diffusion coefficient	表观弥散系数
AFIP	Armed Forces Institute of Pathology	美国军事病理研究院
AFP	α-fetoprotein	甲胎蛋白
AGITG	Australasian Gastro-Intestinal Trials Group	澳大利亚胃肠研究组
AICR	American Institutde for Cancer Research	美国国家癌症研究所
AIO	all-in-one	以全合一
AJCC	American Joint Committee on Cancer	美国癌症联合会
ALP	alkaline phosphatase	清碱性磷酸酶
ALPPS	associating liver partition and portal vein ligation for staged hepatectomy	肝脏分隔和门静脉结扎的分期肝切除术
APC	annual percent change	年度变化百分比
APC	argon plasma coagulation	氩离子凝固术
ARB	angiotension receptor blocker	血管紧张素受体阻滞剂
ARE	acute radiation enteritis	急性放射性肠炎
ASCO	American Society of Clinical Oncology	美国临床肿瘤学会
AT	ataxia telangiectasia	共济失调毛细血管扩张
ATP	adenosine triphosphate	三磷酸腺苷
AUS	abdominal ultrasound	腹部超声
AVA	avascular area	无血管区
BCAA	branched-chain amino acids	支链氨基酸

续表

英文缩写	英文全称	中文全称
BE	Barrett's esophagus	巴雷特食管
BEV	beam eye view	射野的束轴视角
BIS	bispectral index	双频指数
BMI	body mass index	体质指数
BV	blood volume	血容量
C3a	complement component 3a	补体成分3a
C5a	complement component 5a	补体成分5a
CagA	cytotoxin associated gene A	细胞毒素相关基因A
CCLOR	Colon cancer laparoscopic or open resection	经腹腔镜或开腹结肠癌切除术
cCR	clinical complete response	临床完全缓解
CD28	cluster of differentiation 28	白细胞分化抗原28
CD40	cluster of differentiation40	白细胞分化抗原40
CD40L	cluster of differentiation 40 ligand	白细胞分化抗原40 配体
CD80	cluster of differentiation 80	白细胞分化抗原80
CD86	cluster of differentiation 86	白细胞分化抗原86
CD91	cluster of differentiation 91	白细胞分化抗原91
CDD	chemically defined diet	化学组成明确制剂
CEA	carcino-embryonic antigen	癌胚抗原
CFDA	China Food and Drug Administration	中国食品药品监督管理局
CID	chemotherapy induced diarrhea	化疗相关性腹泻
CIN	chromosomal instability	染色体不稳定
CINV	chemotherapy induced nausea and vomiting	化疗相关恶心呕吐
CLASS	Chinese Laparoscopic Gastrointestinal Surgery Study Group	中国腹腔镜胃肠外科研究组
CLE	confocal caser endomicroscopy	激光共聚焦显微内镜
CME	complete mesocolic excision	完整结肠系膜切除
CMS	consensus molecular subtype	分子特征共识分型
CO	crypt opening	隐窝开口
COLOR	colorectal cancer laparoscopic or open resection	结直肠癌腹腔镜或开腹切除
COST	clinical outcomes of surgical therapy	手术治疗临床效果
COX-2	cyclooxygenase-2	环氧化酶-2
CPS	combined positive score	联合阳性分数
Cr	Chromium-51	铬51
CR	complete response	完全缓解
CRC	colorectal cancer	结直肠癌
CRE	chronic radiation enteritis	慢性放射性肠炎

续表

英文缩写	英文全称	中文全称
CRM	circumferential resection margin	环周切缘
CRS	cytokine release syndrome	细胞因子释放综合征
CRT	calreticulin	钙网织蛋白
CSA	cryosurgery ablation	冷冻消融
CSCO	Chinese Society of Clinical Oncology	中国抗癌协会临床肿瘤学协作专业委员会
CSPEN	Chinese Society for Parenteral and Enteral Nutrition	中华医学会肠外肠内营养学分会
CT	computed tomography	计算机断层摄影
cTACE	conventional-TACE	常规TACE
ctDNA	circulating tumor DNA	循环肿瘤DNA
CTL	cytotoxic T lymphocyte	细胞毒性T淋巴细胞
CTLA-4	cytotoxic T lymphocyte-associated antigen-4	细胞毒性T淋巴细胞相关抗原-4
cTNM	clinical TNM	临床分期
CTV	clinical target volume	临床靶区
CUSA	cavitron ultrasonic surgical aspirator	超声外科吸引系统
CV	collecting venule	集合小静脉
CVC	central venous catheter	中心静脉导管
DAAs	direct-acting antiviral agents	直接抗病毒药物
DC	dendritic cell	树突细胞
DCE-MRI	dynamic enhancement MRI	动态增强MRI
DCP	des-ã-carboxy prothrombin	右旋-γ-羧基凝血酶原
DCR	disease control rate	疾病控制率
DE	dextrose equivalent	葡萄糖当量
DECT	dual-energy CT	双源CT双能量
DEM-TACE	drug eluting beads-TACE，DEB-TACE或drug-eluting microspheres-TACE	药物洗脱微球TACE
DFS	disease-free survival	无病生存期
DIBH	deep inspiration breath hold	深度吸气屏气技术
DILI	druginduced liver injury	药物性肝损伤
DL	demarcation line	分界线
dMMR	mismatch repair deficiency	MMR蛋白缺失
DNA	deoxyribonucleic acid	脱氧核糖核酸
DWI	diffusion weighted imaging	弥散加权成像
EBV	Epstein-Barr virus	EB病毒
EDA	epidural analgesia	膜外止痛
EGF	epidermal growth factor	上皮生长因子

续表

英文缩写	英文全称	中文全称
EGFR	epithelial growth factor receptor	表皮生长因子受体
EGJ	esophagogastric junction cancers	胃食管结合部癌
EMA	European Medicines Agency	欧洲药品管理局
EMD	maximal extramural depth	最大浸润深度
EMR	endoscopic mucosal resection	内镜黏膜切除术
EMRC	EMR with a cap	透明帽法黏膜切除术
EMRL	EMR with ligation	结扎式黏膜切除术
EMVI	extramural vascular invasion	肠壁外脉管侵犯
EORTC	European Organisation for Research and Treatment of Cancer	欧洲癌症研究和治疗组织
EP	epithelium	黏膜上皮表层
EPMR	endoscopic piecemeal mucosal resection	内镜分片黏膜切除术
EPO	erythropoietin	促红细胞生成素
ERAS	enhanced recovery after surgery	快速康复
ESD	endoscopic submucosal dissection	内镜黏膜下剥离术
ESMO Asia	European Society for Medical Oncology Asia Congress	欧洲肿瘤内科学会亚洲区域大会
ESPEN	The European Society for Clinical Nutrition	欧洲临床营养和代谢协会
ESTS	European Society of Thoracic Surgeons	欧洲胸外科医师学会
EUS	endoscopic ultrasound	内镜超声
EUS-FNA	endoscopic ultrasonography guided fine needle aspiration	EUS 引导下细针穿刺吸取活检术
FAP	familial adenomatous polyposis	家族性腺瘤性息肉病
FDA	Food and Drug Administration	食品药品监督管理局
FDG-PET	F-deoxyglucose PET	氟脱氧葡萄糖-正电子体层扫描
FGFR	fibroblast growth factor receptor	成纤维生长因子受体
FISH	fluorescence in situ hybirdazation	荧光原位杂交
FLR	future liver remnant	剩余肝脏体积
FSMP	food for special medical purposes	特殊医学用途(配方)食品
G-17	gastrin-17	胃泌素 17
G-CSF	granulocyte colony stimulating factor	粒细胞集落刺激因子
GDFT	goal-directed fluid therapy	目标导向液体治疗
GEP-NETs	gastroenteropancreatic neuroendocrine tumors	胃肠胰神经内分泌肿瘤
GERD	gastro-esophageal reflux disease	胃食管反流性疾病
GIST	gastrointestinal stromal tumor	胃肠道间质瘤
GS	genomically stable	基因组稳定

续表

英文缩写	英文全称	中文全称
GWAS	genome wide association study	全基因组关联分析
HA	hyaluronic	透明质酸
HB	hemoglobin	血红蛋白
HBV	hepatitis B virus	乙型肝炎病毒
HCC	hepatocellular carcinoma	肝癌
HCV	hepatitis C virus	丙型肝炎病毒
HDGC	hereditary diffuse gastric cancer	遗传性弥漫性胃癌
HER-2	human epidermal growth factor receptor 2	人表皮生长因子受体-2
HGIN	high grade intraepithelial neoplasia	高级别上皮内瘤变
HMGB1	high mobility group box 1 protein	高迁移率族蛋白B1
HP	helicobacter pylori	幽门螺杆菌
HRT	hormone replacement therapy	激素替代疗法
Hsp70	heat shock protein70	热休克蛋白70
Hsp70. PC-F	heat shock protein70-polypeptide complexes	热休克蛋白70-多肽复合物
IARC	International Agency for Research on Cancer	国际癌症研究机构
ICAM-1	intercellular cell adhesion molecule-1	细胞间黏附分子-1
ICG-R15	Indocyanine green retention test after 15min	吲哚菁绿保留实验
ICI	immune checkpoint inhibitors	免疫检查点抑制剂
IEBLD	index of estimated benefit from lymph-node dissection	淋巴结切除预期获益指数
IFN	interferon	干扰素
IFN-γ	interferon-γ	干扰素-γ
IGRT	image guided radiation therapy	图像引导放疗
IGTA	image guided thermal ablation	影像引导下热消融
IHC	immunohisto chemistry	免疫组化
IL-1	interleukin-1	白介素-1
IL-1b	interleukin-1b	白介素-1b
IL-2	interleukin-2	白介素-2
IL-6	interleukin-6	白介素-6
IMRT	intensity modulated radiation therapy	调强放疗
iNOS	inducible nitric oxide synthase	诱生型一氧化氮合酶
IP	intervening part	隐窝间部
IPCL	intra-epithelial papillary capillary loop	内乳头状毛细血管
IRE	irreversible electroporation	不可逆电穿孔消融
ISGPS	international study group on pancreatic surgery	国际胰腺外科研究组
ITT	intention-to-treat analysis	改良意向分析

续表

英文缩写	英文全称	中文全称
ITV	internal target volume	内靶体积
JCOG	Japan Clinical Oncology Group	日本临床肿瘤学组
PJS	Peutz-Jeghers syndrome	黑斑-息肉综合征
KLASS-02	Standardization of D2 Lymphadenectomy and Surgical Quality Control: KLASS-02-QC	D2 淋巴结清扫术和手术质量控制的标准化:KLASS-02-QC
KOSIS	Korean Statistics Information Service	韩国统计信息服务
LADG	laparoscopic distal gastrectomy	腹腔镜远端胃切除术
LBC	light blue crest	亮蓝嵴
LBM	lean body mass	去脂体重
LCT	long-chain triglyceride	长链甘油三酯
LFA-1	lymphocyte function associated antigen-1	淋巴细胞功能相关抗原-1
LGIN	low grade intraepithelial neoplasia	低级别上皮内瘤变
LMFs	lipid mobilizing factors	脂肪动员因子
LPM	lamina propria mucosae	黏膜固有层
LQLI	linear quantification of lymphoid infiltration	淋巴细胞浸润线性量化
LTA	left thoracoabdominal approach	左胸腹入路
LVI	lymphovascular invasion	淋巴管血管侵犯
M-1	macrophages 1	1 型巨噬细胞
M2	macrophages 2	2 型巨噬细胞
MALT	mucosaassociated lymphoid tissue	黏膜相关淋巴瘤
MASCC & ISOO	Multinational Association of Supportive Care in Cancer & International Society of Oral Oncology	癌症支持治疗多学科协会和国际口腔肿瘤学会联合大会
MBM	multi-band mucosectomy	多环套扎黏膜切除术
MBP	mechanical bowel preparation	机械性肠道准备
MCE	marginal crypt epithelium	隐窝边缘上皮
mCRC	metastatic colorectal cancer	转移性结直肠癌
MCT	medium-chain triglyceride	中链甘油三酯
MDT	multi-disciplinary therapy	多学科协作诊疗
MDTNL	meandose to normal liver	正常肝受到照射的平均剂量
ME	magnification endoscopy	放大内镜
MF	medical foods	医疗食品
MHC	major histocompatibility complex	主要组织相容性复合体
MHC-Ⅰ	major histocompatibility complex	主要组织相容性复合体-Ⅰ
MM	muscularis mucosae	黏膜肌层
MMP	matrix metalloproteinase	基质金属蛋白酶

续表

英文缩写	英文全称	中文全称
MMR	mismatch repair	错配基因修复
MNA	mini nutritional assessment	微型营养评估
MPR	multiplanar reconstruction	多平面重建
MRC	multidisciplinary reference center	多学科协作诊疗中心
MRF	mesorectal fascia	直肠系膜筋膜
MRI	magnetic resonance imaging	磁共振成像
MS	microsurface	表面微结构
MSI	microsatellite instability	微卫星不稳定
MSI-H	microsatellite instability-high	高度微卫星不稳定
MSS	microsatellite stability	微卫星稳定
MST	malnutrition screening tool	营养不良筛查工具
MST	median survival time	中位生存时间
mTOR	mammalian target of sirolimus inhibitors	西罗莫司靶蛋白
MUST	malnutriton universal screening tool	营养不良通用筛查工具
MV	microvascular	微血管
MWA	microwave ablation	微波消融
MyD88	myeloid differentiation factor 88	髓样分化因子 88 通路
NAFLD	nonalcoholic fatty liver disease	非酒精性脂肪性肝病
NBI	narrow band imaging	窄带成像
NCBD	National Cancer Database	美国国家癌症数据库
NCCN	National Comprehensive Cancer Network	美国国立综合癌症网络
NCIC	National Cancer Institute of Canada	加拿大国家癌症研究所
NEC	neuroendocrine carcinoma	神经内分泌癌
NET	neuroendocrine tumour	神经内分泌瘤
NETs	neuroendoerine tumors	神经内分泌肿瘤
NETs	neuroendocrine tumors	胃肠神经内分泌肿瘤
NEUT	neutrophil	中性粒细胞
NF-κB	nuclear factor kappa-B	转录因子 kappa-B
NH2	nitrogenmustard	氮芥
NIC	standardized iodine concentration	标准化碘浓度值
NIH	National Institutes of Health	美国国立卫生研究院
NIPS	neoadjuvant intraperitoneal-systemic chemotherapy	腹腔-全身新辅助化疗
NOSTES	natural orifice transluminal endoscopic surgery	经自然孔道内镜外科手术
NRS 2002	nutritional risk screening 2002	营养风险筛查 2002
NSAIDs	nonsteroidal anti-inflammatory drugs	非甾体抗炎药

续表

英文缩写	英文全称	中文全称
NSCLC	non small cell lung cancer	非小细胞肺癌
NT	nucleoticlase	核苷载体
ODG	open distal gastrectomy	开放性远端胃切除术
OMD	oligometastatic disease	寡转移性疾病
ONS	oral nutritional supplements	口服营养补充
ORR	overall response rate	容观反应率
OS	overall survival	总生存时间
OTSC	over-the-scope clip	内窥镜金属夹系统
P2RX7	P2X purinoceptor 7	P2X 嘌呤受体 7
pCR	pathological complete response	病理完全缓解
PCR	polymerase chain reaction	聚合酶链反应
PD	progress disease	疾病进展
PD-1	programmed death 1	程序性死亡蛋白-1
PDA	pancreatic ductal adenocarcinoma	胰腺导管腺癌
PDGFR	platelet-derived growth factor receptor	血小板衍生生长因子受体
PD-L1	programmed death-ligand 1	PD-1 受体
PEI	percutaneous ethanol injection	无水乙醇注射治疗
PEN	partial enteral nutrition	部分肠内营养
PET	positron emission computed tomography	正电子发射断层扫描
PFS	progress-free survival	无疾病进展时间
PG	pepsinogen	胃蛋白酶原
PG Ⅰ	pepsinogen Ⅰ	胃蛋白酶原 Ⅰ
PG Ⅱ	pepsinogen Ⅱ	胃蛋白酶原 Ⅱ
PGE2	prostaglandin E2	前列腺素 E2
PG-SGA	patient generated subjective global assessment	患者主观整体评估
PICC	peripherally inserted central catheter	经外周静脉穿刺置入中心静脉导管
PIVKA-Ⅱ	protein induced by vitamin K absence or antagonist-Ⅱ	异常凝血酶原
PLT	platelet	血小板
PMFs	protein mobilizing factors	蛋白质动员因子
pMMR	mismatch repair proficiency	MMR 基因正常
pNETs	pancreatic neuroendocrine tumors	胰腺神经内分泌肿瘤

续表

英文缩写	英文全称	中文全称
PNI	perineural invasion	神经侵犯
PP	per protocol	符合协议
PPN	partial parenteral nutrition	部分肠外营养
PR	part response	部分缓解
PR	ribavirin	利巴韦林
PSCA	prostate stem cell antigen gene	前列腺干细胞抗原基因
PTV	planning target volume	计划靶区
PVE	portal vein thrombosis	经门静脉栓塞
PVL	portal vein ligation	门静脉结扎
PVTT	portal vein tumor thrombus	门静脉癌栓
RE	radiation enteritis	放射性肠炎
RECIST	response evaluation criteria in solid tumors	实体瘤的疗效评价标准
REE	resting energy expenditure	静息能量消耗
RFA	radiofrequency ablation	射频消融
RFS	recurrence-free survival	无复发生存时间
RILI	radiation induced liver injury	放射性肝损伤
ROC	receiver operating characteristic curve	受试者工作特征曲线
RR	response rate	反应率
RTOG	Radiation Therapy Oncology Group	放射治疗肿瘤组
RWS	real-world study	真实世界研究
Safe-SeqS 系统	safe-sequencing system	安全测序系统
SBRT	stereotactic body radiotherapy	立体定向体部放疗
SD	stable disease	疾病稳定
SECN	subepithelial capillary network	上皮下毛细血管网
SGA	subjective global assessment	主观整体评估
SM	submucosa	黏膜下层
SNPs	single nucleotide polymorphisms	单核苷酸多态性
SPECT	single photon emission computed tomography	单光子发射断层扫描
SPN	supplemental parenteral nutrition	补充性肠外营养
SSA/P	sessile serrated adenoma/polyps	广基锯齿状腺瘤/息肉
T2WI	T2 weighted image	T2 加权像
TACE	transarterial chemoembolization	经动脉化疗栓塞
TAE	transarterial embolization	经动脉栓塞
TAI	transarterial infusion	经动脉灌注化疗
TARE	transarterial radioembolization	经动脉放疗栓塞
TaTME	transanal total mesorectal excision	经肛门全直肠系膜切除术

续表

英文缩写	英文全称	中文全称
TCGA	The Cancer Genome Atlas	肿瘤基因组计划
TCR	T cell receptor	T细胞受体
TEA	thoracic epidural analgesia	胸段硬膜止痛
TEM	transanal endoscopic microsurgery	经肛门内窥镜微创手术
TEN	total enteral nutrition	全肠内营养
TFF3	trefoil factor family 3	三叶因子3
TGF-β	transforming growth factor-β	转化生长因子-β
TH	transesophageal hiatus approach	腹食管裂孔入路
TIM-3	T cell immunoglobulin domain and mucin domain-3	T细胞免疫球蛋白黏蛋白结构域相关分子-3
TKIs	tyrosine kinase inhibitors	酪氨酸激酶抑制剂
TLR-4	toll-like receptor 4	Toll样受体4
TNF	tumor necrosis factor	肿瘤坏死因子
TP	thymidine phosphorylase	胸苷磷酸化酶
TPN	total parenteral nutrition	全肠外营养
TPS	tumor proportion score	肿瘤细胞阳性比例分数
TRG	tumor regression grading	肿瘤消退分级
TS	thymidylate systhase	胸苷酸合酶
TSA	traditional serrated adenoma	传统锯齿状腺瘤
TTP	time to progression	疾病进展时间
TV	tumor volumetry	肿瘤容积测量
UK MRC CLASICC	The United Kingdom Medical Research Council Conventional versus Laparoscopic Assisted Surgery in Colorectal Cancer	英国医学研究委员会发起的传统手术对比腹腔镜辅助手术治疗结直肠癌的比较研究
VacA	vacuolating cytotoxin A	空泡细胞毒素A
VCAM-1	vascular cell adhesion molecule 1	血管内皮细胞粘附分子1
VEGF	vascular endothelial growth factor	血管内皮生长因子
VEGFR	vascular endothelial growth factor receptor	血管内皮生长因子受体
VG	virtual gastroscopy	虚拟内镜技术
VS	vessel plus surface	微血管及表面结构
WBC	white blood cell	白细胞
WCRF	World Cancer Research Fund	世界癌症研究基金会
WHO	World Health Organization	世界卫生组织
WOS	white opaque substance	白色不透明物质
TME	total mesorectal excision	全直肠系膜切除术
GAP	GTPase-activating protein	GTP酶活化蛋白

续表

英文缩写	英文全称	中文全称
pTNM	pathological TNM	病理学TNM
SE序列	spin-echo sequence	自旋回波序列
DEBIRI	drug-eluting beads with iriuotecan	伊立替康载药微球栓塞
VATS	video-assisted thoracic surgery	电视辅助胸腔镜手术
pT	pathological T	病理T分期
pN	pathological N	病理N分期
pNEC	pancreatic neuroendocrine carcinoma	胰腺神经内分泌癌

索　引

TNM分期　150

B
不良反应　54

D
达芬奇机器人　11
多学科协作诊疗　331

F
放射治疗　16
辅助化疗　345
腹腔镜　8

G
肝癌　225

J
结直肠癌　281
精准治疗　46

K
快速康复　3

L
流行病学　97/225/264

M
免疫治疗　19/194/357

N
内科治疗　35

S
神经内分泌肿瘤　381
食管癌　97

W
外科治疗　320
胃癌　97
胃肠道间质瘤　385

X
新辅助治疗　151

Y
胰腺癌　364
营养不良　73
营养制剂　82

Z
转化治疗　178